国家卫生健康委员会"十三五"规划教材

全国高等学校教材

供口腔医学类专业用

口腔解剖生理学

第 8 版

主　编　何三纲

副主编　于海洋

编　者　（以姓氏笔画为序）

于海洋（四川大学华西口腔医学院）

王美青（空军军医大学口腔医学院）

皮　昕（武汉大学口腔医学院）

刘　静（暨南大学口腔医学院）

刘来奎（南京医科大学口腔医学院）

刘晓东（空军军医大学口腔医学院）

李春芳（武汉大学口腔医学院）

李晓箐（四川大学华西口腔医学院）

何三纲（武汉大学口腔医学院）

何宏文（中山大学光华口腔医学院）

赵守亮（复旦大学上海医学院）

项　涛（四川大学华西口腔医学院）

胡　静（四川大学华西口腔医学院）

郭　莲（上海交通大学口腔医学院）

康　宏（兰州大学口腔医学院）

阎　英（中山大学光华口腔医学院）

韩正学（首都医科大学口腔医学院）

谢秋菲（北京大学口腔医学院）

人民卫生出版社

图书在版编目（CIP）数据

口腔解剖生理学 / 何三纲主编 . —8 版 . —北京：
人民卫生出版社，2020
第 8 轮口腔本科规划教材配网络增值服务
ISBN 978-7-117-29372-3

Ⅰ.①口… Ⅱ.①何… Ⅲ.①口腔科学 – 人体解剖学
– 人体生理学 – 医学院校 – 教材 Ⅳ.①R322.4

中国版本图书馆 CIP 数据核字（2020）第 025608 号

人卫智网	www.ipmph.com	医学教育、学术、考试、健康，购书智慧智能综合服务平台
人卫官网	www.pmph.com	人卫官方资讯发布平台

口腔解剖生理学
第 8 版

主　　编：何三纲
出版发行：人民卫生出版社（中继线 010-59780011）
地　　址：北京市朝阳区潘家园南里 19 号
邮　　编：100021
E - mail：pmph @ pmph.com
购书热线：010-59787592　010-59787584　010-65264830
印　　刷：人卫印务（北京）有限公司
经　　销：新华书店
开　　本：889×1194　1/16　印张：22.5
字　　数：679 千字
版　　次：1979 年 8 月第 1 版　2020 年 8 月第 8 版
　　　　　2025 年 9 月第 8 版第 14 次印刷（总第 66 次印刷）
标准书号：ISBN 978-7-117-29372-3
定　　价：85.00 元
打击盗版举报电话：010-59787491　E-mail：WQ @ pmph.com
质量问题联系电话：010-59787234　E-mail：zhiliang @ pmph.com

国家卫生健康委员会"十三五"规划教材
全国高等学校五年制本科口腔医学专业
第八轮 规划教材修订说明

1977年,卫生部召开了教材建设工作会议并成立了卫生部教材办公室,决定启动第一轮全国高等医学院校本科口腔医学专业卫生部规划教材编写工作,第一轮教材共5种,即《口腔解剖生理学》《口腔组织病理学》《口腔内科学》《口腔颌面外科学》和《口腔矫形学》。自本套教材第一轮出版40多年来,在原卫生部、原国家卫生和计划生育委员会及国家卫生健康委员会的领导下,在教育部支持下,在原卫生部教材办公室的指导下,在全国高等学校口腔医学专业教材评审委员会的规划组织下,全国高等学校五年制本科口腔医学专业教材已经过七轮修订、一轮数字化升级,形成了课程门类齐全、学科系统优化、内容衔接合理、结构体系科学的由规划教材、配套教材、网络增值服务以及数字出版组成的立体化教材格局,已成为我国唯一一套长期用于我国高等口腔医学院校教学的历史最悠久、内容最权威、结构最优化、形式最经典、质量最上乘的口腔医学专业本科精品教材。老一辈医学教育家和专家们亲切地称本套教材是中国口腔医学教育的"干细胞"教材。

2012年出版的第七轮全国高等学校本科口腔医学专业卫生部规划教材共15种,全套教材为卫生部"十二五"规划教材,全部被评为教育部"十二五"普通高等教育本科国家级规划教材。

2017年本套第八轮教材启动修订,当时正是我国进一步深化医教协同之际,更是我国医疗卫生体制改革和医学教育改革全方位深入推进之时。在全国医学教育改革发展工作会议上,李克强总理亲自批示"人才是卫生与健康事业的第一资源,医教协同推进医学教育改革发展,对于加强医学人才队伍建设、更好保障人民群众健康具有重要意义",并着重强调,要办好人民满意的医学教育,加大改革创新力度,奋力推动建设健康中国。

教材建设是事关未来的战略工程、基础工程,教材体现了党和国家的意志。人民卫生出版社紧紧抓住深化医教协同全面推动医学教育综合改革的历史发展机遇期,以全国高等学校五年制本科口腔医学专业第八轮规划教材全面启动为契机,以规划教材创新建设,全面推进国家级规划教材建设工作,服务于医改和教改。第八轮教材的修订原则,是积极贯彻落实国务院办公厅关于深化医教协同、进一步推进医学教育改革与发展的意见,努力优化人才培养结构,坚持以需求为导向,构建发展以"5+3"模式为主体的口腔医学人才培养体系;强化临床实践教学,切实落实好"早临床、多临床、反复临床"的要求,提高医学生的临床实践能力。

为了全方位启动国家卫生健康委员会"十三五"规划教材建设工作,经过近1年的调研,在国家卫生健康委员会、教育部的领导下,全国高等学校口腔医学专业教材评审委员会和人民卫生出版社于2017年启动了本套教材第八轮修订工作,得到全国高等口腔医学本科院校的积极响应。经过200多位编委的辛勤努力,全国高等学校第八轮口腔医学专业五年制本科国家卫生健康委员会"十三五"规划教材现成功付梓。

本套教材修订和编写特点如下:

1. 教材编写修订工作是在国家卫生健康委员会、教育部的领导和支持下,由全国高等医药教材建设研究学组规划,口腔医学专业教材评审委员会审定,院士专家把关,全国各医学院校知名专家教师编写,人民卫生出版社高质量出版。

2. 教材编写修订工作是根据教育部培养目标、国家卫生健康委员会行业要求、社会用人需求,在全国进行科学调研的基础上,借鉴国内外医学人才培养模式和教材建设经验,充分研究论证本专业人才素质要求、学科体系构成、课程体系设计和教材体系规划后,科学进行的。

3. 教材编写修订工作着力进行课程体系的优化改革和教材体系的建设创新——科学整合课程、淡化学科意识、实现整体优化、注重系统科学、保证点面结合。继续坚持"三基、五性、三特定"的教材编写原则,以确保教材质量。

4. 本套教材共 17 种,新增了《口腔医学人文》《口腔种植学》,涵盖了口腔医学基础与临床医学全部主干学科。读者对象为口腔医学五年制本科学生,也可作为七年制、八年制等长学制学生本科阶段参考使用,是口腔执业医师资格考试推荐参考教材。

5. 为帮助学生更好地掌握知识点,并加强学生实践能力的同步培养,本轮编写了 17 种配套教材。同时,继续将实验(或实训)教程作为教学重要内容分别放在每本教材中编写,使各学科理论与实践在一本教材中有机结合,方便开展实践教学工作,强化实践教学的重要性。

6. 为满足教学资源的多样化,实现教材系列化、立体化建设,本套教材以融合教材形式出版,将更多图片以及大量视频、动画等多媒体资源以二维码形式印在纸质教材中,扫描二维码后,老师及学生可随时在手机或电脑端观看优质的配套网络数字资源,紧追"互联网+"时代特点。

获取网络数字资源的步骤

1 扫描封底红标二维码,获取图书"使用说明"。

2 揭开红标,扫描绿标激活码,注册/登录人卫账号获取数字资源。

3 扫描书内二维码或封底绿标激活码随时查看数字资源。

4 登录 zengzhi.ipmph.com 或下载应用体验更多功能和服务。

扫描下载应用

客户服务热线
400-111-8166

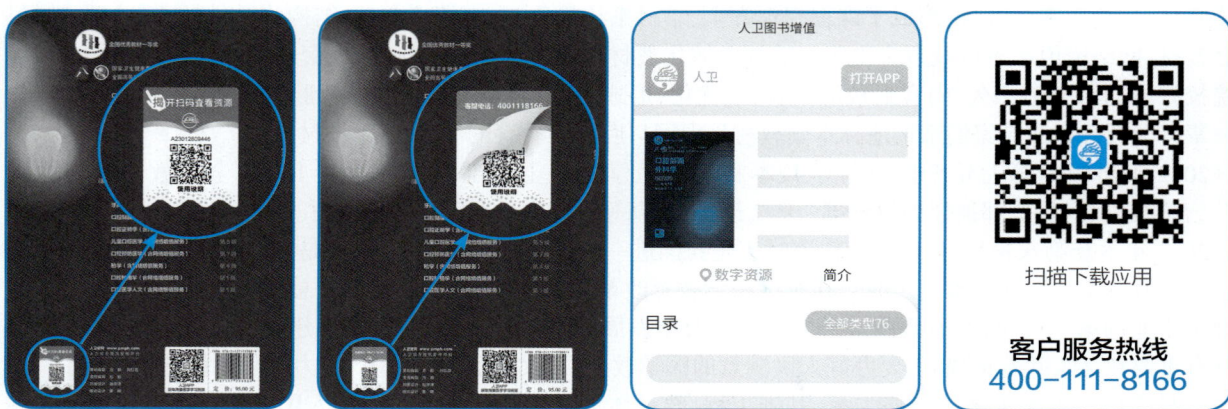

7. 本套教材采用大 16 开开本、双色或彩色印刷,彩图随文编排,铜版纸印刷。形式活泼,重点突出,印刷精美。

为进一步提高教材质量,请各位读者将您对教材的宝贵意见和建议**发至"人卫口腔"微信公众号(具体方法见附件)**,以便我们及时勘误,同时为下一轮教材修订奠定基础。衷心感谢您对我国口腔医学本科教育工作的关心和支持。

人民卫生出版社
2019 年 11 月

附件

1. 打开微信,扫描右侧"人卫口腔"二维码并关注"人卫口腔"微信公众号。
2. 请留言反馈您的宝贵意见和建议。
注意:留言请标注"口腔教材反馈+教材名称+版次",谢谢您的支持!

第八轮全国高等学校五年制本科口腔医学专业规划教材目录

序号	教材名称	版次
1	口腔解剖生理学（含网络增值服务）	第 8 版
2	口腔组织病理学（含网络增值服务）	第 8 版
3	口腔颌面医学影像诊断学（含网络增值服务）	第 7 版
4	口腔生物学（含网络增值服务）	第 5 版
5	口腔临床药物学（含网络增值服务）	第 5 版
6	口腔材料学（含网络增值服务）	第 6 版
7	牙体牙髓病学（含网络增值服务）	第 5 版
8	口腔颌面外科学（含网络增值服务）	第 8 版
9	口腔修复学（含网络增值服务）	第 8 版
10	牙周病学（含网络增值服务）	第 5 版
11	口腔黏膜病学（含网络增值服务）	第 5 版
12	口腔正畸学（含网络增值服务）	第 7 版
13	儿童口腔医学（含网络增值服务）	第 5 版
14	口腔预防医学（含网络增值服务）	第 7 版
15	㗉学（含网络增值服务）	第 4 版
16	口腔种植学（含网络增值服务）	第 1 版
17	口腔医学人文（含网络增值服务）	第 1 版

中国医学教育题库（口腔医学题库）

序号	题库名称	题量	
		一类试题*	二类试题**
1	口腔解剖生理学	2 000	6 000
2	口腔组织病理学	2 000	6 000
3	口腔颌面医学影像诊断学	900	2 700
4	口腔生物学	800	2 400
5	口腔临床药物学	800	2 400
6	口腔材料学	900	2 700
7	牙体牙髓病学	2 500	7 500
8	口腔颌面外科学	3 000	9 000
9	口腔修复学	3 000	6 000
10	牙周病学	1 000	3 000
11	口腔黏膜病学	800	2 400
12	口腔正畸学	1 500	4 500
13	儿童口腔医学	1 000	3 000
14	口腔预防医学	800	2 400
15	𬌗学	800	2 400
16	口腔种植学	800	2 400

* 一类试题：包含客观题与主观题，试题经过大规模实考测试，参数稳定，试题质量高，保密性强，主要为各院校教务管理部门提供终结性教学评价服务，适用于组织学科期末考试、毕业综合考试等大型考试。

** 二类试题：包含客观题与主观题，题型丰富，覆盖知识点全面，主要为教师提供日常形成性评价服务，适用于日常教学中布置课前预习作业、开展课堂随堂测试、布置课后复习作业以及学生自学、自测、自评等。

前　言

第 8 版《口腔解剖生理学》教材是在前 7 版规划教材的基础上修订而成,主要供全国高等学校口腔医学类专业五年制和八年制学生使用。

口腔解剖生理学主体内容是从临床实践经验中总结归纳出来的,经过形态学解剖和功能性生理学的验证与研发,反过来又用以指导临床。因此,第 8 版教材内容上强化了基础理论知识,呼应了临床应用的导向,也简要地介绍了该学科部分内容的最新进展。

根据口腔医学专业的培养目标及课程设置的特点,本版教材内容包括绪论、牙体解剖生理、牙列、𬌗与颌位、口腔颌面颈部系统解剖、口腔颌面颈部局部解剖、颅部局部解剖、口腔颌面部断面解剖、口腔功能共 8 个理论章节,以及牙体解剖生理学实验教程、口腔颌面颈部系统解剖实验教程和口腔功能实验教程三部分实验教程。

为了教材的精炼性和准确性,为了适应教学计划的学时长度安排,第 8 版的内容和版面进行了明显的调整,由上版教材 16 章浓缩为 8 章。为方便学生自学和考研以及适应国家执业医师考试的需求,每个章节后面附有思考题,并在书后附录了相应章节的实验教程以进行强化教学,各院校可因地制宜酌情使用。

第 8 版教材立意于纸质教材与多媒体内容相结合,书中用二维码形式展现以形态学为主的解剖学知识,除了新绘制的图片外,还加入了三维立体图片、视频及动画等,从多角度呈现主体内容,降低了自学难度,加深了教学印象,增添了学习兴趣。

为了体现教材的代表性和普遍性,第 8 版邀请了国内知名院校优秀的中青年专家参与编写,带来了不同专业的临床经验和基础教学心得,充实和更新了本版内容。本教材在构架上继承了原系列版本的精髓,部分内容引用了旧版作者的心血成果,在此表示衷心的感谢。在编写过程中,皮昕教授和胡静教授不幸去世,我们痛失良师益友。本书也有幸特别奉献由他们撰写的精辟论述的章节,以表达对两位编委的崇高敬意和深切缅怀!

本版教材经过编写计划、初稿、审修和定稿四个阶段,还有另外参与多媒体内容的编委:马莲、李波、张渊、张凌琳、张浚睿、张跃蓉、徐袁瑾、黄靖、曹烨、傅柏平、廖建兴、戴红卫等 12 位专家教授(按姓氏笔画排序),他们齐心协力、不计名利、全心投入,对本教材也做出了突出贡献,在此深表谢忱。于世宾、张壁、褚凤清医师参与实验教程的编写;撒国良、刘恒林、刘志康、王俊英、陈珩医师参与整理文字、编辑和打印工作,在此一并致谢。

由于水平和知识面的局限,疏漏和缺点在所难免,恳请广大师生和同道提出批评和建议。

何三纲　于海洋
2020 年 4 月

目　录

一、口腔解剖生理学的定义和任务

口腔解剖生理学（oral anatomy and physiology）是一门以研究口腔、颅、面、颈部诸部位的正常形态结构、功能活动规律及其临床应用特点为主要内容的学科。其目的在于阐明口腔、颅、面、颈部的层次和器官形态，辨识其结构特点及毗邻关系，掌握其功能活动原理、发生条件及其影响因素，紧密地联系临床实践，从而为口腔临床医学课程奠定必要的基础，所以口腔解剖生理学是一门重要的口腔医学基础课程。

二、口腔解剖生理学的发展简史

现代口腔解剖生理学是由古老的牙医学逐渐发展而来的。早在公元前 14 世纪，我国商朝武丁时代（公元前 1324—公元前 1266）的殷墟甲骨文中和我国最早的医书《内经素问》，以及埃及古医学史书《埃伯纸草文》（*Ebers Papyrus*）与印度医学家妙闻（Sustruta）所著的医书中，均有口腔、牙齿和牙病与全身疾病关系的记载。公元前 3 世纪出版的《黄帝内经》，就对口腔解剖生理的知识已有广泛记载，例如，"女子七岁，肾气盛，齿更发长……三七，肾气平均，故真牙生而长极……丈夫八岁，肾气实，发长齿更……三八，肾气平均，筋骨强劲，故真牙生而长极"。上述女子 7 岁开始换牙，21 岁智齿萌出。男子 8 岁开始换牙，24 岁萌出智齿，与现代情况基本相符。又如，"唇至齿长九分，口广二寸半。齿以后至会厌，深二寸半，大容五合。舌重十两，长七寸，广二寸半"。由此可见，国内外医学家早已对口腔有关器官进行了研究。

唐代孙思邈所著《备急千金要方》齿病第七，治失欠颊车脱臼开张不合方谓："以一人提头，两手指牵其颐以渐推之，令复入口中，安竹简如指许大，不而啮伤人指"。从其复位手法可见当时对颞下颌关节解剖生理知识的了解已具有一定的深度。此后，John Hunter 所著的《人类牙齿的自然史》、Bradley 所著的《基础口腔生理学》、Wheeler 所著《牙体解剖生理与咬合》、Sicher 所著《口腔解剖学》和王惠云所著《牙体解剖生理学》及陈安玉所著《口腔矫形应用解剖生理学》等著作，至今仍是口腔解剖生理学的重要参考书籍。

回顾历史，可见国内外医学家在口腔解剖生理学的发展史上曾经作出重要的贡献。但由于我国遭受漫长的封建及半封建半殖民地社会制度的束缚，口腔解剖生理学与其他学科一样，未能得到应有的发展。中华人民共和国成立前我国仅有 5 所牙医学校，从事口腔解剖生理学的教学和科研人员可谓屈指可数。新中国成立以后，口腔医学得到迅速的发展，全国数十所医学院校相继成立口腔医学系、院，各口腔系、院均有相应的师资、教辅人员和教学设备。在科研方面，我国口腔医学专家，如北京大学口腔医学院张震康教授对颞下颌关节和颌骨血供及颜面美学等的研究，王毓英教授对𬌗与下颌运动等的研究，原第四军医大学口腔医学院王惠芸教授对牙体解剖、𬌗以及颞下颌关节等的研究，四川大学华西口腔医学院徐樱华教授对颞下颌关节发育以及𬌗等的研究，上海交通大学口腔医学院沈文微教授对口腔功能的研究，武汉大学基础医学院皮昕教授对恒牙根管系统、颞下颌关节以及舌的大体和显微解剖等的研究，均取得了可喜的成果。这些研究成果既充实了国人口腔解剖生理学资料，又为临床应用提供了重要依据。

三、学习口腔解剖生理学的基本观点

人体是一个具有复杂结构和多种功能的有机整体。人体结构和功能之间,人体各器官和系统之间,以及人体与其所处的自然环境和社会环境之间,都是密切联系和互相影响的。因此,在我们学习口腔解剖生理学时,应该将进化发展的观点、形态与功能相互影响的观点和人体整体性的观点贯穿于整个学习内容之中。

1. 进化发展的观点 19世纪达尔文提出进化论,用自然选择学说阐明生物界在不断地进化发展,证实人体形态及功能是亿万年来长期种系发生的结果。人体的形态结构仍保留着许多低等动物,特别是与人类较接近的脊椎动物的特征。该特征无论从肉眼所见的系统、器官直至微观的细胞乃至分子水平,均反映出种系发生的一些类同关系。由此说明人体经历了由简单到复杂,由低级到高级的演化过程。该过程从古生物学、比较解剖学、胚胎学、生物化学和遗传学方面,均有丰富的资料得到证实。若通过比较解剖学对颞下颌关节进行观察,就不难看出该关节解剖形态的演化过程,如软骨鱼类,虽有原始牙颌器官的解剖形态,但无颌关节。演化至硬骨鱼类、两栖类、爬行类及鸟类,才有原始的颌关节。而人类的颞下颌关节属继发新型的颌关节,具有复杂的关节结构,从而使下颌能进行多种形式的运动。

2. 形态与功能相互影响的观点 形态和功能是密切相关的,形态结构是功能活动的物质基础;反之,功能的作用又可逐渐引起形态结构的变化。例如:鱼类的牙,其功能主要为捕捉食物,无咀嚼作用。一般说来,其全部牙多为同形牙,属多牙列,遍布于腭、颌、舌等处的表面。人类牙的主要功能为咀嚼食物,于是其牙演化为异形牙,即切牙、尖牙、前磨牙及磨牙,以便行使切割、撕裂、捣碎和磨细等功能。所以,形态与功能是互相影响、互相依存的。

3. 人体整体性观点 人体在结构和功能上为一完整的有机统一整体,由许多系统组成,又可分为若干局部。无论系统或局部,都是整体的一部分,不可能离开整体而独立存在。例如:舌是口腔内重要的肌性器官,当其进行发音、咀嚼或吞咽等运动时,必须有神经支配,不然就会出现麻木和/或瘫痪;也必须有血液供应,否则就会坏死。祖国医学论及舌与脏腑、经络有密切的关系,这就充分体现了人体整体性观点。此外,人体每一不同器官或系统虽然分别行使着相对独立的功能,但在完成某一特定活动过程中又是互相协调统一的。如升颌肌群和降颌肌群收缩时的升降颌运动,建𬌗的动力平衡,下颌骨长度与宽度增长中骨质吸收与增生现象等,都是在神经系统的统一调节下,使其适应机体内、外环境的改变,以保证生命活动的动态平衡。

四、学习口腔解剖生理学的基本方法

(一)注重实践

口腔解剖生理学是一门实践性很强的口腔医学基础课程,学习时必须做到理论联系实际,基础联系临床,将学与用结合起来。如在学习口腔解剖学时,通过雕牙、尸体解剖、观察标本、模型、X线片及教学多媒体等方式进行学习。通过反复观察和不断实践,要善于由局部联系到整体,从而建立"立体感";由浅入深逐层剖析,从而建立"层次感";由表面观察联系到内部结构,从而建立"透视感";由固定标本联系到活体,从而建立"活体感"。在学习口腔生理学时,除应对口腔颌面颈部的功能活动作表面观察外,还可通过仪器等进行学习,如应用X线电影、肌电仪、传感器及殆力测定仪等对咬合问题进行学习;通过下颌运动及髁突轨迹描记仪,研究下颌及髁突在三维空间的运动规律;应用X线电影或电视透视和录像以观察吞咽活动等。通过上述途径,培养学生分析问题和解决问题的能力。

(二)善于总结

总结是提高学习效率的重要手段。

总结可从不同的角度进行:既可采用纵向法进行总结,如复习上颌骨可从其位置、形状、分部、结构和功能特点以及临床应用加以总结;也可采用横向法进行总结,如比较诸切牙的异同点;亦可采用"抓一点带一串"的抓关键点的方法进行总结,如抓住颞下区的翼外肌来识别该肌浅面、深面、上缘、下缘和两头之间穿出的神经、血管。

总结可采用扼要的文字描述,也可利用图表加强印象。总之,总结的方式多种多样,总的目的是使内容系统化,找出共性、个性和中心线索,抓住关键,为记忆打好基础。

(三)多加强化

理解的知识不一定都能掌握,掌握的知识也不一定都能记忆。英国作家及哲学家培根(Bacon)曾经说过:"一切知识的获得都是记忆,记忆是一切智力活动的基础"。记忆可以分为三个阶段,第一个阶段是通过感觉器官经过神经系统的传入,将信息保留于脑,这叫"识记";第二阶段是将保留于脑的信息加以记忆保存,这叫"保持";第三阶段是能将所需要的信息及时加以回忆,这叫"再现"。所以,真正的记忆应当包括上述三个阶段。但记忆常随着时间的流逝而逐渐淡薄,甚至忘得一干二净,这叫"遗忘"。因此,如何使知识能经常再现而不致遗忘,必须及时复习,多加强化。实践证明,强化的次数与记忆时间的长短成正比,经常强化的目的是使记忆的内容经久不忘,为此,学习上应抓好计划复习和阶段复习,前者能合理使用时间,后者能使知识巩固。

总之,学习口腔解剖生理学,若能按照"注重实践、善于总结和多加强化",通常能达到提高学习效果的目的。

为便于教学使用,教材主体内容供五年制学生使用;二维码所含内容既可供五年制学生,也可供长学年制的学生阅读和深入学习。全书不仅插入大量的彩色图片,而且还加入了多媒体素材,包括一些临床实体照片,所以,也可作为临床医师的参考书。

最后应当提及的是,口腔解剖生理学的内容较为丰富,一位口腔医学生要在有限的时间内掌握本教材的知识需要下很大功夫,不仅需要观察力、记忆力、想象力、思维力和判断力等智力因素的参与,而且还需要有非智力因素即信念和意志的保证。在医学院校里,口腔解剖生理学是口腔医学的一门重要基础课程,从培养口腔医学生的目标出发,掌握本教材的基本理论、基本知识、基本技能及其有关的临床应用,才能为后继口腔基础医学和口腔临床医学的学习打下坚实的基础。

思考题

1. 何谓口腔解剖生理学?
2. 试述学习口腔解剖生理学的基本观点和方法。

(皮 昕)

第二章　牙体解剖生理

【内容提要】

牙体解剖生理学是一门研究牙的演化特点、牙体解剖形态和生理功能、牙的发育和萌出特点、牙与其支持组织关系的学科。本章描述了牙的演化、牙的萌出、乳恒牙更替,以及牙的组成、分类与功能,介绍了临床牙位记录法,详细描述了牙体解剖常用名词、表面标志,以及恒牙外形、乳牙外形、牙髓腔解剖和牙的颜色,也简单介绍了牙体形态的生理意义;学习和掌握牙体解剖生理知识是口腔临床学科的学习奠定必要的基础。

第一节　牙 的 演 化

生物的演化过程源远流长。在种系演化和个体发育过程中,为适应不断变化的生活环境,生物体自身的形态也不断发生变化。咀嚼器官的形态发生也经历过一个复杂的演化过程。用解剖学方法研究比较脊椎动物中鱼纲、两栖纲、爬行纲、鸟纲和哺乳纲及其类群牙形态结构的一门学科,称为牙体比较解剖学(dental comparative anatomy)。在研究过程中,比较各类脊椎动物牙的异同,追溯其形态变化痕迹,阐明其演化关系,可为生物进化理论提供证据。

一、各类动物牙的演化特点

(一) 鱼纲

鱼类牙齿主要用以捕捉食物,而无咀嚼功能。全口牙的形态多为三角片(图2-1-1)或单锥体形,故称为同形牙(homodont)。在每一牙的舌侧,均有若干后备牙(图2-1-2),牙缺失后可由后备牙补充,去旧更新,终生不止,故称为多牙列(polyphyodont)。牙数极多,可达200个左右,除生长在上、下颌骨外,还分布于腭、翼、犁等骨表面,甚至在舌、咽、鳃、食管的表面也有分布。鱼类牙无牙根,仅借纤维膜附着于颌骨的边缘,称为端生牙(acrodont)(图2-1-3)。

(二) 两栖纲

两栖纲动物的牙亦为单锥体、同形牙、多牙列、端生牙,牙数较鱼类减少,分布于颌、腭、犁、蝶

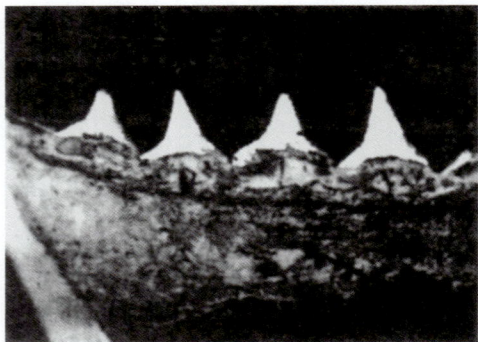

图 2-1-1　鲨鱼的三角片牙

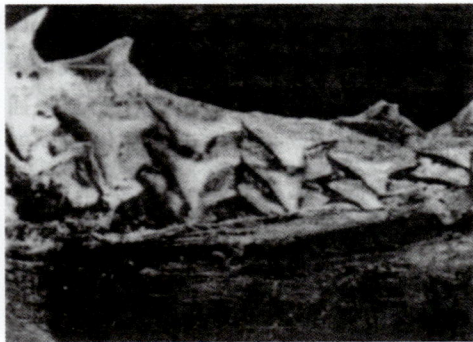

图 2-1-2　鲨鱼的多数后备牙

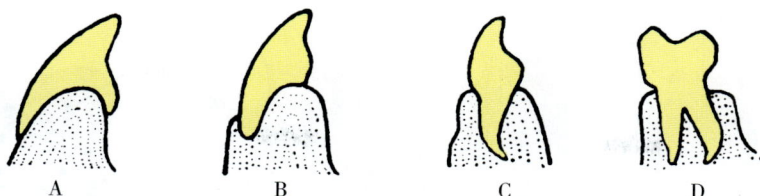

图 2-1-3　牙附着于颌骨的方式
A. 端生牙　B. 侧生牙　C 和 D. 槽生牙

等骨的表面。

（三）爬行纲

爬行纲动物的牙仍为单锥体、同形牙、多牙列，但牙已逐渐集中分布于上、下颌骨上（图 2-1-4）。其牙附着于颌骨上的方式分两类：一类为侧生牙（pleurodont），除牙的基部与颌骨相连外，其一侧也附着于颌骨的内缘，但无完善的牙根；另一类为槽生牙（thecodont），有较完善的位于牙槽窝内的牙根（见图 2-1-3）。

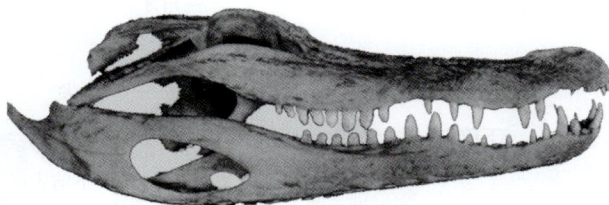

图 2-1-4　鳄鱼的单锥体牙

（四）鸟纲

现代鸟类均无牙，但已灭绝的北美古鸟化石显示该鸟有牙，在其上、下颌各有一排单锥体牙。

（五）哺乳纲

哺乳纲动物的牙已发展为异形牙（heterodont），可分为切牙、尖牙、前磨牙、磨牙四类。牙在一生中只替换一次，故称为双牙列（diphyodont）。牙数明显减少，牙为槽生牙，其根深埋于颌骨的牙槽窝内。牙的主要功能是咀嚼，能承受较大的咬合力。

在人类进化过程中，由于食物由粗变细，咀嚼器官及咬合力逐渐变小，引起咀嚼肌、颌骨、牙退化缩小。在此过程中，牙不仅要适应退化了的颌骨，同时也要适应逐渐减小的咬合力量。因此，牙的形态也随之变小。人类牙与其他哺乳类动物的牙相比，不仅牙形态有所改变，而且其功能亦有很大的发展，除咀嚼功能外，在维持人的面形和辅助语音方面均发挥重要作用。人类牙的退化速度缓慢而不均衡，从能人（homo habilis）至直立人（homo erectus）和早期尼安德特人（neanderthal man）阶段，牙的退化最明显，上颌牙的退化较下颌牙更甚；同类牙（如磨牙类）的远中牙比近中牙退化明显；上颌牙颊舌径比近远中径退化明显。

综上所述，在动物由低等向高等进化的过程中，由于生活环境和功能需要，牙的演化具有以下特点：①牙形由单一同形牙向复杂异形牙演化；②牙数目由多变少；③牙的替换次数由多牙列向双牙列演化；④牙的分布由广泛至逐渐集中于上、下颌骨；⑤牙根从无到有，牙附着于颌骨的方式由端生牙至侧生牙，最后向槽生牙演化。

二、牙体形态演化学说

从爬行类的单锥体牙到哺乳类的多尖型牙，其演化机制迄今为止尚不清楚，目前仍停留在学说阶段。有关牙体形态演化的学说很多，归结起来大致可分为三尖学说（tritubercular theory）和联合学说（concrescence theory）两类。

（一）三尖学说

三尖学说又称分化学说（图 2-1-5），该学说认为哺乳类的多尖型牙是由爬行类的单锥体牙演变而来。牙演化过程中，在单锥体牙的近远中面各长出一小尖，此牙称为原牙（protodont），其中央的尖称为原尖（protocone）。随着牙演化的进展，原牙的两小尖逐渐变大，与原尖排在一直线上，此牙称为三尖牙（triconodont），中央的牙尖称为原尖，近中的牙尖称为前尖，远中的牙尖称为后尖。在上颌，三尖分别称为上原尖（protocone）、上前尖（paracone）和上后尖（metacone）；在下颌，三尖分别称为下原尖（protoconid）、下前尖（paraconid）和下后尖（metaconid）。在哺乳类动物演化过程中，随着颌

学习笔记

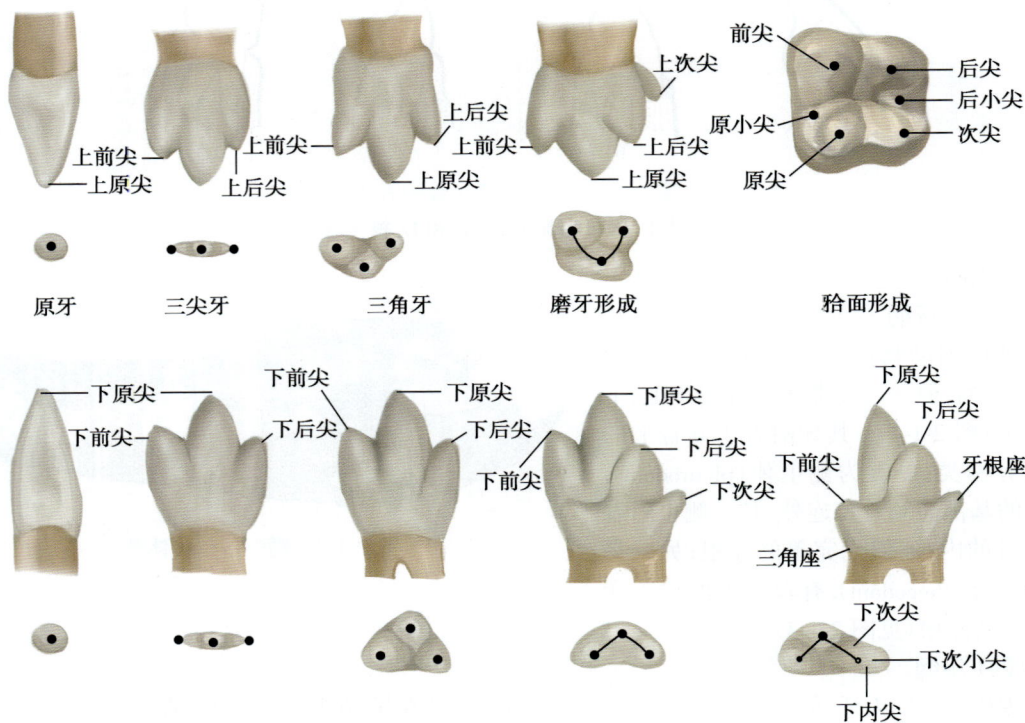

原牙　　三尖牙　　三角牙　　磨牙形成　　 面形成

图 2-1-5　三尖学说各牙尖命名及演变

骨的逐渐缩短,其上呈直线排列的三尖牙的近远中向宽度也减小,逐渐变成三角形排列。在上颌,上原尖移向舌侧,上前尖和上后尖移向颊侧;在下颌,下原尖移向颊侧,下前尖和下后尖移向舌侧。此时,牙称为三角牙(tritubercular tooth)。由三尖所组成的三角形称为三角座(trigon)。有的动物,三角牙后方的隆突逐渐增大而形成牙根座(talon)。

在人类上颌磨牙的四尖中,有三尖来源于三角座,另一尖源于牙根座。原尖发展为近中舌尖,前尖发展为近中颊尖,后尖发展为远中颊尖,牙根座所形成的上次尖(hypocone)发展为远中舌尖。在下颌磨牙的五尖中,有两尖来源于三角座,其余三尖分别来自牙根座所形成的下次尖(hypoconid)、下次小尖(hypoconulid)、下内尖(entoconid)。原尖发展为近中颊尖,后尖发展为近中舌尖,前尖消失;下次尖发展为远中颊尖,下次小尖发展为远中尖,下内尖发展为远中舌尖。

三尖学说假定哺乳类的三尖牙或多尖牙由单锥体牙演变而来,但目前其演变过程尚无足够的事实根据,在胚胎发育中亦未见该演变过程的发生。但从系统发生上来看,三尖学说似乎能为较多的学者所接受,对牙的比较与记忆亦有帮助,故仍可沿用。

(二) 联合学说

联合学说又称愈合学说,该学说认为哺乳类动物的多尖牙,由排列在爬行类颌骨上的单锥体牙组合而成。在爬行类动物的演化过程中,长颌骨逐渐缩短,其上呈直线排列的单锥体牙,经反复替换后逐渐聚合形成三尖、四尖或多尖牙。至于这些单个的牙是如何组合而成,目前尚无充分事实证据。

第二节　牙的组成、分类与功能

一、牙的组成

(一) 牙体外部形态

从牙体外部观察,每颗牙均由牙冠、牙根和牙颈三部分构成(图 2-2-1)。

1. **牙冠（dental crown）** 牙体外层被牙釉质覆盖的部分称为牙冠,也称为解剖牙冠（anatomical crown）,牙冠与牙根以牙颈为界,是牙发挥咀嚼功能的主要部分。牙冠的形态随牙齿功能的不同而有所差异,牙冠的形态和功能是相互制约、相互影响的,如前牙牙冠形态简单,邻面呈楔形,其功能主要与切割食物及美观、发音有关;而后牙牙冠形态复杂,其功能主要与咀嚼有关。正常情况下,牙冠的大部分显露于口腔,牙冠与牙根以龈缘为界,其中龈缘上方的牙体部分称为临床牙冠（clinical crown）（图 2-2-2）。

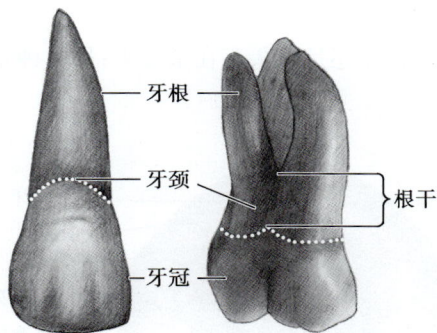

图 2-2-1 牙的外部形态

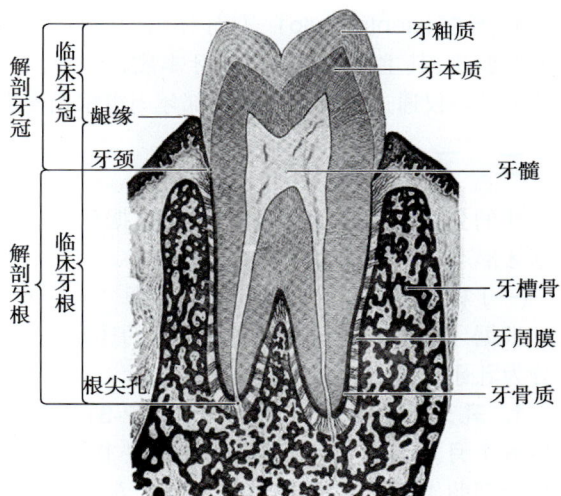

图 2-2-2 牙的组成

临床上,健康人的牙冠,特别是年轻人的牙冠近颈部通常为牙龈所覆盖,因此,临床牙冠常短于解剖牙冠。随着年龄的增长或牙周组织发生病变,牙龈常常萎缩,整个解剖牙冠暴露于口腔,甚至部分牙根也显露在口腔中,此时,临床牙冠会长于解剖牙冠。

2. **牙根（dental root）** 牙体被牙骨质覆盖的部分称为牙根。牙根被埋于牙槽骨中,是牙体的支持部分,起稳固牙体的作用。牙根的形态与数目随牙齿功能的不同而有所差异,如前牙多为单根,而磨牙通常有 2~3 个牙根,并且有一定的分叉度,以增强牙根在颌骨内的稳固性。牙根的尖端称为根尖,在每个牙根尖处通常有小孔以供牙髓的神经血管通过,称为根尖孔（apical foramen）。在多根牙,牙颈部至根分叉之间的部分称为根干（root trunk of tooth）,其间的距离称根干长度（图 2-2-1）。

临床上,牙根也有解剖牙根（anatomical root）和临床牙根（clinical root）之分。解剖牙根是指被牙骨质覆盖的部分,临床牙根是指口腔内见不到的牙体部分（图 2-2-2）。

3. **牙颈（dental cervix）** 牙冠与牙根交界处形成的弧形曲线,称为牙颈,又称为颈缘或颈线（cervical line）（图 2-2-1）。

（二）牙的剖面形态

通过纵剖面观察,牙体从组织学上可以分为牙釉质、牙本质、牙骨质三种硬组织和一种软组织—牙髓（图 2-2-2）。

1. **牙釉质（enamel）** 是指覆盖于牙冠表层的、半透明的白色硬组织,是高度钙化的最坚硬的牙体组织,也是全身矿化组织中最坚硬的,对咀嚼压力和摩擦力具有高度耐受性。

牙釉质的厚度随牙齿及牙体部位的不同而异。恒切牙切缘牙釉质最厚约 2.0mm,磨牙牙尖处牙釉质最厚约 2.5mm,至牙颈部牙釉质逐渐变薄。乳牙的牙釉质较薄,仅为 0.5~1.0mm。

牙釉质的颜色与牙釉质的矿化程度密切相关,矿化程度越高,牙釉质越透明,其深层牙本质的黄色易透出而使牙釉质呈淡黄色;而矿化程度越低,牙釉质透明度越差,呈现乳白色。

2. **牙骨质（cementum）** 是指覆盖在牙根表面的矿化硬组织,牙骨质的组织结构与密质骨相似,呈淡黄色,比牙本质颜色略深,其硬度低于牙本质。近牙颈部牙骨质较薄,厚约 0.02~0.05mm,根尖和磨牙根分叉处较厚约 0.15~0.2mm。牙骨质是维持牙和牙周组织联系的重要结构。牙骨质和牙釉质在牙颈部相接处称为釉牙骨质界（cementoenamel junction），此界限是解剖牙冠与牙根的分界线。在釉牙骨质界可根据牙釉质和牙骨质的连接方式分为以下几种情况：①牙釉质覆盖牙骨质；②牙釉质和牙骨质相接；③牙釉质和牙骨质不相连，使得部分牙本质直接暴露；④牙骨质覆盖牙釉质。这些不同的连接方式在口腔疾病中有临床意义，如釉牙本质界暴露，牙颈部易发生敏感、龋坏。

3. **牙本质（dentin）** 是指构成牙主体的硬组织，色淡黄，牙本质冠部表面为牙釉质覆盖，而根部表面由牙骨质覆盖，主要功能是保护其内部的牙髓和支持其表面的牙釉质及牙骨质。牙本质硬度比牙釉质低，比骨组织高。由牙本质围成的腔隙称为髓腔（pulp cavity），其内充满牙髓组织。

4. **牙髓（dental pulp）** 是牙体组织中唯一的软组织，是一种疏松结缔组织，位于由牙本质构成的髓腔中，其主要功能是形成牙本质，同时具有营养、感觉、防御、修复功能。牙髓中的血管、淋巴管和神经仅通过根尖孔与根尖部牙周组织相连通。

二、牙的分类

牙的分类方法通常有两种：一是根据牙在口腔内是短暂存在还是永久存在来分类；另一种是根据牙形态特点和功能特性来分类。

（一）根据牙在口腔内存在时间分类

根据牙在口腔内存在时间是暂时的还是永久的，可分为乳牙和恒牙。

1. **乳牙（deciduous teeth）（图 2-2-3）** 婴儿出生后 6 个月左右乳牙开始萌出，至 2 岁半左右 20 颗乳牙全部萌出。自 6~7 岁至 12~13 岁，乳牙开始逐渐脱落，最终为恒牙所代替。乳牙式为：$I\frac{2}{2}C\frac{1}{1}M\frac{2}{2}×2=20$。

乳牙在口腔内的时间，最短者 5~6 年，长者可达 10 年左右。虽然乳牙在口腔内存在时间较短，但此时正值儿童生长发育的快速期，因此，保护乳牙对于保障消化和促进营养的吸收，刺激颌面部正常生长发育，引导恒牙正常萌出，都极为重要。

2. **恒牙（permanent teeth）（图 2-2-4）** 恒牙自 6 岁左右开始萌出和替换，是继乳牙脱落后的第二副牙，因疾患或意外损伤脱落后再无牙替代。正常情况下，全口恒牙共 32 颗，恒牙式为：$I\frac{2}{2}C\frac{1}{1}P\frac{2}{2}M\frac{3}{3}×2=32$。近代人第三磨牙有退化趋势，故恒牙数在 28~32 之间也属正常。

（二）根据牙形态特点和功能特性分类

食物进入口腔后，需经切割、撕裂、捣碎和磨细等工序将其粉碎，才能有效完成咀嚼功能。根据此功能特性，恒牙可分为切牙、尖牙、前磨牙和磨牙四类；乳牙可分为乳切牙、乳尖牙和乳磨牙三类。

1. **切牙（incisor）** 位于口腔前部，上、下、左、右共 8 颗，包括上颌中切牙、侧切牙和下颌中切牙、侧切牙。牙冠简单，唇舌面呈梯形，邻面呈楔形，切端薄，牙根多为单根。切牙的主要功能是切割食物。

2. **尖牙（canine）** 位于口角处，俗称犬齿，上、下、左、右共 4 颗，包括上颌尖牙和下颌尖牙。

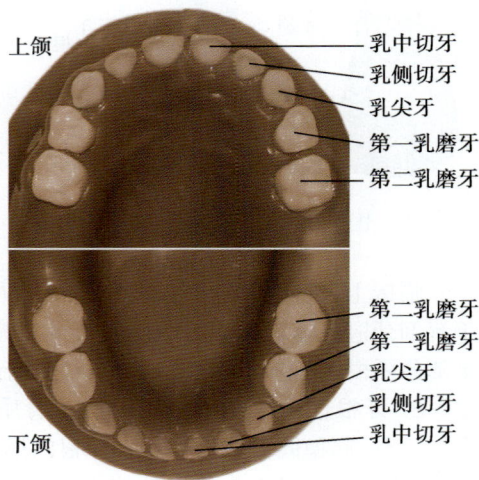

图 2-2-3 乳牙

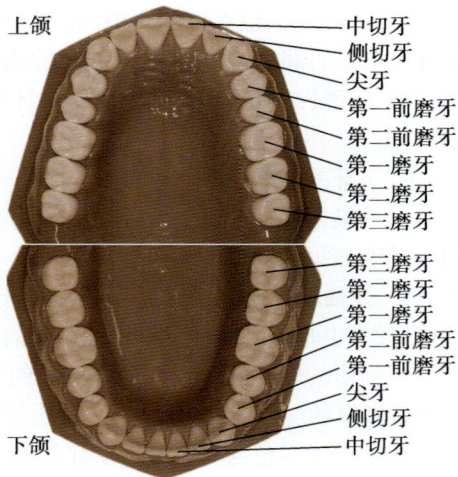

图 2-2-4 恒牙

牙冠较厚,唇舌面呈五边形,邻面呈楔形,切端有一长大的牙尖。尖牙牙根多为单根,长大并且粗壮。尖牙的主要功能是穿刺和撕裂食物。

3. 前磨牙(premolar) 位于尖牙与磨牙之间,上、下、左、右共 8 颗,包括上颌第一、第二前磨牙和下颌第一、第二前磨牙。牙冠约呈立方体形,颊舌面呈五边形,邻面呈四边形,咬合面有二尖(下颌第二前磨牙可能为三尖型)。牙根可分叉,以利于牙的稳固。前磨牙的主要功能是协助尖牙撕裂食物,并具有捣碎食物的作用。

4. 磨牙(molar) 位于前磨牙远中,上、下、左、右共 12 颗,包括上颌第一、第二、第三磨牙和下颌第一、第二、第三磨牙。牙冠体积大,约呈立方体形,颊舌面呈梯形,邻面呈四边形,咬合面大,有 4~5 个牙尖。牙根为多根,可有 2~3 个根。磨牙的主要功能为磨细食物。

临床上,通常以口角为界把牙分为前牙(anterior teeth)和后牙(posterior teeth),前牙包括切牙和尖牙,后牙包括前磨牙和磨牙。

根据牙的形态特点和功能特性,乳牙可分为乳切牙(共 8 颗)、乳尖牙(共 4 颗)和乳磨牙(共 8 颗)三类。

三、牙的功能

人类的牙不仅是直接行使咀嚼功能的器官,而且在辅助发音、言语以及保持面部形态协调美观等方面均具有重要作用。

(一)咀嚼功能

牙是咀嚼器官之一,是行使咀嚼功能的直接工具。食物进入口腔后,经过切牙的切割、尖牙的撕裂、前磨牙和磨牙的捣碎、磨细等一系列机械加工,同时与唾液混合,形成食团,便于吞咽。牙在行使咀嚼功能时,可刺激颌面部正常生长发育,增进牙周组织的健康,同时,咀嚼运动可反射性促进胃肠蠕动,刺激胆、胰等器官分泌消化液,增进消化功能。

(二)辅助发音和言语功能

牙与唇、舌等器官均参与发音(pronunciation)和言语(speech)。牙在牙列中排列的位置以及牙与舌、唇之间的关系,对言语的清晰程度与发音的准确性有着重要的影响。如前牙缺失时,舌齿音、唇齿音、齿音等的发音均受很大影响。

(三)保持面部形态协调美观

牙按照一定的规律生长在牙槽窝内,形成弧形排列的上、下颌牙弓,牙弓内牙相互支持,紧密连接成整体。牙、牙弓和上下颌牙的咬合关系正常可使唇颊部丰满,颌面部形态正常,表情自然。多数牙缺失后,牙槽骨丰满度降低,唇颊部因失去支持而塌陷,面部皱纹增加,面容衰老。牙弓及咬合关系异常者,颜面美观也会受到影响。

第三节　临床牙位记录法

在临床工作中,为了便于描述牙的名称及部位,常以一定的符号加以表示。目前最常用的牙位记录方法有如下四种。

一、国际牙科联合会系统

(一)牙弓分区

国际牙科联合会系统(Federation Dentaire International system,简称 FDI)采用两位数记录牙位,十位数表示牙所在的区域象限以及是乳牙或恒牙,即:恒牙区以 $\frac{1x\ |\ 2x}{4x\ |\ 3x}$ 表示;乳牙区以 $\frac{5x\ |\ 6x}{8x\ |\ 7x}$ 表示。

如 1、2、3、4 表示恒牙牙弓分区;5、6、7、8 表示乳牙牙弓分区。"1"表示恒牙右上区,"2"表示恒牙左上区,"3"表示恒牙左下区,"4"表示恒牙右下区;"5"表示乳牙右上区,"6"表示乳牙左上区,"7"表示乳牙左下区,"8"表示乳牙右下区。个位数"X"表示牙的排列顺序,愈近中线牙数字愈小。

(二) 牙位记录

1. 恒牙的临床牙位记录(图 2-3-1)

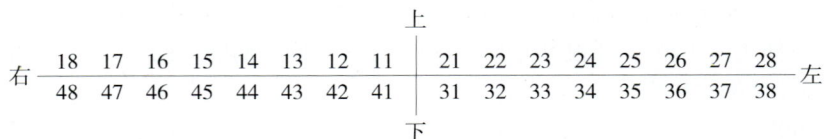

右	18	17	16	15	14	13	12	11		21	22	23	24	25	26	27	28	左
	48	47	46	45	44	43	42	41		31	32	33	34	35	36	37	38	

例如:16 表示右上颌第一磨牙。

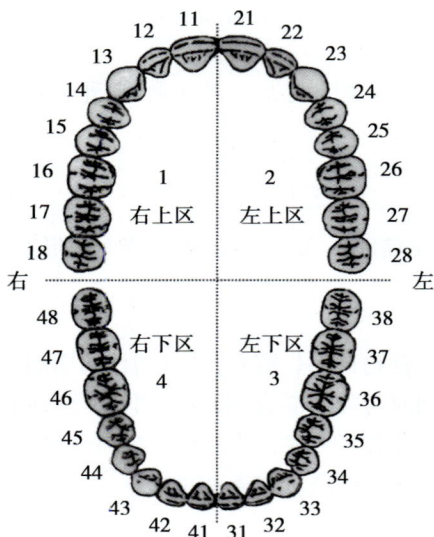

图 2-3-1 国际牙科联合会系统记录恒牙牙位

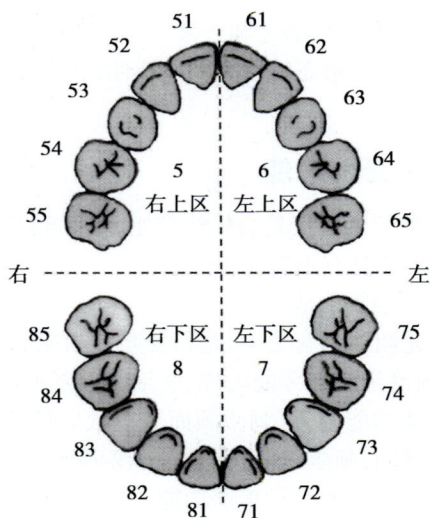

图 2-3-2 国际牙科联合会系统记录乳牙牙位

2. 乳牙的临床牙位记录(图 2-3-2)

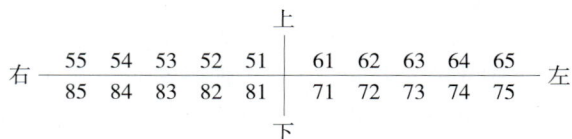

右	55	54	53	52	51		61	62	63	64	65	左
	85	84	83	82	81		71	72	73	74	75	

例如:65 表示左上颌第二乳磨牙。

FDI 系统记录牙位时,不论恒牙还是乳牙,每个牙均由一个两位阿拉伯数字表示,没有任何重复,也不易混淆,同时,该方法记录牙位也便于计算机统计。

二、部位记录法

(一) 牙弓分区

部位记录法(quadrant coding method)为目前我国常用的临床牙位记录法,采用该法记录牙位时首先要将牙弓进行分区,以"十"符号将上、下颌牙弓分为四个区,垂线代表中线以区分左右;水平线表示粭面以区分上下。"⌐"表示患者的右上区,称为 A 区;"¬"表示患者的左上区,称为 B 区;"⌐"表示患者的右下区,称为 C 区;"⌐"表示患者的左下区,称为 D 区。因此,上下颌牙弓区分为

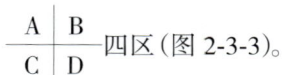

$$\frac{A\ |\ B}{C\ |\ D}$$ 四区(图 2-3-3)。

(二) 牙位记录

1. 恒牙的临床牙位记录(图 2-3-4) 用阿拉伯数字 1~8 分别代表恒牙的中切牙至第三磨牙,牙位越靠近中线,数字越小,如中切牙为 1;牙位越远离中线,数字越大,如第三磨牙为 8,恒牙的临

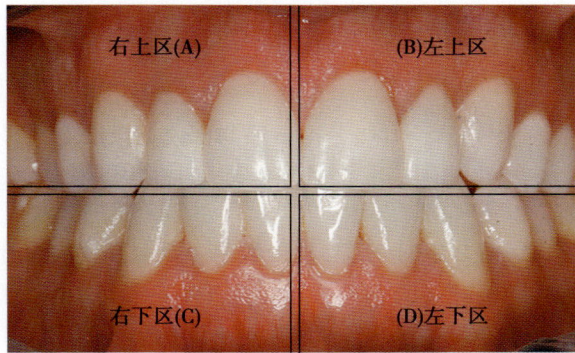

图 2-3-3 牙弓分区

床牙位记录如下：

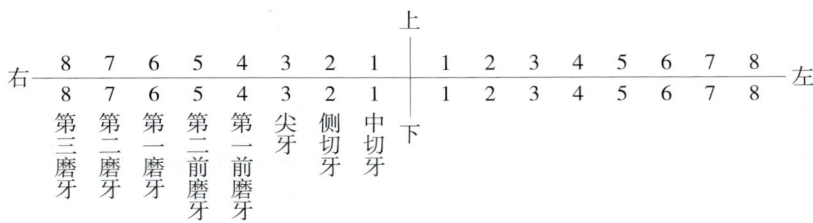

例如：<u>6</u>| ——表示右上颌第一磨牙。

2. 乳牙的临床牙位记录（图 2-3-5） 采用罗马数字 I～V 分别代表乳中切牙至第二乳磨牙，记录如下：

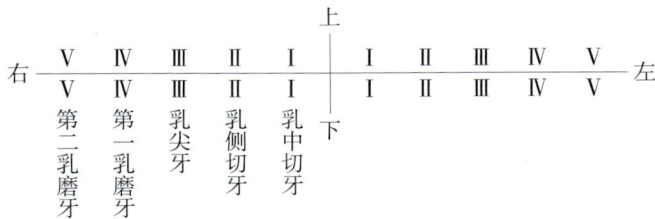

例如：<u>V</u>| ——表示右上颌第二乳磨牙。

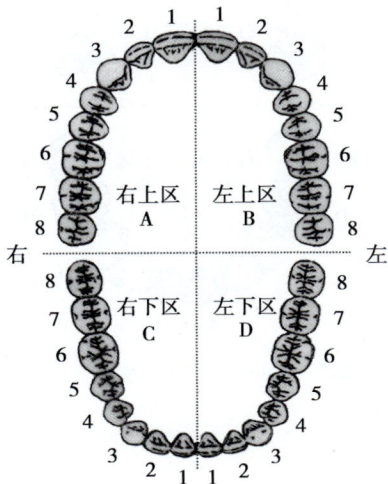

图 2-3-4 恒牙部位记录法

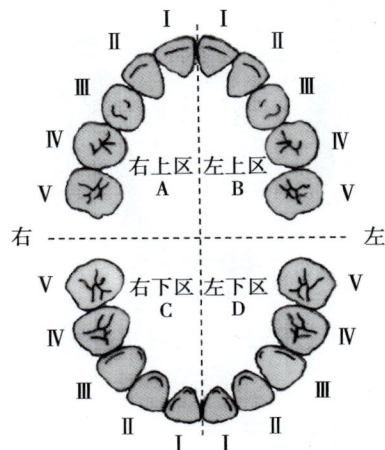

图 2-3-5 乳牙部位记录法

三、Palmer 记录系统

(一) 牙弓分区

Palmer 记录系统也要将牙弓进行分区,分区方法与部位记录法的牙弓分区一致(见图 2-3-3)。恒牙记录方法与部位记录法一样,用阿拉伯数字 1~8 表示;而乳牙则用英文字母 A~E 表示。

(二) 牙位记录

1. 恒牙的临床牙位记录(图 2-3-6) 用阿拉伯数字 1~8 分别代表恒牙的中切牙至第三磨牙,恒牙的临床牙位记录如下:

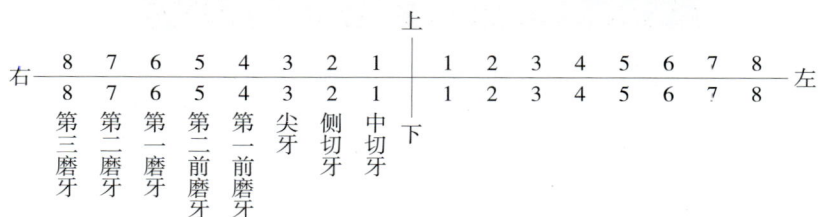

```
          上
右  8 7 6 5 4 3 2 1 │ 1 2 3 4 5 6 7 8
    8 7 6 5 4 3 2 1 │ 1 2 3 4 5 6 7 8  左
          下
    第 第 第 第 第 尖 侧 中
    三 二 一 二 一 牙 切 切
    磨 磨 磨 前 前   牙 牙
    牙 牙 牙 磨 磨
            牙 牙
```

例如: 6│ 表示右上颌第一磨牙。

2. 乳牙的临床牙位记录(图 2-3-7) 采用英文字母 A~E 分别代表乳中切牙至第二乳磨牙,记录如下:

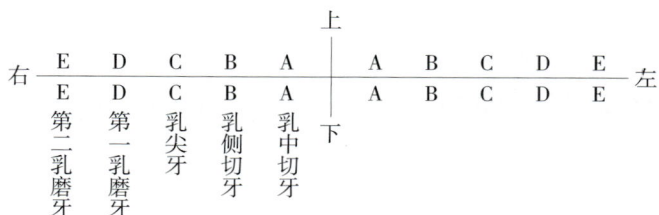

```
          上
右  E D C B A │ A B C D E
    E D C B A │ A B C D E  左
          下
    第 第 乳 乳 乳
    二 一 尖 侧 中
    乳 乳 牙 切 切
    磨 磨   牙 牙
    牙 牙
```

例如: │E 表示左上颌第二乳磨牙。

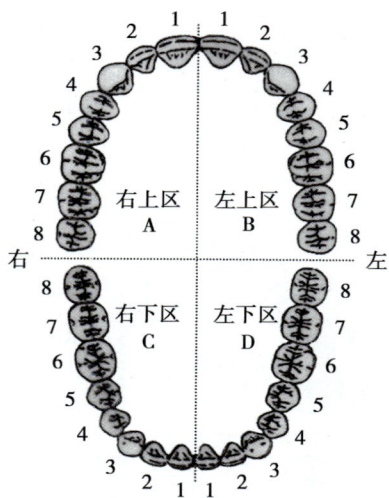

图 2-3-6　Palmer 记录系统记录恒牙牙位

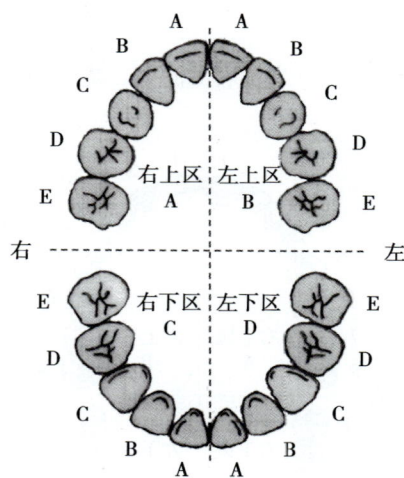

图 2-3-7　Palmer 记录系统记录乳牙牙位

四、通用编号系统

采用通用编号系统(universal numbering system)记录牙位时,每颗牙均有其固定的编号。

1. **恒牙的临床牙位记录（图 2-3-8）** 采用阿拉伯数字 1~32 代表恒牙。右上颌第三磨牙起编为 #1，上颌牙由右向左依次编号，右上颌中切牙编为 #8，左上颌中切牙编为 #9，左上颌第三磨牙编为 #16。下颌牙依次由左向右编号：左下颌第三磨牙编为 #17，左下颌中切牙编为 #24，右下颌中切牙编为 #25，右下颌第三磨牙编为 #32。按恒牙的位置记录如下：

```
                              上
右 ┌ 1   2   3   4   5   6   7   8 │ 9  10  11  12  13  14  15  16 ┐ 左
   └ 32  31  30  29  28  27  26  25│ 24  23  22  21  20  19  18  17 ┘
                              下
```

例如：#3 表示右上颌第一磨牙。

2. **乳牙的临床牙位记录（图 2-3-9）** 采用英文字母 A~T 代表乳牙。上颌乳牙由右向左依次编号，A 表示右上颌第二乳磨牙，J 表示左上颌第二乳磨牙；下颌乳牙依次由左向右编号，K 表示左下颌第二乳磨牙，T 表示右下颌第二乳磨牙。按乳牙的位置记录如下：

```
                 上
右 ┌ A  B  C  D  E │ F  G  H  I  J ┐ 左
   └ T  S  R  Q  P │ O  N  M  L  K ┘
                 下
```

例如：J 表示左上颌第二乳磨牙。

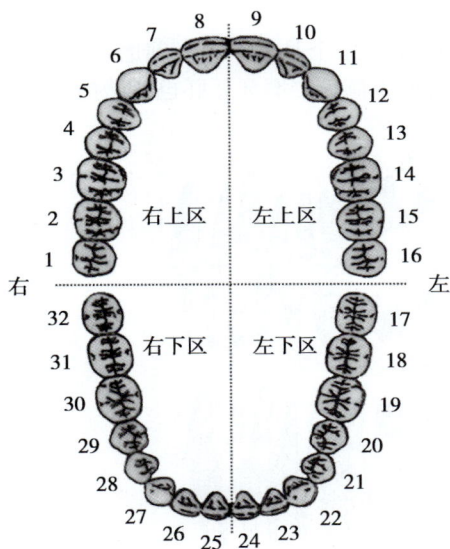

图 2-3-8　通用编号系统记录恒牙牙位

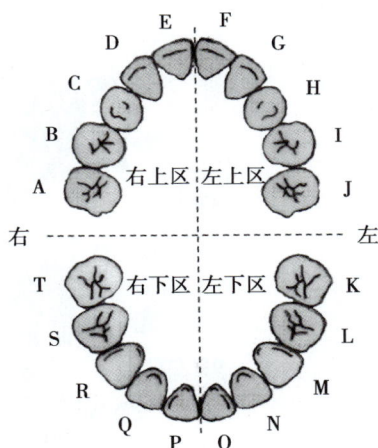

图 2-3-9　通用编号系统记录乳牙牙位

第四节　牙的萌出和乳恒牙更替

牙的发育是一个连续过程，包括生长期（development）、钙化期（calcification）和萌出期（eruption）三个阶段。牙胚由来自外胚叶的成釉器和来自外胚间叶的牙乳头和牙囊共同构成，包埋于上、下颌骨内。随着颌骨的生长发育，牙体组织发生钙化，逐渐穿破牙囊和牙龈而显露于口腔。牙胚破龈而出的现象称为出龈。从牙冠出龈至上、下颌牙达到咬合接触的全过程称为萌出。牙萌出的时间是指出龈的时间。不论乳牙或恒牙，其萌出过程均存在一定的规律：①在一定的时间内，按照一定的顺序，左右成对萌出；②一般情况下，下颌牙的萌出较上颌同名牙略早；③女性同名牙的萌出略早于男性。

画廊：ER2-4-1
牙的萌出和乳
恒牙更替

一、乳牙的萌出

乳牙胚从胚胎第 2 个月即发生,5~6 个月开始钙化,至出生时颌骨内 20 个乳牙胚均已形成。婴儿出生后 6 个月左右乳牙开始萌出,至两岁半左右全部萌出。一般情况下,乳牙的萌出顺序为:乳中切牙(Ⅰ)→乳侧切牙(Ⅱ)→第一乳磨牙(Ⅳ)→乳尖牙(Ⅲ)→第二乳磨牙(Ⅴ)(图 2-4-1)。在乳牙萌出期间,牙的萌出顺序也可因牙及牙周组织的生长状况、口周肌肉的作用及全身内分泌因素的影响而发生异常,但通常不会导致不良影响。

二、恒牙的萌出及乳恒牙的更替

乳牙胚形成后,在其舌侧或牙板的远端相继形成恒牙胚。第一恒磨牙牙胚形成于胚胎第 4 个月,是恒牙中最早形成的牙胚;恒切牙及尖牙的牙胚形成于胚胎第 5~6 个月;前磨牙的牙胚形成于胚胎第 10 个月;第二恒磨牙牙胚在出生后 1 岁时形成,而第三恒磨牙牙胚形成于出生后 4~5 岁。婴儿出生时第一磨牙牙胚开始钙化,出生后 3~4 个月上颌中切牙牙胚开始钙化,4~5 个月尖牙牙胚开始钙化,18~21 个月上颌第一前磨牙牙胚开始钙化,24~27 个月上颌第二前磨牙牙胚开始钙化,在 3 岁以前,上颌第二磨牙牙胚也开始钙化(图 2-4-2)。

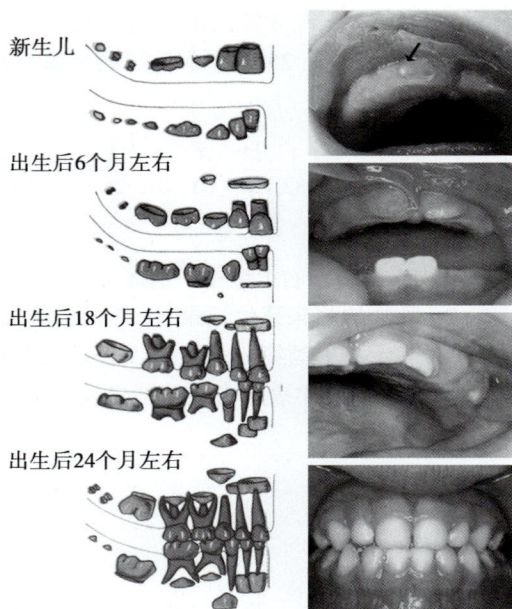

新生儿

出生后6个月左右

出生后18个月左右

出生后24个月左右

图 2-4-1 乳牙的萌出顺序

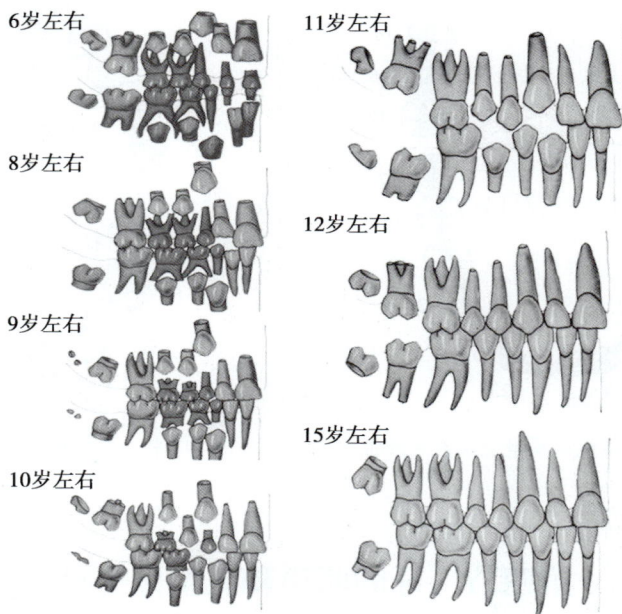

6岁左右　　11岁左右

8岁左右

9岁左右　　12岁左右

10岁左右　　15岁左右

图 2-4-2 乳恒牙更替及恒牙萌出

儿童于 6 岁左右在第二乳磨牙的远中,第一恒磨牙开始萌出,通常称其为"六龄齿"。此牙是口腔中最早出现的恒牙,不替换任何乳牙。两岁半左右至 6~7 岁期间,儿童口腔中仅有乳牙存在,称为乳牙期;约 6~7 岁至 12~13 岁,恒牙逐渐替换乳牙,此阶段称为替牙期。12~13 岁以后,口腔中全部为恒牙,称为恒牙期。

乳、恒牙更替的关系

乳牙		I	II	III	IV	V			
		↑	↑	↑	↑	↑			
恒牙		1	2	3	4	5	6	7	8

恒牙萌出顺序也有一定的规律,上颌多为 6→1→2→4→3→5→7 或 6→1→2→4→5→3→7;下颌多为 6→1→2→3→4→5→7 或 6→1→2→4→3→5→7。第三磨牙萌出较晚,约在 20 岁左右,俗称"智齿"。第三磨牙常因颌骨发育不足而出现萌出变异,可终生不萌出,或可因为遗传因素而造成第三磨牙先天缺失。

第五节 牙体解剖常用名词和表面标志

一、牙体解剖常用名词

(一) 牙冠各面的名称

每个牙冠均有四个与牙体长轴大致平行的轴面和一个与牙体长轴基本垂直的𬌗面或切嵴(图 2-5-1,图 2-5-2),各面名称如下:

1. **唇面**(labial surface)**或颊面**(buccal surface) 在前牙,牙冠靠近唇黏膜的一面称为唇面;在后牙,牙冠靠近颊黏膜的一面称为颊面。

2. **舌面**(lingual surface)**或腭面**(palatal surface) 牙冠靠近舌侧的一面称为舌面,上颌牙牙冠舌面因接近腭侧,故亦称为腭面。

3. **邻面**(proximal surface) 同一牙弓内相邻两牙相互接触的面,称为邻面。每个牙冠均包括两个邻面,即一个近中面(mesial surface)和一个远中面(distal surface)。牙冠离中线较近的邻面称为近中面;牙冠离中线较远的邻面称为远中面。

4. **𬌗面**(occlusal surface)**和切嵴**(incisal ridge) 上、下颌后牙咬合时发生接触的一面称为𬌗面。前牙无𬌗面,其切端舌侧有切咬功能的嵴,称为切嵴。

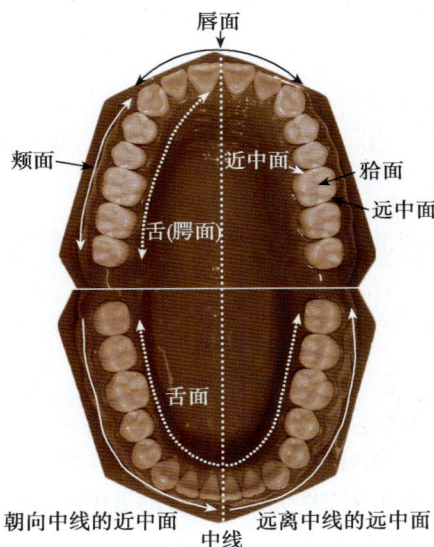

图 2-5-1 牙冠各面

图片:ER2-5-1 牙冠各面的命名

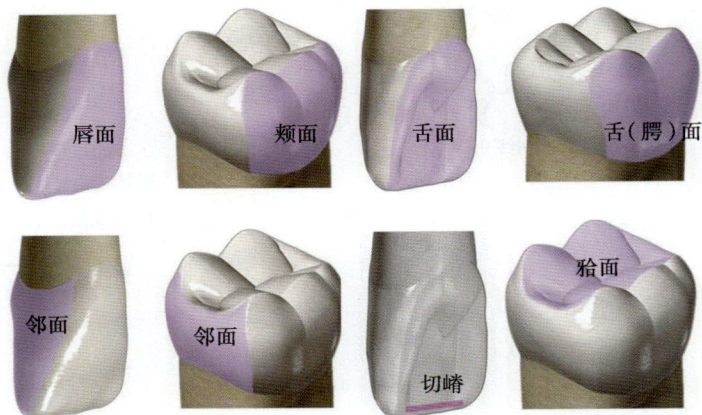

图 2-5-2 牙冠各面的命名

（二）应用术语

1. **中线（median line）**　是平分颅面部为左右两等份的一条假想线，该线通过两眼之间、鼻尖和上颌两中切牙和下颌两中切牙之间（图 2-5-3）。中线与正中矢状面一致，将牙弓分成左右对称的两部分。

2. **牙体长轴（long axis）**　是沿冠根方向通过牙体中心的一条假想线（图 2-5-4）。

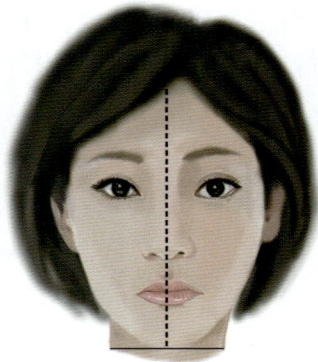

图 2-5-3　中线

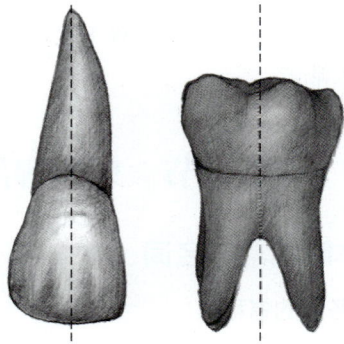

图 2-5-4　牙体长轴

3. **接触区（contact area）**　牙与牙在邻面互相接触的区域称接触区或邻接处（图 2-5-5）。

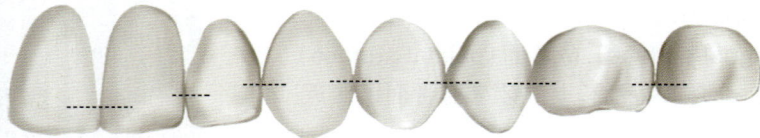

图 2-5-5　牙邻面接触区的部位

4. **线角（line angle）**　牙冠上两个相邻牙面相交处形成一线，在该线上所成的角称线角（图 2-5-6，图 2-5-7）。如前牙的近中面与唇面的交角称为近唇线角，后牙的远中面与舌面的交角称远舌线角。

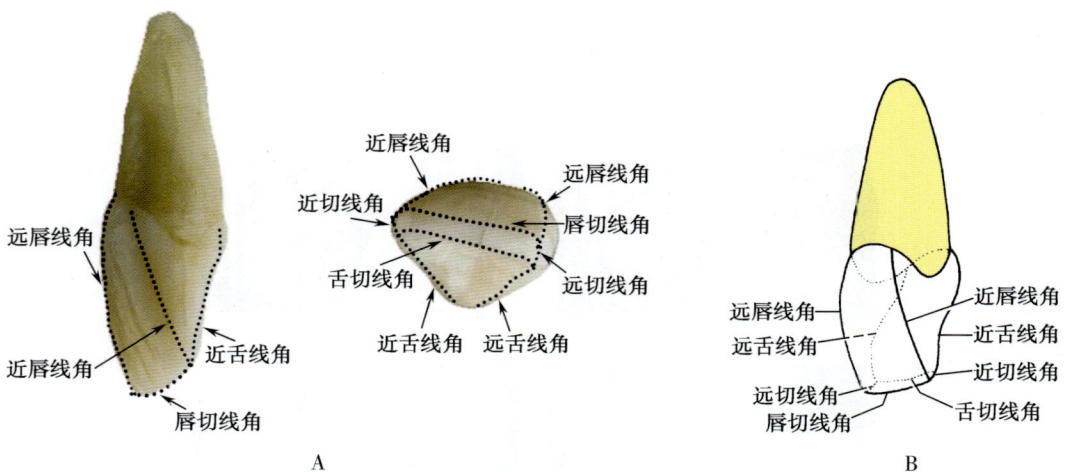

图 2-5-6　切牙线角

16

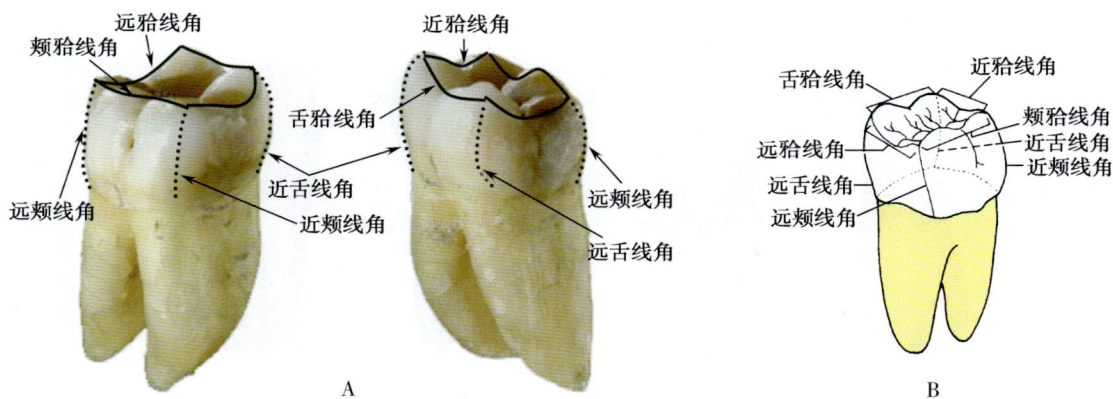

图 2-5-7 磨牙线角

5. **点角（point angle）** 牙冠上三个相邻牙面相交处形成一点，在该点上所成的角称点角（图2-5-8，图2-5-9）。前牙的远中面、唇面与切嵴所成的角称远唇切点角，磨牙的近中面、颊面与𬌗面相交处称为近颊𬌗点角。

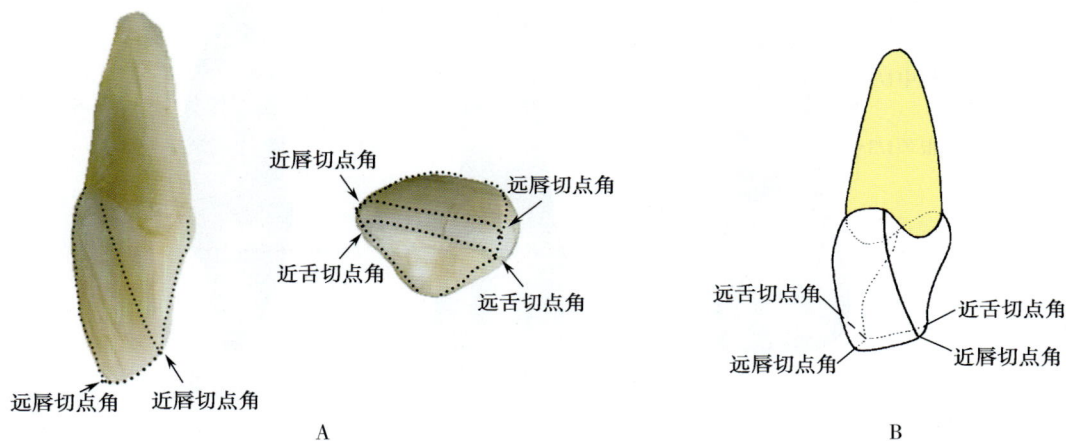

图 2-5-8 切牙点角

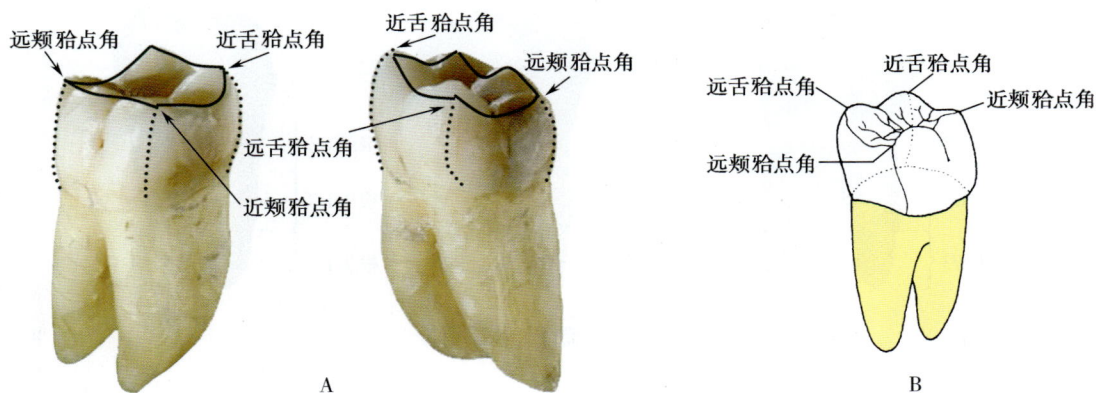

图 2-5-9 磨牙点角

6. **外形高点（height of contour）** 是指牙冠各轴面上最突出的部分（图2-5-10）。

7. **牙体三等分（division into thirds）** 为了便于明确牙体各面上某一部位所在，常将牙轴面在一个方向分为三个等份来描述。

画廊:ER2-5-3
牙体三等分

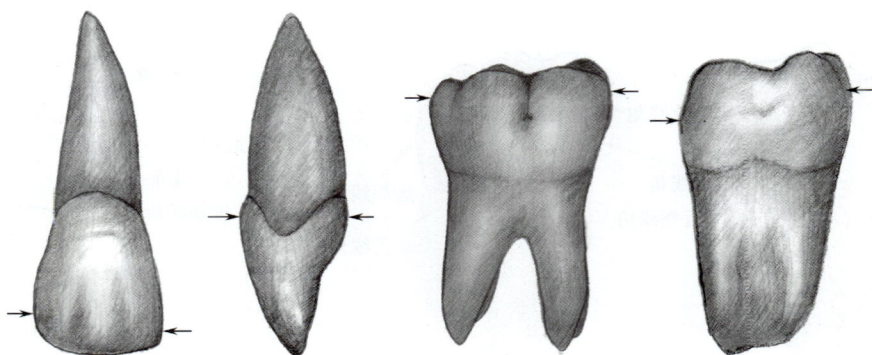

图 2-5-10　牙冠各面的外形高点

　　如在唇(颊)、舌向可将牙冠邻面分为唇(颊)1/3、中 1/3 和舌 1/3;在近远中向可将牙冠分为近中 1/3、中 1/3 和远中 1/3;在垂直向可将牙冠可分为切(𬌗)1/3、中 1/3 和颈 1/3;牙根则可分为根颈 1/3、根中 1/3 和根尖 1/3(图 2-5-11,图 2-5-12)。

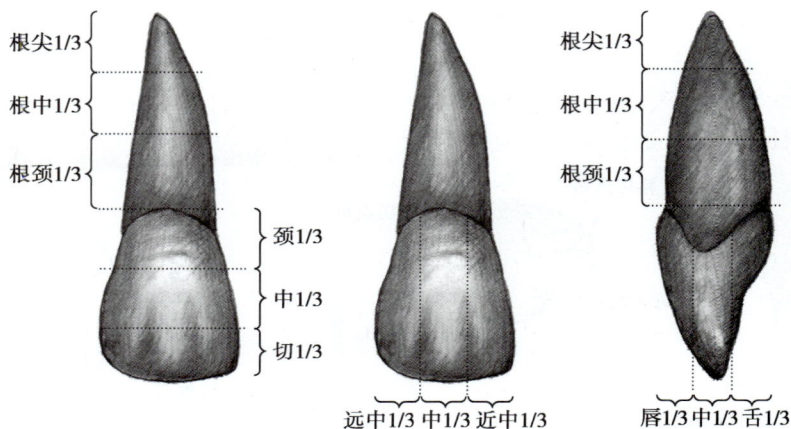

图 2-5-11　切牙牙体三等分

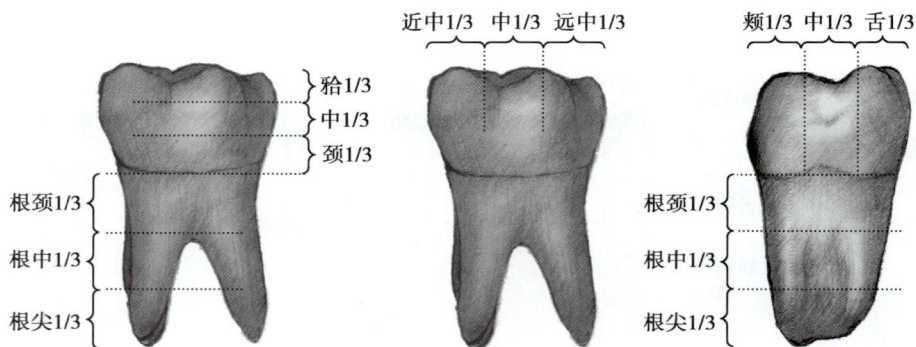

图 2-5-12　磨牙牙体三等分

二、牙冠的表面标志

(一) 牙冠的突起部分

　　1. 牙尖(dental cusp)　牙冠表面近似锥体形的显著隆起称牙尖,常位于尖牙的切端、前磨牙和磨牙的𬌗面上(图 2-5-13)。

　　2. 舌隆突(cingulum)　前牙舌面近颈 1/3 处的半月形隆起,称舌隆突,是前牙的重要解剖特

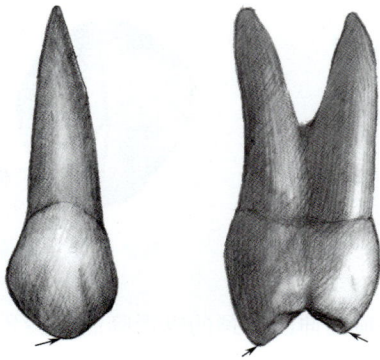

图 2-5-13 牙尖

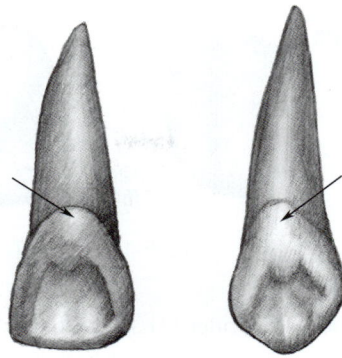

图 2-5-14 舌隆突

征之一(图 2-5-14)。

3. **结节(tubercle)** 是指牙冠上牙釉质过度钙化而形成的小突起,可在𬌗面或切牙切缘见到。切牙初萌时切缘上所见的结节又称为切缘结节(mamelon),随着牙的磨耗而逐渐消失(图2-5-15)。

4. **嵴(ridge)** 牙冠表面细长形的牙釉质隆起,称为嵴。根据其位置、形状和方向,嵴可分为切嵴、边缘嵴、牙尖嵴、三角嵴、横嵴、斜嵴、轴嵴和颈嵴。

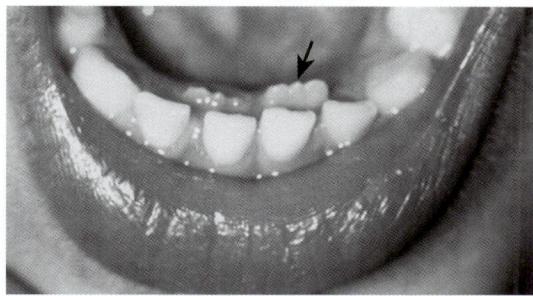

图 2-5-15 切缘结节

(1)切嵴(incisal ridge):为切牙切端舌侧长条形的牙釉质隆起,具有切割功能(图 2-5-16)。

(2)边缘嵴(marginal ridge):为前牙舌面窝的近远中边缘及后牙𬌗面边缘的长条形牙釉质隆起(图 2-5-16)。

(3)牙尖嵴(cusp ridge):从牙尖顶端斜向近、远中的嵴,称为牙尖嵴。后牙颊尖和舌尖的近、远中牙尖嵴,分别组成颊𬌗边缘嵴和舌𬌗边缘嵴(图 2-5-17)。

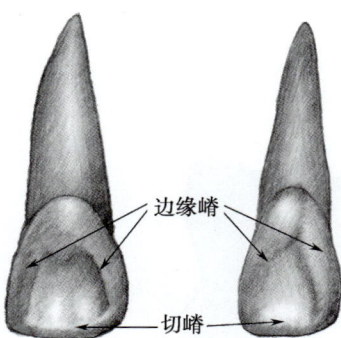

边缘嵴

切嵴

图 2-5-16 切嵴、边缘嵴

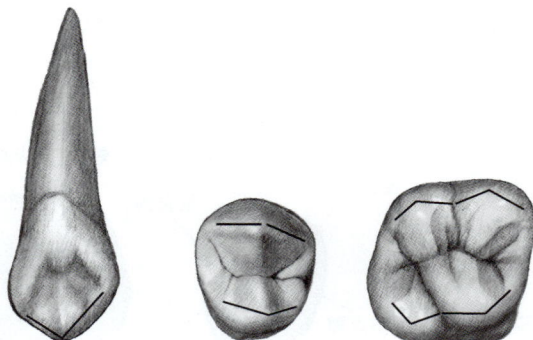

图 2-5-17 牙尖嵴

(4)三角嵴(triangular ridge):为从后牙牙尖顶端伸向𬌗面的细长形牙釉质隆起。三角嵴由构成牙尖的近中和远中两斜面汇合而成(图 2-5-18)。

(5)斜嵴(oblique ridge)(图 2-5-18):𬌗面两牙尖三角嵴斜形相连形成的嵴称为斜嵴,是上颌磨牙𬌗面的重要解剖标志。

(6)横嵴(transverse ridge):是相对牙尖的两条三角嵴,横过𬌗面相连形成的嵴,横嵴是下颌第一前磨牙𬌗面的重要特征(图 2-5-19)。

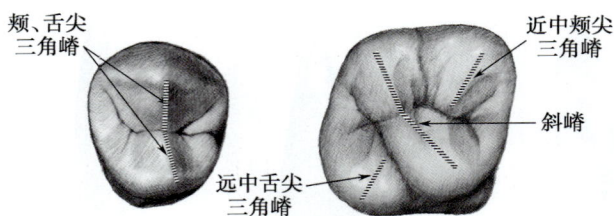

图 2-5-18 三角嵴、斜嵴

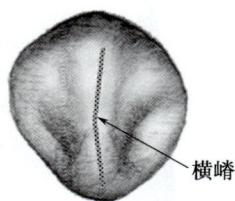

图 2-5-19 横嵴

（7）轴嵴（axial ridge）（图 2-5-20）：是轴面上从牙尖顶端伸向牙颈的纵形隆起。尖牙唇面的轴嵴称为唇轴嵴；后牙颊面的轴嵴称为颊轴嵴；尖牙及后牙舌面的轴嵴称为舌轴嵴。

（8）颈嵴（cervical ridge）（图 2-5-20）：牙冠的唇、颊面上，沿颈缘部位微突的牙釉质隆起，称为颈嵴。

（二）牙冠的凹陷部分

1. **窝（fossa）** 是牙冠表面的不规则凹陷，略似一个四周环山的盆地，称为窝。如前牙舌面窝以及后牙𬌗面窝（图 2-5-21）。

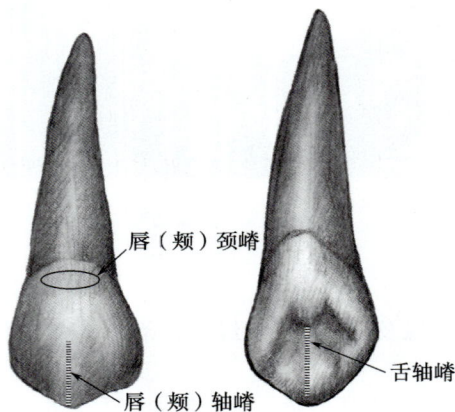

图 2-5-20 轴嵴和颈嵴

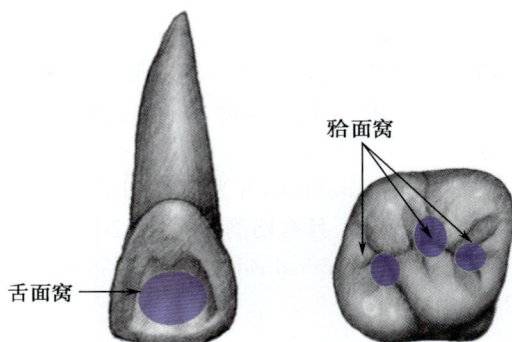

图 2-5-21 窝

2. **沟（groove）** 是指牙冠各面上，介于牙尖和嵴之间，或窝底部细长形的、似山间溪流的凹陷部分（图 2-5-22）。

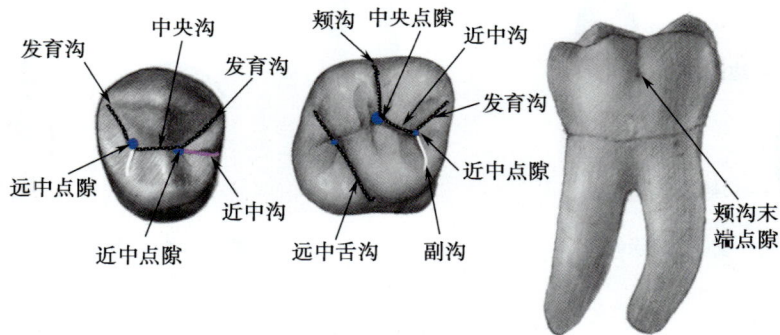

图 2-5-22 发育沟、副沟、点隙

（1）发育沟（developmental groove）：是指在牙生长发育时，两生长叶相融合所形成的浅沟。

（2）副沟（supplemental groove）：发育沟以外的任何沟统称为副沟，其形态不规则。

（3）裂（fissure）：钙化不全的沟称为裂，是龋病的好发部位（图 2-5-23）。

3. 点隙（pit） 3条或3条以上发育沟的汇合处，或某些发育沟的末端所形成的点状凹陷称为点隙（图2-5-22）。此处牙釉质未完全连接，是龋病的好发部位。

（三）斜面

斜面（inclined surface）为组成牙尖的各面（图2-5-24）。每个牙尖有四个斜面，两斜面相交成嵴，四斜面相交则组成牙尖的顶。各斜面依其在牙尖的位置而命名，如前磨牙颊尖的斜面有颊尖颊侧近中斜面、颊尖颊侧远中斜面、颊尖舌侧近中斜面和颊尖舌侧远中斜面。

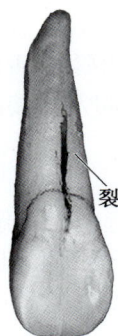

图 2-5-23 裂

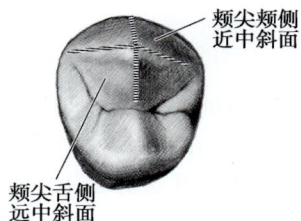

图 2-5-24 牙尖斜面

（四）生长叶

生长叶（lobe）为牙生长发育的钙化中心，其融合处为发育沟。多数牙由4个生长叶发育而成，少数牙由5个生长叶发育而成（图2-5-25）。

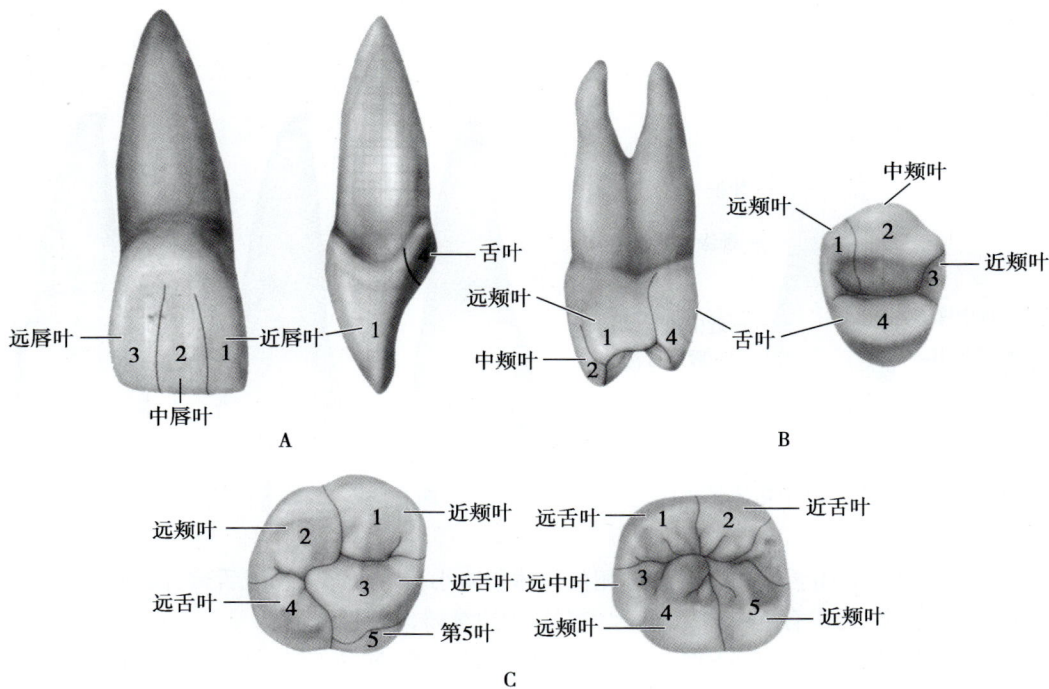

图 2-5-25 生长叶
A. 右上颌中切牙 B. 右上颌第一前磨牙 C. 上、下颌第一磨牙

画廊：ER2-5-8
生长叶

第六节 恒牙外形

人类恒牙共有 32 颗，上、下颌各 16 颗。左右成对的同名牙，其解剖形态相同，因此恒牙共有 16 种不同形态。

一、切牙组

切牙位于口腔前部，在中线两侧，呈弧形排列，形态相似，上、下、左、右共 8 颗，包括上颌中切牙、上颌侧切牙、下颌中切牙和下颌侧切牙。切牙牙冠形态简单，由唇面、舌面、近中面和远中面四个轴面及一个切嵴组成，其中唇、舌面呈梯形，邻面呈三角形，颈部厚，切端薄，牙根为单根。其主要功能是切割食物。

（一）上颌中切牙

上颌中切牙（maxillary central incisor）是切牙中体积最大、近远中径最宽的牙，位于中线两侧，左右中切牙近中面彼此相对。在胚胎 5~6 个月上颌中切牙牙胚开始发生，出生后 3~4 个月开始钙化，4~5 岁牙冠发育完成，7~8 岁开始萌出，10 岁左右牙根发育完成。

1. 牙冠

（1）唇面（图 2-6-1）：唇面较平坦，近似梯形，切颈径大于近远中径，近中缘和切缘较直，远中缘略突，颈缘呈弧形，切 1/3 可见两条纵形发育沟，颈 1/3 处略突出形成唇面的外形高点。切缘与近中缘相交形成的近中切角近似直角，与远中缘相交形成的远中切角略圆钝，借此可区分左右。该牙初萌出时切缘可见三个切缘结节，随着功能性磨耗而逐渐变平直。

牙冠唇面形态常可分为卵圆形、尖圆形、方圆形三种（图 2-6-2），其中卵圆形为牙冠唇面颈部和切端均较窄，约占 72%；尖圆形为牙冠唇面颈部显著缩小，约占 26%；方圆形为牙冠唇面颈部宽度略窄于切端，约占 2%。牙冠唇面形态常与人的面型相协调。

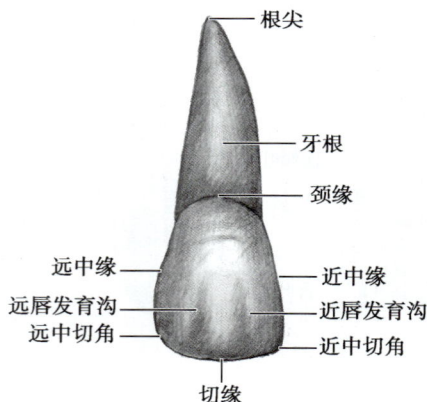

图 2-6-1 右侧上颌中切牙唇面观

根尖
牙根
颈缘
远中缘
远唇发育沟
远中切角
近中缘
近唇发育沟
近中切角
切缘

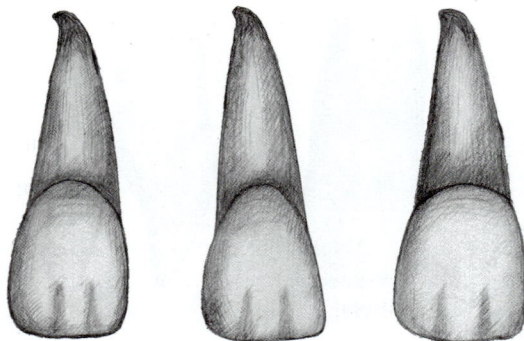

图 2-6-2 上颌中切牙唇面外形

（2）舌面（图 2-6-3）：舌面与唇面形态相似但体积略小。中央凹陷形成舌窝，四周为突起的嵴，牙颈部有舌面隆突，近中有近中边缘嵴，远中有远中边缘嵴，切端有切嵴。

（3）邻面（图 2-6-4，图 2-6-5）：近中面似三角形，顶为切端，底为颈缘，呈 V 字形，称为颈曲线，该曲线的底部至颈缘最低点连线的距离称为颈曲度，近中接触区在切 1/3 靠近切角。远中面似近中面但稍短而圆突，远中接触区在切 1/3 距切角稍远，近中颈曲度要大于远中颈曲度。

（4）切嵴（图 2-6-6）：唇侧较平，形成切缘，舌侧圆突形成切嵴。上下颌切牙切嵴接触时，即能发挥切割功能。邻面观察，切嵴位于牙体长轴的唇侧。

2. 牙根 为粗壮较直的单根，唇侧宽于舌侧，牙根颈部横切面为圆三角形，牙根向根尖逐渐缩小，根尖较直或略偏远中。根长稍大于冠长或冠根长度相等，亦有根长短于冠长者。

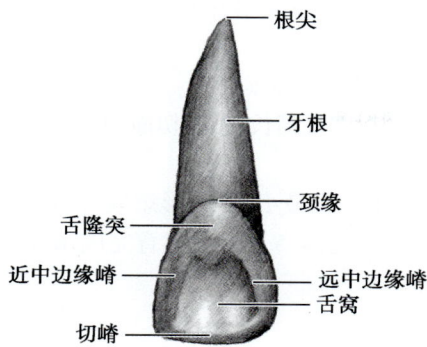

图 2-6-3　右侧上颌中切牙舌面观

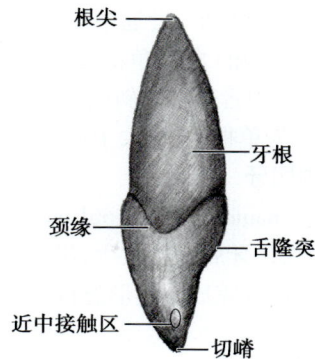

图 2-6-4　右侧上颌中切牙近中面观

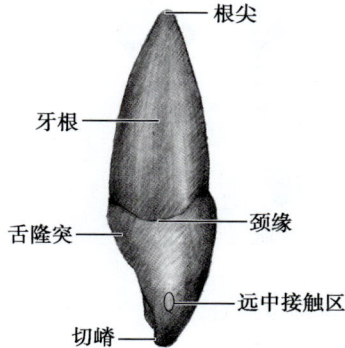

图 2-6-5　右侧上颌中切牙远中面观

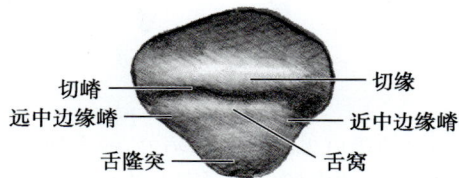

图 2-6-6　右侧上颌中切牙切端观

（二）上颌侧切牙

上颌侧切牙（maxillary lateral incisor）位于上颌中切牙的远中，形态与上颌中切牙基本相似，但较上颌中切牙体积稍小，形态窄长（图 2-6-7）。在胚胎 5~6 个月上颌侧切牙牙胚开始发生，出生后 10~12 个月开始钙化，4~5 岁牙冠发育完成，8~9 岁开始萌出，11 岁左右牙根发育完成。上颌侧切牙的形态变异较多，常见为锥形牙或先天缺失。上颌侧切牙与上颌中切牙的主要区别为：

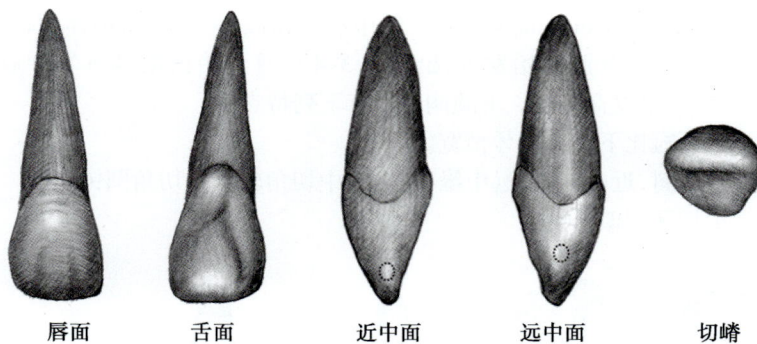

唇面　　　舌面　　　近中面　　　远中面　　　切嵴

图 2-6-7　右侧上颌侧切牙

1. 牙冠

（1）唇面：与上颌中切牙相似呈梯形，但牙冠较窄小、圆突，发育沟不如上颌中切牙明显，近中缘稍长，近中切角似锐角，远中缘较短与切缘弧形相连，远中切角呈圆弧形，因而切缘明显斜向远中。

（2）舌面：边缘嵴较上颌中切牙明显，舌窝深而窄，偶有沟越过舌隆突的远中，延伸至根颈部成为裂沟，是龋病的好发部位。

（3）邻面：略呈三角形，近远中接触区均在切 1/3，距切角的距离较中切牙稍远，其中近中接触区距切角近，远中接触区距切角稍远。

（4）切嵴：向远中舌侧的倾斜度较上颌中切牙大，似与远中面连续。

2. 牙根 亦为单根，根长大于冠长，较上颌中切牙牙根细且稍长，颈横切面为卵圆形。

（三）下颌中切牙

下颌中切牙（mandibular central incisor）是全口恒牙中体积最小的牙，形态较为对称。在胚胎 5~6 个月下颌中切牙牙胚开始发生，出生后 3~4 个月开始钙化，4~5 岁牙冠发育完成，6~7 岁开始萌出，9 岁左右牙根发育完成。其形态特点如下（图 2-6-8）：

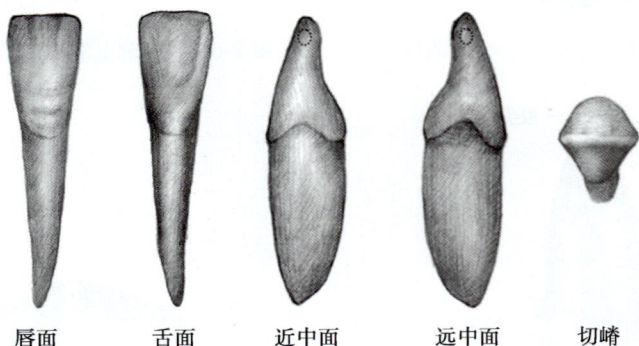

唇面　　　　舌面　　　　近中面　　　　远中面　　　　切嵴

图 2-6-8 右侧下颌中切牙

1. 牙冠 下颌中切牙牙冠宽度约为上颌中切牙的 2/3。

（1）唇面：光滑平坦似梯形，切颈径明显大于近远中径，近中缘与远中缘对称，近中切角与远中切角约相等，切缘平直，离体后很难区分左右。

（2）舌面：舌面窝较浅，切嵴和近、远中边缘嵴不明显，舌隆突较小。

（3）邻面：似三角形，近远中接触区均在切 1/3 靠近切角。

（4）切嵴：邻面观察，切嵴位于牙体长轴上或略偏舌侧。

2. 牙根 为窄而扁的单根，较直，根中 1/3 横切面呈葫芦形。其根的远中面上的长形凹陷较近中面略深，可作为鉴别左右的参考。

（四）下颌侧切牙

下颌侧切牙（mandibular lateral incisor）与下颌中切牙相似（图 2-6-9），但体积较下颌中切牙大。在胚胎 5~6 个月下颌侧切牙牙胚开始发生，出生后 3~4 个月开始钙化，4~5 岁牙冠发育完成，7~8 岁开始萌出，10 岁左右牙根发育完成。下颌侧切牙有下列特点：

1. 下颌侧切牙的牙冠比下颌中切牙稍宽。

2. 切缘略向远中倾斜，近中缘直，远中缘稍突，远中切角较近中切角圆钝。

3. 舌面与下颌中切牙相似。

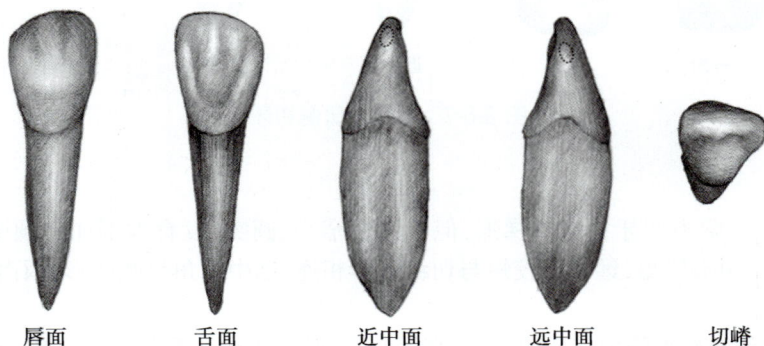

唇面　　　　舌面　　　　近中面　　　　远中面　　　　切嵴

图 2-6-9 右侧下颌侧切牙

4. 邻面似三角形，近中接触区位于切 1/3 近切角处；远中接触区在切 1/3 距切角稍远处。

5. 牙根为扁圆形单根，较下颌中切牙稍长，根尖略偏远中。

（五）上颌切牙与下颌切牙的区别

1. 上颌切牙牙冠宽大，发育沟明显；下颌切牙牙冠窄小，唇面光滑，发育沟不明显。

2. 上颌切牙的舌窝较深，舌面边缘嵴明显；下颌切牙的舌窝较窄浅，舌面边缘嵴不明显。

3. 邻面观察，上颌切牙的切嵴位于牙体长轴的唇侧；下颌切牙的切嵴靠近牙体长轴或略偏舌侧。

4. 上颌切牙牙根直而粗壮，下颌切牙牙根扁而窄，近远中面凹陷成沟状，牙根中部横切面似葫芦形。

（六）切牙外形的应用解剖

1. 上颌中切牙位于牙弓前部，易因外伤而折断或脱落，缺损后对发音和面容美观有直接影响。修复治疗时人工牙形态、色泽应与面型及邻牙相协调。

2. 切牙的邻面接触区及上颌侧切牙的舌窝顶端，因自洁作用差，常为龋病的好发部位；而下颌切牙舌侧接近下颌下腺管开口处，发生龋坏概率小，但舌侧颈部易发生牙结石沉积。

3. 上颌中切牙之间偶有额外牙，应及时拔除，以免造成牙列拥挤及咬合关系紊乱；上颌侧切牙常发生变异如锥形侧切牙，也偶有上颌侧切牙先天缺失者。

4. 上颌中切牙牙根直且圆，牙拔除时可使用旋转力；上颌侧切牙牙根可有弯曲，牙拔除时应仔细；下颌切牙的牙根扁而窄长，牙拔除时不宜使用旋转力。

二、尖牙组

尖牙位于侧切牙远中，上、下、左、右共 4 颗，包括上颌尖牙和下颌尖牙。牙冠较厚，由唇面、舌面、近中面和远中面四个轴面及一长大的牙尖组成，其中唇、舌面呈五边形，邻面呈三角形，颈部厚，切端有一牙尖，牙根为单根。其功能为穿刺和撕裂食物。

（一）上颌尖牙

上颌尖牙（maxillary canine）是全口牙中牙体和牙根最长的牙。在胚胎 5~6 个月上颌尖牙牙胚开始发生，出生后 4~5 个月开始钙化，6~7 岁牙冠发育完成，11~12 岁开始萌出，13~15 岁牙根发育完成。

1. 牙冠

（1）唇面（图 2-6-10）：似圆五边形，五条边分别为颈缘、近中缘、近中斜缘、远中斜缘和远中缘。颈缘呈弧形，近中缘长，近中斜缘短，远中斜缘长，远中缘短。其中近中斜缘与近中缘相连形成近中切角；远中斜缘与远中缘相连形成远中切角。尖牙初萌出时，近、远中斜缘在牙尖顶端相交成的角约为 90°。唇面中部由牙尖顶伸至颈 1/3 的突起形成唇轴嵴，唇轴嵴两侧各有一条发育沟，该嵴将唇面分为近中唇斜面和远中唇斜面。唇面的外形高点在中 1/3 与颈 1/3 交界处的唇轴嵴上。

（2）舌面（图 2-6-11）：与唇面外形相似，但略小。近中边缘嵴较远中边缘嵴长而直，近中牙尖嵴

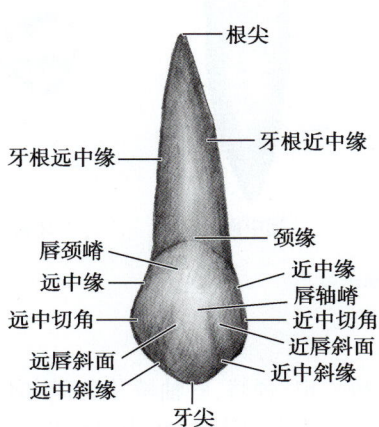

图 2-6-10　右侧上颌尖牙唇面观　　图 2-6-11　右侧上颌尖牙舌面观

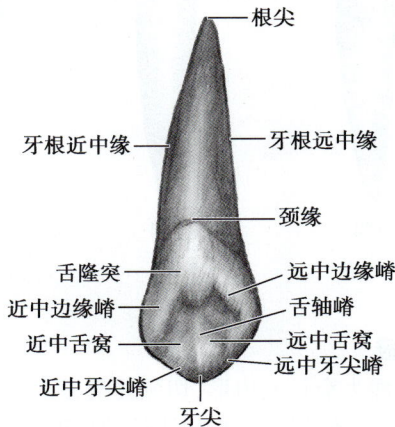

短,远中牙尖嵴长,舌面隆突显著。由牙尖伸向舌隆突有一纵嵴称为舌轴嵴,舌窝被舌轴嵴分成较小的近中舌窝和较大的远中舌窝。

(3)邻面(图2-6-12,图2-6-13):似三角形,较切牙邻面突出。远中面比近中面更突且短小。近中接触区距近中切角较近,远中接触区则距远中切角稍远。

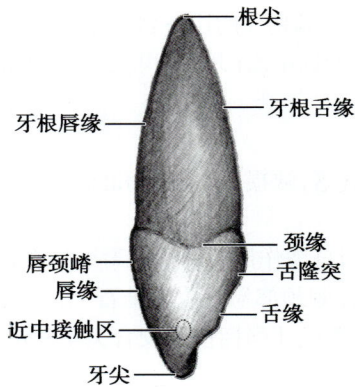

图 2-6-12　右侧上颌尖牙近中面观

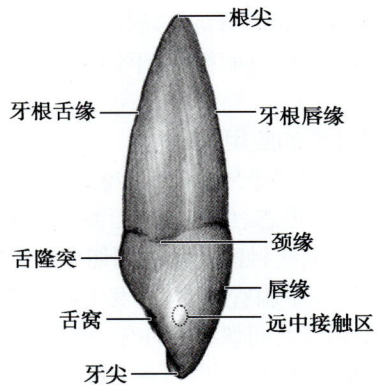

图 2-6-13　右侧上颌尖牙远中面观

(4)牙尖(图2-6-14):由四条嵴和四个斜面组成。四条嵴为近中牙尖嵴、远中牙尖嵴、唇轴嵴、舌轴嵴,其中远中牙尖嵴大于近中牙尖嵴,牙尖顶偏近中。四斜面为近中唇斜面、远中唇斜面、近中舌斜面和远中舌斜面。

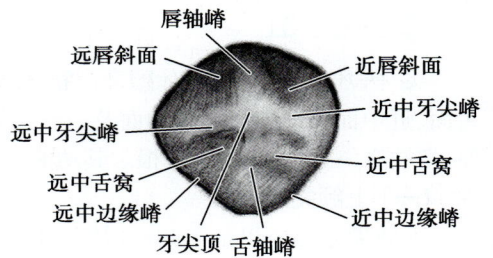

2. **牙根**　为直且粗壮的单根,唇舌径大于近远中径,根颈横切面呈卵圆三角形。根长约为冠长的两倍,根尖略偏远中。

图 2-6-14　右侧上颌尖牙牙尖

(二)下颌尖牙

下颌尖牙(mandibular canine)与上颌尖牙形态相似,较上颌尖牙窄而薄,故牙体显得细长(图2-6-15)。在胚胎5~6个月下颌尖牙牙胚开始发生,出生后4~5个月开始钙化,6~7岁牙冠发育完成,9~10岁开始萌出,12~14岁牙根发育完成。

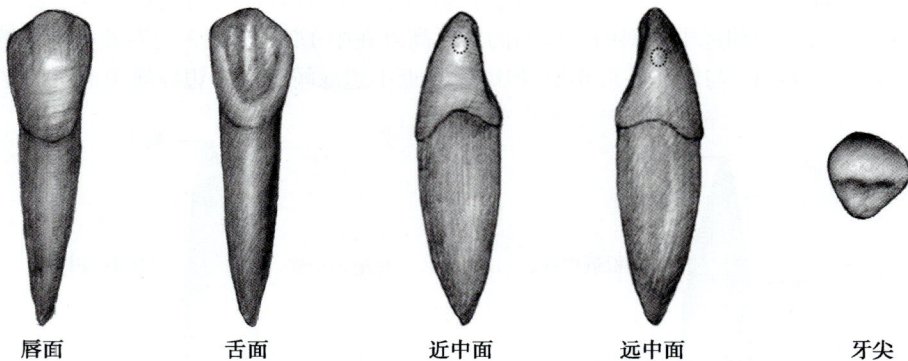

| 唇面 | 舌面 | 近中面 | 远中面 | 牙尖 |

图 2-6-15　右侧下颌尖牙

1. **牙冠**

(1)唇面为窄长五边形,切颈径明显大于近远中径,较平坦,颈嵴、唇轴嵴及发育沟不如上颌尖牙明显。近中缘最长,约与牙体长轴接近平行,远中缘较短,近中斜缘短,远中斜缘长,两者长度之比约为1:2,近、远中斜缘的交角大于90°。唇面观察下颌尖牙,冠与根的近中缘相连约成直线。

（2）舌面小于唇面，略凹，舌轴嵴不如上颌尖牙明显，外形高点在舌隆突。

（3）邻面似三角形，邻面观察下颌尖牙，冠与根两者的唇缘相连约成弧线。

（4）牙尖不如上颌尖牙明显，牙尖顶偏近中更明显。

2. 牙根　为扁圆细长的单根，根颈 1/3 处横切面为扁圆形。近、远中根面有浅的长形凹陷。根尖略偏远中。

（三）上颌尖牙与下颌尖牙的区别

1. 上颌尖牙体积较大，牙冠宽大；下颌尖牙体积较小，牙冠窄长。

2. 上颌尖牙颈嵴、轴嵴和舌隆突较明显，舌窝较深；下颌尖牙颈嵴、轴嵴和舌隆突不明显，舌窝较浅。

3. 唇面观上颌尖牙牙冠近中缘与牙根近中缘连线成一定角度；下颌尖牙牙冠近中缘与牙根近中缘相连成近似直线。

4. 上颌尖牙近中斜缘与远中斜缘相交近似直角；下颌尖牙近中斜缘与远中斜缘相交成钝角。

5. 下颌尖牙比上颌尖牙牙尖偏近中更明显。

6. 邻面观上颌尖牙冠、根的唇缘相连不成弧线；下颌尖牙冠、根的唇缘相连几乎成弧线。

7. 上颌尖牙牙根粗壮，颈部横切面为卵圆三角形；下颌尖牙牙根细长，颈部横切面为扁圆形。

（四）尖牙应用解剖

1. 尖牙位于口角处，牙根长而粗壮，能承受较大力，并具有支撑口角的作用。若上颌尖牙缺失，口角上部塌陷，影响面部美观。

2. 尖牙牙冠各面光滑，自洁作用较好，较少发生龋坏。

3. 尖牙牙根较长，在牙槽窝内稳固，通常为口内保留时间最长久的牙，修复相关牙缺失时，多选该牙作基牙。

4. 上颌尖牙的牙根为圆锥形单根并且较直，牙拔除时可使用旋转力；下颌尖牙的牙根稍扁圆，牙拔除时在松动后可适当配合较小的旋转力。

三、前磨牙组

前磨牙位于尖牙与磨牙之间，旧称双尖牙，上、下、左、右共 8 颗，包括上颌第一前磨牙、上颌第二前磨牙、下颌第一前磨牙和下颌第二前磨牙。牙冠约呈立方体形，由颊面、舌面、近中面和远中面四个轴面及一个𬌗面组成，其中颊、舌面呈五边形，邻面呈四边形，𬌗面有 2~3 个牙尖（下颌第二前磨牙有三尖型者，因此将前磨牙称为双尖牙不准确），牙根为单根或双根。主要功能为协助撕裂食物，并具有捣碎食物的作用。

（一）上颌第一前磨牙

上颌第一前磨牙（maxillary first premolar）为前磨牙中体积最大的牙。上颌第一前磨牙牙胚约在胚胎第 10 个月开始发生，出生后 18~21 个月开始钙化，5~6 岁牙冠发育完成，10~11 岁开始萌出，12~13 岁牙根发育完成。

1. 牙冠

（1）颊面（图 2-6-16）：与尖牙唇面相似，但牙冠较短小，近中缘颈部稍凹，远中缘稍突，近中斜缘长于远中斜缘，因此颊尖偏远中，是前磨牙中唯一的颊尖偏向远中者。颊面中部有纵行的颊轴嵴，嵴两侧可见两条发育沟，即近颊发育沟、远颊发育沟，外形高点在颈 1/3 的颈嵴上。

（2）舌面（图 2-6-17）：较颊面小，光滑而圆突，似卵圆形。舌尖短小、圆钝，偏向近中，外形高点在舌面中 1/3 处。

（3）邻面（图 2-6-18，图 2-6-19）：略似四边形，颈部较宽，近中面近颈部凹陷，有沟从𬌗面跨过近中边缘嵴至近中面的 1/3 处，称为近中沟（mesial marginal groove），远中面较圆突、光滑。近远中接触区均靠𬌗缘偏颊侧。

（4）𬌗面（图 2-6-20）：外形为轮廓明显的六边形，颊侧宽于舌侧，颊舌径大于近远中径。近中颊尖牙尖嵴与近中边缘嵴之间形成的角度约为 90°，远中颊尖牙尖嵴与远中边缘嵴之间形成的角度约为锐角，舌尖近、远中牙尖嵴与近、远中边缘嵴之间几乎成半圆形弧形相连。

ER2-6-3

图片：ER2-6-3
上下颌尖牙比较

学
习
笔
记

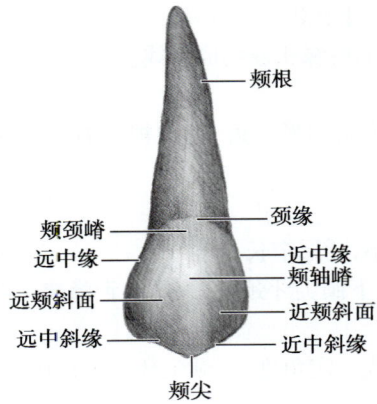

图 2-6-16 右侧上颌第一前磨牙颊面观

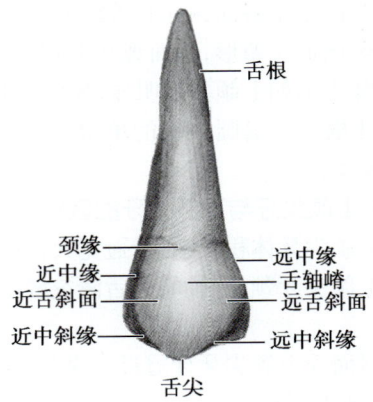

图 2-6-17 右侧上颌第一前磨牙舌面观

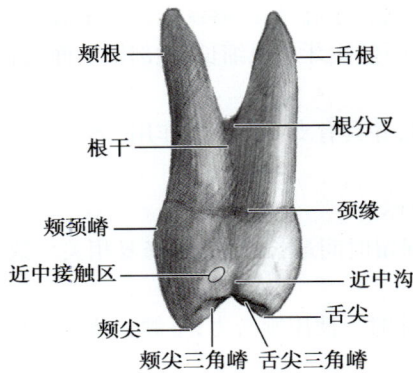

图 2-6-18 右侧上颌第一前磨牙近中面观

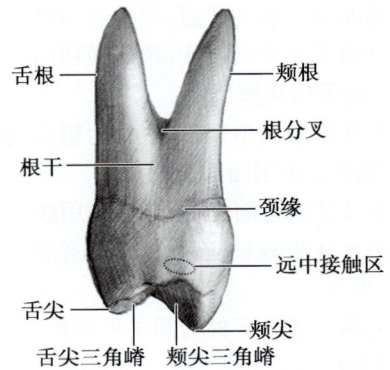

图 2-6-19 右侧上颌第一前磨牙远中面观

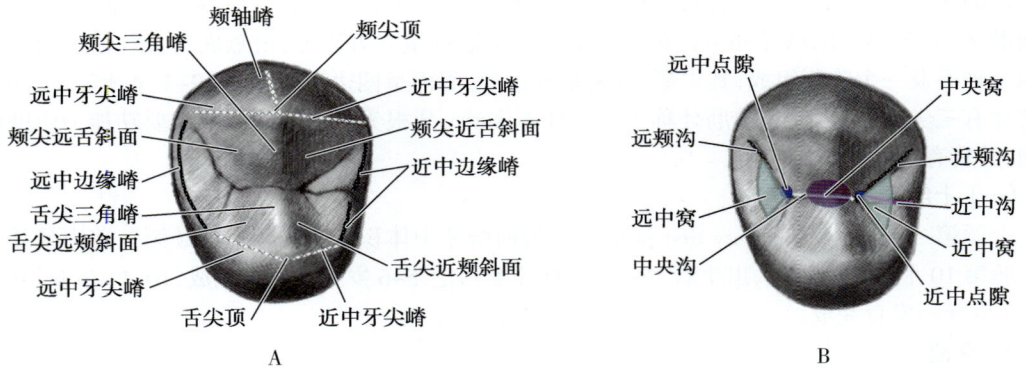

A

B

图 2-6-20 右侧上颌第一前磨牙𬌗面观
A.𬌗面突起的标志 B.𬌗面凹陷的标志

　　边缘嵴:由近中边缘嵴、远中边缘嵴、颊𬌗边缘嵴(颊尖近、远中牙尖嵴组成)和舌𬌗边缘嵴(舌尖近、远中牙尖嵴组成)组成,其中远中边缘嵴长于近中边缘嵴,颊𬌗边缘嵴长于舌𬌗边缘嵴。
　　三角嵴:从颊尖顶伸向𬌗面中央的三角嵴,称颊尖三角嵴,从舌尖顶伸向𬌗面中央的三角嵴,称舌尖三角嵴。
　　牙尖:𬌗面有颊舌两尖,颊尖长大锐利,舌尖较短小圆钝,颊尖偏远中,舌尖偏近中。
　　窝、沟和点隙:𬌗面中央凹下形成中央窝,除中央窝外,还有两个小窝,一是位于近中边缘嵴内近似三角形的近中窝,又称近中三角窝(mesial triangular fossa);另一个是位于远中边缘嵴内近似三角形的远中窝,又称远中三角窝(distal triangular fossa)。中央窝底部有近远中向的中央沟,其两端形成的点状凹陷为近、远中点隙,由近中点隙向近中颊侧发出近颊沟(mesiobuccal development groove),止于近中边缘嵴内,此沟又称为近颊三角沟(mesiobuccal triangular development groove),近中点隙同时发出一条沟越过近中边缘嵴至近中面,称为近中沟,是上颌第一前磨牙的特有解剖标志;由远中点隙向远中颊侧发出远颊沟(distobuccal development groove),止于远中边缘嵴内,又称为远颊三角沟(distobuccal triangular development groove)。

2. 牙根 较扁,颊舌径大于近远中径。多数在根中部或根尖 1/3 处分叉为颊、舌两根。颊根比舌根长,牙根自颈缘以下至根分叉处有沟状凹陷,远中面的沟较近中面深。若为单根,其近中面的沟长约占根长的大部分。根尖略偏远中。

(二)上颌第二前磨牙

上颌第二前磨牙(maxillary second premolar)牙胚约在胚胎第 10 个月开始发生,出生后 24~27 个月开始钙化,6~7 岁牙冠发育完成,10~12 岁开始萌出,12~14 岁牙根发育完成。上颌第二前磨牙与上颌第一前磨牙形态相似,区别如下(图 2-6-21):

1. 牙冠小而圆突,轮廓不如上颌第一前磨牙明显。

2. 颊面颈部较上颌第一前磨牙宽,发育沟和轴嵴均不明显,颊尖圆钝,偏近中。

3. 舌面与颊面大小相似或略小,差异不如上颌第一前磨牙明显,舌尖圆钝,偏近中。

4. 邻面似四边形,近中面颈部少有凹陷,𬌗面少见有沟越过近中边缘嵴至近中面。近远中接触区均在近𬌗缘偏颊侧。

5. 𬌗面轮廓不如上颌第一前磨牙明显,各角较圆钝,颊𬌗边缘与舌𬌗边缘宽度相近,牙尖较圆钝。颊舌尖的高度、大小相近,颊舌两尖均偏近中。中央窝较浅,中央沟短,近远中点隙相距较近,𬌗面无沟跨过近中边缘嵴至近中面。

6. 上颌第二前磨牙牙根多不分叉,为扁形单根。

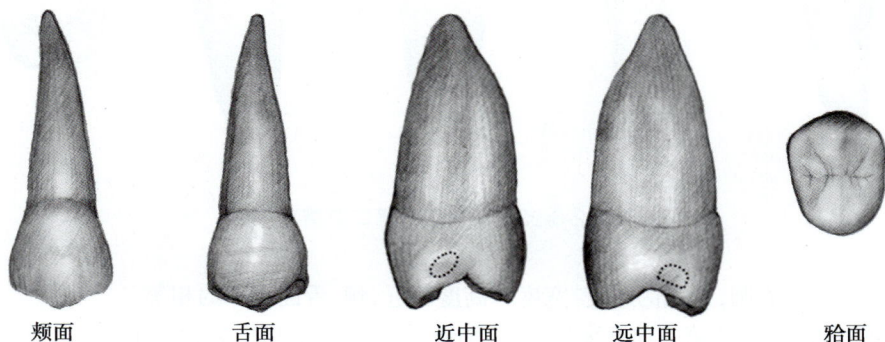

颊面 舌面 近中面 远中面 𬌗面

图 2-6-21 右侧上颌第二前磨牙

(三)下颌第一前磨牙

下颌第一前磨牙(mandibular first premolar)是前磨牙中体积最小的牙,其颊舌径与近远中径相近,因此牙冠显得较方圆(图 2-6-22)。下颌第一前磨牙牙胚约在胚胎第 10 个月开始发生,出生后 21~24 个月开始钙化,5~6 岁牙冠发育完成,10~12 岁开始萌出,12~13 岁牙根发育完成。

1. 牙冠

(1)颊面:似下颌尖牙唇面,颊尖长大而尖锐,偏近中。颊轴嵴在颈 1/3 处明显,颊颈嵴似新月形,外形高点位于颈 1/3 处。

(2)舌面:较短小,约为颊面的 1/2。舌尖明显比颊尖小,外形高点位于中 1/3 处。

(3)邻面:似四边形,邻面观察牙冠明显向舌侧倾斜,颊尖顶位于牙体长轴上。近远中接触区均靠𬌗缘偏颊侧。

(4)𬌗面:似卵圆形,颊侧明显宽于舌侧。𬌗面最大特点是颊尖长大而舌尖特短小,两尖均偏近中。颊尖三角嵴和舌尖三角嵴相连横过𬌗面形成横嵴,是该牙的重要解剖标志。横嵴将𬌗面分成较大的长圆形远中窝和较小的三角形近中窝。近远中点隙之间的中央沟被横嵴分成近中沟和远

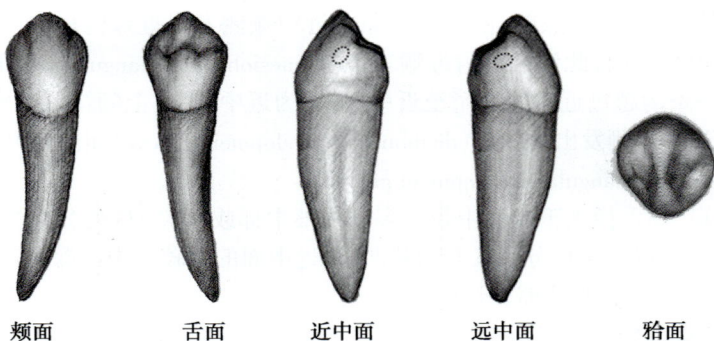

图 2-6-22　右侧下颌第一前磨牙

中沟,其中近中沟跨过边缘嵴至舌面,称为近中舌沟。

2. 牙根　为扁而细长的单根,颊侧比舌侧宽。近中面的根尖部常有分叉痕迹,根尖略偏远中。

(四)下颌第二前磨牙

下颌第二前磨牙(mandibular second premolar)较下颌第一前磨牙体积大(图2-6-23)。下颌第二前磨牙牙胚约在胚胎第10个月开始发生,出生后27~30个月开始钙化,6~7岁牙冠发育完成,11~12岁开始萌出,13~14岁牙根发育完成。

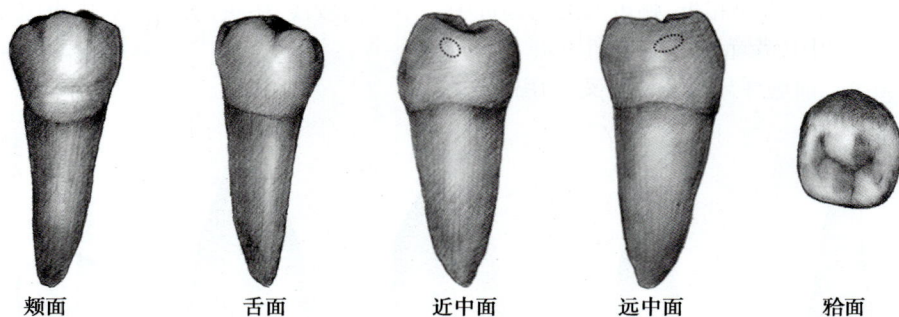

图 2-6-23　右侧下颌第二前磨牙

1. 牙冠　外形方圆,牙冠的厚度、宽度和高度相近,颊、舌面大小约相等。

(1)颊面:颈部较下颌第一前磨牙稍宽,颊轴嵴圆突。颊尖圆钝,略偏近中。

(2)舌面:如有两个舌尖者,则舌面宽于颊面,两舌尖之间有舌面沟通过,近中舌尖大于远中舌尖;如有一个舌尖,舌面则较颊尖小,舌尖偏近中。

(3)邻面:近、远中接触区均靠𬌗缘偏颊侧。

(4)𬌗面:有两种类型(图2-6-24):①两尖型:𬌗面为椭圆形,颊、舌尖各一个,两尖均偏近中,发育沟多为H形或U形;②三尖型:𬌗面为方圆型,有一个颊尖和两个舌尖,近中舌尖大于远中舌尖,发育沟多为Y形。

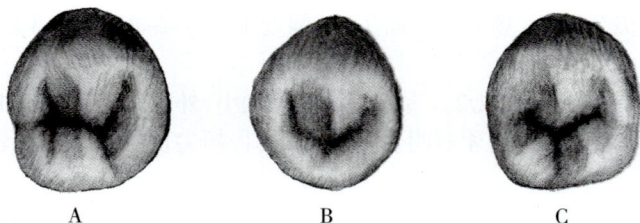

图 2-6-24　右侧下颌第二前磨牙𬌗面的三种形态
A.发育沟呈H形　B.发育沟呈U形　C.发育沟呈Y形

2．**牙根**　为扁圆单根，近中面无分叉痕迹，根尖略偏远中。

（五）上颌前磨牙与下颌前磨牙的区别

1．上颌前磨牙的牙冠，颊舌径大于近远中径，牙冠显得扁且窄长；下颌前磨牙的牙冠，颊舌径与近远中径相近，牙冠方圆。

2．上颌前磨牙的牙冠较直，颊舌尖位于牙体长轴两侧；下颌前磨牙的牙冠明显向舌侧倾斜，颊尖接近牙体长轴或位于牙体长轴上。

（六）前磨牙应用解剖

1．前磨牙𬌗面的窝、沟、点隙及邻面都是龋病的好发部位，充填或修复时应注意恢复其正常解剖形态以及邻面接触区形态和位置，以免造成食物嵌塞。

2．由于第一磨牙缺失机会较多，第二前磨牙常作为修复第一磨牙的基牙。

3．由于上颌前磨牙牙根较扁或为双根，牙拔除时，不可使用旋转力；下颌前磨牙多为单根，但因牙根较扁，根尖常有弯曲，牙拔除时，主要使用摇力。

4．上颌前磨牙与上颌窦接近，根尖感染可能波及上颌窦；在取断根时应避免使用推力，以免断根进入上颌窦内。

5．前磨牙𬌗面中央窝有时可见一小牙尖，称中央尖（central cusp）或畸形中央尖（abnormal central cusp）（图 2-6-25），常因磨损使髓腔暴露，引起牙髓炎或根尖周炎。畸形中央尖多见于下颌第二前磨牙。

6．下颌前磨牙常作为寻找颏孔的标志。

7．前磨牙可发生错位、易位或额外牙。

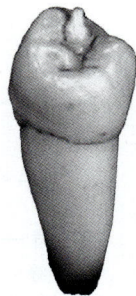

图 2-6-25　下颌第二前磨牙𬌗面畸形中央尖

四、磨牙组

磨牙位于前磨牙的远中，上、下、左、右共 12 颗，包括上颌第一、第二、第三磨牙和下颌第一、第二、第三磨牙。磨牙的牙冠体积大，第一磨牙至第三磨牙体积逐渐减小。牙冠呈立方形或长方形，由颊面、舌（腭）面、近中面和远中面四个轴面及一个𬌗面组成，其中颊、舌（腭）面呈梯形，邻面呈四边形，𬌗面有 4~5 个牙尖，牙根一般为 2~3 根。磨牙具有磨细食物的作用。

（一）上颌第一磨牙

上颌第一磨牙（maxillary first molar）约在 6 岁左右萌出，故称其为"六龄齿"，是上颌牙弓中体积最大的牙。上颌第一磨牙牙胚约在胚胎第 4 个月开始发生，出生时即开始钙化，2.5~3 岁牙冠发育完成，6~7 岁开始萌出，9~10 岁牙根发育完成。

1．**牙冠**

（1）颊面（图 2-6-26）：略似梯形，近远中宽度大于𬌗颈高度，近中缘长而直，远中缘稍短而突，近中颊尖、远中颊尖的近中斜缘、远中斜缘构成颊侧𬌗缘，其𬌗缘宽度大于颈缘宽度。近中颊尖略宽于远中颊尖，两尖之间有颊沟通过，约与颊轴嵴平行，近中颊尖的颊轴嵴较远中颊尖的颊轴嵴明显。外形高点在颈 1/3 处。

（2）舌面（图 2-6-27）：与颊面大小相近或稍小，近中舌尖、远中舌尖的近中斜缘、远中斜缘构成𬌗缘。近中舌尖宽于远中舌尖，远中舌沟由两舌尖间通过并延伸至舌面 1/2 处。舌轴嵴不明显，外形高点在舌中 1/3 处。近中舌尖的舌侧偶有第五牙尖，该尖是维也纳牙科医师 Carabelli 于 1842 年首先发现，故又称卡氏尖（cusp of Carabelli）。第五牙尖与近中舌尖之间有新月形的沟分隔，尖顶既不达𬌗面，也无髓角，称其为卡氏结节更为恰当。

（3）邻面（图 2-6-28，图 2-6-29）：似四边形，近中面大于远中面，颊舌径大于𬌗颈高度，颈部平坦，外形高点在𬌗 1/3 处。近中接触区在近𬌗 1/3 与颊 1/3、中 1/3 交界处；远中接触区在近𬌗 1/3 的中 1/3 处。

（4）𬌗面（图 2-6-30）：𬌗面结构复杂，尖窝起伏，沟嵴交错，外形轮廓呈斜方形。

1）边缘嵴：𬌗面的四周由颊𬌗边缘嵴、舌𬌗边缘嵴、近中边缘嵴和远中边缘嵴组成。颊𬌗边缘嵴由近中颊尖的近、远中牙尖嵴及远中颊尖的近、远中牙尖嵴构成；舌𬌗边缘嵴由近中舌尖的近、远

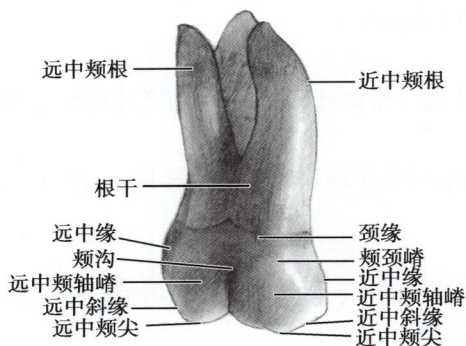

图 2-6-26　右侧上颌第一磨牙颊面观

远中颊根　近中颊根　根干　远中缘　颊沟　远中颊轴嵴　远中斜缘　远中颊尖　颈缘　颊颈嵴　近中缘　近中颊轴嵴　近中斜缘　近中颊尖

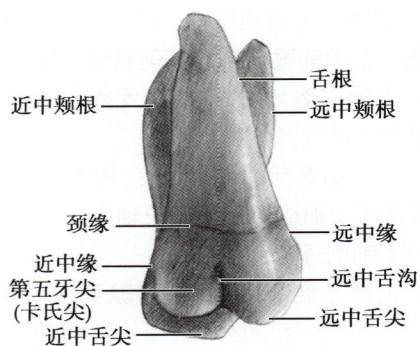

图 2-6-27　右侧上颌第一磨牙舌面观

近中颊根　舌根　远中颊根　颈缘　近中缘　第五牙尖（卡氏尖）　近中舌尖　远中缘　远中舌沟　远中舌尖

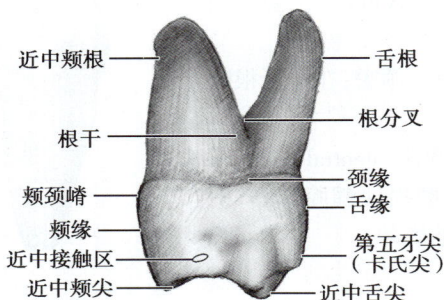

图 2-6-28　右侧上颌第一磨牙近中面观

近中颊根　舌根　根干　根分叉　颊颈嵴　颈缘　颊缘　舌缘　近中接触区　第五牙尖（卡氏尖）　近中颊尖　近中舌尖

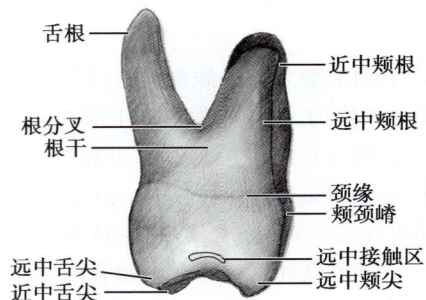

图 2-6-29　右侧上颌第一磨牙远中面观

舌根　近中颊根　根分叉　远中颊根　根干　颈缘　颊颈嵴　远中舌尖　近中舌尖　远中接触区　远中颊尖

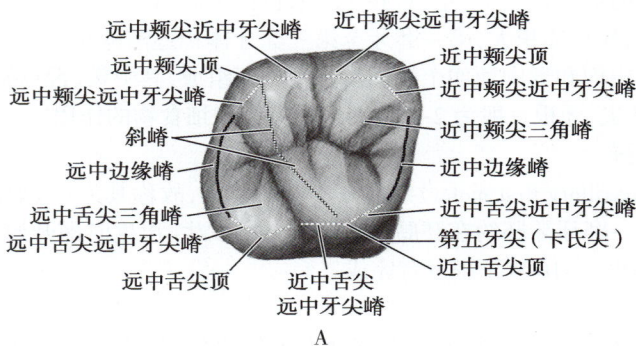

远中颊尖近中牙尖嵴　近中颊尖远中牙尖嵴　远中颊尖顶　近中颊尖顶　远中颊尖远中牙尖嵴　近中颊尖近中牙尖嵴　斜嵴　近中颊尖三角嵴　远中边缘嵴　近中边缘嵴　远中舌尖三角嵴　近中舌尖近中牙尖嵴　远中舌尖远中牙尖嵴　第五牙尖（卡氏尖）　远中舌尖顶　近中舌尖　近中舌尖顶　远中牙尖嵴

A

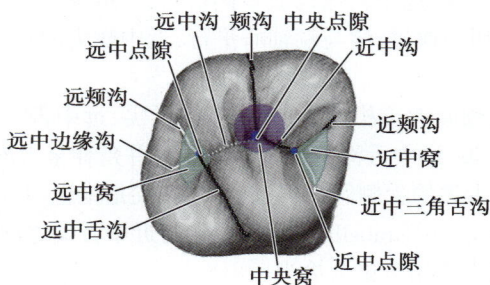

远中沟　颊沟　中央点隙　远中点隙　近中沟　远颊沟　近颊沟　远中边缘沟　近中窝　远中窝　近中三角舌沟　远中舌沟　近中点隙　中央窝

B

图 2-6-30　右侧上颌第一磨牙𬌗面观

A. 𬌗面突起的标志　B. 𬌗面凹陷的标志

中牙尖嵴和远中舌尖的近、远中牙尖嵴构成。近中边缘嵴短而直,远中边缘嵴稍长。近中颊𬌗角及远中舌𬌗角为锐角;远中颊𬌗角及近中舌𬌗角为钝角。

2）牙尖:𬌗面有近中颊尖、远中颊尖、近中舌尖和远中舌尖四个牙尖,其中近中舌尖最大,其次是近中颊尖、远中颊尖,远中舌尖最小。颊尖较尖锐,是非功能尖;舌尖较圆钝,为功能尖,近中舌尖是上颌第一磨牙的主要功能尖。

3）三角嵴:四个牙尖各有一条三角嵴。近中颊尖三角嵴由其牙尖顶端斜向远中舌侧至中央窝。近中舌尖三角嵴由其牙尖顶端斜向远中颊侧至𬌗面中央,远中颊尖三角嵴由其牙尖顶端斜向舌侧略偏近中至𬌗面中央,近中舌尖三角嵴与远中颊尖三角嵴斜形相连形成斜嵴,是上颌第一磨牙的解剖特征。远中舌尖三角嵴较小,自其牙尖顶端斜向颊侧略偏近中至𬌗面中央。

4）窝、点隙:𬌗面的中部凹陷成窝,主要的窝有三个,中央窝、近中窝及远中窝。中央窝较大,位于近中颊尖三角嵴的远中面与近中舌尖和远中颊尖三角嵴的近中面之间,窝内有中央点隙。远中窝较小,位于远中颊舌尖三角嵴与远中边缘嵴之间的近似三角形的小窝,又称远中三角窝。除中央窝和远中窝外,还有一个小窝位于近中颊舌尖三角嵴与近中边缘嵴之间的近似三角形的近中窝,又称近中三角窝。

5）沟:𬌗面发育沟主要有三条。颊沟由中央点隙伸向颊侧,在两颊尖之间跨过颊𬌗边缘嵴至颊面;由中央点隙伸向近中形成近中沟,止于近中三角窝内的近中点隙,由近中点隙发出数条副沟,如近中三角颊沟、近中三角舌沟、近中边缘沟等。远中窝内有一斜行发育沟称为远中舌沟,由远中点隙发出经两舌尖之间跨过舌𬌗边缘嵴至舌面,另外由远中点隙可发出数条副沟,如远中三角颊沟、远中三角舌沟、远中边缘沟等。中央点隙向远中方向形成远中沟,又称为斜嵴横沟(transverse groove of the oblique ridge),通常在到达斜嵴时已不明显,但此沟亦可跨过斜嵴至远中窝内,在上颌第一磨牙此沟不明显。

6）斜面:每一牙尖都有四个斜面,其中颊尖的颊斜面与对颌牙无咬合接触,但颊尖的舌斜面、舌尖的颊斜面和舌斜面与对颌牙均有咬合接触。

2. 牙根 由三根组成,颊侧两根分别为近中颊根和远中颊根,舌侧根称舌根。近中颊根位于牙冠近中颊侧颈部之上,其颊面宽于舌面,近远中面皆平;远中颊根位于牙冠远中颊侧颈部之上,较近中颊根短小;舌根位于牙冠舌侧颈部之上,是三根中最大者,其颊舌面较宽且平,舌面有沟。两颊根之间相距较近,颊根与舌根之间分开较远,三根之间分叉较大,有利于牙的稳固。

(二)上颌第二磨牙

上颌第二磨牙(maxillary second molar)与上颌第一磨牙形态相似(图2-6-31),较上颌第一磨牙稍小。上颌第二磨牙牙胚约在出生后1岁开始发生,2.25~3岁开始钙化,7~8岁牙冠发育完成,12~13岁开始萌出,14~16岁牙根发育完成。上颌第二磨牙有下列特点:

1. 牙冠颊面自近中向远中向舌侧的倾斜度大于上颌第一磨牙,远中颊尖明显缩小,近中颊轴嵴较远中颊轴嵴突出。

2. 远中舌尖更小,近中舌尖占舌面的大部分,极少有第五牙尖。

3. 𬌗面斜嵴不如上颌第一磨牙明显,远中沟(斜嵴横沟)比上颌第一磨牙明显,远中舌沟不明

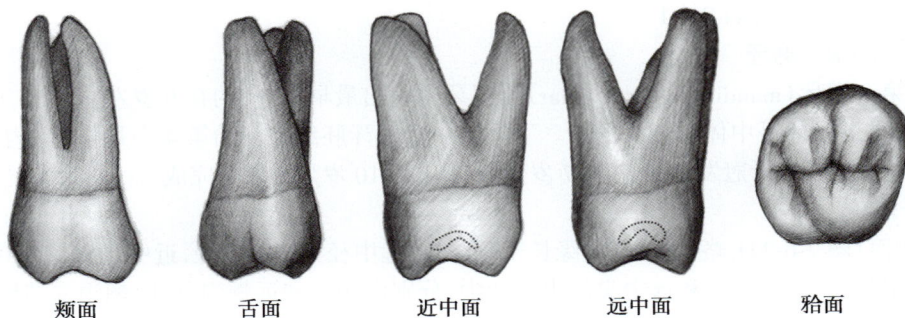

颊面　　舌面　　近中面　　远中面　　𬌗面

图2-6-31　右侧上颌第二磨牙

显。有些上颌第二磨牙的近中舌尖特大,而远中舌尖不显著,舌面明显小于颊面。

4. 牙根数与上颌第一磨牙相同,颊舌根间分叉度较小,且向远中偏斜。少数牙近中颊根或远中颊根与舌根融合,或近、远中颊根融合成两根;极少数为近、远中颊根和舌根相互融合。

(三)上颌第三磨牙

上颌第三磨牙(maxillary third molar)形态、大小、位置变异最多。上颌第三磨牙牙胚约在出生后 4~5 岁开始发生,7~9 岁开始钙化,12~16 岁牙冠发育完成,17~21 岁开始萌出,18~25 岁牙根发育完成。上颌第三磨牙具有如下特点(图 2-6-32,图 2-6-33):

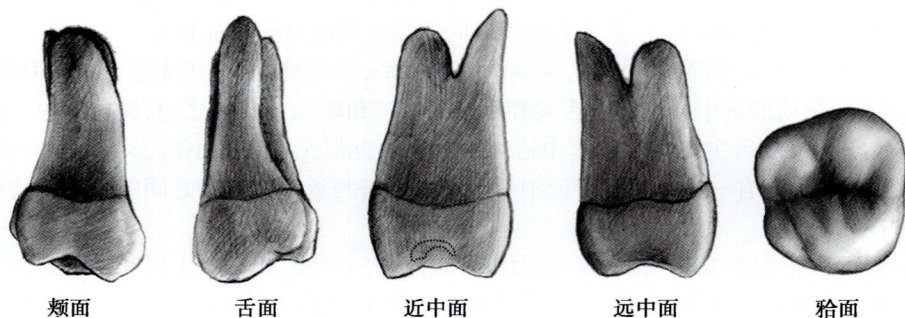

| 颊面 | 舌面 | 近中面 | 远中面 | 拾面 |

图 2-6-32　右侧上颌第三磨牙

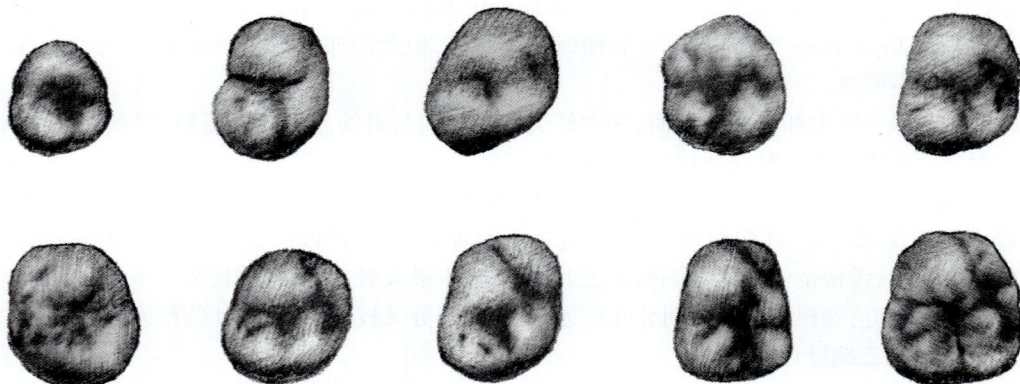

图 2-6-33　不同类型上颌第三磨牙的拾面形态

1. 该牙标准形态与上颌第二磨牙相似,但牙冠较小,根较短,各轴面中 1/3 较圆突,颊舌面外形高点均在中 1/3 处。

2. 牙冠颊面自近中向远中向舌侧的倾斜度更大,远中舌尖很小或缺如,颊面宽于舌面,拾面呈圆三角形,副沟多。有时牙尖多而界限不清。

3. 牙根的数目和形态变异很大,多数合并成一锥形根。

上颌磨牙的比较见表 2-6-1。

(四)下颌第一磨牙

下颌第一磨牙(mandibular first molar)为恒牙中萌出最早的牙,约在 6 岁左右萌出,亦称其为"六龄齿",是下颌牙弓中体积最大的牙。下颌第一磨牙牙胚约在胚胎第 4 个月开始发生,出生时即开始钙化,2.5~3 岁牙冠发育完成,6~7 岁开始萌出,9~10 岁牙根发育完成。

1. 牙冠

(1)颊面(图 2-6-34):略似梯形,拾缘长于颈缘,近远中径大于拾颈径,近中缘直,远中缘突。拾缘可见近中颊尖、远中颊尖和远中尖的半个牙尖,分别由颊沟和远颊沟分开,颊沟末端形成点隙。近、远中颊尖的颊轴嵴与颊沟平行,远中尖的颊轴嵴不明显。颊颈嵴与颈缘平行。外形高点在颊颈 1/3 处。

表 2-6-1 上颌第一、第二、第三磨牙的比较

		FDI	部位记录及 Palmer 记录	通用编号系统	生长叶数目	体积	颊面	舌面	𬌗面	牙根
上颌第一磨牙	右	16	6⌐	3	5	最大	最宽	向远中舌侧倾斜小	呈斜方形	三根分叉度大
	左	26	⌐6	14				远中舌尖发育良好	斜嵴明显	
								可能有第五牙尖		
上颌第二磨牙	右	17	7⌐	2	4	较小	较宽	向远中舌侧倾斜较大	呈狭长的斜方形	三根较靠近
	左	27	⌐7	15				远中舌尖较小	斜嵴较小,多有远中沟	
								极少有第五牙尖		
上颌第三磨牙	右	18	8⌐	1	4	最小	最窄	向远中舌侧倾斜最大	呈三角形或心形	三根常融合
	左	28	⌐8	16				远中舌尖通常消失	斜嵴不明显	
								无第五牙尖		

(2) 舌面(图 2-6-35):似梯形,比颊面小且稍圆突。𬌗缘可见近中舌尖、远中舌尖,舌沟从两舌尖间通过,舌轴嵴不明显。外形高点在舌中 1/3 处。

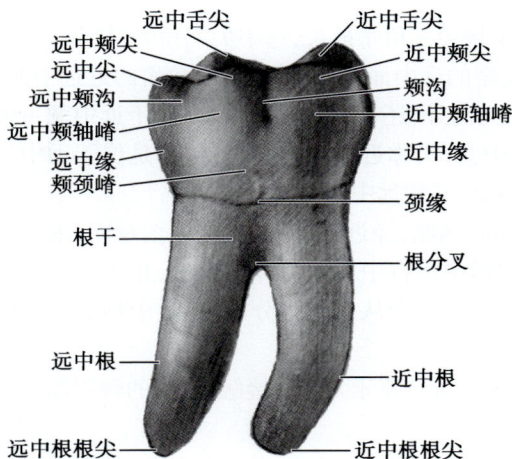

图 2-6-34 右侧下颌第一磨牙颊面观

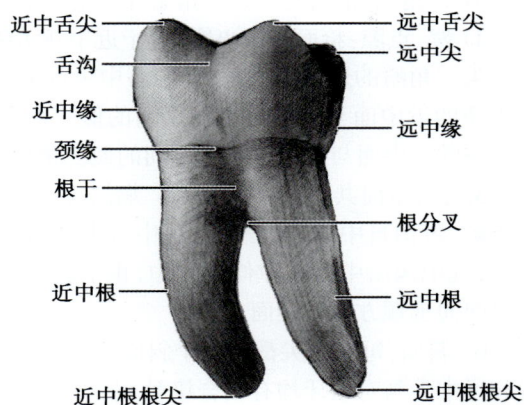

图 2-6-35 右侧下颌第一磨牙舌面观

(3) 邻面(图 2-6-36,图 2-6-37):似四边形,牙冠向舌侧倾斜,颊尖较舌尖低。远中面小于近中面。近中颊颈角和近中舌𬌗角较锐。近中接触区靠近𬌗 1/3 的颊侧 1/3 处,远中接触区在近𬌗 1/3 的中 1/3 处。

(4) 𬌗面(图 2-6-38):𬌗面形态复杂,为𬌗面尖、嵴、窝、沟、斜面最多的牙。近远中径大于颊舌径,外形轮廓略似长方形。

1) 边缘嵴:𬌗面的四周由四条边缘嵴围成,颊𬌗边缘嵴长于舌𬌗边缘嵴,近中边缘嵴较长且直,远中边缘嵴较短且突。

2) 牙尖:𬌗面有 5 个牙尖。颊尖短而圆钝,舌尖长而尖锐,远中尖最小,位于颊面与远中面交界处。

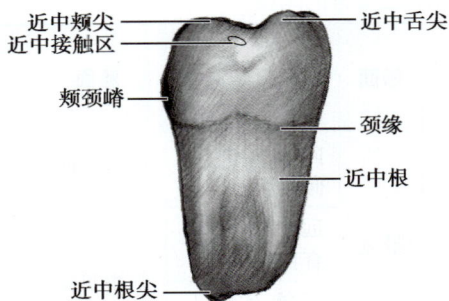

图 2-6-36　右侧下颌第一磨牙近中面观

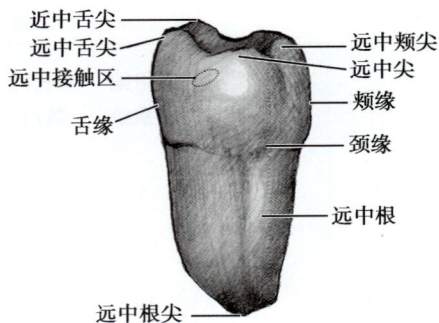

图 2-6-37　右侧下颌第一磨牙远中面观

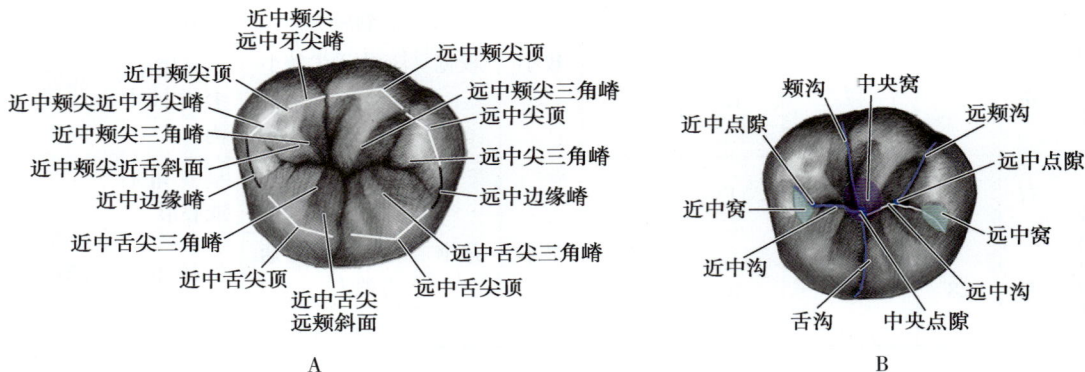

图 2-6-38　右侧下颌第一磨牙𬌗面观

A. 𬌗面突起的标志　B. 𬌗面凹陷的标志

3) 三角嵴:𬌗面有 5 条三角嵴伸向𬌗面中央,远中颊尖三角嵴最长,远中尖三角嵴最短。

4) 窝、点隙:𬌗面有中央窝,位于近中颊舌尖三角嵴的远中面、远中颊舌尖三角嵴的近远中面、远中尖三角嵴的近中面之间,窝内有中央点隙。除中央窝外,还有两个小窝,一是位于近中颊舌尖三角嵴的近中面与近中边缘嵴之间的似三角形的近中窝,又称近中三角窝;另一个是位于远中尖三角嵴的远中面与远中边缘嵴之间的似三角形的远中窝,又称远中三角窝。

5) 沟:𬌗面共有五条发育沟。颊沟自中央点隙伸向颊侧,经近、远中颊尖之间至颊面,末端形成点隙;舌沟自中央点隙经近、远中舌尖之间至舌面;近中沟自中央点隙伸向近中,止于近中边缘嵴内;远中沟由中央点隙伸向远中,止于远中边缘嵴内;远颊沟从远中沟分出,自远中颊尖与远中尖之间向远颊方向至颊面。

6) 斜面:每一牙尖都有四个斜面,其中舌尖的舌斜面与对颌牙无咬合接触,舌尖的颊斜面及颊尖和远中尖与对颌牙均有咬合接触。

2. 牙根　为扁而厚的双根,根干较短。近中根比远中根稍大,近、远中根面有长形凹陷;远中根仅在近中根面上见长形凹陷。根尖偏向远中。远中根偶分为颊、舌两根,远中舌根短小弯曲。

(五)下颌第二磨牙

下颌第二磨牙(mandibular second molar)(图 2-6-39)与下颌第一磨牙形态相似,根据其𬌗面形态可分为四尖型和五尖型。下颌第二磨牙牙胚约在出生后 1 岁开始发生,2.25~3 岁开始钙化,7~8 岁牙冠发育完成,11~13 岁开始萌出,14~15 岁牙根发育完成。

1. 牙冠　四尖型为下颌第二磨牙的主要类型,𬌗面呈方圆形,有 4 个牙尖,其中近中颊、舌尖大于远中颊、舌尖,无远中尖。𬌗面中央窝内有 4 条发育沟呈"+"字形分布,即颊沟、舌沟、近中沟和远中沟,边缘嵴和发育沟使整个𬌗面似一"田"字形,是该牙的特点。五尖型下颌第二磨牙与下颌第一磨牙相似,但稍小,𬌗面具有 5 个牙尖和 5 条发育沟,离体后两者不易区分。

2. 牙根　多为双根,较扁,根分叉度较下颌第一磨牙小,根尖皆偏远中,有时聚成一锥体形。少数牙近、远中根颊侧融合,舌侧仍分开,牙根横断面呈 C 形,称为 C 形根(图 2-6-40)。极少数分叉

| 颊面 | 舌面 | 近中面 | 远中面 | 𬌗面 |

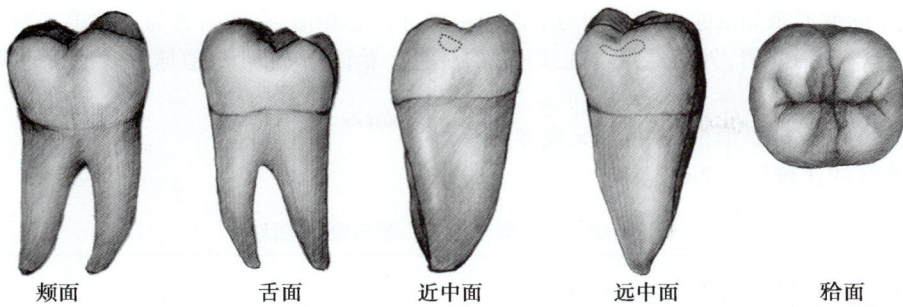

图 2-6-39 右侧下颌第二磨牙

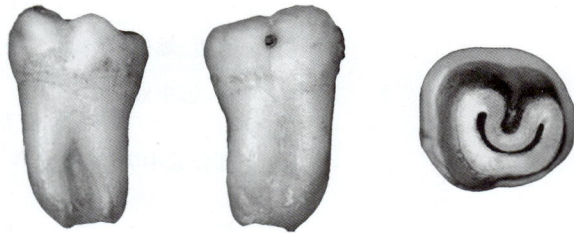

图 2-6-40 右侧下颌第二磨牙 C 形根

为三根,即近中颊根、近中舌根和远中根。

（六）下颌第三磨牙

下颌第三磨牙(mandibular third molar)形态、大小、位置变异最多(图 2-6-41,图 2-6-42)。下颌第三磨牙牙胚约在出生后 4~5 岁开始发生,8~10 岁开始钙化,12~16 岁牙冠发育完成,17~21 岁开始萌出,18~25 岁牙根发育完成。具有如下特点:

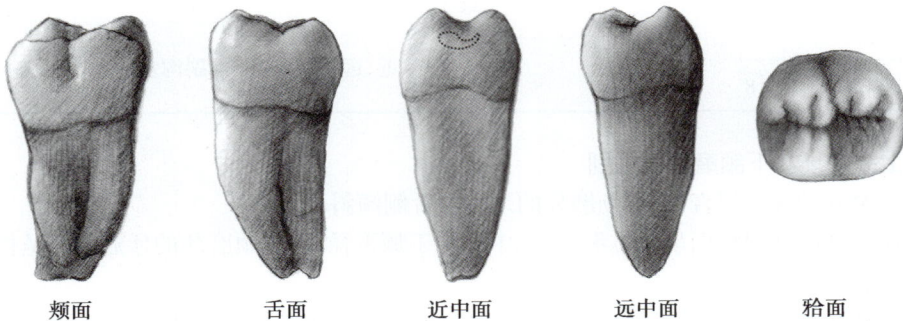

| 颊面 | 舌面 | 近中面 | 远中面 | 𬌗面 |

图 2-6-41 右侧下颌第三磨牙

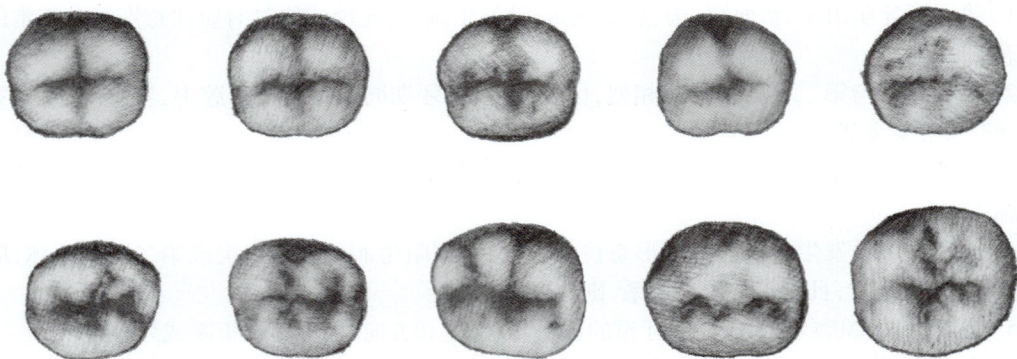

图 2-6-42 不同类型下颌第三磨牙的𬌗面形态

学习笔记

画廊:ER2-6-6
下颌第三磨牙
形态

37

1. 该牙标准形态如殆面有五尖则与下颌第一磨牙形态相似,有四尖者与下颌第二磨牙相似。

2. 牙冠各轴面光滑,外形高点均在牙冠中 1/3 处。殆面缩小,牙冠似球形。殆面的尖、嵴、窝、沟不清晰,副沟多。

3. 牙根常融合成锥形根,也有分叉成多根者。

下颌磨牙的比较见表 2-6-2。

表 2-6-2　下颌第一、第二、第三磨牙的比较

		FDI	部位记录及 Palmer 记录	通用编号	生长叶数目	体积	颊面		殆面	牙根
下颌第一磨牙	右	46	6⌐	30	5	最大	最宽	呈长方形		近、远中根分开较宽
							有近、远中颊沟	5 个牙尖		
							近、远中颊尖	发育沟呈"大"字形		有时远中根再分为颊、舌根
	左	36	⌐6	19			部分远中尖			
下颌第二磨牙	右	47	7⌐	31	4	较小	较宽	呈方圆形		近、远中根相距较近或在颊侧融合成 C 形根,有时近中根再分为颊、舌根
							有颊沟	多为 4 个牙尖		
	左	37	⌐7	18			近、远中颊尖部分远中尖(五尖有,四尖无)	发育沟呈"十"字形		
下颌第三磨牙	右	48	8⌐	32	4 或 5	最小	较窄	呈椭圆形		牙根短
							有颊沟	4 或 5 个牙尖		
	左	38	⌐8	17			近、远中颊尖	副沟多		通常呈融合根

(七)上颌磨牙与下颌磨牙的区别

1. 上颌磨牙的牙冠较直,而下颌磨牙的牙冠向舌侧倾斜。

2. 上颌磨牙的牙冠殆面呈斜方形,近远中径小于颊舌径,而下颌磨牙的牙冠殆面呈长方形,近远中径大于颊舌径。

3. 上颌磨牙的颊尖锐、舌尖钝,舌尖为功能尖;而下颌磨牙的舌尖锐、颊尖钝,颊尖为功能尖。

4. 上颌磨牙多为三根,而下颌磨牙多为双根。

(八)磨牙应用解剖

1. 第一磨牙萌出早,殆面窝、沟、点隙较多,易发生龋坏,充填或修复时应注意恢复其正常的解剖形态。

2. 第一磨牙与第二乳磨牙形态相似,位置邻近,替牙期同时存在于口腔中,容易误认,拔第二乳磨牙时应注意鉴别。

3. 上颌第二磨牙牙冠颊面正对的颊黏膜为腮腺管口的开口处;上颌第三磨牙可作为寻找腭大孔的标志。

4. 第三磨牙易发生先天缺失或形态位置异常,常因阻生而引起冠周炎或第二磨牙龋坏,应尽早拔除;若位置正常,且有正常咬合关系,则应保留。

5. 拔除上、下颌磨牙时,应注意牙根的数目、分叉度和方向,以免牙根折断或牙根残留。

6. 上、下颌第一磨牙的位置关系在建立正常咬合过程中起重要作用,故应尽量保留。如拔除也应尽早修复,以免引起邻牙移位而影响正常的咬合关系。

ER2-6-7

图片:ER2-6-7 上下颌磨牙比较

7. 上颌磨牙与上颌窦关系密切,根尖感染可引起牙源性上颌窦炎,断根拔除时不应使用推力,以免断根进入上颌窦。下颌磨牙根尖与下颌神经管接近,断根拔除时,不宜使用压力,以免损伤下牙槽神经和血管。

附:中国人恒牙牙体测量统计资料见表2-6-3。

表2-6-3　恒牙牙体测量统计表(平均数)

		全长 /mm	冠长 /mm	根长 /mm	冠宽 /mm	颈宽 /mm	冠厚 /mm	颈厚 /mm
上颌牙	中切牙	22.8	11.5	11.3	8.6	6.3	7.1	6.2
	侧切牙	21.5	10.1	11.5	7.0	5.0	6.4	5.9
	尖牙	25.2	11.0	14.2	7.9	5.7	8.2	7.7
	第一前磨牙	20.5	8.5	12.1	7.2	4.9	9.5	8.4
	第二前磨牙	20.5	7.8	12.7	6.7	4.6	9.3	8.3
	第一磨牙	19.7	7.3	12.4	10.1	7.6	11.3	10.5
	第二磨牙	19.3	7.4	11.9	9.6	7.6	11.4	10.7
	第三磨牙	17.9	7.3	10.6	9.1	7.3	11.2	10.3
下颌牙	中切牙	19.9	9.0	10.7	5.4	3.6	5.7	5.3
	侧切牙	21.0	9.5	11.5	6.1	4.0	6.2	5.9
	尖牙	24.6	11.1	13.5	7.0	5.4	7.9	7.5
	第一前磨牙	20.9	8.7	12.3	7.1	4.9	7.9	6.9
	第二前磨牙	20.5	7.9	12.6	7.1	4.9	8.3	7.0
	第一磨牙	20.5	7.6	12.9	11.2	8.9	10.5	8.6
	第二磨牙	19.1	7.6	12.3	10.7	8.5	10.4	8.7
	第三磨牙	18.0	7.1	12.9	11.1	9.2	10.4	8.9

［引自原第四军医大学(现空军军医大学)王惠芸资料］

注:①全长:为牙切缘或牙尖顶至根尖的垂直距离;②冠长:为牙切缘或牙尖顶至颈缘顶点间的垂直距离;③根长:为颈缘顶点至根尖末端的垂直距离;④冠宽:为牙冠近中面与远中面最突出点间的水平距离;⑤颈宽:为牙冠唇(颊)面颈缘处近中面与远中面最突出点间的水平距离;⑥冠厚:为牙冠唇(颊)面与舌面两者最突出点间的水平距离;⑦颈厚:为牙颈唇(颊)面与舌面颈缘顶两者间的水平距离。

第七节　乳 牙 外 形

乳牙共20颗,上、下颌各10颗,位于中线两侧,左右成对排列。与恒牙比较,乳牙列中无乳前磨牙,自中线向远中依次为乳切牙、乳尖牙和乳磨牙。除下颌第一乳磨牙的形态特殊外,其余乳牙的解剖形态与同名恒牙相似。

与恒牙比较,乳牙具有下列特点:

1. 乳牙呈乳白色,体积较同名恒牙小,牙冠短而宽。

2. 乳牙颈部缩窄,颈嵴突出,牙根明显缩小,冠根分明。

3. 宽冠窄根是乳前牙的特点,但上颌乳中切牙为宽冠宽根。

4. 上颌乳尖牙的近中牙尖嵴长于远中牙尖嵴,是乳尖牙和恒尖牙中牙尖唯一偏远中者。

5. 乳磨牙体积依次递增,下颌第二乳磨牙近中颊尖、远中颊尖和远中尖等大。乳磨牙殆方聚合度大,殆面缩窄,尖、嵴、窝、沟不清晰。

6. 除上颌乳中切牙牙根扁宽外,其余乳前牙牙根细长,根尖均偏唇侧。乳磨牙根干特短,分叉度特大,上颌乳磨牙为三根,即近、远中颊根和舌根,下颌乳磨牙为二根,即近中根和远中根。

一、乳切牙组

乳切牙(deciduous incisor)位于中线两侧,上下左右共 8 颗,包括上颌乳中切牙、上颌乳侧切牙、下颌乳中切牙及下颌乳侧切牙。

(一)上颌乳中切牙

上颌乳中切牙(maxillary deciduous central incisor)与上颌恒中切牙形态相似,但体积较小(图 2-7-1)。

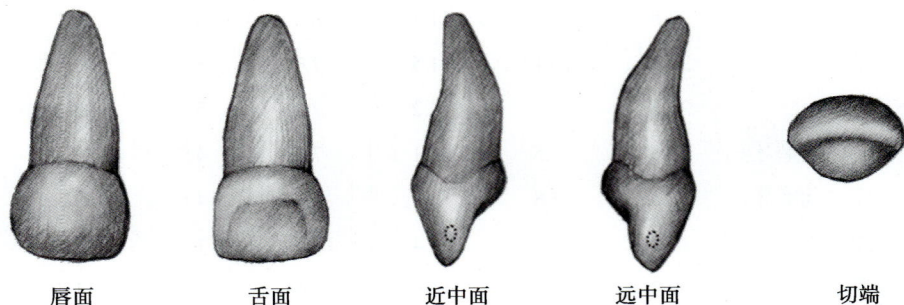

图 2-7-1　右侧上颌乳中切牙

| 唇面 | 舌面 | 近中面 | 远中面 | 切端 |

1. **牙冠**　唇面光滑,略似梯形,近中缘与切缘平直,远中缘及颈缘较突,近远中径大于切颈径,牙冠宽短是该牙的重要特征。近中切角似直角,远中切角圆钝,颈嵴明显突起。舌面与唇面大小约相等,近、远中边缘嵴较突,舌隆突显突,舌窝明显。邻面呈三角形,因颈嵴和舌隆突明显突出,因此,牙冠颈部很厚,冠根分明。

2. **牙根**　为宽扁单根,唇面较舌面为宽,根长约为冠长的 2 倍。根尖 1/3 偏唇侧,并略偏远中。宽冠宽根为该牙的重要解剖特征。

(二)上颌乳侧切牙

上颌乳侧切牙(maxillary deciduous lateral incisor)与上颌恒侧切牙形态相似,具有下列特点(图 2-7-2):

1. **牙冠**　较上颌乳中切牙体积小,牙冠短窄。唇面微突,近远中径小于切颈径,近中切角圆钝,远中切角似圆弧形。颈嵴、舌面隆突较上颌乳中切牙小,舌面窝较浅。

2. **牙根**　为较窄而略厚的单根,根尖偏唇侧,并略偏远中。

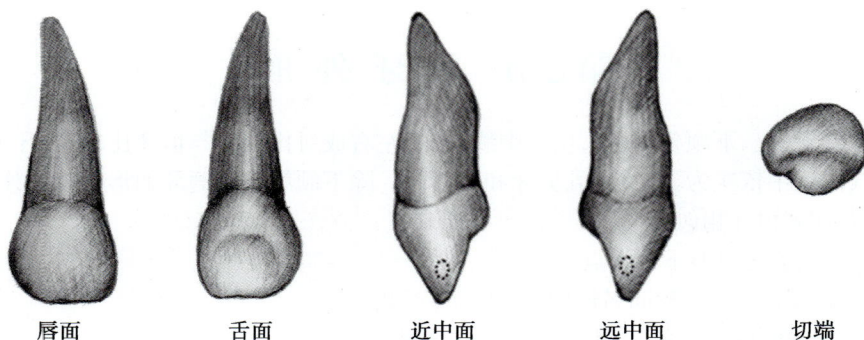

图 2-7-2　右侧上颌乳侧切牙

| 唇面 | 舌面 | 近中面 | 远中面 | 切端 |

(三)下颌乳中切牙

下颌乳中切牙(mandibular deciduous central incisor)与下颌恒中切牙牙冠外形相似,但长度稍大于宽度,不如下颌恒中切牙窄长(图 2-7-3)。

1. **牙冠**　唇面光滑,近、远中缘对称,近中切角与远中切角较锐亦对称,切缘较直,颈嵴较突。

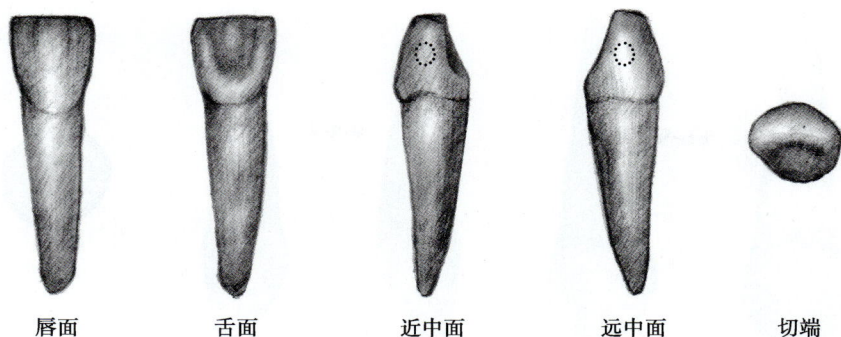

| 唇面 | 舌面 | 近中面 | 远中面 | 切端 |

图 2-7-3　右侧下颌乳中切牙

舌面边缘嵴窄而突,但舌面隆突小而突,舌窝明显。邻面呈三角形,切嵴较薄,位于牙长轴上。

2. **牙根**　为较细长的单根,根长约为冠长的 2 倍。牙根较直,根尖偏唇侧。

（四）下颌乳侧切牙

下颌乳侧切牙（mandibular deciduous lateral incisor）与下颌恒侧切牙的外形相似,但不如下颌恒侧切牙窄长（图 2-7-4）。

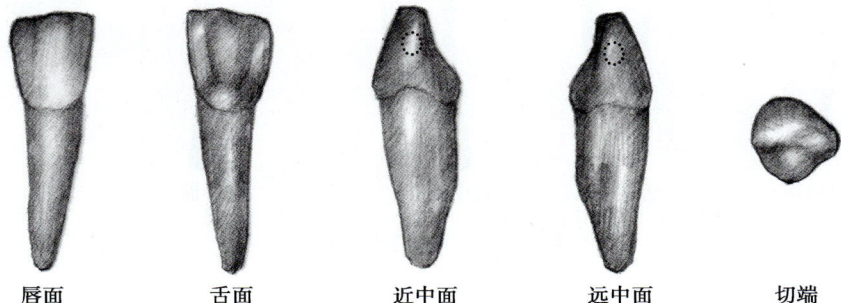

| 唇面 | 舌面 | 近中面 | 远中面 | 切端 |

图 2-7-4　右侧下颌乳侧切牙

1. **牙冠**　较下颌乳中切牙体积大,唇面略突,近中缘长直,远中缘短突,近中切角较锐,远中切角圆钝。切嵴自近中向远中舌侧斜行。舌面的近、远中边缘嵴及舌隆突明显,舌窝较深。

2. **牙根**　为单根,较下颌乳中切牙牙根稍长,牙根自唇面向舌侧缩窄。根尖偏唇侧,且略微偏远中。

二、乳尖牙组

乳尖牙（deciduous canine）位于乳侧切牙之后,上下左右共 4 颗,包括上颌乳尖牙和下颌乳尖牙。

（一）上颌乳尖牙

上颌乳尖牙（maxillary deciduous canine）外形与上颌恒尖牙相似,但体积较小（图 2-7-5）。

1. **牙冠**　唇面轴嵴明显,颈嵴显突,颈缘弧度很小。舌面的边缘嵴明显,舌窝被舌轴嵴分成近中舌窝和远中舌窝。牙尖长大,约为牙冠长度的一半,近中斜缘长于远中斜缘,牙尖偏远中,此为上颌乳尖牙最主要的解剖特征。

2. **牙根**　为细长较直的单根,唇侧宽于舌侧,根尖偏唇侧并向远中弯曲。

（二）下颌乳尖牙

下颌乳尖牙（mandibular deciduous canine）外形与下颌恒尖牙相似,但体积较小（图 2-7-6）。

1. **牙冠**　下颌乳尖牙与上颌乳尖牙相似,牙冠短而窄,近中缘较长而直,远中缘较短突,颈缘平直,唇轴嵴亦明显,颈嵴突出。舌面边缘嵴及舌轴嵴略突,舌窝较明显,舌轴嵴将舌窝分为近中舌窝和远中舌窝。远中斜缘长于近中斜缘,故牙尖偏近中。

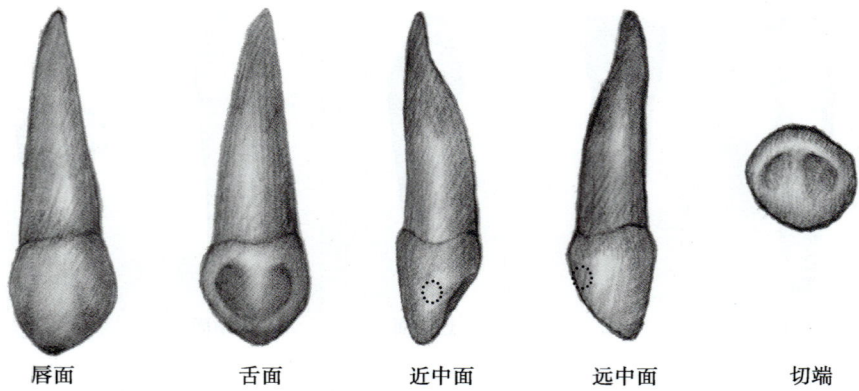

图 2-7-5　右侧上颌乳尖牙

唇面　　　　舌面　　　　近中面　　　　远中面　　　　切端

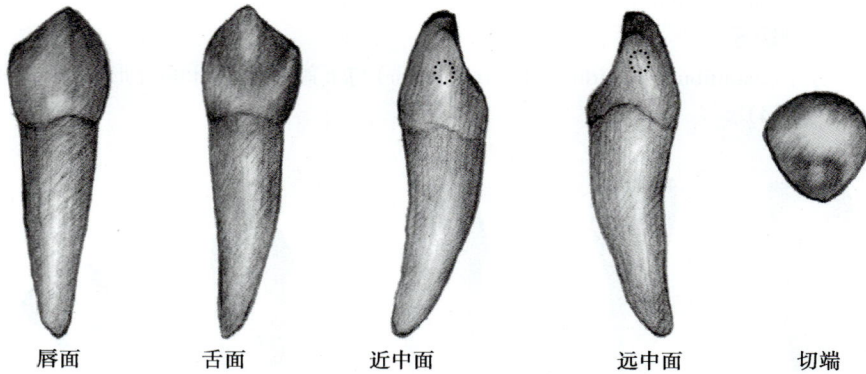

图 2-7-6　右侧下颌乳尖牙

唇面　　　　舌面　　　　近中面　　　　远中面　　　　切端

2. **牙根**　为单根,较上颌乳尖牙的牙根稍窄,根尖略偏向唇侧,弯向远中。

三、乳磨牙组

乳磨牙(deciduous molar)位于乳尖牙之后,上下左右共 8 颗,包括上颌第一、第二乳磨牙和下颌第一、第二乳磨牙。

(一)上颌第一乳磨牙(maxillary first deciduous molar)

牙冠似前磨牙,但冠短,颈嵴突,牙根为三根(图 2-7-7)。

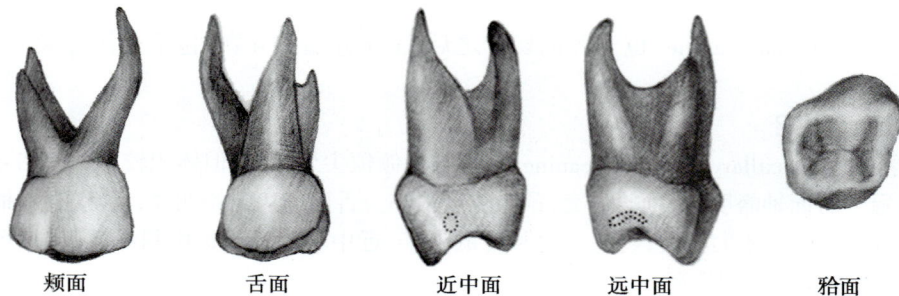

颊面　　　　舌面　　　　近中面　　　　远中面　　　　𬌗面

图 2-7-7　右侧上颌第一乳磨牙

1. **牙冠**

(1)颊面:似梯形,近远中径宽度大于𬌗颈高度,近中缘长直,远中缘短突。牙颈缩窄,故颈嵴很突,近中部分尤为突出。颊尖微突,略偏近中。

(2)舌面:较颊面小且圆突,舌尖较颊尖圆突。

（3）邻面：可见其殆 1/3 明显缩窄，颊侧颈 1/3 处非常突出。

（4）殆面：形态似上颌前磨牙，但殆面颊舌尖的三角嵴及沟的形态均不如上颌前磨牙清晰。

2. **牙根**　细长，为三根。根干较短，根分叉接近牙颈部，根分叉大，以保护其间的恒牙胚。

（二）下颌第一乳磨牙

下颌第一乳磨牙（mandibular first deciduous molar）是唯一一颗不类似任何恒牙的乳牙（图 2-7-8）。

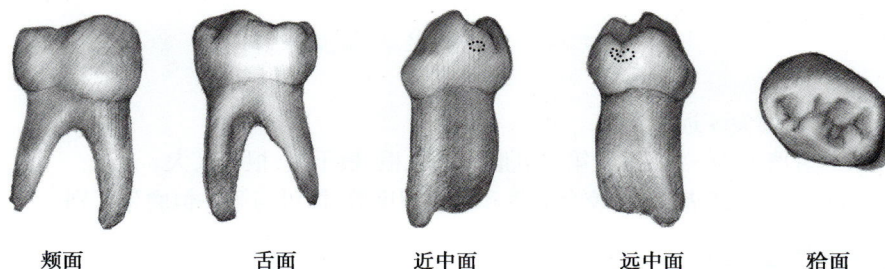

图 2-7-8　右侧下颌第一乳磨牙

1. **牙冠**

（1）颊面：为四边形，但近中缘长且直，远中缘特短且突，类似一个以近中缘为底的三角形。近中颊尖大于远中颊尖，两颊尖之间有沟，近中颈嵴最突。

（2）舌面：近远中缘的长度相近，颈缘较直。近中舌尖长而尖，远中舌尖短小而圆，两舌尖之间有沟。

（3）邻面：近中面颊侧缘颈 1/3 处颈嵴突出明显，殆 1/3 明显缩窄，颊、舌尖相距很近，近似一个以颈缘为底的三角形。远中面较近中面圆突。

（4）殆面为不规则的四边形，其近中边缘嵴特短，似一个以远中边缘嵴为底的三角形。殆面有 4 个牙尖，以近中颊尖最大，近中舌尖次之，远中颊舌尖很小，近中颊、舌尖间相距较近，此两牙尖的三角嵴几乎相连，将殆面分成较小的近中窝及较大的远中窝，两窝均较深，两窝间有中央沟相连。殆面的沟嵴不清晰。

2. **牙根**　分近中及远中两根，根干较短，根分叉大。

（三）第二乳磨牙

上颌第二乳磨牙（maxillary second deciduous molar）与下颌第二乳磨牙（mandibular second deciduous molar）分别与同颌的第一恒磨牙形态近似，位置彼邻，易混淆（图 2-7-9，图 2-7-10）。第二乳磨牙具有以下特点：

1. 第二乳磨牙的牙冠较第一恒磨牙小，呈乳白色。

2. 第二乳磨牙邻面观可见牙冠近颈缘明显缩小，颈嵴突出，牙冠由颈部向殆方聚拢，近颈部大而殆面小。

3. 下颌第二乳磨牙的近中颊尖、远中颊尖及远中尖的大小约相等，而下颌第一恒磨牙此三尖

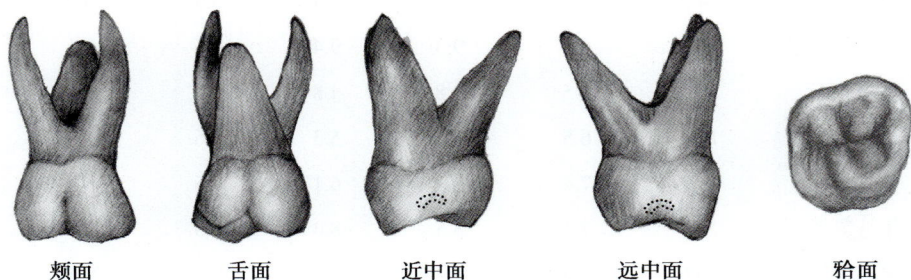

图 2-7-9　右侧上颌第二乳磨牙

43

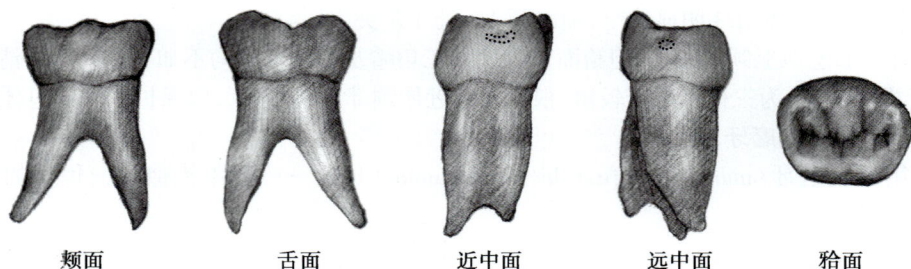

| 颊面 | 舌面 | 近中面 | 远中面 | 殆面 |

图 2-7-10 右侧下颌第二乳磨牙

中,近中颊尖 > 远中颊尖 > 远中尖。

4. 上颌第二乳磨牙为三根,下颌第二乳磨牙为二根,根干短,根分叉大。

根据上述特点,结合患者年龄、咬合关系和磨耗程度等,即可与第一恒磨牙区别。

四、乳牙应用解剖

1. 乳牙在口腔内存在的时间,短者 5~6 年,长者可达 10 年左右。在此期间,正值儿童全身及颌面部发育的重要阶段。因此,应重视儿童的早期口腔预防保健工作,对龋坏牙应及时治疗,不应轻易拔除。

2. 乳牙列的完整,对儿童咀嚼功能的良好发挥,以及促进儿童的健康成长均具有重要意义。

3. 乳牙列正常,儿童在行使咀嚼功能时,咀嚼力经牙根传至颌骨,可促进颌骨的生长发育,如无有效的咀嚼刺激,可导致颌骨发育不足,将成为牙颌畸形的病因之一。

4. 乳牙健康和位置正常,可引导恒牙正常萌出。如乳牙早失,其前后邻牙均会向缺隙侧倾斜或移位,使间隙缩小,其下方的恒牙萌出时则位置不足,导致错位萌出,成为错殆畸形的病因之一。如乳牙滞留,则恒牙将错位萌出。

5. 乳前牙牙根舌侧有恒前牙胚,乳磨牙根分叉内有恒前磨牙胚。因此,在乳牙治疗时,应避免损伤恒牙胚(图2-7-11)。

附:中国人乳牙牙体测量统计资料见表2-7-1。

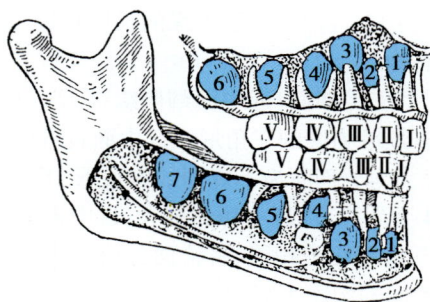

图 2-7-11 乳牙与恒牙胚

表 2-7-1 乳牙牙体测量统计表(平均数)

		全长 /mm	冠长 /mm	根长 /mm	冠宽 /mm	颈宽 /mm	冠厚 /mm	颈厚 /mm
上颌牙	乳中切牙	16.9	6.8	10.0	7.3	5.4	5.4	4.4
	乳侧切牙	16.5	6.6	9.8	6.0	4.2	5.6	4.9
	乳尖牙	18.4	7.0	11.4	7.3	5.5	6.2	5.1
	第一乳磨牙	14.2	6.4	7.7	7.4	5.9	9.2	7.8
	第二乳磨牙	16.1	6.9	9.3	9.4	6.6	10.1	8.7
下颌牙	乳中切牙	16.3	6.5	9.8	4.8	3.3	4.4	3.8
	乳侧切牙	16.1	6.5	9.6	5.3	3.6	4.9	4.2
	乳尖牙	18.0	7.4	10.7	6.1	4.5	5.8	4.7
	第一乳磨牙	15.7	7.1	8.5	8.4	7.0	7.7	5.8
	第二乳磨牙	16.6	6.9	9.4	10.5	8.0	9.3	7.6

[引自原第四军医大学(现空军军医大学)王惠芸资料]

学习笔记

第八节　牙体形态的生理意义

牙体形态因功能不同而有所差异,牙体形态和生理功能密切相关,形态结构是牙行使功能的物质基础。

一、牙冠形态的生理意义

每个牙冠均有四个轴面和一个切嵴(前牙)或𬌗面(后牙),其生理意义如下:

(一) 切端及𬌗面形态的生理意义

1. 前牙切端的切嵴和牙尖具有切割、穿透和撕裂食物的功能;后牙𬌗面牙尖、窝、三角嵴、边缘嵴及斜面等具有容纳、磨细并限制食物的作用,发育沟是食物磨细后流向固有口腔或口腔前庭的通道。

2. 牙齿萌出早期,切端及𬌗面的尖、窝、沟、嵴都是由曲线、曲面构成,当咬合时,上下颌牙间形成点、线接触。因儿童咀嚼力量小,点、线接触时单位面积产生的咀嚼力大,有利于咀嚼食物;同时,点、线接触模式有利于牙移动建立合适的咬合关系。

3. 随着儿童生长发育,牙经功能性磨耗,由点、线接触模式逐渐变成小斜面接触。斜面接触时,由于接触面积大,因此咀嚼效率较高;同时,牙完全萌出经调整建立合适咬合关系后,面接触有利于咬合关系的稳定。

(二) 牙冠轴面形态的生理意义

1. **牙冠唇(颊)、舌面突度的生理意义**

(1) 唇(颊)、舌面突度的位置(图 2-8-1):前牙唇面及舌面的突度在颈 1/3 处;后牙颊面的突度亦在颈 1/3 处,而后牙舌面的突度则在牙冠的中 1/3 处;第三磨牙颊、舌面突度均在牙冠的中 1/3 处。

(2) 牙冠唇(颊)、舌面突度的生理意义(图 2-8-2)

1) 咀嚼时,排溢的食物顺着正常的牙冠突度滑至口腔,经过牙龈表面时对牙龈起到生理性按摩作用,可促进牙龈的血液循环,有利于牙龈组织的健康。若牙冠突度过小或无突度,牙龈将会受到食物的直接撞击而受伤;反之,若牙冠突度过大,牙龈会失去食物对其的按摩作用,可能产生失用性萎缩。

2) 牙冠颈 1/3 的突度,还可起到扩展龈缘的作用,使其紧张而有力。

2. **牙冠邻面突度的生理意义**

(1) 邻面突度的位置和形态:相邻两牙借其邻面突度紧密相接触,接触之处称为接触点。在咀嚼运动中,接触点逐渐磨耗呈小面利于稳定,称为接触区。前牙及后牙邻面突度分别在切 1/3 和

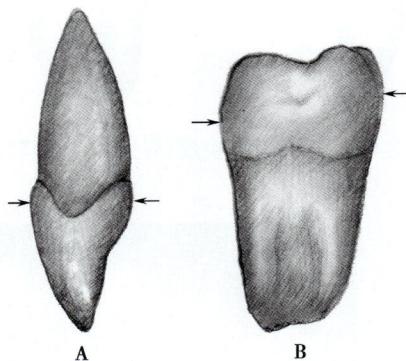

图 2-8-1　牙冠唇(颊)、舌面突度(外形高点)的部位
A. 前牙唇舌面突度的部位　B. 后牙颊舌面突度的部位

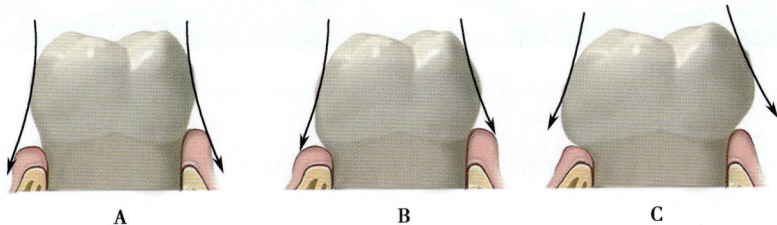

动画:ER2-8-1 牙冠唇(颊)舌面突度正常的生理意义

动画:ER2-8-2 牙冠唇(颊)舌面突度过小

动画:ER2-8-3 牙冠唇(颊)、舌面突度过大

学习笔记

图 2-8-2　牙冠突度与牙龈的关系
A. 牙冠突度正常　B. 牙冠突度过小　C. 牙冠突度过大

殆 1/3 处。前牙接触区为长椭圆形小面,切龈径大于唇舌径,近中面接触区靠近切角,远中面接触区距切角稍远。后牙接触区为扁椭圆形,殆龈径小于颊舌径,第一、第二前磨牙近远中面接触区及第一磨牙近中面接触区均在殆 1/3 偏颊侧。第一磨牙远中面及其余牙的邻面接触区多在近殆缘中 1/3 处(图 2-8-3)。

(2)邻面突度的生理意义

1)正常的邻面突度形成良好的邻面接触关系,不仅可防止食物嵌塞,还可防止龈乳头受压萎缩及牙槽突吸收降低。

2)正常的邻面接触关系可维持牙弓的完整稳定,利于分散殆力,对牙、牙周组织、咀嚼肌和颞下颌关节的健康均具有重要意义。

3. **楔状隙的生理意义**　在两牙接触区周围均有向四周展开的呈 V 字形的空隙,称为楔状隙或外展隙(embrasures)(图 2-8-4)。在唇(颊)、舌侧的空隙分别称为唇(颊)楔状隙和舌楔状隙;在切、殆方的空隙,分别称为切楔状隙和殆楔状隙;在龈方的空隙称为邻间隙(图 2-8-5)。除下颌切牙唇、舌楔状隙接近以及上颌第一磨牙颊侧楔状隙大于舌侧楔状隙外,一般舌楔状隙均大于颊楔状隙。

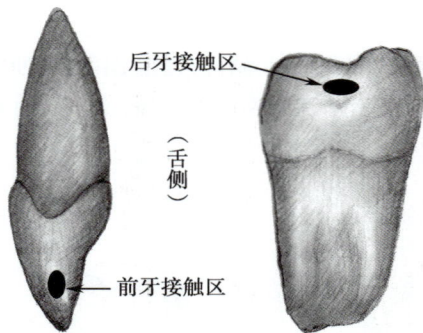

图 2-8-3　牙冠邻面突度(外形高点)的部位

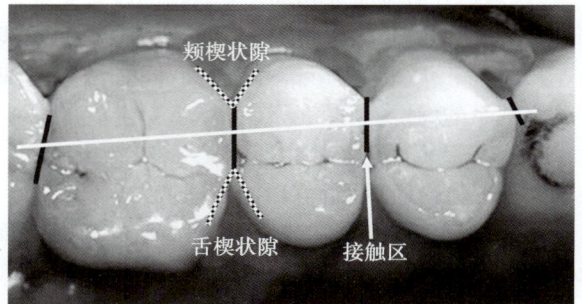

图 2-8-4　接触区和楔状隙

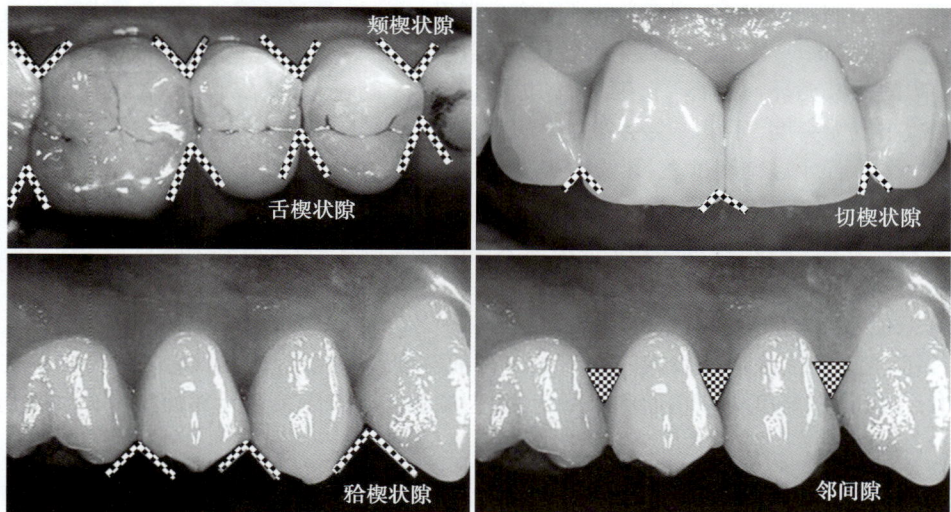

图 2-8-5　颊、舌、切、殆楔状隙及邻间隙

楔状隙的生理意义有:①邻间隙充满龈乳头,可保护牙槽骨和牙冠邻面;②咀嚼时,部分食物通过楔状隙排向口腔,楔状隙正常,食物可摩擦牙面,保持牙面清洁,防止龋病及牙龈炎的发生。

二、牙根形态的生理意义

牙根形态与其稳固性密切相关,牙所处的位置,牙冠受力大小、方向等影响牙根形态。

切牙牙根受力较小，多为单根。尖牙因处于牙弓转弯处，受力较强，牙根虽为单根，但是根长且粗壮。后牙功能复杂，受力强大，因此常为多根牙，并且有一定的分叉度。

牙根的形态与牙所受咀嚼力方向也相关，上颌前牙受向前上的力，因此，上颌前牙牙根唇侧宽于舌侧；下颌牙受向内下方向的力，牙根的唇舌面宽度约相等。上颌磨牙舌尖为功能尖，因此，舌根比颊根长且大；下颌磨牙的牙根扁而宽，近远中面有长形凹陷，利于增强磨牙稳固性。

（刘来奎）

第九节　牙髓腔解剖

牙髓腔简称髓腔（pulp cavity），位于牙体中部，周壁除根尖孔 [有的牙尚有副孔和 / 或侧孔] 外，其余均被坚硬的牙本质所包被，髓腔内充满牙髓。髓腔的形状与牙体外形基本相似，但体积却显著缩小。

一、髓腔各部名称

（一）髓室（图 2-9-1）

髓室（pulp chamber）为髓腔位于牙冠及牙根颈部的部分，其形状与牙冠的外形相似。前牙髓室与根管无明显界限；后牙髓室约呈立方形，分顶、底及四壁，是髓腔中较宽阔的部分，每一个牙齿内仅有一个髓室。

1. **髓室顶（roof of pulp chamber）与髓室底（floor of pulp chamber）** 与𬌗面或切嵴相对应的髓室壁称髓室顶，与髓室顶相对的髓室壁称髓室底，两者之间的距离称为髓室高度。

2. **髓室壁（wall of pulp chamber）** 与牙体轴面相对应的髓腔牙本质壁分别称近中髓壁、远中髓壁、颊侧髓壁和舌侧髓壁。亦有将髓室顶和髓室底列入髓室壁者，即髓室共有六壁。

3. **髓角（pulp horn）** 为髓室伸向牙尖突出成角形的部分，其形状与牙尖外形相似、位置与牙尖相近。髓角与𬌗面的距离因年龄而异，乳牙与刚萌出不久的恒牙髓室大，髓角至𬌗面的距离近；老年人髓腔内径变小，髓角变低，髓角至𬌗面的距离变大。

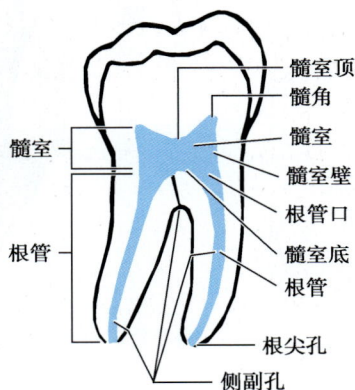

图 2-9-1　髓腔各部名称

4. **根管口（root canal orifice）** 位于髓室底上，为髓室与根管的移行处。

（二）根管系统

根管系统（root canal system）（图 2-9-1）是髓腔除髓室以外的管道部分，可以表现为根管、管间吻合、根管侧支、根尖分歧、根尖分叉及副根管等。

1. **根管（root canal）** 为位于牙根内的大部分髓腔。每个牙根内可有 1 个或多个根管。通常一个较圆的牙根内有 1 个与其外形相似的根管，但一个较扁的牙根内，则很可能有 1~2 个根管或 1、2 个根管的混合形式，偶可见一个牙根内有 3 个根管者。

Vertucci 等（1974）通过对大量牙齿根管系统的研究，将恒牙的根管形态分为以下八型（图 2-9-2~ 图 2-9-9）：

（1）Ⅰ型：单一根管从髓室延伸至根尖孔（1 型）（图 2-9-2）。

（2）Ⅱ型：2 个独立的根管从髓室延伸至牙根下段，然后合并为 1 个根管（2-1 型）（图 2-9-3）。

（3）Ⅲ型：1 个根管离开髓室，而后分为 2 个根管，在牙根下段再合并为 1 个根管（1-2-1 型）（图 2-9-4）。

（4）Ⅳ型：2 个独立的根管从髓室延伸至根尖（2 型）（图 2-9-5）。

（5）Ⅴ型：1 个根管离开髓室，而后分为 2 个根管，在根尖形成 2 个独立的根尖孔（1-2 型）（图 2-9-6）。

（6）Ⅵ型：2 个根管离开髓室，在牙根中部合并为 1 个根管，而后再分为 2 个根管，在根尖形成

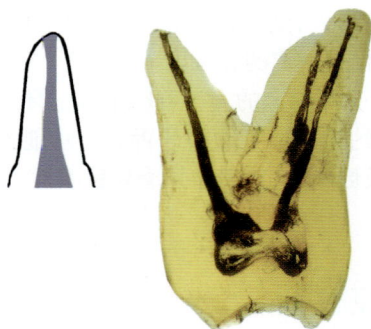

图 2-9-2　Vertucci Ⅰ型根管

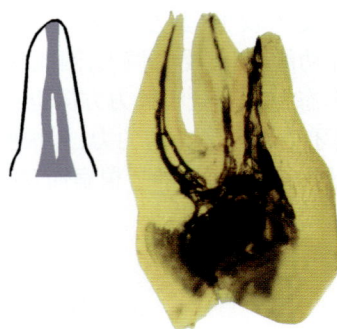

图 2-9-3　Vertucci Ⅱ型根管

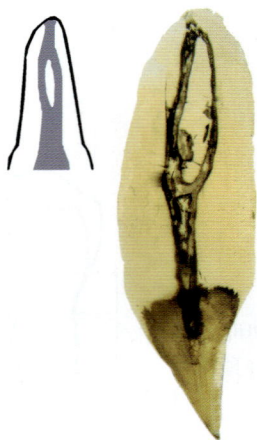

图 2-9-4　Vertucci Ⅲ型根管

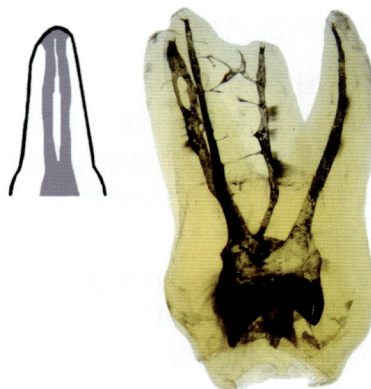

图 2-9-5　Vertucci Ⅳ型根管

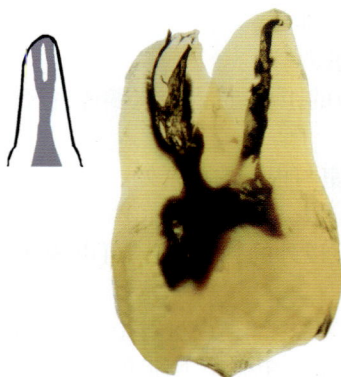

图 2-9-6　Vertucci Ⅴ型根管

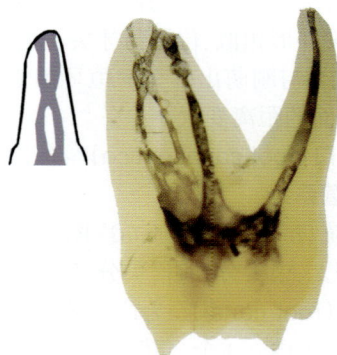

图 2-9-7　Vertucci Ⅵ型根管

2 个独立的根尖孔(2-1-2 型)(图 2-9-7)。

(7) Ⅶ型:1 个根管离开髓室,在牙根中部分为 2 个根管,而后再合并为 1 个根管,最后再分为 2 个根管,在根尖形成 2 个独立的根尖孔(1-2-1-2 型)(图 2-9-8)。

(8) Ⅷ型:3 个独立的根管从髓室延伸至根尖(3 型)(图 2-9-9)。

皮昕等(1997—2006)根据中国人 5 000 颗恒牙髓腔透明标本及剖面标本研究,将恒牙根管的形态分为以下四型:

(1) 单管型(single-canal type)(图 2-9-10):从髓室延伸至根尖孔为单一根管,由 1 个根尖孔通出牙体外。单管型是最多见的根管类型,遍及全口诸牙根,但出现率不一,其中上颌中切牙、上颌

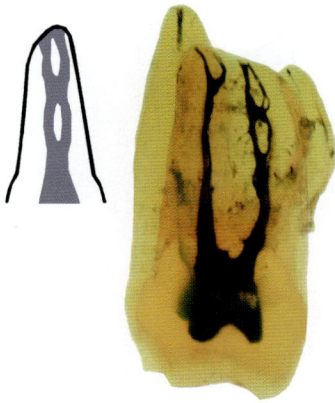

图 2-9-8　Vertucci Ⅶ型根管

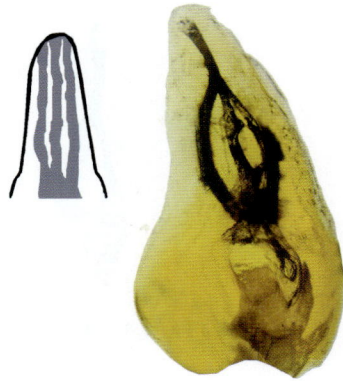

图 2-9-9　Vertucci Ⅷ型根管

尖牙、上颌第一磨牙的舌根和上颌第二磨牙的舌根和远中颊根多属单管型。

（2）双管型（bicanal type）（图 2-9-11）：从髓室延伸至根尖为 2 个分开的根管，由 2 个根尖孔或合并成 1 个根尖孔通出牙体外。多数牙根可出现双管型，其中以上颌第一前磨牙、上颌第一磨牙的近中颊根和下颌第一磨牙的近中根较为多见。

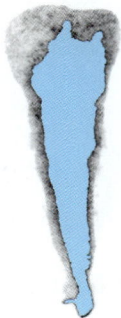

图 2-9-10　根管类型（单管型）

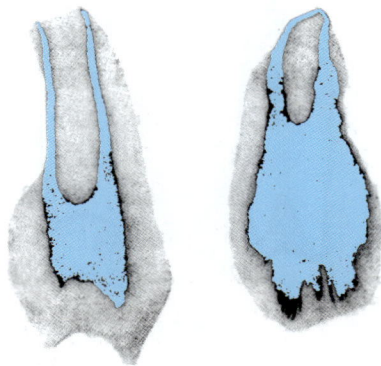

图 2-9-11　根管类型（双管型）

（3）单双管型（single-bicanal type）（图 2-9-12）：1 个根管离开髓室，再分为 2 个根管（1-2 型）；或 2 个根管离开髓室，再合成 1 个根管（2-1 型），亦可再分而复合，合而复分，形成复杂的根管形态（如一个根管离开髓室，在根内分成两个根管，到根尖孔附近又合成一个根管，经一个根尖孔通出牙体外的 1-2-1 型；又如两个根管离开髓室，在根内合成一个根管，到根尖孔附近又分成两个根管，经两个根尖孔通出牙体外的 2-1-2 型，以及 1-2-1-2 型、2-1-2-1 型、1-2-1-2-1 型……），由 1 或 2 个根尖孔通出牙体外。单双管型可见于上、下颌第一、第二前磨牙，上颌第一、第二磨牙的近颊根，下颌第一磨牙的近、远中根和下颌第二磨牙的近中根。

（4）三管型（tricanal type）（图 2-9-13）：1~3 个根管离开髓室，形成 3 个根管，由 3 个根尖孔通出牙体外；或其中 2 管先合成一管，再以 2 个根管分别开口于根尖，或 3 个根管至根尖合成 1 孔。一个牙根出现三个根管者，罕见于上颌第一磨牙的近颊根和下颌第一磨牙的近、远中根，由于极为罕见，可视为变异型。

2. 侧副管（lateral accessory canal）　为根管系统中除根管外的一切管道：包括管间吻合、根管侧支、根尖分歧、根尖分叉及副根管。侧副管结构细小，分布又不规律，给临床根管治疗中彻底清除根管系统中的感染物质带来困难。此外，由于侧副管常是牙髓牙周联系的另一途径，故在牙髓牙周联合病变治疗中备受重视。

（1）管间吻合（intercanal anastomoses）（图 2-9-14）：又称管间侧支或管间交通支，为发自相邻根

学习笔记

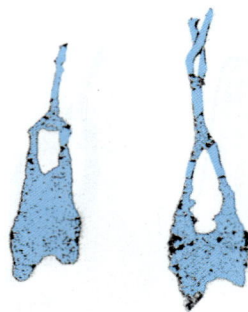

图 2-9-12 根管类型（单双管型）　　　图 2-9-13 根管类型（三管型）

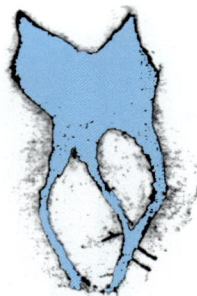

管间的交通支，可为 1~2 支，呈水平、弧形甚或呈网状，多见于双根管型，根中 1/3 的管间侧支多于根尖 1/3，出现在根颈 1/3 者最少。

(2) 根管侧支(lateral canal)（图 2-9-15）：又称侧支根管，为发自根管的细小分支，常与根管呈接近垂直角度，贯穿牙本质和牙骨质，通向牙周膜间隙。由于发自根管，故称根管侧支更为合理。根尖 1/3 的根管侧支多于根中 1/3，出现在根颈 1/3 者最少。

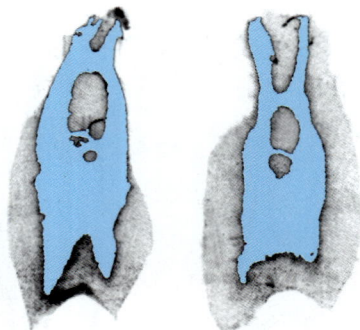

图 2-9-14 根管系统（示管间吻合）　　图 2-9-15 根管系统（示根管侧支）

(3) 根尖分歧(apical ramification)（图 2-9-16）：为根管在根尖分出的细小分支，此时主根管仍存在。根尖分歧较多见于前磨牙和磨牙。

(4) 根尖分叉(apical furcation)（图 2-9-17）：为根管在根尖分散成 2 个或 2 个以上的细小分支，此时主根管不复存在，根尖分叉偶可多达 9 支。

(5) 副根管(accessory root canal)：为发自髓室底至根分叉处的管道，多见于磨牙。

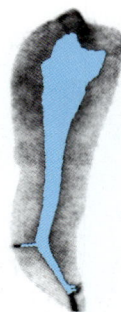

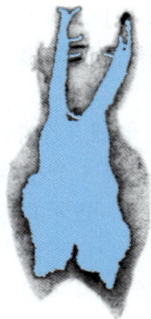

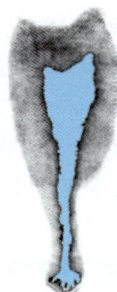

图 2-9-16 根管系统（示根尖分歧及根管侧支）　　图 2-9-17 根管系统（示根尖分叉）

3. 根管系统内部连接处的名称　根管和副根管在髓室的移行处,分别称为根管口和副根管口;根管侧支、根尖分歧或根尖分叉在根管的连接处,分别称为根管侧支口、根尖分歧口或根尖分叉口。

4. 根管系统在牙根表面开口的名称　根管在牙根表面的开口称为根尖孔。副根管在牙根表面的开口称为副孔,其余管道的开口统称侧孔。侧孔和副孔合称侧副孔(lateral accessory foramen)。

5. 根尖孔　多数单根牙仅在牙根尖处有根尖孔,侧孔发生率较低。多根牙在根尖处除了根尖孔外,多数都可见数个侧孔,并且50%以上的根尖孔不在根尖顶端,平均偏离根尖顶约0.5mm,最大的偏离可达2mm。随着根尖区牙骨质的不断沉积,偏离值会不断增大。根尖孔以位于根尖舌侧者最多,其余依次为远中、近中和唇、颊侧。

正确理解根管系统还应注意下列两点:

(1)上述根管系统中,除髓室和根管是每个牙均恒定存在外,其余各部分变化较大(见图2-9-2~图2-9-17):①有的牙根管系统比较简单,缺乏如根尖分歧、管间吻合等细微结构;②有的牙具有根管侧支或根尖分歧;③有的牙具有管间吻合或根尖分叉或副根管;④某些牙既具有根管侧支又具有根尖分歧;⑤有的牙既具有管间吻合又具有根管侧支和根尖分歧。尚未见在一个牙内具有全部根管系统者。因此,根管系统是指多种根管的可能性的总和。

(2)虽然研究髓腔解剖的近代仪器和方法较多(如Micro CT、CBCT等),但髓腔透明法仍是目前显示根管系统较好和较节约的方法之一,它可从不同角度显示根管系统真实的立体形态,这是多数牙体剖面标本难以达到的。牙体近远中剖面或唇(颊)舌剖面主要显示根管,而根管系统的其余管道,多以不同的方向从根管或髓室分出,且较少在同一平面走行。因此,在常规牙体剖面上很少能全面、准确的显示。

根尖孔和侧、副孔密切了牙髓和牙周组织的联系,同时也成为牙髓病和牙周病互相传播的解剖学基础,牙髓病可通过根尖孔或根分叉处副根管的副孔或根管侧支、根尖分歧和根尖分叉的侧孔引起牙周病,反之亦然。

二、髓腔的增龄变化

髓腔的形态随年龄的增长不断变化。乳牙的髓腔从相对比例看较恒牙者大,青少年恒牙髓腔比老年者大,表现为髓室大、髓角高、髓室底低平、髓室高度大、根管粗、根尖孔亦大。随年龄的增长,髓腔内壁有继发性牙本质沉积,使髓腔体积逐渐减小,髓角变低,髓室底变突,髓室高度变小,根管变细,根尖孔窄小(图2-9-18),有的髓腔部分或全部钙化阻塞。髓室增龄变化的继发性牙本质沉积方式因牙位而不同,上颌前牙继发性牙本质主要沉积在髓室舌侧壁,其次为髓室顶。磨牙主要沉积在髓室底,其次为髓室顶和侧壁。因此,老年人髓室底常为凸起形,而年轻人多为扁平状。

图片:ER2-9-1 髓腔钙化

学习笔记

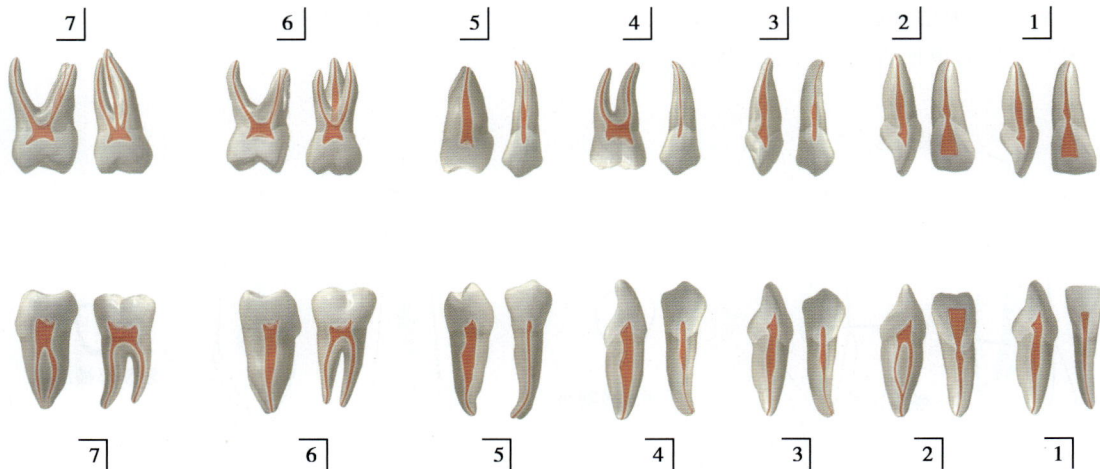

图 2-9-18　老年人的髓腔退缩(髓腔内红色部分)

年龄因素是髓腔变化的最主要因素,除此之外,外源性刺激因素,如龋病、牙体组织的磨损、磨耗、腐蚀、外伤,牙齿治疗过程中对牙体组织的切割,治疗用药及材料的作用等,也对髓腔形态有明显影响。在外源性刺激处相对的髓腔壁上可以局限性地形成第三期牙本质,使髓腔局部形态发生改变,髓腔缩小。因此,对髓腔解剖形态的认识应该在掌握基本形态的基础上,深入了解其"动态变化"的特点,这在临床治疗中有重要意义。

三、髓腔解剖的临床意义

髓腔形态是临床进行牙体、牙髓和牙周疾病等治疗的重要依据,它包括髓室的大小、位置、髓角的高低、根管口的位置、根管数目、根管的类型、弯曲程度和方向以及根管与牙周组织间的关系等。高耸的髓角,在牙体预备时容易发生意外穿髓;弯曲的根管,进行根管清理和扩大时,容易造成器械分离,根管侧穿;根尖孔或牙根尚未完全形成者,器械、药物或充填物容易穿出根尖孔,刺激根尖周组织引起根尖周炎。

四、恒牙髓腔形态

(一)切牙的髓腔形态

切牙的髓腔形态与相应的牙体外形相似,髓室与根管无明显界限,其特点是根管多为单根管。

1. 上颌中切牙的髓腔形态(图 2-9-19) 上颌中切牙的髓腔较大,根管较粗,髓室与根管间无明显界限。上颌中切牙通常为单根管。

(1)近远中剖面:整个髓腔约呈三角形,髓室顶即三角形的底最宽,接近牙冠中 1/3 处。髓室顶微凹,两侧略尖。髓室向颈缘略微变窄,自颈缘至根尖逐渐变细。年轻人的髓室顶常有 3 个圆突,指向切嵴,该突随年龄增长,逐渐消失。

(2)唇舌剖面:髓腔略呈梭形,平颈缘处最厚,向切嵴方向缩小成尖形直至牙冠中 1/3,髓腔从颈缘向根尖逐渐缩小变细。

(3)横剖面观

1)牙颈部横剖面:根管呈圆三角形,根管与牙根外形基本相似,位居剖面中央略偏唇侧,舌侧根管壁较唇侧根管壁略厚。

2)牙根中部横剖面:根管较牙颈部横剖面者约小一半,多呈圆形,位居中央略偏唇侧,舌侧根管壁较唇侧根管壁为厚。

2. 上颌侧切牙的髓腔形态(图 2-9-20) 上颌侧切牙的髓腔形态与上颌中切牙者相似,但略小。近远中剖面髓室顶较整齐,接近牙冠中部,为髓腔最宽处。髓腔宽度从牙颈至根中部逐渐缩小,至根尖 1/3 才显著缩小。唇舌剖面髓腔在颈缘附近最厚,至根尖 1/2 或 1/3 才缩小,并随根尖而弯曲。上颌侧切牙通常为单根管,偶尔有 2 个根管。

3. 下颌中切牙髓腔形态(图 2-9-21) 下颌中切牙髓腔体积最小,唇舌径大于近远中径,根管多为窄而扁的单根管,分为唇舌两管者约占 4%。

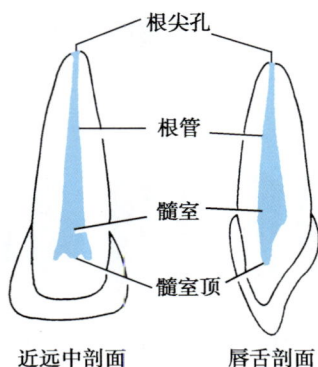

图 2-9-19 上颌中切牙髓腔形态　　　　图 2-9-20 上颌侧切牙髓腔形态

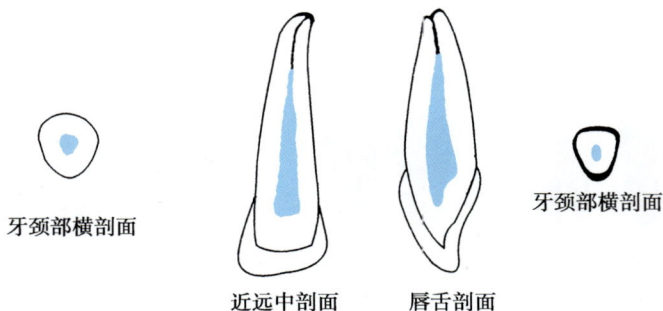

图片:ER2-9-2
上颌中切牙剖面图

图片:ER2-9-3
上颌侧切牙剖面图

图片:ER2-9-4
下颌中切牙剖面图

学习笔记

（1）近远中剖面：髓腔呈狭长的三角形，三角形的底为髓室顶，位置接近牙冠中 1/3，向颈缘逐渐缩小，从颈缘起向根尖明显缩小。

（2）唇舌剖面：髓腔中部的唇舌径较大，两端较小。髓室顶呈尖形，位置接近牙冠中 1/3，整个髓腔在牙根颈 2/3 一段较大，向根尖逐渐缩小。

（3）横剖面

1）牙颈部横剖面：髓腔呈椭圆形，唇舌径大于远近中径，位居中央。

2）牙根中部剖面：根管呈椭圆形或圆形，均位居中央。呈圆形者根管显著缩小；呈椭圆形者，根管近远中径较窄。平牙根中部近远中根管壁仅约 1.0mm 厚，根管预备时，应注意此厚度，以免侧穿。

4. 下颌侧切牙髓腔形态（图 2-9-22）　下颌侧切牙的髓腔体积较下颌中切牙者为大，髓腔近远中径较小，唇舌径较大，根管较长。下颌侧切牙多为单根管，有 2 个根管者约占 10%。

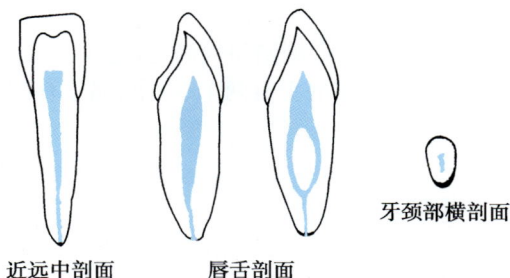

图 2-9-21　下颌中切牙髓腔形态　　　　图 2-9-22　下颌侧切牙髓腔形态

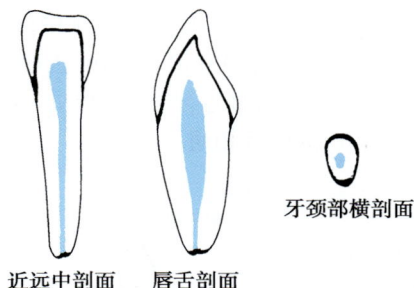

（二）尖牙的髓腔形态

尖牙的髓腔形态与相应的牙体外形相似，髓室与根管无明显界限，其特点是根管多为单根管。

1. 上颌尖牙的髓腔形态（图 2-9-23）　上颌尖牙髓腔的唇舌径很大而近远中径较窄。上颌尖牙通常为单根管。

（1）近远中剖面：髓腔较窄，两端均呈尖形，髓角接近牙冠中 1/3，牙根颈 1/2 处髓腔较宽，到根尖 1/2 才逐渐变窄。

（2）唇舌剖面：髓室顶窄而尖，髓角顶接近牙冠中 1/3，髓腔切 2/3 很厚，直到根尖 1/3 逐渐变窄，根尖孔比切牙者为大。

（3）横剖面

1）牙颈部横剖面：髓腔较大，位于牙根的中央，呈圆三角形，唇舌径大于近远中径。

2）牙根中部横剖面：根管较小，呈圆形。

2. 下颌尖牙髓腔形态（图 2-9-24）　下颌尖牙的髓腔形态与上颌尖牙者相似，髓腔亦为唇舌径大而近远中径窄的特点。其不同点为髓室和根管都较上尖牙者窄，髓角较圆。下颌尖牙通常为单

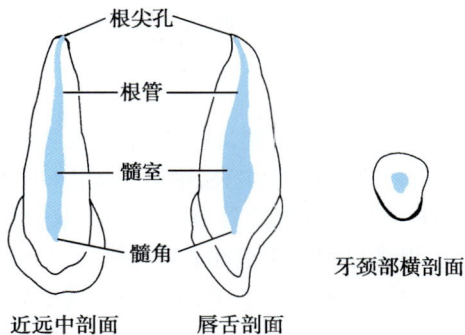

图 2-9-23　上颌尖牙髓腔形态　　　　图 2-9-24　下颌尖牙髓腔形态

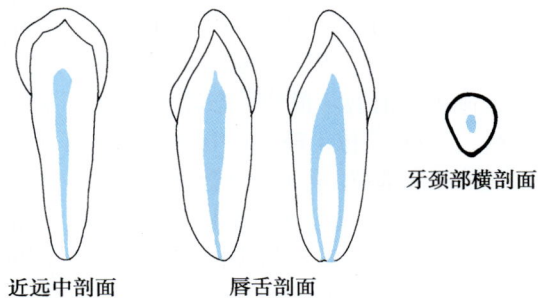

根管,根管为双管者约占 4%。

(1) 近远中剖面:髓腔较窄,髓角较钝,髓角顶接近牙冠中 1/3 处,髓腔在髓角以下到牙根中部一段略宽,向根尖逐渐变细。

(2) 唇舌剖面:髓腔的唇舌径较大,最大的一段位于牙冠颈部和牙根颈部 1/3 或 1/2,向根尖逐渐变细,髓角呈尖形,髓角顶接近牙冠中 1/3 处。

(3) 横剖面

1) 牙颈部横剖面:髓腔呈椭圆形,唇舌径较大,位于牙根中央。

2) 根中部横剖面:根管呈圆形或椭圆形。

(三) 上颌前磨牙的髓腔形态

上颌前磨牙的髓室类似立方形,颊舌径大于近远中径,髓室位于牙冠颈部及根干内。髓室顶形凹,最凹处约与牙颈缘平齐。髓室顶上有颊、舌两个髓角,牙根内有 1~2 个根管。

1. 上颌第一前磨牙的髓腔形态 (图 2-9-25)

(1) 近远中剖面:与尖牙的近远中剖面形态略相似,但髓室和根管均较窄。

(2) 颊舌剖面:髓室顶上有颊、舌髓角分别突向颊尖和舌尖,颊侧髓角较高,接近牙冠的中 1/3 处,舌侧髓角较低,接近牙冠颈 1/3 处(少数接近牙冠中 1/3),髓室底上有两个、一个,偶尔有三个根管口,与相应的根管相通。

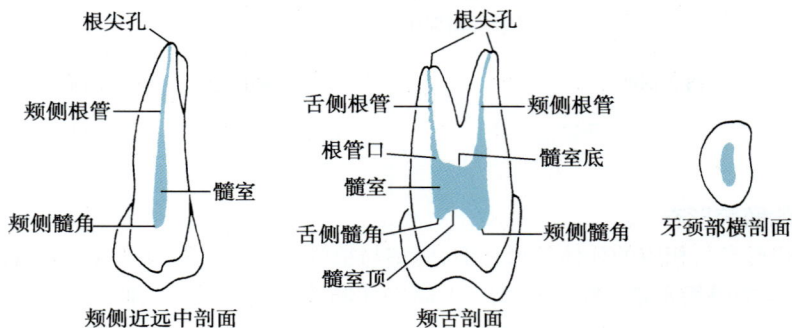

图 2-9-25　上颌第一前磨牙髓腔形态

(3) 横剖面

1) 牙颈部横剖面:髓室呈椭圆形,颊舌径均大于近远中径,近远中径缩小呈肾形。

2) 牙根中部横剖面:若为单根管,根管呈椭圆形;若为双根管,颊舌两根管均呈圆形,偶尔有三个根管,颊侧两根管甚小。

(4) 上颌第一前磨牙的根管类型:上颌第一前磨牙根管类型较多,主要可以分为以下四类:

1) 双管型:独立的 2 个根管从髓室底延伸至根尖,此型最为多见,约占 65%。

2) 单双管型:1 个根管离开髓室,再分为 2 个根管;或 2 个根管离开髓室,再合成 1 个根管,亦可再分而复合,合而复分,形成复杂的根管形态,此型约占 28%。

3) 单管型:从髓室延伸至根尖孔为单一根管,髓室与根管无明显界限。此型根管窄扁,颊舌径大,近远中径较小,多至根尖 1/3 才缩小,此型约占 7%。

4) 三管型:3 个根管从髓室延伸至根尖孔,此型比较少见。

上颌第一前磨牙根管形态较为复杂,了解髓室底上根管口数目和位置,将有助于对根管形态的分析:若根管口位于髓室底中央,则多为 1 个根管;若根管口不在髓室底中央,则另一根管口多位于对侧的相应部位。若 1 个根管离开髓室后突然变细,说明根管很可能在此分为两支(即单双管 1-2型),或至根尖 1/3 又合成 1 个根管(单双管 1-2-1 型);此外,根管口间的距离亦有其参考意义:若 2根管口间的距离大于 3mm,则 2 根管多独立分开;若 2 根管口间的距离小于 3mm,2 根管离开髓室后,根管多逐渐向牙根中央靠拢又合并为 1 根管(单双管 2-1 型)。

2. 上颌第二前磨牙的髓腔形态 (图 2-9-26)　上颌第二前磨牙的髓腔形态与上颌第一前磨牙

的髓腔形态相似,但髓腔近远中宽度较窄,颊舌径较大,颊、舌侧髓角均较低,位于牙冠的颈 1/3 处。根管主要分为 3 种类型:①单管型,约占 48%;②双管型,约占 11%;③单双管型,约占 41%。

(四)下颌前磨牙的髓腔形态

下颌前磨牙髓室顶上有颊、舌两个髓角,髓室向下多与单根管相通。

1. 下颌第一前磨牙的髓腔形态(图 2-9-27)

(1)近远中剖面:下颌第一前磨牙髓室和根管似尖牙,但较狭窄。

(2)颊舌剖面:下颌第一前磨牙颊侧髓角特别长,髓角顶可达牙冠中 1/3,舌侧髓角短而圆,常不明显,位置接近于牙冠颈 1/3。整个髓腔的牙冠 2/3 颊舌径较大。髓腔多在根尖 1/3 明显缩小成管,少数在根中 1/3 或根颈 1/3 缩小成管,三者约占 83%;另外约 17% 在根管中部形成双管型或单双管型,也有在根尖 1/3 分成颊舌两管者。

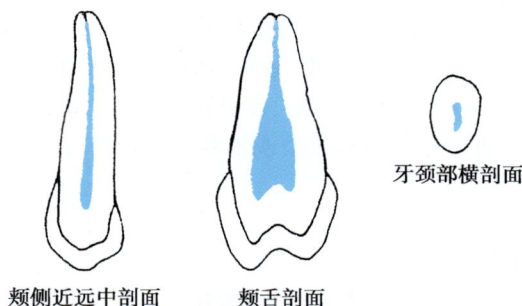

图 2-9-26 上颌第二前磨牙髓腔形态

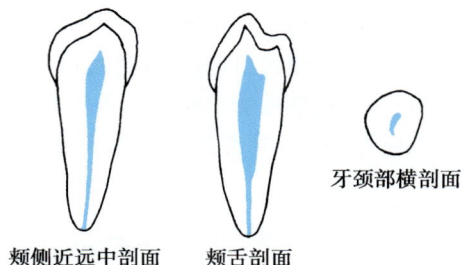

图 2-9-27 下颌第一前磨牙髓腔形态

(3)横剖面

1)牙颈部横剖面:下颌第一前磨牙髓室多呈椭圆形,颊舌径大于近远中径,若为双根管,颊舌两根管均呈圆形。

2)牙根中部横剖面:根管小而较圆。

2. 下颌第二前磨牙的髓腔形态(图 2-9-28) 下颌第二前磨牙的髓腔形态与下颌第一前磨牙者相似,但有以下不同之处:下颌第二前磨牙的颊、舌侧髓角明显,颊侧髓角稍高于舌侧髓角,两者均位于牙冠颈 1/3 处。髓室在牙冠颈 1/3 和牙根颈 1/3 处大,但在根颈 1/3 处以下(向根尖)明显缩小成管,也有在牙根中部或根尖 1/3 缩小成管者。多为单根管。

(五)上颌磨牙的髓腔形态

上颌磨牙的髓室似立方形,髓室顶上有 4 个髓角,髓室底上可见 3~4 个根管口,与相应的根管相通。

1. 上颌第一磨牙髓腔形态(图 2-9-29~ 图 2-9-31) 上颌第一磨牙的髓室似矮长方体形,髓室高度很小,颊舌径 > 近远中径 > 髓室高度。髓室顶形凹,最凹处约与颈缘平齐。髓室顶上近颊髓

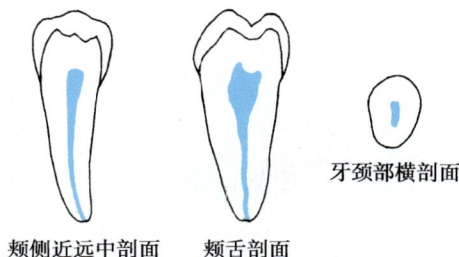

图 2-9-28 下颌第二前磨牙髓腔形态

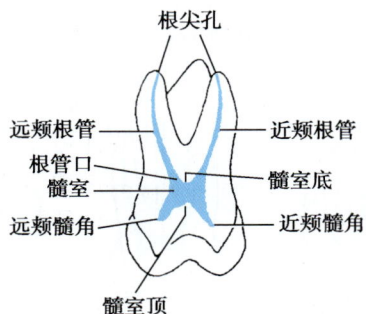

图 2-9-29 上颌第一磨牙髓腔形态
(颊侧近远中剖面)

根尖孔
远颊根管
近颊根管
根管口
髓室底
髓室
远颊髓角
近颊髓角
髓室顶

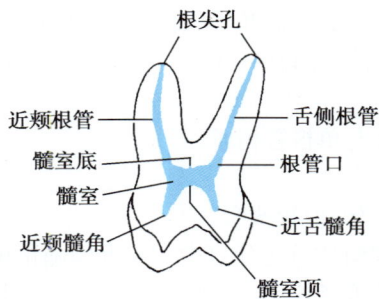

图 2-9-30 上颌第一磨牙髓腔形态
(近中颊舌剖面)

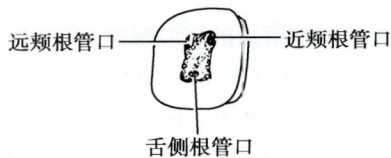

图 2-9-31 上颌第一磨牙髓腔形态
(牙颈部横剖面)

角和近舌髓角较高,二者均接近牙冠中 1/3;远颊髓角和远舌髓角较低,均接近牙冠颈 1/3 处。髓室底上有 3~4 个根管口,排列呈颊舌径长、近远中径短的四边形或三角形,近颊根管口距远颊根管口较近,而距舌侧根管口较远,远颊根管口位于近颊根管口的远中偏舌侧。各根管口的形态是:近颊根管口较扁,远颊根管口略圆。舌侧根管口较宽大。近颊根管为双管型或单双管型者约占 63%,远颊侧根管分为两管者占 9%,舌侧根管多为单根管。

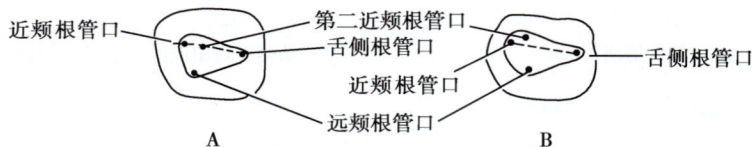

图 2-9-32 上颌第一磨牙髓室底第二近颊根管口位置
A. 第二近颊根管口位于近中颊根管口与舌侧根管口的连线上 B. 第二近颊根管口位于近中颊根管口与舌侧根管口连线的近中

学习笔记

若近颊根的根管口再分为颊、舌两根管口时,两根管口较小。近颊根的舌侧根管口又称为第二近颊根管口,呈圆形或椭圆形,位于近颊根管口与舌侧根管口的连线上,或位于连线的近中舌侧(图 2-9-32),以上两个位置与近颊根管口的距离均约 2mm。治疗时应加以注意。

上颌第一磨牙通常有 3~4 个根管,即近颊根内 1~2 个根管,远颊根和舌根内各有 1 个根管。但 Berna 报告 3 例上颌第一磨牙根管可多达 6 个,即近颊根内 3 个根管,远颊根内 2 个根管,舌侧根内 1 个根管。

2. 上颌第二磨牙的髓腔形态(图 2-9-33) 上颌第二磨牙的形态和功能与上颌第一磨牙相近,其髓腔形态亦颇相类似但较小,近颊根管为双管型或单双管型者共约 30%,远颊根管和舌根管多数为单根管。上颌第二磨牙偶见 2 个根管者,包括 1 个舌侧根管和 1 个较粗大的颊侧根管。

3. 上颌第三磨牙的髓腔形态(图 2-9-34) 上颌第三磨牙是全口牙中形态变化最多的牙,其髓腔变化亦有其特点,主要表现在髓室大、根管粗和髓角较低。髓室底的位置常与牙根形态有关:三根者髓室底多在根颈 1/3 或根中 1/3;双根者髓室底多在牙根中 1/3;单根或融合根管者,髓腔多在根尖 1/3 缩小成管。

ER2-9-13

图片:ER2-9-13
上颌第二磨牙剖面图

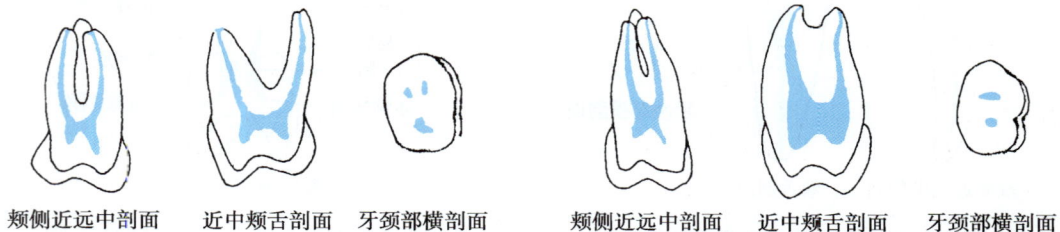

颊侧近远中剖面　近中颊舌剖面　牙颈部横剖面　　颊侧近远中剖面　近中颊舌剖面　牙颈部横剖面

图 2-9-33 上颌第二磨牙髓腔形态　　　　图 2-9-34 上颌第三磨牙髓腔形态

（六）下颌磨牙的髓腔形态

1. **下颌第一磨牙髓腔形态（图2-9-35～图2-9-37）**　下颌第一磨牙髓室约呈矮立方形，近远中径＞颊舌径＞髓室高度（约1mm）；髓室顶形凹，最凹处约与颈缘平齐，近舌髓角与远舌髓角高度相近，两者均接近牙冠中1/3。近颊髓角、远颊髓角和远中髓角较低，位于牙冠颈1/3或颈缘附近。髓室底轮廓为近远中径长、颊舌径短的四边形或五边形，髓室底上有2~4个根管口。近中根管为双管型或单双管型者共占87%，远中根管为双管型或单双管型者占40%。

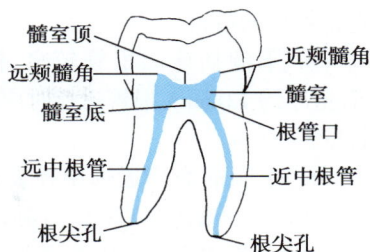

图 2-9-35　下颌第一磨牙髓腔形态（颊侧近远中剖面）

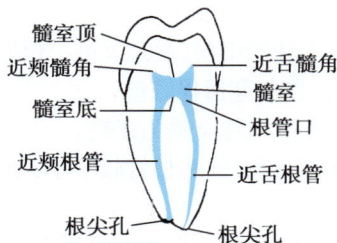

图 2-9-36　下颌第一磨牙髓腔形态（近中颊舌剖面）

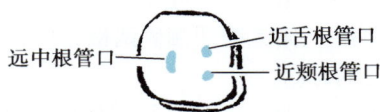

图 2-9-37　下颌第一磨牙髓腔形态（牙颈部横剖面）

下颌第一磨牙通常有3~4个根管，即近中2个根管，远中1~2个根管。Campos报道一例下颌第一磨牙有5个根管：即近中2个根管，远中3个根管。Berna还报道一例下颌第一磨牙有6个根管：即近、远中各有3个根管。

2. **下颌第二磨牙的髓腔形态（图2-9-38）**　下颌第二磨牙的髓腔形态与下颌第一磨牙者相似。近中根管为双管型或单双管型者共占64%，远中根管为双管型或单双管型者共占18%。

下颌第二磨牙近远中根在颊侧融合，根管亦在颊侧连通，根管横断面呈C形称为C形根管（C-shaped root canal），约占31%。

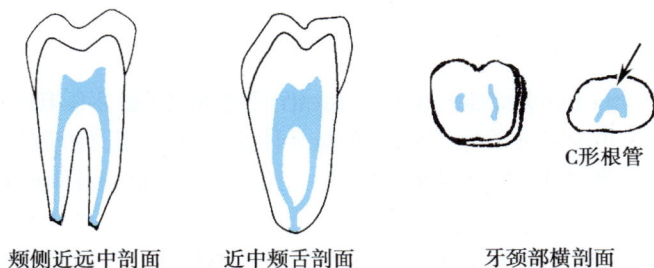

颊侧近远中剖面　　　近中颊舌剖面　　　牙颈部横剖面

C形根管

图 2-9-38　下颌第二磨牙髓腔形态

3. **下颌第三磨牙的髓腔形态（图2-9-39）**　由于下颌第三磨牙外形变异较多，其髓室及根管亦同样依其外形而异。髓室、根管均较大，有两根者则为2个根管，为融合根者则多为单根管。

（七）恒牙髓腔应用解剖

1. 上颌前牙髓腔的唇舌径在牙颈部最大，且髓壁较切端为薄，开髓时应从舌面窝中央，向牙颈方向钻入。

2. 上颌前牙位于口腔前部，操作视野开阔。根管的特点是粗大而直的单根管，作根管治疗时操作方便，效果较好。

3. 上颌切牙在活髓牙预备针型嵌体的针道时，应注意避开髓角。

4. 下颌前牙的双根管多分布在唇舌向，在正面的X线片上，因双根管唇舌像重叠，应改变投射的角度才能显示。在进行根管治疗时,须检查根管口的数目。

5. 下颌切牙因根管较窄,根管侧壁薄(管壁厚约1.0mm),根管治疗时应防止侧穿根管壁。

6. 上颌前磨牙近远中径靠近𬌗面宽而近颈部窄,开髓时应注意窝洞的形态和位置,防止从近中面或远中面穿孔。

7. 上颌前磨牙颊侧髓角较高,补牙备洞时应避免穿通颊侧髓角。

8. 上颌前磨牙因髓室底较深,开髓时勿将暴露的髓角误认为是根管口。

9. 下颌第一前磨牙因牙冠向舌侧倾斜度大,故颊尖位于牙冠中份,髓角又高,牙体预备时应避免穿髓;进行根管治疗时,器械应顺着牙体长轴的方向进入,以免穿通根管壁。

10. 上颌第一、第二磨牙近颊髓角和近舌髓角较高,补牙备洞时应避免穿髓。

11. 上颌第一、第二磨牙颊侧两根管口相距甚近,应注意寻找,该两根管较窄小,根管治疗时应注意根管走行的方向。

12. 上颌第一、第二磨牙进行嵌体修复制备针道时,应避开髓角,宜从𬌗面颊沟、舌沟、近中窝和远中窝处入手。

13. 上颌第二磨牙有时颊侧两根融合为一粗大的根和根管,治疗时应加注意。

14. 下颌第一磨牙因髓室顶和髓室底相距较近,开髓时应防止穿通髓室底。

15. 下颌第一、第二磨牙因舌侧髓角高于颊侧髓角,近中髓角高于远中髓角,牙体预备时应注意避开髓角的位置。

16. 下颌第一磨牙远中舌侧根管细小弯曲,治疗时应加注意。

17. 下颌第二磨牙有时近远中根在颊侧融合,根管亦在颊侧连通,根管横断面呈C字形,开髓时勿将根管在颊侧的连通误认为是被穿通的髓室底。

18. 下颌磨牙冠向舌侧倾斜,即牙冠颊面近颈部突出,牙冠舌面近𬌗缘较突出,其髓腔亦偏向颊侧,故开髓部位应在𬌗面偏向颊尖处。若在𬌗面中央处开髓,尤其是偏向舌侧,常致舌侧壁薄弱而折断。

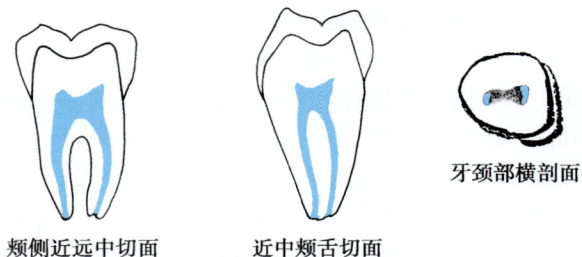

图 2-9-39　下颌第三磨牙髓腔形态

颊侧近远中切面　　近中颊舌切面　　牙颈部横剖面

五、乳牙髓腔形态

(一)乳牙髓腔(pulp cavity of deciduous teeth)形态特点(图2-9-40~图2-9-42)

1. 乳牙的髓腔形态虽与乳牙的外形相似,但按牙体比例而言,乳牙髓腔较恒牙者为大,表现为髓室大、髓壁薄、髓角高、根管粗、根管斜度较大,根尖孔亦大。故在制备洞形时,应注意保护牙髓,防止穿髓。

2. 乳牙髓腔壁薄,从髓角至牙尖顶、髓室顶至𬌗面、从髓室底至根分叉表面、髓室壁至牙冠轴面、从根管壁至牙根表面间的距离相对于恒牙相应距离均较小。

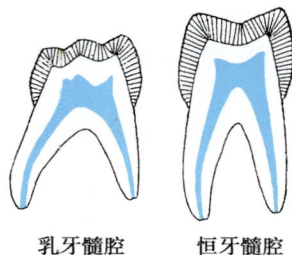

乳牙髓腔　　恒牙髓腔

图 2-9-40　乳牙髓腔与恒牙髓腔的比较

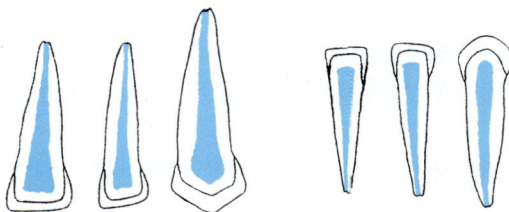

图 2-9-41　乳前牙髓腔形态

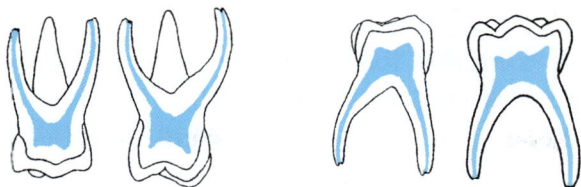

图 2-9-42 乳磨牙髓腔形态

3. 髓室顶和髓角多位于牙冠中部。

4. 乳前牙髓腔与其牙冠外形相似,根管多为单根管,偶见下颌乳切牙根管分为唇、舌向 2 个根管。

5. 乳磨牙髓室较大,通常均有 3 个根管:上颌乳磨牙有 2 个颊侧根管,1 个舌侧根管;下颌乳磨牙有两个近中根管,1 个远中根管。下颌第二乳磨牙有时可出现 4 个根管,其分布为近中两个根管,远中两个根管。

(二)乳牙髓腔应用解剖

乳牙髓腔的髓室大、髓壁薄、髓角高,故在制备洞形时,应注意保护牙髓,防止穿髓。由于乳牙髓腔大,牙髓治疗效果好。乳牙在替牙前 3~4 年牙根即开始吸收,因此在治疗接近替牙期的乳磨牙时,慎勿将吸收穿透的髓室底误认为是根管口,以致损伤根周组织。

（皮 昕　赵守亮）

第十节　牙 的 颜 色

牙冠表面覆盖着一层牙釉质,呈半透明状,牙釉质深部为牙本质,略呈淡黄色。牙釉质越透明,表明其矿化程度越高,深部牙本质的本色透过牙釉质显现出淡黄色。牙体硬组织受牙髓的营养,健康的牙髓可透过牙本质和牙釉质反映出来;牙体硬组织的破坏也可影响到牙髓的活性。健康清洁的牙排列整齐,淡黄色中透出明亮的白色,视为美的象征。

恒牙矿化程度相对较高,半透性高,明度较低,色度略偏黄色。乳牙由于矿化程度较低,相较于恒牙,其明度较高,半透性较低,色度偏乳白色。在替牙殆期,注意区分乳牙与恒牙,避免拔错牙。

一、牙体硬组织光学特征

(一)牙釉质光学特征

1. 牙釉质折射率　相对于空气的折射率为 1 和水的折射率在 1.33 左右来说,牙釉质的折射率在 1.626~1.638。

2. 牙釉质基色　牙釉质主要影响牙齿的明度,釉柱的晶体结构几乎允许光线完全通过,牙釉质则呈现灰白色或者蓝色的完全透明状物质;但釉柱间的有机物表现出高度不透明性,于是高度透明的釉柱结构和不透明的釉柱间物质的结合,在其吸收、反射和透射光线的同时,使得牙釉质显现出半透明性和高明度(图 2-10-1)。

3. 牙釉质乳光性　牙的乳光效应基于其透光行为。在直射光源下,可见光光谱中的短波即蓝色波长被直径为 0.02~0.04μm 的牙釉质中羟基磷灰石晶体反射,形成了白色牙齿的淡蓝色外观,而长波即红 - 橙波长则被吸收。在透射光源下,由于长波穿透牙齿而使牙齿呈现橙色。乳光性(opalescence,OP)常见于年轻恒牙切牙的切 1/3 处,此处仅有牙釉质,导致明显的乳光光晕。尽管牙釉质的乳光性在切 1/3 处更加明显,但是乳光特性是存在于整个牙釉质全层的,只是牙本质反射的光线让肉眼难以发现牙釉质反射的蓝光。由于牙釉质的乳

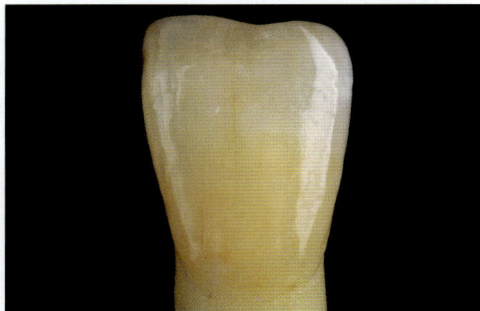

图 2-10-1 牙釉质颜色

光特点,透过牙釉质看到的牙本质色彩其实并非是真实的牙本质颜色。

4. **牙釉质半透性**　牙釉质是高度半透明的组织,大部分光线会透射过去,仅有少数部分会被反射。即使是较厚的牙釉质区域,大部分光线仍会被透射。

牙釉质的半透性受到其他因素的影响。牙体越厚,光线所透过的路径就越长,则增加了光线反射或折射的量,使光线不能完全穿通牙釉质。在牙釉质较薄的区域,如颈部 1/3 处,牙本质的颜色很容易显露。在中 1/3 牙釉质略厚的部分,牙本质的颜色没有颈部的明显(图 2-10-2)。

牙釉质的矿化程度也是影响半透性的重要因素。矿化程度越高,牙釉质结构越致密,内部孔隙率越少,半透明度也随之增加。乳牙的矿化程度比恒牙的低,牙釉质变得更白更不透明(图 2-10-3)。

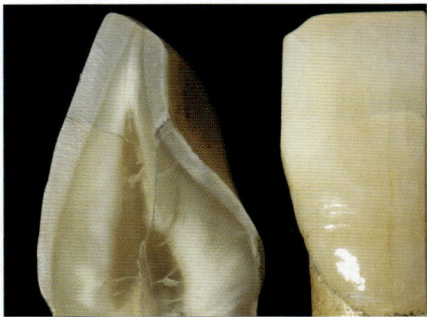

图 2-10-2　同一颗牙颈部与中部牙釉质的厚度区别与透过的颜色差异

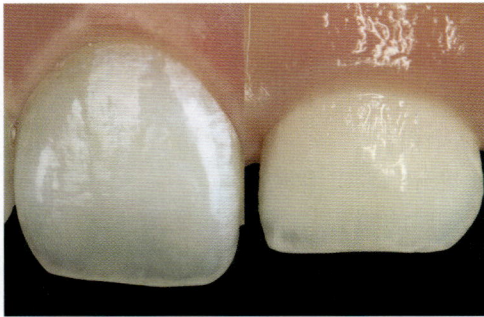

图 2-10-3　高度半透明的恒牙切端牙釉质与乳牙切端牙釉质的比较

因此,牙釉质的厚度、矿化程度决定了通过牙体组织光线的量,尤其是到达牙本质的光线量,决定了牙本质的色度表现,从而定格了牙的亮白。

（二）牙本质光学特征

1. **牙本质折射率**　牙本质的折射率在 1.527~1.553。

2. **牙本质基色**　牙本质是偏红的黄色,饱和度高,有明显的不透明性。牙本质比相同厚度的牙釉质更加不透明,比牙釉质更容易呈现颜色,因此,牙本质是牙体组织颜色的基础。牙本质根据位置的不同,半透明性(transluence)、半透明度(transluence parameter)和饱和度(chroma)均不相同(图 2-10-4)。

3. **牙本质的荧光性**　由于含有一些特定的蛋白质,如光敏色素,牙本质也是一种高荧光性的组织。牙本质层以及连接牙本质和牙釉质的蛋白质是体内最具有荧光性的物质之一,牙釉质虽也有荧光性(fluorescence,FL),但是程度相当低。荧光现象在荧光灯下表现明显。荧光现象最重要的特征是"内部发光",也就是光线从牙齿内部发散出来。

（三）牙骨质光学特征

1. **牙骨质折射率**　牙骨质的折射率在 1.572~1.592。

2. **牙骨质基色**　牙骨质位于牙根表面,包绕牙根形成骨样组织。较薄,颜色较黄(图 2-10-5)。

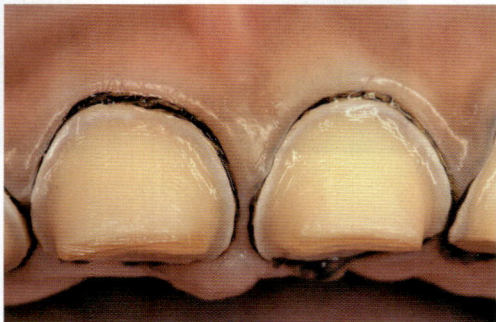

图 2-10-4　去除牙釉质后的牙本质颜色

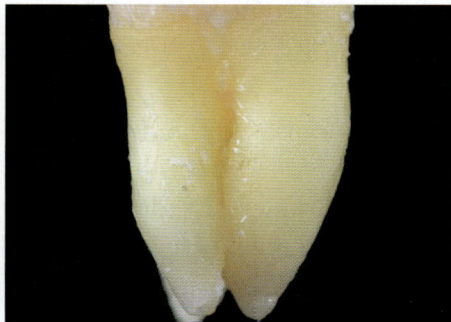

图 2-10-5　牙骨质基色

二、牙的色彩特征

（一）牙的基本色彩特征

牙在自然光下的光学特征，除了色调、饱和度和明度这三个颜色基本属性外，牙还可以产生有视觉立体深度的半透性、切端带有乳白晕的乳光性、自然光照下生动亮白的荧光性以及牙体表面白色条纹等个性化特征。牙通过呈现上述几种特殊的光学性能，在视觉上带来生动的美感。

1. 色度（chromaticity，CH） 是色调与饱和度的统称，牙的色度主要由牙本质决定。牙本质主要反射长波（黄色、红色），因此大多数牙的平均色度为橙黄色。牙的饱和度具有从牙颈部至切端、舌面至唇面逐渐降低的特点（图2-10-6）。

在微距观察牙时，使用偏振滤镜可去除表面反光，更加突出牙内部的色度特征（图2-10-7）。

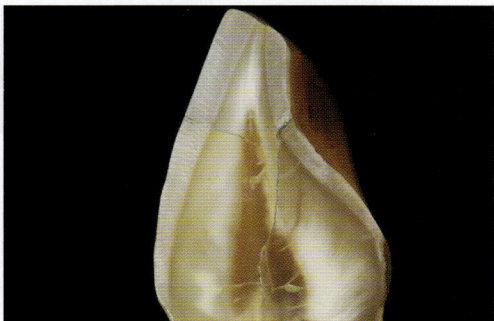

图 2-10-6 牙切片透照显示牙本质色度特征

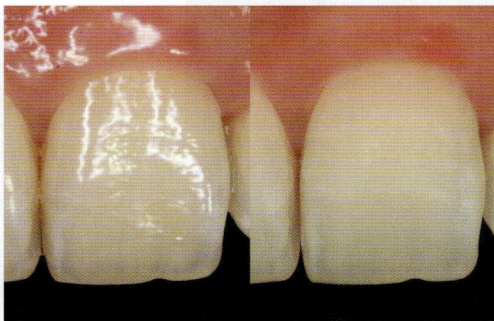

图 2-10-7 使用偏振滤镜拍摄牙以突出其色度特征

随着年龄增加，牙的色度有逐渐偏红且饱和度增加的趋势，这可能与牙釉质的磨耗及硬化牙本质的生成有关。

2. 明度（value） 是指色彩相对明亮或暗淡的程度，明度分级从纯黑色最低值"0"到纯白色最高值"10"，主要由牙釉质表面反射决定。牙釉质表面越光滑平坦，则形成镜面反射效果越强，其牙体明度亦高（图2-10-8）。

随着年龄增加，牙釉质的磨损量增加，而牙釉质的厚度决定了牙的明度与半透性——厚的牙釉质具有高明度、低半透性与高反射率的特点，上述变化最终导致牙明度随年龄增加而降低。

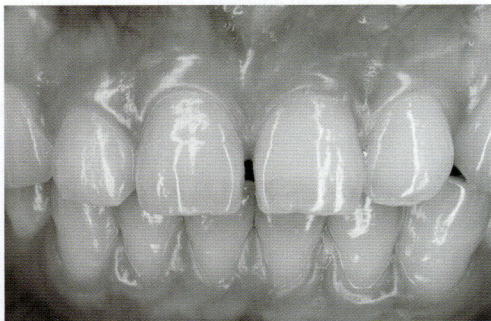

图 2-10-8 黑白照片突出牙明度特征

3. 荧光性（fluorescence，FL） 当常温物质经过某种特定波长的入射光照射，吸收光能后进入激发状态，很不稳定，立即通过二次反射退激发，发出比入射光的波长更长的出射光，即产生荧光，是一种光导致发光的冷光现象。牙齿，特别是牙本质，具有在紫外线照射下发出可见光的特性。牙荧光性随牙本质脱矿而增加。

4. 乳光性（opalescence，OP） 是指某些具有透光性能物体，其内部颗粒对可见光中短波反射、长波透过，观察者在光源对侧时看到透过的红橙色光，同侧时，反射出蓝色的现象，这种蓝光就是乳光。在牙切端1/3可观察到乳光现象，随着不同波长的光线穿过牙釉质发生散射，使牙切端具有灰蓝色或琥珀色的乳光特征（图2-10-9）。

根据切牙切端生长叶的数量与形态，可将乳光性特征分为三叶状、四叶状、刷状等。

5. 半透性（transluence，TP） 相对于吸收和反射而言，透光性是指光线穿透的程度。最高的透光性就是透明体即所有光线均可以穿透，而最低的穿透率是不透明体即所有光线均被反射或吸

学习笔记

收。半透性是指在不均匀介质的内部散射而传播的那部分光的相对量,与各物体之间的折射率差异、物体厚度、内含颗粒的大小、色素的浓度以及孔隙率有关(图2-10-10)。牙表面受窝沟、尖、嵴与不规则纹理等表面特征的影响,不同表面特征部位的半透性均有所差异:表面越平整,则该区域透明度越高;反之,则透明度越低。如前所述,牙表面越平坦,则明度越高,故其半透性越低(表2-10-1)。

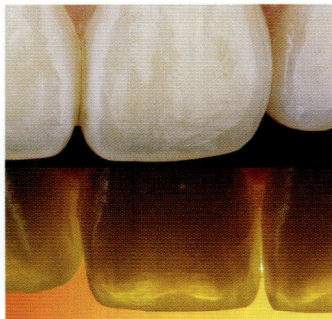

学习笔记

图 2-10-9　牙的乳光性

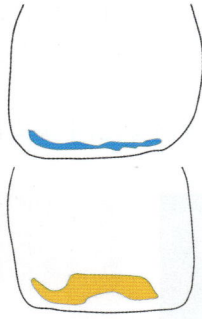

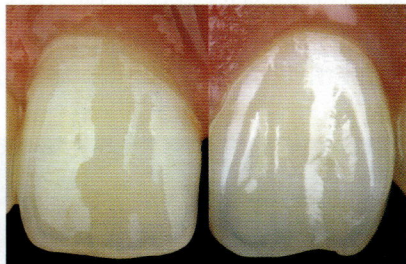

图 2-10-10　牙的半透性

表 2-10-1　天然牙色泽的增龄性变化

年龄	明度	半透性	色度
年轻人	高	低	偏黄
老年人	低	高	偏红

6. 个性化特征(individualized feature,IF)　在牙釉质表面,可见部分点状、带状或圆形乳白色低矿化区域或条状琥珀色区域。该个性化特点各牙位均有所不同,并可随年龄增加而改变形态。

根据颜色差异,可将其分为乳白色、琥珀色两类。根据其色泽形态,可分为斑块状、云雾状、条带状、裂隙状及散在点状等五类(图2-10-11)。

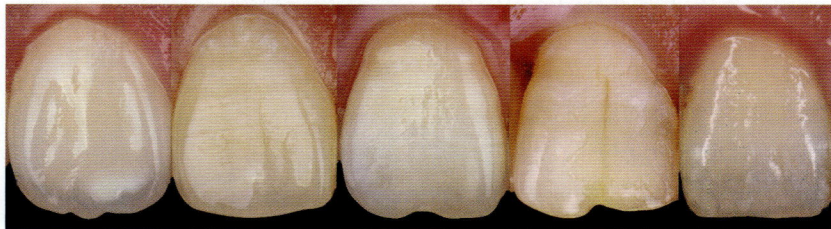

图 2-10-11　天然牙个性化特征形态分类

(二)牙体形态与颜色

牙的颜色在一定程度上是其形态特征的表现,牙体的形态可以分为轮廓形态和表面形态。

轮廓形态可以分为牙釉质形态与牙本质形态。牙是由较透明的牙釉质与饱和度较大的牙本质两种不同光学性能的物体组成,两者的不同厚度、形态与相互匹配均可造成其光学表现的变化。较薄的牙釉质可透出更多的牙本质色;两者连接处的牙本质形态也呈现不同的颜色分界。

表面形态由牙体表面不同大小、深度、方向的纹路构成,影响牙体的质地和对光线的反射能力。表面形态越少,质地越光滑,对光线的反射能力越强,明度值越高。在义齿修复过程中,可以通过改变修复体表面形态来改变义齿的表面质感,改变修复体的明度。

同一颗牙齿,随着长期的磨耗,牙釉质缺失,牙体表面逐渐变得光滑透明,能够透出更多牙本质的颜色,使牙体显得饱和度增加。临床上模仿牙牙釉质与牙本质的这种层次厚度分配,可以在同样的空间,通过改变牙本质瓷与牙釉质瓷的厚度比例来达到表现出不同颜色饱和度的目的。

(三) 不同牙位的颜色变化

根据恒牙牙位区域,可分为前牙区与后牙区进行比较:

1. 前牙区　上颌前牙区为美学区域,包含左右上颌中切牙、上颌侧切牙及上颌尖牙共6个牙位。上、下颌前牙区由近中至远中牙位色彩特征通常具有以下变化规律:明度逐渐降低,色度逐渐增加。

2. 后牙区　后牙区恒牙较前牙区恒牙也遵循相似的色彩变化趋势:明度降低,色度增加。随着后牙磨耗的增加,牙釉质变薄,进而明度与乳光性减弱。

(四) 牙体组织矿化与牙体色泽

牙从发育、萌出直到老年,其矿化过程一生未有停歇。可因服入药物、饮用含氟矿物水等原因造成牙体色泽的改变。

1. 氟牙症　通常伴随牙体硬组织的脱矿、结构紊乱和色素沉着,通常显现于牙齿的表层,出现杂乱的深棕色、透明棕色、不透明橙色的斑纹状改变。

2. 四环素牙　在牙齿矿化期间,四环素会渗入牙本质,使牙的颜色变为棕黄或深黑色,当牙暴露于阳光下时,会加重这种色变。因而,前牙唇侧较后牙显得更暗,明度更低。

(五) 牙体组织完整性与牙体色泽

牙体硬组织的完整性和牙髓组织的活性也能间接影响牙体组织的色泽表现。

1. 龋病　由龋病引起的早期脱矿将改变牙齿的折射率,在牙面上表现为白垩色的斑块。精确测量牙齿折射率的变化可帮助早期诊断龋病;龋病的病损程度不同,颜色也有不同的变化:浅龋棕黄色变化到深龋棕黑色龋损。

2. 牙髓失活　牙髓失活的牙齿荧光性明显下降;外伤后牙髓失活的牙体表面呈暗沉灰黑色。

思考题

1. 何谓牙体比较解剖学?
2. 简述牙的演化特点。
3. 描述牙萌出的生理特点及顺序。
4. 简述切牙组的形态及功能特点。
5. 简述尖牙组的形态及功能特点。
6. 简述前磨牙组的形态及功能特点。
7. 简述磨牙组的形态及功能特点。
8. 试述上、下颌磨牙的区别。
9. 简述乳、恒牙的区别。
10. 试述牙接触区的形态和位置。
11. 试述牙冠形态的生理意义。
12. 试述牙根形态的生理意义。
13. 何谓根管系统?
14. 试述根管系统各部位的名称。
15. 试述根管的分类。
16. 乳牙与恒牙髓腔有何区别?
17. 简述髓腔增龄性变化的临床意义。
18. 简述牙釉质、牙本质及牙骨质的光学特征。
19. 天然牙的基本色彩特征有哪些?

(于海洋)

ER2-10-8

画廊:ER2-10-8
氟牙症牙与四环素牙

ER2-10-9

画廊:ER2-10-9
龋病牙的色泽改变

ER2-10-10

画廊:ER2-10-10
牙髓失活后牙齿表现

学习笔记

参考文献

1. 王惠芸 . 牙体解剖生理学 . 北京:人民卫生出版社,1958

2. 皮昕 . 口腔解剖生理学 . 6 版 . 北京:人民卫生出版社,2007

3. 谢秋菲 . 牙体解剖与口腔生理学 . 北京:北京大学医学出版社,2005

4. NELSON S J,ASH M M.Wheeler's Dental Anatomy,Physiologyand Occlusion. 9th ed. St. Louis,Missouri: Saunders,Elsevier Inc.,2010

5. BRAND R W,ISSELHARD D E.Anatomy of Orofacial Structures. 6th ed. St. Louis,Missouri:Mosby,Inc.,1998

6. SCHOUR L,MASSLER M. The development of the human dentition. J Am Dent Assoc,1941,28:1153

7. STEPHEN C. Pathway of the pulp. 9th ed. St. Louis:Mosby Inc.,2006

8. WENG X L,YU S B,ZHAO S L,et al. Root canal morphology of permanent maxillary teeth in the Han nationality in Chinese Guanzhong area:a new modified root canal staining technique.J Endod,2009,35(5):651-656

9. VERTUCCI F J,SEELIG A,GILLIS R. Root canal morphology of the human maxillary second premolar. Oral Surg Oral Med Oral Pathol Oral Radiol Endodon,1974,38:456

10. VERTUCCI F J. Root canal anatomy of the human permanent teeth. Oral Surg Oral Med Oral Pathol Oral Radiol Endodon,1984,58:589

11. KENNETH M H,LOUIS H B. Pathway of the pulp. 11th ed. St. Louis:Mosby Inc.,2016

12. QUEIROZ R S,LIMA J P M,MALTA D A M P,et al. Changes on transmittance mode of different composite resins. Materials Research,2009,12(2):127-132

13. NAKAMURA T,SAITO O,MIZUNO M,et al. Changes in translucency and color of particulate filler composite resins. International Journal of Prosthodontics,2002,15(5):494-499

学习笔记

第三章 牙列、殆与颌位

>> **【内容提要】**

上下颌牙的牙根生长在牙槽窝内,其牙冠按照一定的顺序、方向和位置彼此邻接,排列成弓形,称为牙弓(dental arch)或称牙列(dentition)。上颌者称为上颌牙弓(列),下颌者称为下颌牙弓(列)。殆是指上、下颌牙列按照一定的对应关系发生咬合接触的现象,包括静止和运动时的接触状态。颌位是指下颌相对于上颌或者颅骨的位置关系,与临床关系密切的颌位有三个:牙尖交错位、后退接触位和下颌姿势位。

本章重点介绍牙列的特征、牙尖交错殆的特点、三个基本颌位以及正中关系的概念。

第一节 牙 列

正常牙列外形规则、整齐,每个牙在牙槽骨内有其特定的位置,牙与牙之间紧密邻接,在咀嚼运动中不仅可以互相支持、传导和分散咀嚼压力,提高咀嚼效能,也有利于牙的稳固,防止牙移位;而且还可以避免食物嵌塞,保护牙龈乳头免受损害。同时,牙排列成弓形,内侧便于舌的运动,外侧可以衬托唇、颊,使面形丰满。由于牙槽骨决定着牙列的基本形态,因而牙列异常、牙列缺损或者缺失,不仅影响美观,而且对咀嚼、发音、言语、表情等口腔功能都会产生不同程度的影响。

一、牙列的分类

1. 按照牙的类别,牙列可以分为恒牙列、乳牙列和混合牙列。

(1) 恒牙列(permanent dentition)(图 3-1-1,图 3-1-2):是全部由恒牙组成的牙列。完整的上、下颌恒牙列各含 16 颗牙。由于上颌切牙较宽,下颌切牙较窄,下颌前磨牙向舌侧倾斜程度大于上颌前磨牙,故上颌牙列较下颌牙列略宽、略长。单个牙移位一般不影响牙弓形态,但是多个牙移位会导致牙弓不规则或者不对称。据统计,我国国人上颌恒牙列宽约 55mm,长约 50mm;下颌恒牙列宽约 52mm,长约 41mm(不含第三磨牙)。

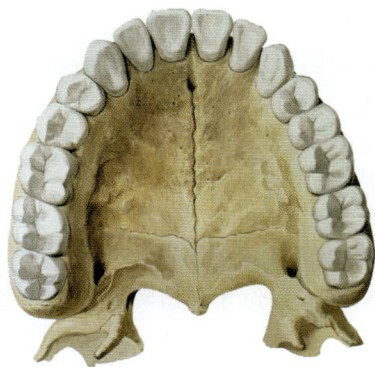

图 3-1-1　上颌恒牙列　　　　图 3-1-2　下颌恒牙列

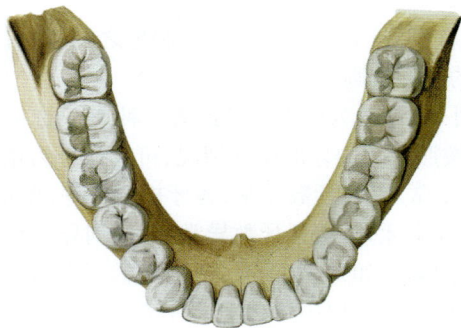

（2）乳牙列（deciduous dentition）（图 3-1-3，图 3-1-4）：是全部由乳牙组成的牙列。完整的上、下颌乳牙列各含 10 颗乳牙。乳牙列长度约 47mm，较恒牙列短小，但其牙列宽度与长度的比例大于恒牙列，形态更近似半圆形。

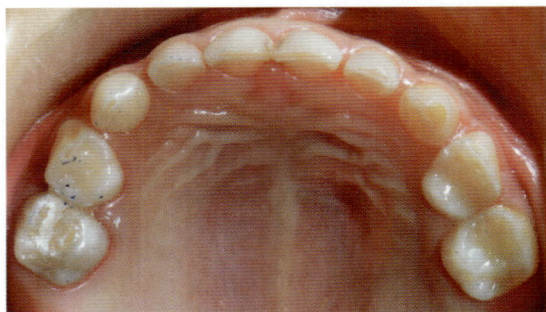

图 3-1-3　上颌乳牙列

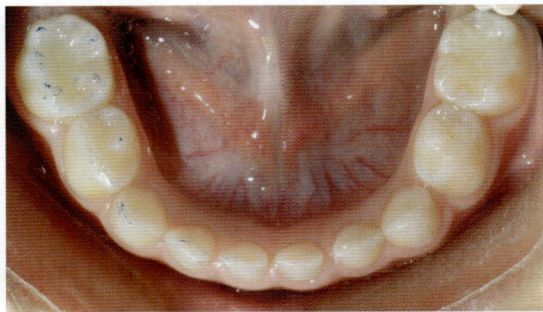

图 3-1-4　下颌乳牙列

（3）混合牙列（mixed dentition）：是由若干乳牙和若干恒牙组成，在不同发育阶段牙数略有差异（参见第二章第四节中"牙萌出时间表"）。混合牙列期牙列宽度与长度的变化较为复杂，尤其在下颌牙弓段。受牙萌出和替换的影响，混合牙列期常出现生理性暂时性错殆与病理性错殆并存的状况，个别成人有乳牙滞留或恒牙缺失，应注意甄别。

2. 按照牙列形态特征分型　尽管牙列形态有一定规律，但个体之间并不完全相同，存在个体差异。根据两侧尖牙区间牙排列的特点，牙弓有三种基本形态（图 3-1-5），即椭圆形、尖圆形和方圆形。

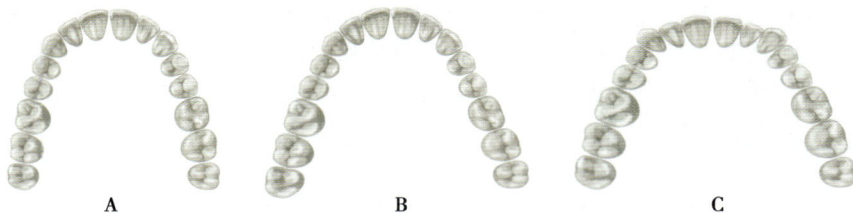

图 3-1-5　恒牙列的三种典型形态
A. 尖圆形　B. 椭圆形　C. 方圆形

（1）尖圆形：上颌牙列自侧切牙切缘起开始向后弯曲，弓形牙列的前牙段向前突出比较明显，约占 26%，在美学形态理想的牙弓中多见。

（2）方圆形：上、下颌牙列中四个切牙的切缘连线略直，弓形牙列从尖牙的远端开始弯曲向后，约占 24%。

（3）椭圆形：介于方圆形与尖圆形之间，约占 46%，自上颌侧切牙的远中逐渐转向后端，使前牙所连成的弓形较圆。

另外，有部分为以上两种或者三种形态的混合型（约占 4%）。

3. 按照牙列中牙的排列情况，可大致分为正常牙列和异常牙列。

（1）正常牙列：牙数正常，各牙排列整齐，无间隙或拥挤现象。

（2）异常牙列：包括牙数异常、牙排列异常和牙弓间异常。牙数异常如牙数过多（额外牙）或过少；牙排列异常如牙列拥挤、牙列稀疏、弓外牙、高位牙、低位牙、易位牙和扭转牙等。牙弓间异常如上下颌牙弓比例失调、反颌牙列等。

二、牙列大小的测量

用数值来描述牙列的形态,对制订正畸治疗计划、制作成品牙列和指导义齿修复有参考价值。常用的参数有牙弓的长度与宽度、Terra 指数和 Bolton 指数等。

1. **牙列长度与宽度**　通常将左、右侧中切牙唇侧最突点连线与牙列左右侧最后一颗牙远中最突点连线之间的垂直距离称为牙列长度(即牙弓深度),将通过左右侧同名牙同名解剖标志之间的距离称为牙列宽度(图 3-1-6),例如,以尖牙牙尖顶间距代表牙弓前段宽度、第一前磨牙中央窝间距代表牙弓中段宽度、第一磨牙中央窝间距代表牙弓后段宽度等。

2. **Terra 指数和 Bolton 指数**　Terra 指数和 Bolton 指数通常用来描述上、下颌牙列之间的大小比例关系。Terra 指数是指牙列宽度与牙列长度的比值。Bolton 指数是指包括第一磨牙在内下颌 12 个牙近远中径总和与上颌 12 个同名牙近远中径总和之比(称全牙比)或者从尖牙到尖牙 6 个下颌前牙近远中径总量与 6 个上颌前牙近远中径总量之比(称前牙比),全牙比一般为 91.5%,前牙比为 78.8%,Bolton 指数反映上下颌牙弓之间的协调程度。

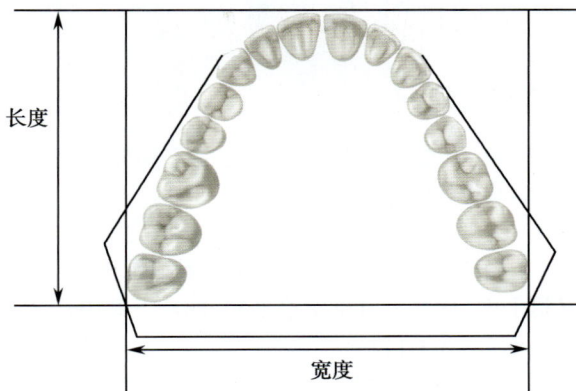

图 3-1-6　牙列长度与宽度

三、牙正常排列时的倾斜规律

单个牙在牙槽窝中按照一定的方向和角度排列。正常情况下,牙倾斜的方向与咀嚼运动所产生的殆力的方向相适应,从而使咀嚼力得以沿牙体长轴方向传导,在有利于发挥牙的咀嚼功能的同时,保护和维持牙及牙周组织等咀嚼器官的健康。牙的倾斜排列还使牙列中各牙之间能够紧密接触,增大上、下颌牙咀嚼时的接触面积,避免咬伤唇、颊、舌组织,便于舌的运动;同时,还有利于衬托唇、颊组织,对保持面下 1/3 形态起重要作用。

(一)近远中向的倾斜规律(图 3-1-7~图 3-1-10)

描述上、下颌牙在牙列中的排列规律,首先需要确定一个参考平面,然后描述各牙相对于该参考平面的位置关系,该平面即为殆平面(occlusal plane)。其定义是:连接上颌中切牙的近中切点,到第一磨牙近中或远中颊尖的连线所构成的假想平面,该平面与鼻翼耳屏线近似平行。

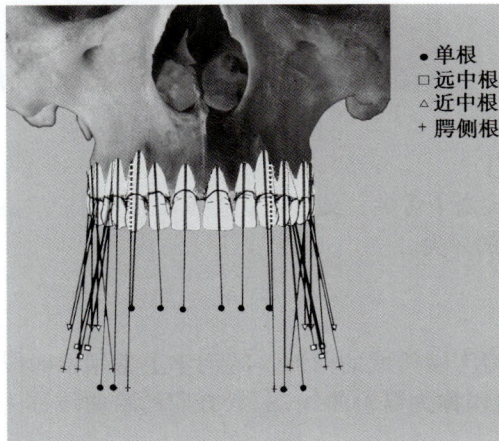

图 3-1-7　上颌牙列前牙近远中向、后牙颊舌向倾斜情况(正面观)

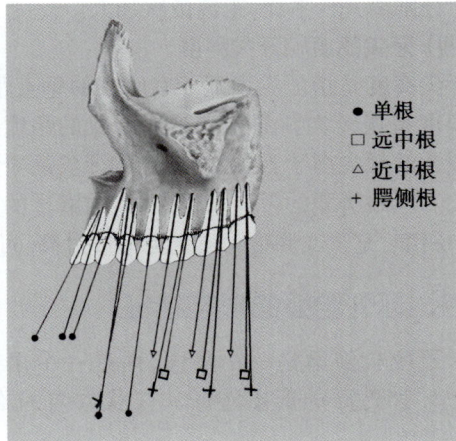

图 3-1-8　上颌牙列前牙唇舌向、后牙近远中向倾斜情况(侧面观)

动画:ER3-1-3 牙正常排列时的倾斜特征

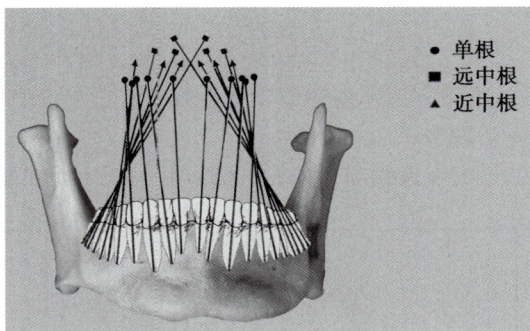

图 3-1-9　下颌牙列前牙近远中向、后牙颊舌向倾斜情况（正面观）

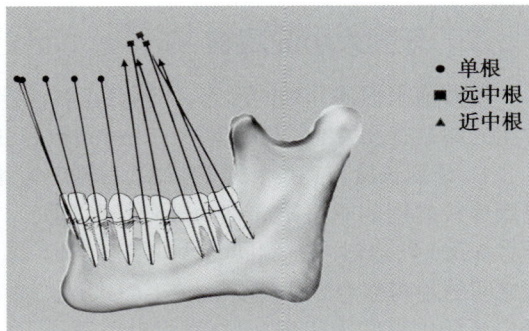

图 3-1-10　下颌牙列前牙唇舌向、后牙近远中向倾斜情况（侧面观）

为了准确记录下颌运动以及下颌骨相对于上颌骨或颅骨的位置关系，常以下颌牙列为基准定义骀平面，称其为解剖学骀平面，即从下颌中切牙近中切点到双侧最后磨牙远中颊尖顶所构成的假想平面（图 3-1-11）。

从牙弓正前面观察，上颌中切牙牙根微向远中倾斜约 5°~10° 角，侧切牙较中切牙倾斜度大，尖牙倾斜度介于中切牙和侧切牙中间。下颌中切牙长轴较直，侧切牙、尖牙倾斜度依次加大，牙根向远中方向倾斜。

从牙弓颊侧面观察，上下颌前磨牙近远中方向的倾斜度一般较直，自第一磨牙开始，上、下颌磨牙的牙体长轴逐渐向近中倾斜，程度依次加大。

（二）唇（颊）舌向的倾斜规律（图 3-1-7~ 图 3-1-10）

从牙弓正面观察，上颌后牙微向颊侧倾斜，下颌后牙微向舌侧倾斜，有一定的覆骀覆盖关系。

从牙弓侧面观察，上下颌前牙牙体长轴均微突向唇侧，与颌骨前端牙槽突的倾斜方向一致，上颌比下颌稍突，上下颌前牙之间形成一定的覆骀覆盖关系。

（三）垂直向关系

从牙弓正面观察，上颌中切牙切缘在唇红缘下 2mm 处，上颌侧切牙切缘高于中切牙切缘约 1mm，上颌尖牙牙尖与中切牙切缘平齐。以上颌骀平面为参考平面，上颌中切牙的切缘与骀平面平齐，上颌侧切牙离开骀平面 0.5~1mm，上颌尖牙的牙尖、第一前磨牙、第二前磨牙的颊尖、第一磨牙的近中颊尖在骀平面上，第一磨牙远中颊尖、第二磨牙、第三磨牙分别离开骀平面，距离依次加大。

（四）牙尖高度和牙尖斜度

牙尖高度是指牙尖顶到牙窝底端的垂直距离，牙尖斜度是指牙尖斜面与水平面所成的角度。一般上颌牙的颊尖高于舌尖，前磨牙的牙尖高于磨牙

图 3-1-11　解剖学骀平面

的牙尖。下颌磨牙的舌尖高于颊尖，前磨牙的颊尖高于舌尖。义齿修复选择人工牙时应注意牙尖高度和斜度，充填或调骀时应避免形成过高、过陡的牙尖。

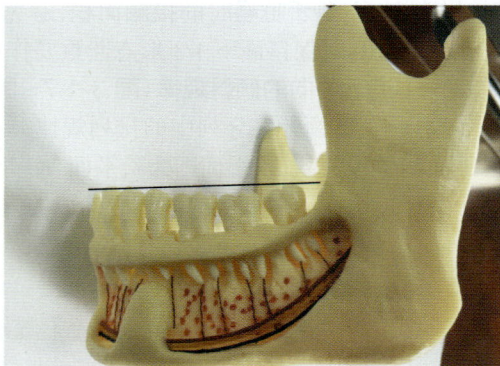

四、牙列骀面的形态特征

牙冠咬合面不是一个平面，而是一个由尖窝沟嵴构成的曲面。解剖学上常用骀曲线来描述这一牙列骀面的形态特征。矢状方向的骀曲线称为纵骀曲线，冠状方向的骀曲线称为横骀曲线。

（一）纵骀曲线

从侧面观，连接下颌切牙的切缘、尖牙牙尖、前磨牙颊尖、磨牙颊尖，形成一条凹向上的弧形

线，在前磨牙和第一磨牙区域最低，向后逐渐抬高，一直延伸至髁突颈的前缘，称为 Spee 曲线（curve of Spee）或者下颌的纵拾曲线（图 3-1-12）。连接最后磨牙远中颊尖与该侧中切牙近中切点的连线与 Spee 曲线最低点之间的垂直距离称为 Spee 曲线的曲度，一般在 1.5mm 以下。在上颌，连接上颌切牙切缘、尖牙牙尖、前磨牙颊尖和磨牙颊尖，也形成一条凸向下的曲线，称为上颌纵拾曲线，该曲线在第一磨牙近中颊尖以前部分较平坦，从第一磨牙远中颊尖开始，逐渐向上弯曲，此段曲线也称为补偿曲线（compensating curve）（图 3-1-13）。

（二）横拾曲线

从正面观，连接上颌两侧同名磨牙的颊尖、舌尖，形成一条凸向下的弧形线，称为 Wilson 曲线（curve of Wilson）或者上颌横拾曲线（图 3-1-14）。这是由于上颌磨牙略向颊侧倾斜，使舌尖位置低于颊尖，颊尖位置略高于舌尖所形成的。下颌相应的也有一条，只是上颌横拾曲线是凸向下，而下颌横拾曲线是凹向上，上下颌横拾曲线彼此吻合。Wilson 曲线与下颌的侧方运动有关。Wilson 曲线变平或反向曲线都属于异常。

上、下颌牙列的拾曲线，无论是纵拾曲线还是横拾曲线，均彼此相似或吻合，使得上、下颌牙在咀嚼运动过程中，能够保持密切接触关系，并与下颌各种运动方式相协调。同时，拾曲线与牙槽突的曲线形态也基本一致，这对于咀嚼压力的分散与传导，保护牙周组织健康都十分重要。

（三）下颌与下颌牙弓的三角学说及球面学说

1. Balkwill 角（图 3-1-15）　从髁突中心点至下颌中切牙近中切角连线与拾平面所构成的交角称为 Balkwill 角，平均为 26° 左右。

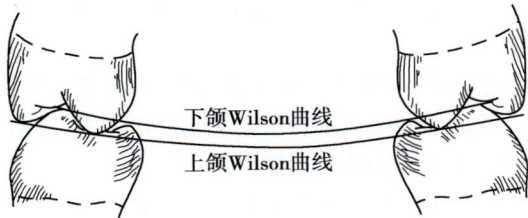
图 3-1-12　Spee 曲线

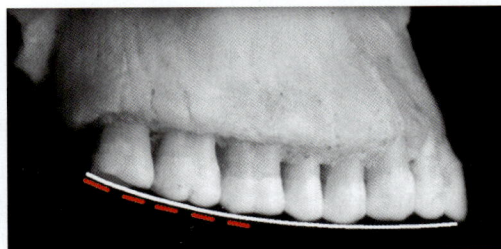
图 3-1-13　补偿曲线

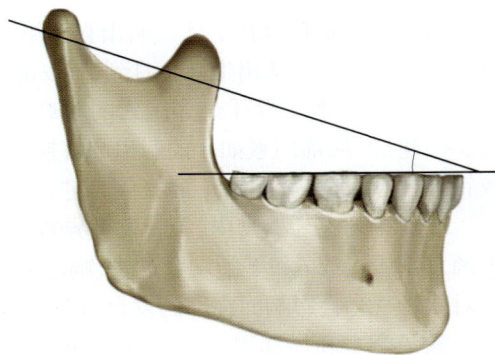
图 3-1-14　Wilson 曲线

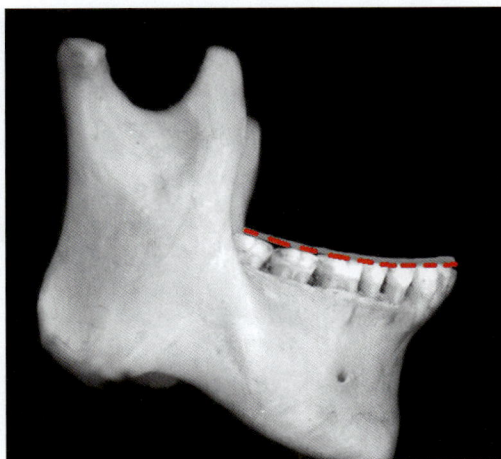
图 3-1-15　Balkwill 角

2. Bonwill 三角学说（图 3-1-16）　Bonwill 用几何学的观点首先论述了下颌牙弓是以下颌中切牙近中切角和双侧髁突中心点相连为一等边三角形的观点，其边长为 10.16cm（4 英寸），后人继续对此进行了测量研究，发现个体变异较大，但多数人此三角形是等腰的，我国国人更符合等腰三角形规律。无论等边和等腰三角形，它们的共同点在于口颌系统（颞下颌关节、颌面肌、牙列咬合）左右两侧对称，牙列居中。睡眠姿势、咀嚼习惯、颌骨疾病等因素会影响下颌牙弓的正常形态，应及早预防。

3. **Monson 球面学说**（图 3-1-17）　Monson 在 Bonwill 三角学说基础上提出,下颌牙弓殆面是一个以眉间点为中心,10.16cm（4 英寸）为半径的球面的一部分,并且上颌补偿曲线也是此球面的一部分。说明牙弓殆面形态是曲面而不是平面形态。

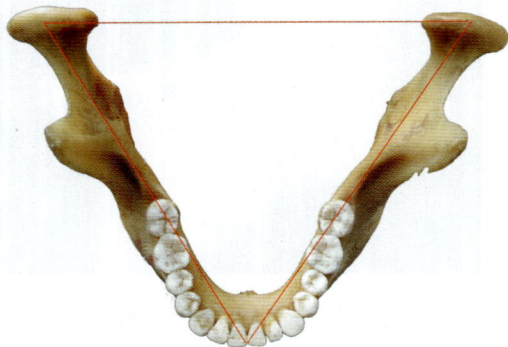

图 3-1-16　Bonwill 三角

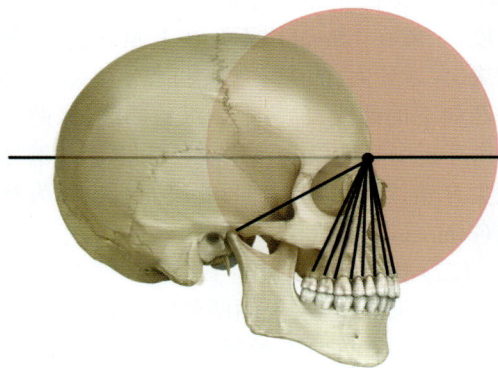

图 3-1-17　Monson 球

无论几何学说还是球面学说,均反映牙列尖、窝相连呈曲线,殆面相连呈曲面,各个牙相连呈纵殆、横殆曲线的解剖特点,反映出曲线和曲面结构与咀嚼殆运循环相适应的特点。牙弓形态一旦成为平面或者殆曲线变反则不易进行调整。另外,各牙之间的紧密接触保证了殆力的传导与分散,体现了牙弓作为整体的作用,保证各种口腔功能的顺利完成。

第二节　殆

殆泛指上下颌牙列之间的一切咬合接触关系,包括运动和静止的接触状态。一般习惯于将静态的牙接触称为殆（occlusion）,运动中的牙接触称为咬合（articulation）。殆是口颌系统的重要组成单位,与口腔临床各个学科的关系非常密切。

一、殆的发育及影响因素

殆的生长发育包括了牙齿萌出直至第三磨牙萌出以后达到咬合接触的全过程,即为咬合建立的过程,时间较长,从出生几个月到 20 岁前后,在这样一个漫长的生长发育时期内要建立正常的咬合（即牙尖交错殆）,要受许多因素的影响。全身因素如家族遗传、内分泌及代谢、骨关节疾病等都会影响建殆。局部因素如牙的萌出和替换,牙的大小和形态,口腔不良习惯（如吐舌吞咽、偏侧咀嚼、咬铅笔杆等）都将影响到正常咬合的建立。

牙齿排列在牙槽窝内,颌骨发育异常,如上颌发育过快或 / 和下颌发育缓慢,则形成上颌前突;上颌发育缓慢或 / 和下颌发育过快,则形成下颌前突。颅面部的生长发育也会影响建殆,如颅底的三对软骨联合会影响面中部的发育,软骨联合发育不全会表现为面中部凹陷。

除了全身和局部因素外,影响建殆的关键因素就是牙弓周围及面部各组肌群间的动力平衡,即作用于牙弓向前与向后、向内与向外的力相互平衡,这种动力平衡是建立正常殆关系的基础。

1. **前后向肌动力平衡**　向前向外的动力来自舌肌,与向后的唇肌力量相平衡。牙前突或内倾都伴有前后向肌动力平衡的异常。舌在生长发育过程中要推动颌骨和牙齿不断向前生长发育。牙弓闭合道呈弧形,上下颌牙列由后向前呈楔状形,在咀嚼食物过程中产生剪切效应推动牙齿向前发育。下颌运动中来自闭颌肌群的动力都有提下颌向前上的作用,从而对牙列产生向前的推动力。牙体长轴多数向近中倾斜（图 3-2-1）,有不断向近中移动的趋势。向后的力量来自口周肌群,包括口周围肌上组和下组、颊肌、口轮匝肌等。向后的力量不足,会表现为"开唇露齿";舌肌向前的力量过大,会形成"开殆",这些都是肌动力失衡的表现。

2. **颊舌向动力平衡**　上、下颌牙弓内侧有舌体，外侧有颊肌，内外方向的动力相互平衡。内外肌动力平衡异常可表现为颌骨与牙弓大小的异常、牙列拥挤等，临床常见腭裂和有吮颊习惯的儿童多数有牙弓狭窄和牙列拥挤的表现。

3. **上下方向的动力平衡**　上下方向的动力平衡是通过正常的咬合接触实现的（图 3-2-2），在生长发育过程中出现牙列完整性破坏，牙列中各牙之间的相互支持作用丧失，上下方向的殆动力平衡就不能正常维持。如第一磨牙过早缺失，邻牙与对颌牙都会发生移位或者伸长，久之出现咬合紊乱，咀嚼肌和颞下颌关节的功能异常。所以，建殆过程中的影响因素很多，应重在预防。

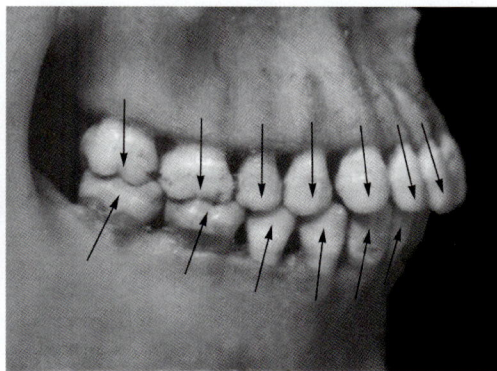

图 3-2-1　上下颌牙咬合时的向前推动趋势

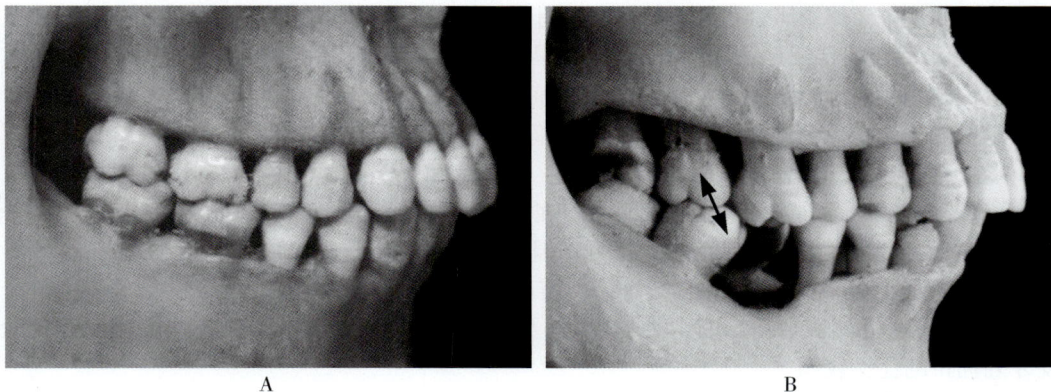

A

B

图 3-2-2　殆的动力平衡与牙齿位置的稳定性

A. 咬合动力平衡（上下、前后、内外），牙齿可保持稳定　B. 下颌第一磨牙缺失，殆动力平衡破坏，邻牙向缺隙侧移动和对颌牙伸长

二、殆的发育阶段

殆的发育经历了乳牙殆时期、替牙殆时期及恒牙殆时期三个阶段。

（一）乳牙殆时期

乳牙殆时期是指乳牙从出生后 6 个月开始萌出到 2 岁半完全萌出达到整个咬合接触后持续到开始换牙前（约 6 岁）的这一段时间。乳牙殆建殆约在 2 岁半完成，在 2 岁半至 6 岁左右第一颗恒牙萌出之前的时期，正是儿童生长发育非常旺盛的时期，一方面，乳牙是儿童的咀嚼器官，要完成对食物的摄取和粉碎，满足生长发育的营养需要；另一方面，通过咀嚼，刺激颌骨、咀嚼肌和其他口颌器官的生长发育。因此，尽管乳牙终将被恒牙替代，保护乳牙和保持乳牙殆和替牙殆的健康非常重要。

根据乳牙殆建殆和颌骨发育的特点，可以将乳牙殆分为乳牙殆早期和乳牙殆晚期两个阶段。

1. 乳牙殆早期的特征（2.5~4 岁）

（1）乳牙在颌骨上的位置较直，牙轴接近垂直，没有明显的近远中向及唇（颊）舌向倾斜度，也无明显的殆曲线。

（2）牙排列整齐，无间隙，上下颌中切牙的近中面在中线处彼此一致。

（3）切缘、牙尖和殆面无明显的磨耗。

（4）上下颌第二乳磨牙的远中面在同一个垂直平面上，称为终末平面平齐（flush terminal plane）（图 3-2-3）。乳磨牙的终末平面包括平齐终末平面，即上下颌第二乳磨牙远中面处于同一平面；近

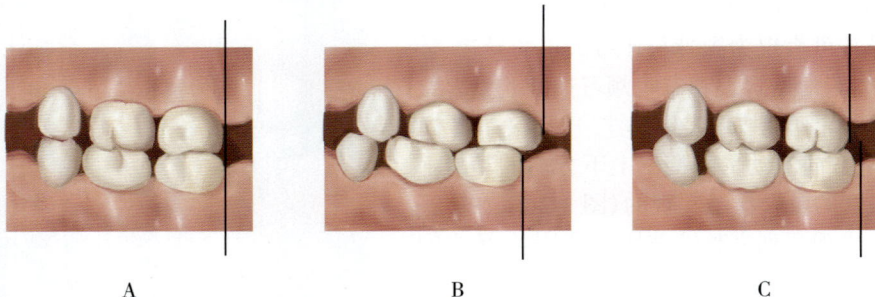

图 3-2-3 第二乳磨牙远中关系的三种表现
A.平齐 B.近中梯 C.远中梯

中梯(mesial step),即上颌第二乳磨牙远中面位于下颌的远中;远中梯(distal step),即上颌的终末平面位于下颌的近中。终末平面可引导第一恒磨牙萌出建牙合,具有重要的临床意义。

2.乳牙牙合后期的特征(4~6岁) 与乳牙牙合早期对应观察,乳牙牙合晚期的特征有:

(1)牙排列稀疏,切牙区及尖牙区出现散在间隙,其中上颌尖牙近中和下颌尖牙远中的间隙称为灵长类间隙(primate space)(图 3-2-4)。

在乳牙列内出现生理性牙间隙,表明颌弓在增长。这种牙间隙的出现有利于恒牙的正常萌出与排列。但乳牙间隙的出现,不一定就保证将来恒牙都能正常排齐,有时乳牙列无间隙甚至有拥挤,但到恒牙萌出时,只要颌弓能及时增长,恒牙仍能排列正常,只是在恒牙列阶段出现牙列拥挤的比例较高。

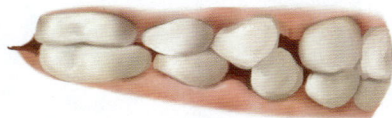

图 3-2-4 灵长类间隙

(2)牙的切缘、牙尖及牙合面出现明显的磨耗。

(3)上、下颌第二乳磨牙的远中面不在同一个平面,下颌第二乳磨牙移至上颌第二乳磨牙的近中(近中梯)。

(二)混合牙列时期(6~12岁)

从 6 岁开始第一恒磨牙萌出,替牙期即开始。约至 12 岁时,随着第二恒磨牙萌出,乳牙全部为恒牙所替换,替牙期结束。这一阶段有乳牙的脱落和恒牙的萌出,乳牙脱落的时序对恒牙萌出和替换有较大影响。牙弓大小和宽度也随着颌骨发育与恒牙萌出发生较大变化。在替牙期间,常有暂时性错牙合出现,许多错牙合在发育过程中,常可自行调整为正常(图 3-2-5)。但是混合牙列期的骨量不足或者牙弓宽度不足会造成恒牙列期的牙列拥挤和牙槽前突,应引起重视。混合牙列时期的暂时性错牙合主要表现为以下几种情况:

(1)上唇系带位置过低:乳牙初萌时,上唇系带常位于上颌两中切牙之间,此为暂时现象,随着面部和颌骨的发育,牙根的生长,上唇系带可逐渐退缩到正常位置。

(2)上颌中切牙间隙:上颌左右中切牙牙冠偏向远中,在两者之间形成一明显间隙。这多是因为尚未萌出的上颌侧切牙在牙槽骨内挤压了中切牙的牙根,迫使牙根向近中移动造成的。侧切牙萌出后,一方面对中切牙牙根的挤压作用减弱或消失,另一方面侧切牙萌出过程中对中切牙产生挤压作用,迫使其向近中移动,间隙逐渐消失。

(3)上侧切牙偏斜:因颌弓暂时增长不足,上颌侧切牙牙根受到来自未萌出尖牙牙胚向近中挤压,使得牙冠向远中偏斜。待尖牙萌出后,侧切牙牙体长轴可逐渐恢复正常。

(4)轻度牙列拥挤:恒切牙初萌时,可能呈一定的拥挤状态。上颌 4 个恒切牙牙冠比乳切牙牙冠平均宽 7.6mm,下颌 4 个恒切牙牙冠比乳切牙平均宽 6.0mm,这种差异称为切牙补偿(incisor liability)。由于恒牙宽度较宽,显得骨量不足。随着前磨牙、尖牙萌出,切牙牙轴唇倾,牙槽骨宽度和长度增长,前牙的拥挤状态可逐渐改善。

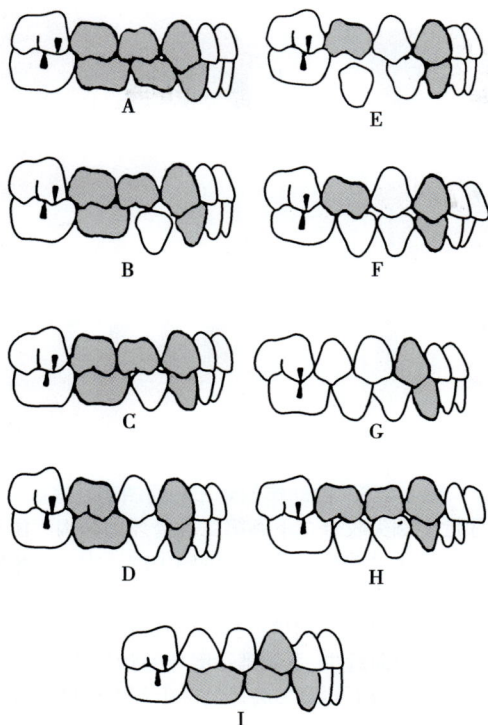

图 3-2-5　替牙期间𬌗的调整

A. 替牙期间的𬌗,恒切牙与第一恒磨牙已萌出,上颌第一恒磨牙的近中颊尖咬在下颌第一恒磨牙颊沟的近中　B. 下颌第一前磨牙的近远中距不足以充满第一乳磨牙所留下的间隙　C. 𬌗调整,覆𬌗可能增加,下颌第二乳磨牙及第一恒磨牙亦可能向近中移动少许　D. 在上颌第一乳磨牙缺失之后,上颌第一前磨牙萌出,覆𬌗减小　E. 下颌第二恒磨牙的近远中距不足以充满第二乳磨牙的间隙　F. 𬌗需调整,覆𬌗增加,下颌第一恒磨牙前移　G. 在乳磨牙脱落与前磨牙萌出之后𬌗的调整,上颌第一恒磨牙的近中颊尖咬在下颌第一恒磨牙的颊沟　H. 当下颌乳磨牙脱落而上颌乳磨牙滞留时导致覆𬌗增加　I. 上颌乳磨牙脱落而下颌乳磨牙滞留时,则切牙可能产生对刃𬌗

(5) 轻度深覆𬌗:上颌前牙盖过下颌前牙的垂直距离超过下颌前牙牙冠长度的1/3,称为轻度深覆𬌗。12岁以后随着第二磨牙萌出,后牙咬合关系逐渐建立,后牙区𬌗龈高度的增加,深覆𬌗可以自行消失。但是有些儿童在这个时期出现紧咬牙现象,会加重覆𬌗的程度,应尽早纠正。

(6) 轻度远中𬌗:上、下颌第一恒磨牙在建𬌗初期为偏远中关系。上下颌乳尖牙和乳磨牙牙冠总宽度与恒尖牙和前磨牙牙冠总宽度不同,在恒尖牙和前磨牙替换乳尖牙和乳磨牙后,牙列中会形成散在的间隙,这些间隙称为剩余间隙(leeway space)。由于下颌乳切牙、乳尖牙近远中径总和小于下颌恒切牙、恒尖牙近远中径总和,而其差数较上颌乳切牙、乳尖牙近远中径总和与恒切牙、恒尖牙的差数为小。下颌乳磨牙近远中径总和大于下颌前磨牙近远中径总和,而其差数比上颌乳磨牙近远中径总和与上颌前磨牙的差数为大。因此,在混合牙列期,下颌第一恒磨牙向近中移动的距离较上颌第一恒磨牙多,这有利于上下颌第一恒磨牙建立中性𬌗关系。人一生中的𬌗调整过程见图3-2-6。

总之,混合牙列期𬌗关系的变化很大,需细心观察,慎重诊断,对于能够自行调整的暂时性错𬌗,不需要治疗。特别值得注意的是,一些错𬌗不仅不可能自行消失,而且会影响颌骨的发育,例如:前牙反𬌗,常常会导致上颌骨发育受限、下颌骨发育过度,需要及时矫正。

(三) 恒牙𬌗早期(12~18岁)

在混合牙列期,所有替换乳牙的恒牙以及第一磨牙都已建立咬合接触关系。第二恒磨牙在12岁左右萌出建𬌗,其所需空间由颌骨宽度和深度的生长而获得。第三恒磨牙多在成年后萌出,其

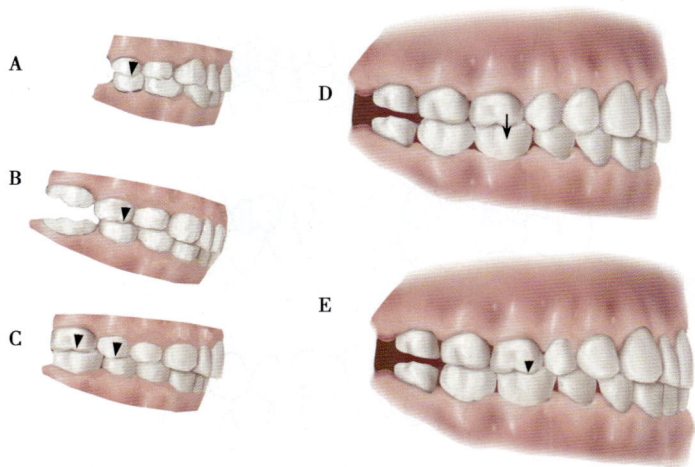

图 3-2-6 由幼年到老年殆的调整过程

A. 3 岁,上颌第二乳磨牙近中颊尖咬合在下颌第二乳磨牙的颊沟 B. 5 岁,下颌弓向近中移动,下颌第二乳磨牙的颊沟处于上颌第二乳磨牙近颊尖的近中 C. 8 岁,下颌弓较上颌弓向近中移动稍多,恒切牙与第一恒磨牙已萌出,上颌第一磨牙的近中颊尖处于下颌第一磨牙颊沟的近中 D. 青壮年,上颌第一磨牙近中颊尖对着下颌第一磨牙的颊沟 E. 老年,由于牙齿的磨耗,下颌牙较上颌牙更偏向近中,下颌第一磨牙的颊沟处于上颌第一磨牙近中颊尖的近中,上颌第一磨牙的远中颊尖与下颌第二磨牙的近中颊尖相接触,切牙成对刃关系

萌出位置的获得与第二恒磨牙相同,但是现代人第三磨牙常常因萌出空间不足而阻生或者错位萌出。在恒牙殆建殆早期,通过生理性磨耗,上下颌牙列达到一种稳定的殆平衡,共同维持咀嚼系统的健康。

三、牙尖交错殆

(一)牙尖交错殆的定义

牙尖交错殆(intercuspal occlusion,ICO)是指上、下颌牙牙尖交错,达到最广泛、最紧密接触时的一种咬合关系,过去该关系被称为正中殆(centric occlusion,CO),但因"正中"一词不如"牙尖交错"那么确切地描述此咬合特征,故现多以"牙尖交错殆"称谓。

正常的牙尖交错殆,上、下颌牙最广泛、最紧密地接触,整个牙列及牙周组织受力均匀,便于承受和分散咬合负荷,最大限度发挥咀嚼食物的潜能,因此是一种非常重要的咬合接触关系。

(二)牙尖交错殆的特征

牙尖交错殆的咬合接触特征可按照近远中向、唇(颊)舌向以及垂直向三个不同方向的接触关系来分别描述。

1. **近远中向关系**(图 3-2-7,图 3-2-8) 牙尖交错殆时,上、下颌牙列中线与面中线一致,一般正对上唇系带。除下颌中切牙和上颌最后一个磨牙外,其他牙均为一颗牙对应于对颌两颗牙,上、下颌牙前后交错排列,如图 3-2-7~图 3-2-9 所示,除与对颌同名牙接触外,上颌牙(中切牙除外)通常还与下颌同名牙远中邻牙的近中部分相接触,下颌牙还与上颌同名牙近中邻牙的远中部分相接触。临床上常以尖牙接触关系和第一磨牙接触关系为标志,来描述上、下颌牙列的近、远中接触关系,并作为个体间比较的重要指标。

一般来说,尖牙接触关系大体上反映了前牙的近、远中向接触特征,正常殆时上颌尖牙牙尖顶对应着下颌尖牙远中唇斜面,下颌尖牙牙尖顶对应着上颌尖牙近中舌斜面,尽管尖牙粗壮,表面光滑不易龋坏,牙周感受器丰富、敏感,易于反馈调节,牙根也长,但是它的萌出和在牙弓中的位置不如第一磨牙稳定。正常殆时上颌第一磨牙近中颊尖对着下颌第一磨牙的颊沟,下颌第一磨牙远中颊尖对着上颌第一磨牙的中央窝,上、下颌第一磨牙的这种接触关系也称为中性关系。

ER3-2-3

动画:ER3-2-3
牙尖交错殆及
其特征

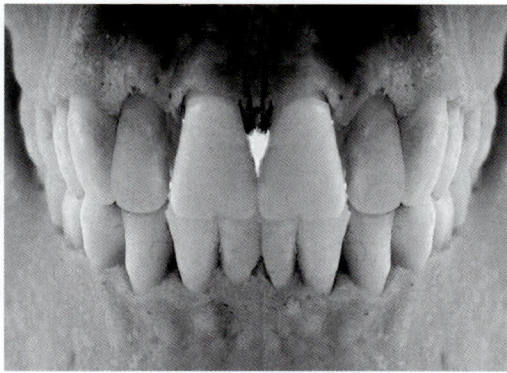

图 3-2-7 牙尖交错骀(正面观)

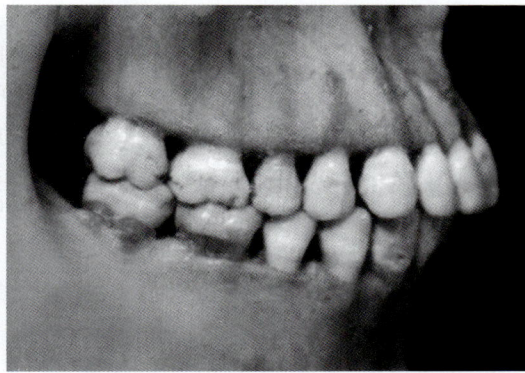

图 3-2-8 牙尖交错骀(侧面观)

第一磨牙关系比尖牙关系作为解剖标志其应用更加普遍,通常被称为骀的关键(key of occlusion),原因主要有:①第一恒磨牙是恒牙中最早萌出的牙,其位置不受乳牙牙根吸收的影响;骀面最为宽大,有许多尖窝沟嵴,建骀后易于维持整个咬合关系的稳定;②第一磨牙的牙根多、粗壮、根干短,根分叉度大,上颌第一磨牙

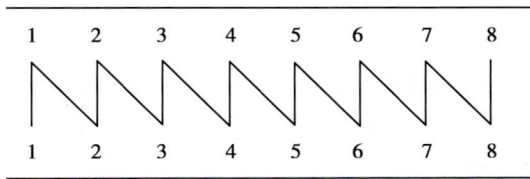

图 3-2-9 牙尖交错骀时牙的对应接触关系

又位于骨质较为致密的上颌骨颧弓根处的颧牙槽嵴内,使得该牙萌出后更加稳固,位置较为恒定,有利于其他牙在正常位置上萌出;③第一磨牙的位置在后牙牙弓中段,靠近咀嚼肌收缩的合力作用点附近,咀嚼过程中该牙承受的咬合力也最大。由于以上这些特点,第一磨牙的骀关系成为牙尖交错骀的最重要标志。

2. 唇(颊)舌向的关系 正常情况下,上颌牙列略大于下颌牙列,上颌牙列盖着下颌牙列唇(颊)侧,下颌牙列盖着上颌牙列舌侧,通常用覆骀、覆盖作为描述这一解剖关系的指标。

(1) 覆骀(overbite)(图 3-2-10,图 3-2-11):是指牙尖交错骀时,上颌牙盖过下颌牙唇(颊)面的垂直距离。对于前牙,它是指上颌切牙切缘与下颌切牙切缘之间的垂直距离;对于后牙,它是指上颌后牙颊尖顶与下颌后牙颊尖顶之间的垂直距离。临床上所指的覆骀,没有特别说明时通常是指前牙的覆骀。

(2) 覆盖(overjet)(图 3-2-10,图 3-2-11):是指牙尖交错骀时,上颌牙盖过下颌牙的水平距离,亦名超骀。对于前牙,它是指上颌切牙切缘与下颌切牙切缘之间前后向的水平距离;对于后牙,它是指上颌后牙颊尖盖至下颌后牙颊尖的颊侧,两颊尖顶之间的水平距离。同样,临床上所用的覆盖,

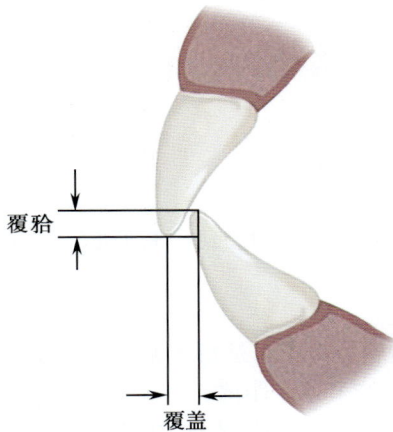

图 3-2-10 前牙覆骀与覆盖

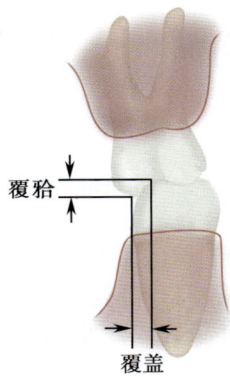

图 3-2-11 后牙覆骀与覆盖

没有特别说明时是指前牙的覆盖。

正常的覆殆覆盖关系,一方面由于下颌牙列可随着下颌运动,牙尖咬在上颌殆面窝内形如杵臼,最大限度的发挥咀嚼效能;另一方面可以保护唇颊舌软组织在咀嚼中不被咬伤;覆殆覆盖关系还与维持面部容貌、美观以及发音、呼吸等口腔功能有关。

下颌切牙沿着上颌切牙舌面窝运动的轨迹,称为切道(incisal path),切道与眶耳平面的交角称为切道斜度(inclination of incisal path),切道斜度与覆殆呈正变关系。切道斜度大,影响下颌的前伸运动;切道斜度小,对功能影响虽小但影响美观。

(3) 前牙覆殆、覆盖关系分类(图3-2-12):根据覆殆覆盖关系,前牙的咬合关系可分为以下几种类型:

1) 正常覆殆、覆盖:在前牙,上颌切牙盖过下颌切牙的垂直距离不超过下颌前牙唇面切1/3者为正常覆殆。上颌切牙盖过下颌前牙唇面的水平距离在3mm以内为正常覆盖。超过者为深覆殆和深覆盖。

2) 对刃殆(edge to edge bite):是指牙尖交错殆时,上、下颌牙切缘接触,覆殆、覆盖均为零的前牙咬合关系。该殆型对切割功能及面形均有一定程度的影响。

3) 深覆殆(deep bite):可分为:Ⅰ°深覆殆,上颌切牙盖过下颌切牙牙冠中1/3以内者;Ⅱ°深覆殆,咬在颈1/3以内;Ⅲ°深覆殆,超过颈1/3以上。该殆型由于下颌切牙大部分被上颌切牙包盖,切割食物时下颌向后下方向滑行的距离较大,张、闭口时上颌切牙对下颌切牙的限定作用时间较长,会对咀嚼肌和颞下颌关节的功能产生一定影响。

4) 深覆盖(deep overjet):可分为:Ⅰ°深覆盖,上颌切牙盖过的水平距离在3~5mm;Ⅱ°深覆盖,上颌切牙盖过的水平距离在5~7mm;Ⅲ°深覆盖,上颌切牙盖过的水平距离在7mm以上。Ⅲ°深覆盖常造成局部组织咬伤,患者伴有口呼吸的情况多见。深覆盖患者常伴有上颌前突的面型,对容貌有一定的影响。深覆盖可以伴有或不伴有深覆殆。

5) 反殆(cross bite):牙尖交错殆时,下颌前牙咬在上颌前牙的唇侧,覆盖为负值。该殆型基本没有切割功能,对面型、唇齿音的发音等口腔功能都有较大影响。

6) 开殆(open bite):牙尖交错殆时,上、下颌牙列部分前牙甚至前磨牙均不接触,根据开殆的范围不同,上、下颌切牙切缘之间,乃至上下颌尖牙、前磨牙、磨牙之间在垂直方向有空隙。开殆者切割功能完全丧失,对发音和面型的影响也较大。

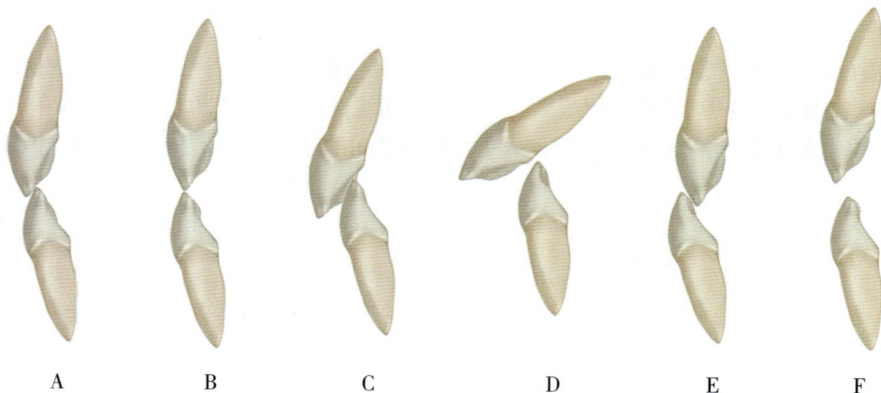

图3-2-12 前牙覆殆、覆盖分类

A.正常殆 B.对刃殆 C.深覆殆 D.深覆盖 E.反殆 F.开殆

(4) 后牙覆殆、覆盖关系分类(图3-2-13)

1) 后牙正常覆殆、覆盖:如前所述,后牙覆殆覆盖关系正常是指牙尖交错殆时,上颌牙列盖过下颌牙列颊侧、下颌牙列盖过上颌牙列舌侧的垂直距离和水平距离。

2) 后牙反殆:表现为牙尖交错殆时下颌后牙颊尖咬在上颌后牙颊尖的颊侧。

3) 锁殆:表现为牙尖交错殆时上颌后牙舌尖咬在下颌后牙颊尖的颊侧。

ER3-2-4
画廊:ER3-2-4
前牙异常的覆殆、覆盖关系

ER3-2-5
画廊:ER3-2-5
后牙异常的覆殆、覆盖关系

学习笔记

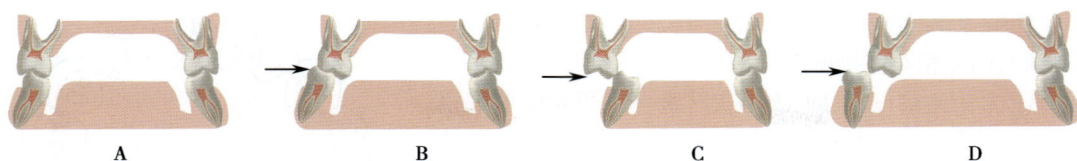

图 3-2-13　后牙覆殆、覆盖关系分类

A. 正常殆　B. 反殆(箭头所示)　C. 锁殆(箭头所示)　D. 反锁殆(箭头所示)

4) 反锁殆:表现为牙尖交错殆时下颌后牙的舌尖咬在上颌后牙颊尖的颊侧。

后牙在咀嚼食物过程中起着重要作用,其中颊尖和舌尖具有不同的功能,当后牙覆殆覆盖关系发生变化时,上下颌后牙牙尖的咬合对应接触关系将发生明显变化,咀嚼运动型发生改变。

3. 垂直向关系　牙尖交错殆时,上、下颌牙的殆面接触关系可以有尖与窝、尖与边缘嵴、尖与外展隙以及牙尖与斜面等多种接触形式,也可以多种形式并存(图 3-2-14)。

(1) 切牙接触:下颌切牙切缘的唇侧和上颌切牙舌面窝的相应位置保持轻接触。

(2) 尖牙接触:下颌尖牙位于上颌尖牙的近中舌侧,下颌尖牙远中牙尖嵴唇面与上颌尖牙近中牙尖嵴舌面相接触;下颌尖牙近中牙尖嵴唇面与上颌侧切牙舌面远中边缘嵴相接触;上颌尖牙远中牙尖嵴舌面与有"小尖牙"之称的下颌第一前磨牙颊尖近中牙尖嵴的颊面相接触。

(3) 前磨牙和磨牙殆面接触:由发育沟、牙窝等凹形结构和牙尖、边缘嵴、横嵴、斜嵴等凸形结构组成,目前认为其主要的殆接触特征是(图 3-2-14):①上颌前磨牙舌尖与下颌同名牙远中边缘嵴接触,下颌前磨牙颊尖与上颌同名牙近中边缘嵴接触或者与上颌同名牙近中边缘嵴和上颌同名牙近中邻牙的远中边缘嵴接触;②上颌磨牙近中颊尖正对着下颌同名牙的(近中)颊沟;③上颌磨牙近中舌尖与下颌同名牙的中央窝相接触;④下颌磨牙远中颊尖与上颌同名牙的中央窝相接触。相邻两个后牙之间的殆外展隙也相当于一个牙窝,与对颌牙尖接触,构成一对凸凹接触关系。

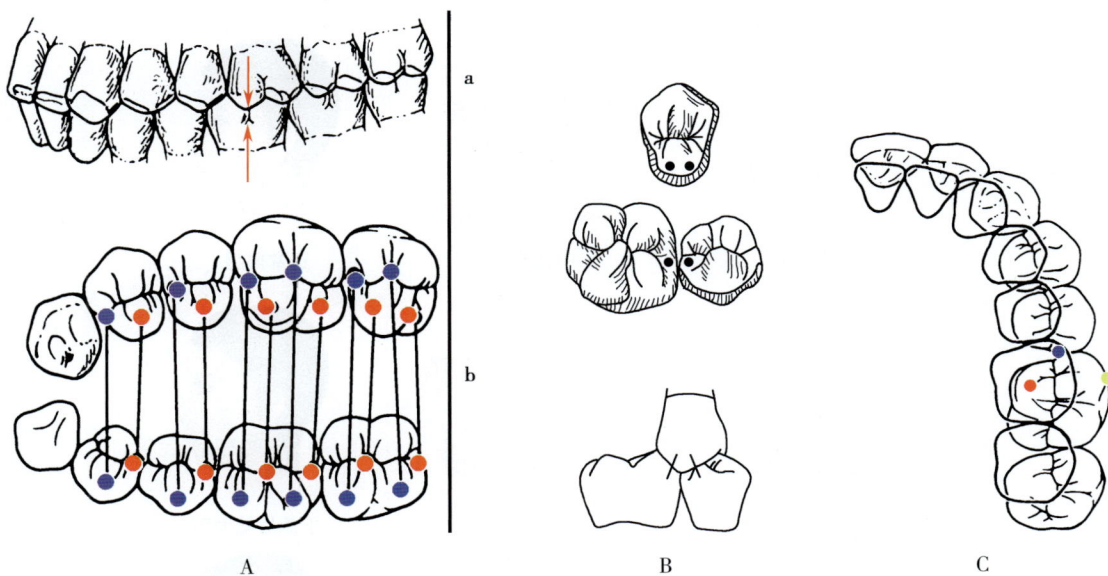

图 3-2-14　垂直向牙尖交错殆的咬合接触特征

A. 矢状面和水平面的殆接触(a. 矢状面　b. 水平面)　B. 牙尖与边缘嵴形成凹凸接触　C. 下颌牙列在上颌牙列的近中偏舌侧相接触

4. 牙尖交错殆正常的标志　根据以上颌牙尖交错殆基本特征的描述,临床上判定牙尖交错殆是否正常,常参考以下标志:

(1) 上下颌牙列中线与面中线对齐(当不存在牙列拥挤时),正对着上唇系带。

画廊:ER3-2-6　殆接触特征

（2）除上颌最后一个磨牙及下颌中切牙外，每个牙都与对颌的两牙相对应接触。

（3）尖牙关系正常，即：上颌尖牙的牙尖顶对应着下颌尖牙的远中唇斜面，下颌尖牙的牙尖顶对应着上颌尖牙的近中舌斜面。

（4）第一磨牙关系为中性关系。

（5）前、后牙覆殆覆盖关系正常。

（6）后牙殆面有稳定的垂直中止点接触。

（7）在理想的后牙殆面上，下颌牙后牙颊殆交界线（buccal-occlusal line，B-O line）与上颌后牙舌殆交界线（lingual-occlusal line，Li-O line）是一条连续的假想线；上、下颌后牙中央窝相连，则形成一条连续的中央窝线（central-fossa line，C-F line）。下颌颊殆线与上颌中央窝线相接触，上颌舌殆线与下颌中央窝线相接触（图 3-2-15）。

上述正常殆标志，是针对理想咬合状态进行总结的，鉴于目前对咬合垂直向接触的研究还不全面，仍需要在今后临床工作和实验研究中不断发展总结，这也是目前咬合研究的重点。

5. 异常牙尖交错殆　从形态学的角度理解，牙尖交错殆异常统称为错殆（malocclusion）。

最简单、常用的错殆分类是 1899 年安格（Angle）提出的错殆分类法，该方法以上、下颌第一磨牙的近远中咬合关系为纲，将咬合分为Ⅰ类、Ⅱ类、Ⅲ类（图 3-2-16）：

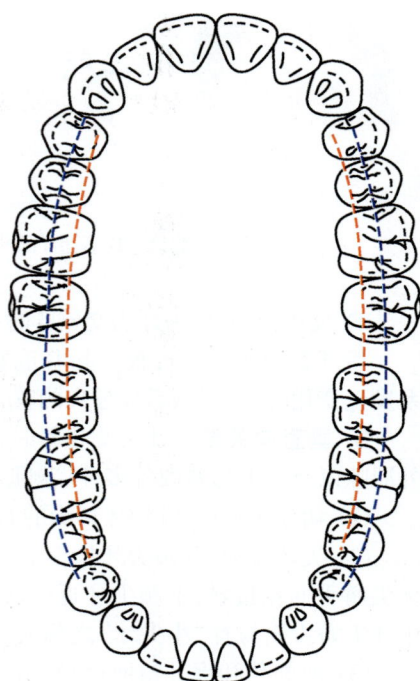

------ 示上颌的舌殆交界线（舌尖）与下颌的中央窝线接触
------ 示下颌的颊殆交界线（颊尖）与上颌的中央窝线接触

图 3-2-15　牙尖交错殆后牙的接触特征

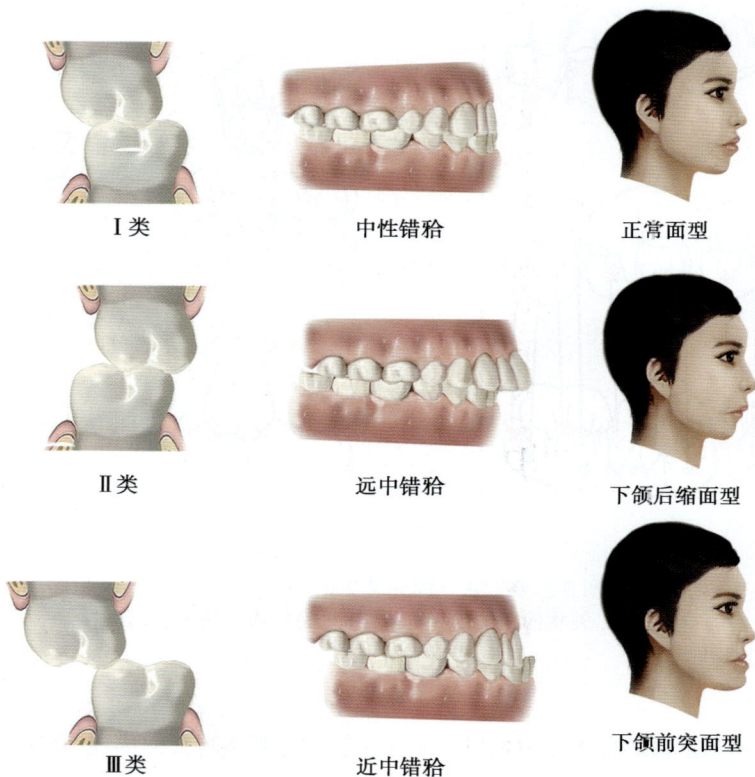

Ⅰ类　中性错殆　正常面型
Ⅱ类　远中错殆　下颌后缩面型
Ⅲ类　近中错殆　下颌前突面型

图 3-2-16　Angle 错殆分类及其与面型的关系

(1) 安氏Ⅰ类错𬌗：上、下颌第一磨牙为中性关系，而其余牙的𬌗关系有异常表现。

(2) 安氏Ⅱ类错𬌗：上、下颌第一磨牙为远中关系，该类错𬌗患者面型可表现为下颌后缩。

(3) 安氏Ⅲ类错𬌗：上、下颌第一磨牙为近中关系，该类错𬌗患者面型可表现为下颌前突。

四、面部标志与面部协调关系

临床上为便于描述口颌面部的外形特征，便于对影像检查等操作进行定位，常需要明确一些面部解剖标志，利用各解剖标志之间的相对大小、位置关系，确定有关参数。利用这些面部标志点之间的比例关系，还可以对面部美观作量化评价。

1. **眶耳平面（Frankfort Horizontal plane）** 又称为面横平面或者水平面，是由外耳道上缘至眶下缘所形成的平面。1884年在德国Frankfort国际人类学会上得到确认，定为Frankfort平面，简称FH平面（图3-2-17），成为国际通用的标准定位平面。也可用作颅面分界线，进行颅骨测量时，要求该平面与地平面平行。

2. **鼻翼耳屏线（Camper's line, Ala-tragus line）（图3-2-17）** 是指从一侧鼻翼中点到同侧耳屏中点的假想连线，该线与𬌗平面平行，与眶耳平面的交角约15°。牙列缺失后，常参考该线来确定𬌗平面，以恢复牙列及咬合关系。

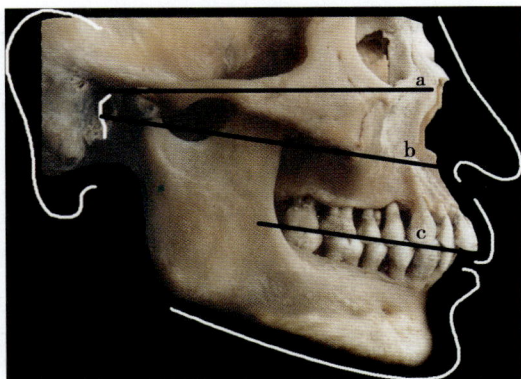

图3-2-17 眶耳平面(a)、鼻翼耳屏线(b)与𬌗平面(c)

3. **唇齿舌关系** 在唇微微张开时，可见上颌切牙在上唇下显露约2mm，在发"夫"音时，上颌切牙切缘与下唇唇红缘处轻轻接触；在发"丝"音时，舌尖抵下颌切牙舌面的切1/3处。

4. **面部三等分** 自发际至眉间点，眉间点至鼻底，鼻底至颏下点的三段距离大致相等。也有研究显示由眼外眦至口角的距离与鼻底至颏部的高度约相等，牙列缺失后面下部高度降低，恢复失牙时可以用该距离作为参考。

5. **𬌗的垂直距离** 也称面下1/3高度，是指牙尖交错位时鼻底到颏下点之间的垂直距离。

6. **面部协调关系**

(1) 唇齿关系：当下颌位于姿势位时，上颌切牙切缘在上唇下缘下约1mm处，下颌前牙与下唇上缘平齐。唇部丰满适度，没有明显的凸起或凹陷，唇能自然闭合，口角对着上颌尖牙的远中部分或第一前磨牙的近中部分。这一特点在评价面部美观方面具有重要参考价值。

(2) 牙型、牙弓型与面型的关系：牙型、牙弓型与面型三者的相关关系，通常是相互协调的，即在个体发育中表现一致。面部发育较宽（如方圆型）者，其颌骨多较宽，牙弓亦多较宽，上颌中切牙也较宽；面部发育较窄（如尖圆型）者，其颌骨多较窄，牙弓亦多较窄，上颌中切牙也较窄。全口义齿修复中排列人工牙时可作为选牙的依据。

第三节 颌 位

颌位（mandibular position）是指下颌骨相对于上颌骨或者颅骨的位置关系。由于下颌骨是一个可活动的颌骨，仅借颞下颌关节、韧带和咀嚼肌与颅骨相连，下颌位置的维系受颞下颌关节、咬合接触、下颌运动肌群、韧带以及中枢神经系统等多个因素的调节和制约。下颌相对于上颌的位置可以有很多，但一般认为最基本、具有可重复性、稳定性较好的下颌位置有三个，即牙尖交错位、后退接触位和下颌姿势位。

一、牙尖交错位

牙尖交错位（intercuspal position, ICP）是指上下颌牙牙尖交错，达到最广泛、最紧密接触时下颌所处的位置,即牙尖交错殆时下颌骨相对于上颌骨或者颅底的位置关系。该位置因牙尖交错殆而存在,故有人称为"牙位"(tooth position)或者最大牙尖交错位(maximal intercuspal position,MIP)。

鉴于正常情况下牙尖交错位时下颌骨的位置居于正中,过去曾称为正中殆位(centric occlusion position,COP),但事实上并不是所有的人在牙尖交错位时其下颌位置都处于正中,例如,单侧后牙反殆者,下颌在其最广泛、最紧密接触的咬合状态时,下颌骨的位置并非位于"正中",因此牙尖交错位比正中颌位更能准确地描述该颌位的特征。

（一）牙尖交错位的特点

1. 上下颌牙处于牙尖交错、最广泛、最紧密的接触关系。

2. 大部分人的髁突处于下颌窝中央的位置,功能运动中髁突前斜面、关节盘中间带、关节结节后斜面保持密切接触。

3. 双侧升颌肌群收缩对称、有力,作用协调。

4. ICP 由上下颌牙的牙尖斜面引导,趋向于由殆面尖窝解剖关系所决定的终止位,是可重复性最好的下颌位置。

5. ICP 在人的一生中相对稳定,但也是逐渐变化的。乳牙萌出前没有牙尖交错位,乳牙初萌,下颌开始探索其生理位置直至乳牙殆建殆完成时才形成比较稳定的牙尖交错位。混合牙列期殆的特征又发生改变,恒牙殆期经过生理性磨耗,牙尖交错位才逐渐稳定。之后随着年龄的增加以及牙病的发生,牙磨耗、缺失、临床治疗等咬合变化,都可能会对牙尖交错位产生影响。总体上,牙尖交错位可随着牙尖交错殆的存在而存在,随着牙尖交错殆的变化而变化,随着牙尖交错殆的消失而消失。

6. ICP 是下颌咀嚼肌肌力闭合道的终点。下颌在双侧升颌肌作用下,自然闭口到上下颌牙接触时,通过牙周膜、咀嚼肌和颞下颌关节内的本体感受器的反馈调节和强化,形成稳定的下颌运动记忆轨迹,下颌牙沿着上颌牙牙尖斜面自然、稳定地进入牙尖交错位。

（二）牙尖交错位的影响因素

牙尖交错位的存在是以牙尖交错殆为前提的,无论牙尖交错殆为何种形态,其所确定的颌位就是牙尖交错位。影响牙尖交错位的因素有:

1. **牙尖交错殆异常** 如多数牙缺失、殆面过度磨损、某些错殆等,可能使牙尖交错位发生改变。

2. **肌功能异常** 如一侧咬合干扰导致的咬肌痉挛,可使下颌在牙尖交错位时出现偏斜,上下颌牙不能达到最广泛、最紧密的接触。

3. **颞下颌关节异常** 如髁突发育异常、髁突吸收、髁突骨折移位、盘突功能失调等,会造成咬合接触的异常,上下颌牙不能达到最广泛、最紧密的接触。

（三）牙尖交错位正常的意义

ICP 是下颌的主要功能位,咀嚼、吞咽、言语等口腔功能活动均与 ICP 密切相关。由于 ICP 是由殆面的解剖嵌合关系所决定的,可重复性好,临床上可作为检查、诊断和治疗的基准位。ICP 正常时,双侧提颌肌收缩协调、有力,施于牙体牙周组织的力分布广泛而均匀,双侧颞下颌关节的受力适度,运动协调,有利于各种下颌功能运动的协调与稳定。

二、后退接触位

从 ICP 开始,下颌可以向后下移动少许(约 1mm),后牙牙尖斜面保持部分接触,受颞下颌韧带的限制,下颌不能再向后退,是下颌的生理性最后位,下颌的这个位置称为后退接触位(retruded contact position,RCP),此时的牙接触称为后退接触殆(retruded contact occlusion,RCO)。下颌从 RCP 开始可以作单纯铰链开口和前伸、侧向运动,具有可重复性。

（一）后退接触位的特点

1. 双侧部分后牙牙尖保持接触。

2. 从该位置开始可以作开口、侧向和前伸运动,具有可重复性。

3. 颞肌后束和二腹肌、下颌舌骨肌、颏舌骨肌等舌骨上肌群牵引下颌向后下,完成从 ICP 向

RCP 的运动。

4. 从 RCP 向 ICP 的移动范围内,双侧后牙均匀对称接触,无偏斜,该距离称为长正中(long centric)或者自由正中(freedom of centric)。在正常人群中,大约有 10% 的人下颌不能从 ICP 后退,或者说 ICP 与 RCP 为同一个位置,此现象称为"一位",儿童中一位的比例较高。

(二) RCP 的意义

1. RCP 是吞咽活动常到达的主要颌位,RCP 为下颌在 ICP 时承受的咬合力提供必要的缓冲空间。

2. RCP 可作为口颌系统疾病检查诊断和进行咬合治疗的记录位。𬌗紊乱、𬌗过度磨耗以及大部分牙列缺损患者需要进行咬合重建时,可以利用 RCP 的可重复性进行建𬌗。

3. 曾有学者强调 ICP-RCP 之间的咬合干扰对于颞下颌关节紊乱病和磨牙症具有重要病因学意义。

三、下颌姿势位

当人直立或端坐,两眼平视前方,不咀嚼、不吞咽、不说话时,提颌肌群轻微收缩以对抗下颌骨所承受的重力,上下颌牙之间有一前大后小的楔形间隙,约 2~4mm,称为息止𬌗间隙(freeway space),此时下颌所处的位置称为下颌姿势位(mandibular postural position,MPP)。过去认为该位时口颌肌群完全处于松弛状态,故称为休息位(rest position)或息止颌位。但对咀嚼肌肌电的研究显示升颌肌群在 ICP 下方约 8mm、前约 3mm 时肌电活动水平才最低,说明姿势位时咀嚼肌并非处于静息状态。MPP 与肌功能以及中枢神经的调节有关,牵张反射是下颌姿势位的生理基础。此外,牙周与颞下颌关节本体感受器的反馈调节以及软组织黏弹性对 MPP 的形成和保持也有一定作用。

(一) 下颌姿势位的特点

1. MPP 在 ICP 后下方约 2~4mm 处,没有咬合接触。

2. 受体位的影响,头前倾或后仰影响息止𬌗间隙的大小。

3. 在一段时间内,该位相对稳定,具有一定的可重复性。

(二) 垂直距离与息止𬌗间隙

垂直距离(vertical dimension)也称为面下 1/3 高度,用鼻底到软组织颏下点之间的距离表示。

确定正常的垂直距离,对于正确恢复咬合非常重要。例如,常以 ICP 时面下 1/3 高度作为评价面部垂直距离的基线和关键参数,此参数也常被称为𬌗垂直距离(vertical dimension of occlusion,VDO)。姿势位时的垂直距离与 ICP 时的垂直距离之差即为息止𬌗间隙大小。垂直距离正常,口颌面部诸肌的张力适度。

(三) 下颌姿势位的意义

下颌姿势位时上、下颌牙不发生接触,牙周与颞下颌关节组织不受力,口颌肌群放松,这是维持口颌系统健康所必需的。正常人在 24 小时内上下颌牙接触的时间仅十几分钟,大部分时间上下颌牙都是处于分开状态。有紧咬牙习惯或磨牙症的患者,在非咀嚼情况下(如夜间睡眠、情绪紧张、焦虑等)也保持上、下颌牙的密切接触或产生接触运动,不仅造成牙的严重磨损,而且咀嚼肌的异常活动加重了对牙体、牙周组织和颞下颌关节的负荷,久之则造成口颌器官的损伤和功能紊乱。因此,保持下颌姿势位相对稳定或者维持正常的𬌗间隙是十分必要的。

下颌姿势位靠肌张力和下颌骨重力的平衡来维持,其稳定性受许多因素的影响。体位、下颌骨重量(缺牙及牙槽骨吸收、戴大量金属修复体等)、肌紧张以及异常的咬合关系都会影响下颌姿势位的稳定性。

四、三个基本颌位的位置关系

(一) ICP 与 RCP

ICP 和 RCP 之间主要表现为前后方向和垂直方向上的空间位置变化。下颌从 RCP 开始,受牙尖斜面引导,使下颌直向前上方向滑动 0.5~1mm,进入 ICP,从 RCP 向 ICP 的移动范围内,双侧后牙均匀、对称接触,无偏斜。如在这一运动过程中仅单侧后牙接触,则称为 RCP-ICP 𬌗干扰。

动画:ER3-3-3
长正中

图片:ER3-3-4
下颌姿势位

动画:ER3-3-5
下颌姿势位及其特征

图片:ER3-3-6
垂直距离和息止𬌗间隙

学习笔记

（二）MPP 与 ICP

MPP 与 ICP 之间主要表现为垂直方向的关系。从 MPP 开始，下颌向上运动 1~3mm，并略向前移动，即达到 ICP。当开口后再闭口时，下颌随升颌肌作用的方向而运动，其运动轨迹被称为肌力闭合道。正常情况下，肌力闭合道的终点与 ICP 一致。在从 MPP 向 ICP 移动过程中，如果向上的距离小于 1mm，或有向后、向前以及出现左右方向的移动，则表明存在某些异常因素，以咬合异常和肌功能异常多见。

三个基本颌位的相互关系及其与肌力闭合道的关系可以简单表述为以下关系（图 3-3-1）：

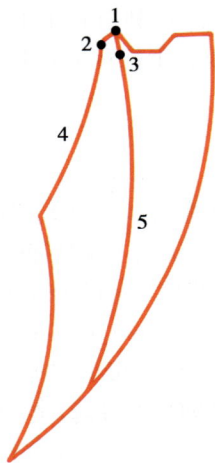

图 3-3-1 三个基本颌位的相互关系及其与肌力闭合道的关系
1. 牙尖交错位 2. 后退接触位 3. 姿势位 4. 正中关系 5. 肌力闭合道

五、正中关系

正中关系（centric relation，CR）是指下颌适居正中，在适当的面部距离（垂直距离），髁突处于关节窝中的前、上位，关节盘-髁突复合体抵住关节结节后斜面时的一种下颌位置关系，此时髁突对上颌的位置关系称为正中关系位（centric relation position，CRP）。在这个位置，下颌依髁突为轴可做 18~25mm（切端距）的铰链开闭口运动，称为正中关系范围。在正中关系，下颌牙列向上与上颌牙列保持咬合接触，此殆型称为正中关系殆（centric relation occlusion，CRO）。牙列缺失后进行咬合重建时，需要依据患者的正中关系建殆。颞下颌关节和咀嚼肌的功能状态、咀嚼习惯以及医生操作经验等对正中关系的确立有一定影响。

六、前伸殆颌位与侧殆颌位

下颌除了上述三个基本颌位以外，与咬合有关的可重复的颌位还有前伸殆颌位与侧殆颌位。

（一）前伸殆颌位

前伸殆颌位指下颌相对于上颌位于 ICP 前方的下颌位置。比较稳定的前伸殆颌位包括对刃颌位及最大前伸颌位。

对刃颌位指下颌向前运动到上、下颌前牙切缘相对时下颌的位置，它是前牙咬切食物时下颌的一个功能性位置，下颌切牙自切缘相对滑回 ICP 的过程，为前牙发挥咬切功能的阶段。对于自然牙列，正常情况下，应当是前牙接触，后牙不接触或轻接触。

最大前伸颌位指下颌前伸至最大前伸位并保持咬合接触时的颌位，此时只有后牙接触，前牙不接触。

（二）侧殆颌位

下颌从牙尖交错位开始，在保持一侧上、下颌牙接触的同时向该侧移动，达到同名牙尖相对的位置，即为侧殆颌位（简称尖对尖颌位）。其中下颌移向同名牙尖相对的一侧称为工作侧，移向异名牙尖相对的一侧称为非工作侧。由于侧颌位也是无数颌位的集合,在下颌的侧方运动中,尖对尖颌位是后牙发挥咀嚼功能的起始咬合接触位。从尖对尖位下颌还可以继续向侧方移动至最大侧向运动的位置,称为最大侧向颌位,是下颌侧向运动的极限位置。

第四节 的类型

按照牙的接触特点可以将分为以下三种类型:

(一)双侧平衡

双侧平衡(bilateral balanced occlusion)是全口义齿修复的型要求,天然牙中少有,因为双侧平衡会造成牙列的快速磨损。双侧平衡是义齿固位和稳定所必需的,但不适于天然牙列。双侧平衡可分为正中平衡、前伸平衡和侧方平衡。

1. 正中平衡 是指在牙尖交错位时,上下颌牙之间存在最大面积的多点接触。

2. 前伸平衡 是指下颌由牙尖交错位向前下运动至前牙切颌位时,上下颌双侧后牙之间存在三点、多点及完善的接触关系。

3. 侧方平衡 是指下颌做侧方运动时,两侧上下颌牙均有接触关系。根据非工作侧牙接触数目的多少,也分为三点、多点及完善的接触关系。

(二)尖牙保护

尖牙保护(cuspid protected occlusion)简称尖牙(图 3-4-1)。尖牙的特点:ICP 时双侧后牙交错接触,前牙不接触或者轻接触;前伸时前牙接触,后牙不接触或者轻接触;侧方时工作侧仅有上下颌尖牙接触,其余后牙均不接触。

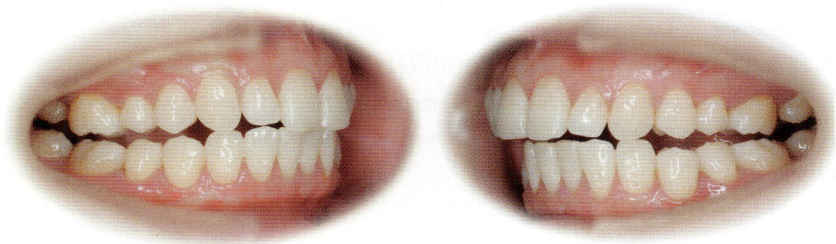

图 3-4-1 尖牙保护

(三)组牙功能

组牙功能(group functional occlusion)简称组牙,(图 3-4-2)。组牙的特点:ICP 时双侧后牙交错接触,前牙不接触或者轻接触;前伸时前牙接触,后牙不接触或者轻接触;侧方时工作侧后牙接触,非工作侧后牙不接触或者轻接触。

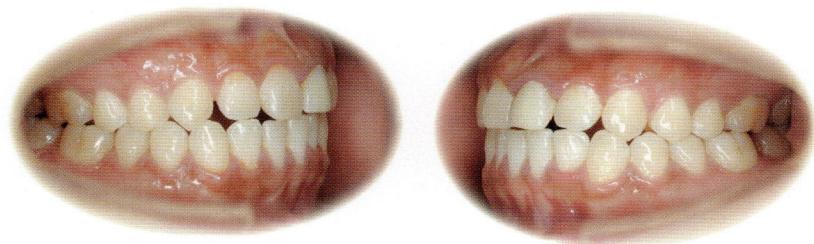

图 3-4-2 组牙功能

组牙殆和尖牙殆都属于生理性殆型,一般青壮年人群尖牙保护殆型多见,随着年龄增长和牙齿的逐渐磨耗,组牙功能殆型的比例增加,在咬合接触接近 ICP 时都转换为组牙功能殆型,这有利于咀嚼功能的发挥。

思考题

1. 简述牙的近远中向排列、唇颊舌向排列以及垂直向排列各有何特点。
2. 简述 Spee 曲线、Wilson 曲线的基本概念及生理意义。
3. 何谓牙尖交错殆?牙尖交错殆正常的基本形态特征有哪些?
4. 什么是覆殆与覆盖?生理意义是什么?
5. 简述建殆时的动力平衡特点。
6. 简述乳牙殆的基本形态特征。
7. 简述混合牙列期的暂时性错殆有哪些?
8. 鼻翼耳屏线、FH 平面、殆平面的定义是什么?各有何意义?
9. 什么是正中关系?
10. 下颌的基本位置有哪些?它们的相互位置关系如何?

(康 宏)

参考文献

1. NELSON S J,ASH M M. Wheeler's Dental Anatomy,Physiology,and Occlusion. 10th ed. St. Louis:Sunders Elsevier,2015
2. 徐樱华. 徐樱华实用殆学. 北京:科学技术文献出版社,2011
3. DAWSON P E. Functional occlusion:from TMJ to smile design. St. Louis:Mosby,2007
4. OKESON J P. Management of temporomandibular disorders and occlusion. 8th ed. St. Louis:Elsevier,2010
5. 王美青. 口腔解剖生理学. 7 版. 北京:人民卫生出版社,2012
6. MCNEILL C. Science and Practice of Occlusion. Chicago:Quintessence Publishing Co,1997
7. The academy of Prosthodontics Foundation. The Glossary of Prosthodontic Terms. 9th ed. J Prosthet Dent,2017, 117(5):c1-e105
8. 易新竹. 殆学. 3 版. 北京:人民卫生出版社,2012

学习笔记

第四章 口腔颌面颈部系统解剖

>> 【内容提要】

　　口腔颌面颈部的上界是头部眉间点、眶上缘、颧弓、乳突、上项线及枕外隆突的连线,下界为胸骨颈静脉切迹、胸锁关节、锁骨、肩峰和第七颈椎棘突的连线,之间的区域为本章描述的范畴,其中口腔部的后界直达咽门。所涉及的内容包括颌面颈部的骨、颞下颌关节、肌、唾液腺、血管、淋巴组织和神经等。

第一节　骨

　　口腔颌面部骨参与构成颅骨的面颅部分,骨的形态、结构以及骨与骨之间的毗邻关系对颅面外形影响很大;上、下颌骨上的牙槽骨,是牙的附着部位,与咀嚼功能关系密切;骨的血管分布、淋巴回流以及神经支配对骨的功能代谢活动有重要影响。

　　口腔颌面部骨由 14 块形态各异的骨组成(图 4-1-1,图 4-1-2),构成颅面框架,支持和保护与眼

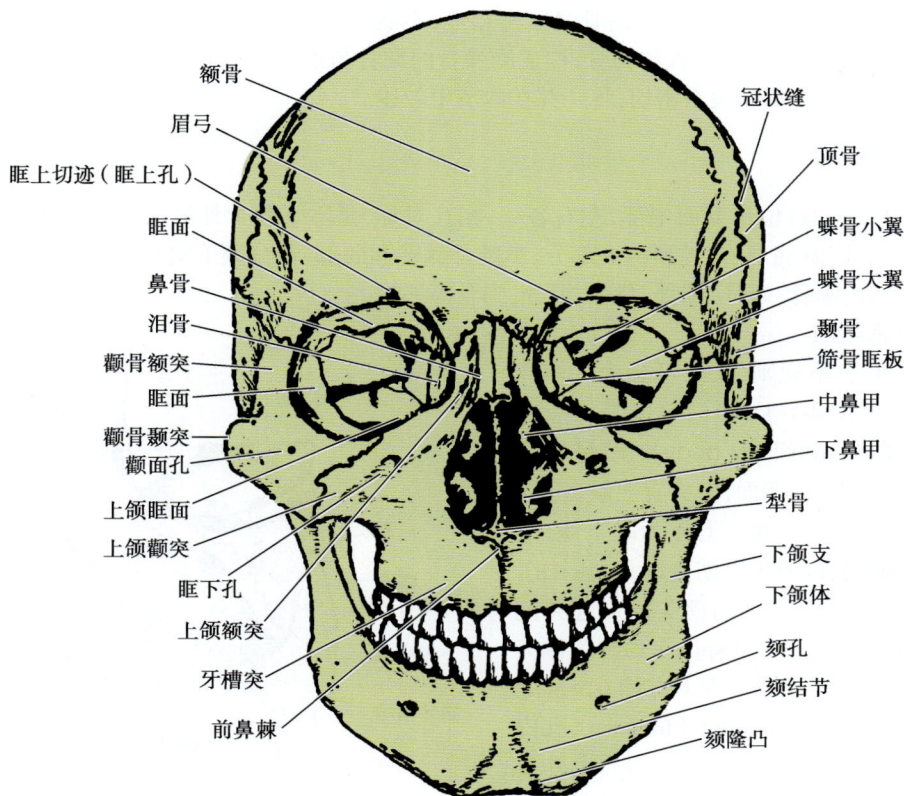

画廊:ER4-1-1
颅面骨的构成

学习笔记

图 4-1-1　颅骨正面观

85

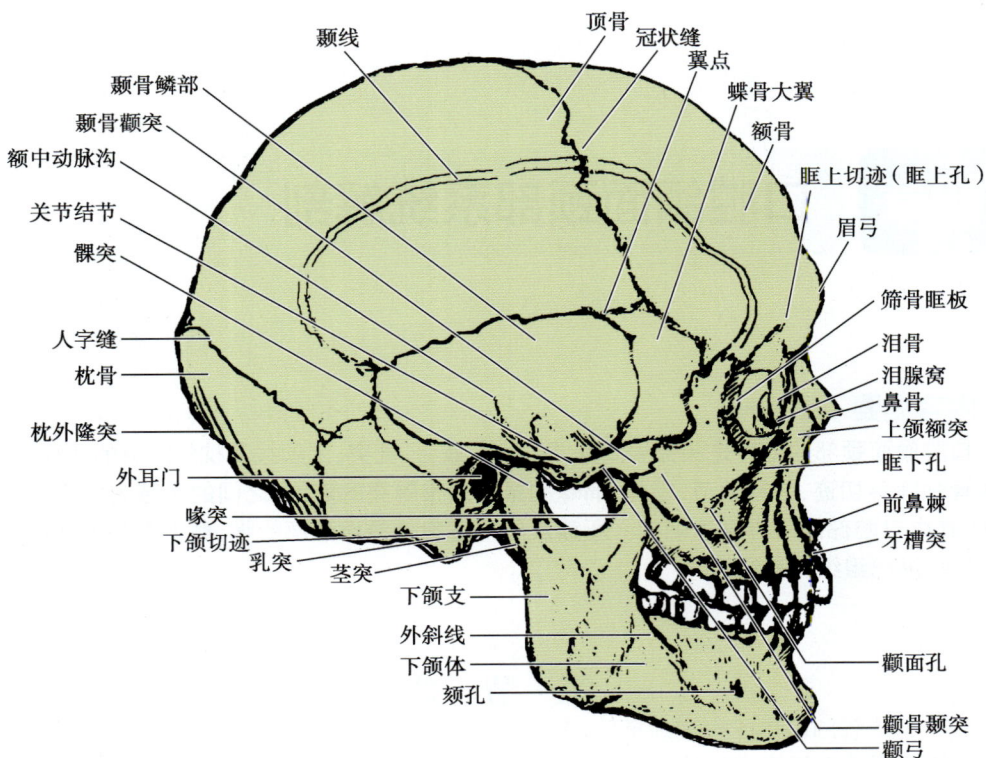

图 4-1-2 颅骨侧面观

眶、鼻腔、口腔等相关的结构,其中除了下颌骨和犁骨为单一骨之外,上颌骨、鼻骨、泪骨、颧骨、腭骨及下鼻甲均为左右成对,呈对称性排列。上述诸骨构成颌面部的基本轮廓,并作为软组织的支架。除下颌骨外,其他颌面部骨均由骨缝紧密相连,不能移动。本节重点叙述与口腔临床关系密切的上颌骨、下颌骨、鼻骨、颧骨和腭骨;构成脑颅骨的颞骨与下颌骨形成颞下颌关节,而蝶骨以及颈部的舌骨亦与口腔临床关系密切,将一并在本节中叙述。

一、上颌骨

上颌骨(maxilla)位于颜面中部,左右各一,相互对称,是除下颌骨外最大的口腔颌面部骨,形成整个上颌部、眼眶底部、口腔顶的大部分、鼻腔外侧壁和底部、部分颞下窝和翼腭窝、翼上颌裂及眶下裂,与颧骨、额骨、蝶骨、鼻骨、犁骨、泪骨、腭骨等邻接。

(一)外形特点

上颌骨形态不规则,大致可分为一体和四突(图 4-1-3,图 4-1-4)。

1. 上颌体(maxillary body) 略呈锥体形,分为前、后、上、内四面,中央有上颌窦。

(1)前面:又称脸面。上界为眶下缘,下界移行于牙槽突,内界为鼻切迹(nasal notch),向下止于尖端的突起,与对侧尖端突起共同形成前鼻棘(anterior nasal spine),后界为颧突及颧牙槽嵴。在眶下缘中点下方约0.5cm处有椭圆形的眶下孔(infraorbital foramen),孔内有眶下神经、血管通过。眶下孔向后上外方通入眶下管(infraorbital canal),眶下孔是眶下神经阻滞麻醉的有效注射部位。在眶下孔下

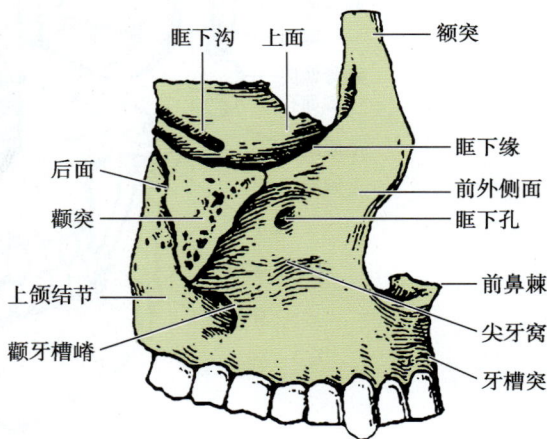

图 4-1-3 上颌骨(前外侧面观)

方的骨面上有一较深的窝，称为尖牙窝（canine fossa），提口角肌起始于此处。尖牙窝一般位于前磨牙根尖的上方，与上颌窦仅有薄骨板相隔，故行上颌窦手术时常由此处进入窦腔。尖牙窝前方，上颌切牙之上为浅的切牙窝（incisive fossa）。

（2）后面：又称颞下面（infratemporal surface），朝向后外，参与颞下窝及翼腭窝前壁的构成。上颌体后面与前面在外侧的移行处有颧牙槽嵴，在面部或口腔前庭可触及，是行上牙槽后神经阻滞麻醉的重要标志。后面的下部有比较粗糙的圆形隆起，称为上颌结节（maxillary tuberosity），为翼内肌浅头的起点。后面的中部，即上颌结节上方有数个小骨孔，称为牙槽孔。

图 4-1-4 上颌骨（内侧面观）

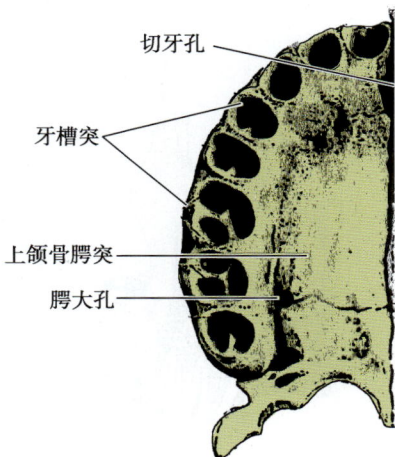

牙槽孔为牙槽管的开口，向下导入上颌窦后壁，有上牙槽后神经、血管通过。在行上牙槽后神经阻滞麻醉时，麻醉药物应注入牙槽孔周围。

（3）上面：又称眶面，呈三角形，构成眶下壁的大部。前缘是眶缘的一部分，后缘形成眶下裂前缘的大部分。中部有眶下沟（infraorbital groove），向前、内、下通眶下管，该管以眶下孔开口于上颌体的前面。眶下管的前段发出一牙槽管，有上牙槽前神经、血管向下经上颌窦的前壁穿行。眶下管的后段亦发出一牙槽管，有上牙槽中神经经上颌窦的前外侧壁穿行。眶下管长约1.5cm，在行眶下管麻醉时进针不可过深，以免针尖穿过眶下沟而损伤眼球。

（4）内面：又称鼻面，构成鼻腔外侧壁。内面后上方有三角形的上颌窦裂孔通向鼻腔。上颌窦裂孔后方有向前下方的沟与蝶骨翼突和腭骨垂直部相接，共同构成翼腭管（pterygopalatine canal）。翼腭管长约3.1cm，管内有腭降动脉及腭神经通过。临床上通过翼腭管，可施行上颌神经阻滞麻醉。上颌窦裂孔之前有一深沟向上与泪沟延续，参与构成鼻泪管的骨性部分。

2. 四突 上颌骨的四突分别为额突、颧突、腭突和牙槽突。

（1）额突（frontal process）：位于上颌体的内上方，其上、前、后缘分别依次与额骨、鼻骨和泪骨相接。其外侧面构成眶内缘及鼻背的一部分，内侧面形成鼻腔侧壁的上份。额突参与泪沟的构成。在上颌骨骨折累及鼻腔和眶底时，复位操作应注意保证鼻泪管的通畅。

（2）颧突（zygomatic process）：由上颌体的前面、后面、上面汇集而形成的一锥状突起，向外上与颧骨相接，向下至第一磨牙处形成颧牙槽嵴（zygomatico-alveolar ridge）。

（3）腭突（palatine process）：为水平骨板（图4-1-5），在上颌体与牙槽突的移行处伸向内侧，与对侧上颌骨腭突在中线相接，形成腭中缝（midpalatal suture），参与构成鼻腔底部和口腔顶部的大部。腭突的下面略凹陷形成腭穹隆，参与构成硬腭的前3/4。该面有不少小孔，有小血管通过。腭突下面在上颌中切牙的腭侧、腭中缝与两侧尖牙连线的交点上有切牙孔（incisive foramen）或称腭前孔，向上后通入切牙管（incisive canal），管内有鼻腭神经、血管通过。在麻醉鼻腭神经时，麻醉药物可注入切牙孔或切牙管内。腭突下面后外侧近牙槽突处，有纵行的沟或管，腭大血管及腭前神经在沟内穿行。腭突后缘呈锯齿状与腭骨水平部相接。

图 4-1-5 上颌骨腭突及牙槽突

（4）牙槽突（alveolar process）：又称牙槽骨（图4-1-5），呈弓形，为上颌骨包绕牙根周围的突起部分。两侧牙槽突在中线相接，形成牙槽骨弓。牙槽突有内、外骨板，均为骨密质。内、外骨板间夹以骨松质。牙槽突唇颊侧骨板较薄，并有许多小孔通向骨松质。故临床上行上颌牙、牙龈、牙槽骨治疗

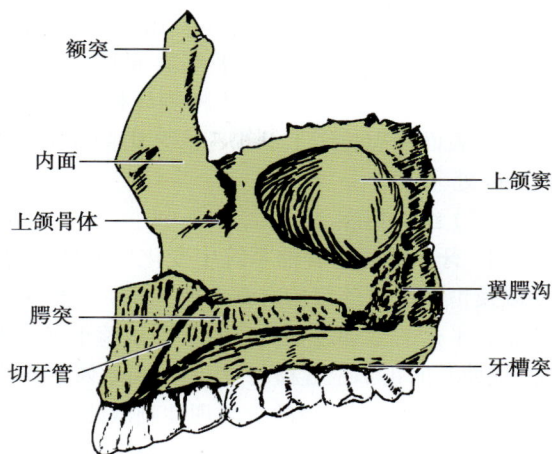

或手术时,可采用局部浸润麻醉。由于唇颊侧骨板较薄,在拔除前牙时,向唇侧用力阻力较小。

上颌牙槽突与腭骨水平部共同构成腭大孔(greater palatine foramen),有腭前神经通过。该孔一般位于上颌第三磨牙腭侧牙槽嵴顶至腭中缝连线的中点。在覆盖黏骨膜的硬腭上,腭大孔的表面标志位于上颌第三磨牙腭侧牙龈缘至腭中缝连线的中外 1/3 的交点上,距硬腭后缘约0.5cm 处。

(二) 结构特点

1. **牙槽突**　为骨骼系统中变化最为显著的部分,其变化与牙的发育、萌出、咀嚼功能、牙的移动以及恒牙的脱落等均有密切的关系。牙槽突的变化反映了骨组织的改建过程,是破骨与成骨两者相互平衡的生理过程。口腔牙列正畸正是根据牙槽突的这一生物学特性,对错位牙施以适当的力,促使其向正常位置移动,从而达到牙列整齐并建立正常咬合关系的目的。

当牙列缺失后,因缺少生理性刺激使缺失处的牙槽突不断萎缩吸收,逐渐降低其高度,失去原有的形态和大小。牙槽突的吸收速度与牙齿缺失原因、时间和骨质致密程度有关,也与患者全身健康状态和骨质代谢状况有关。由牙周病引起的牙列缺失往往在初期牙槽突吸收就很明显;由龋病、根尖周病等原因引起的牙齿拔除,往往根据病程持续时间长短、拔牙难易程度不同而牙槽突吸收程度不同。其吸收速率在牙缺失后的前 3 个月(即伤口愈合期)最快,大约 6 个月后吸收速率显著下降,拔牙后 2 年吸收速率趋于稳定。

牙槽突上尚有一些解剖结构如牙槽窝、牙槽嵴、牙槽间隔和牙根间隔等与临床关系密切。

(1) 牙槽窝(alveoli or tooth sockets):为牙槽突容纳牙根的部分。牙槽窝的形态、大小、数目和深度与所容纳的牙根相适应。其中以上颌尖牙的牙槽窝最深,上颌第一磨牙的牙槽窝最大。牙槽窝周壁称为固有牙槽骨,包被于牙周膜的外围。固有牙槽骨上有许多小孔,称为筛状板或筛板。因其骨质致密,X 线片上呈现一白色线状影像包绕在牙周膜周围,故又称为骨硬板。固有牙槽骨、筛状板、骨硬板系指同一部位。

上颌牙槽窝的唇颊侧与腭侧骨板的厚度不一。一般上颌牙的唇颊侧骨板均比腭侧者薄。上颌第一磨牙颊侧骨板因有颧牙槽嵴而厚度增加,上颌第三磨牙牙根远中面的牙槽骨骨质比较疏松。牙槽窝骨板的厚薄,与牙槽外科关系密切。

(2) 牙槽嵴(alveolar ridge):指牙槽窝的游离缘。

(3) 牙槽间隔(interdental septa):指两牙之间的牙槽突。

(4) 牙根间隔(interradicular septa):指多根牙诸牙根之间的牙槽突。

2. **上颌窦(maxillary sinus)**　位于上颌体中央,是鼻窦中最大的一对窦腔。上颌窦呈锥体形,基底由鼻腔外侧壁构成,尖延伸至上颌骨的颧突,其上壁为眶底,下壁为上颌骨的牙槽突,且常较鼻腔底低 1.5cm,上颌窦的下壁由前向后盖过上颌第二前磨牙到上颌第三磨牙的根尖,与上述牙根尖之间以较薄的骨板相隔,甚至无骨板而仅覆以黏膜(图 4-1-6),其中以上颌第一磨牙根尖距上颌窦下壁最近,上颌第二磨牙次之,第二前磨牙与第三磨牙再次之。上述牙的牙源性感染可累及上颌

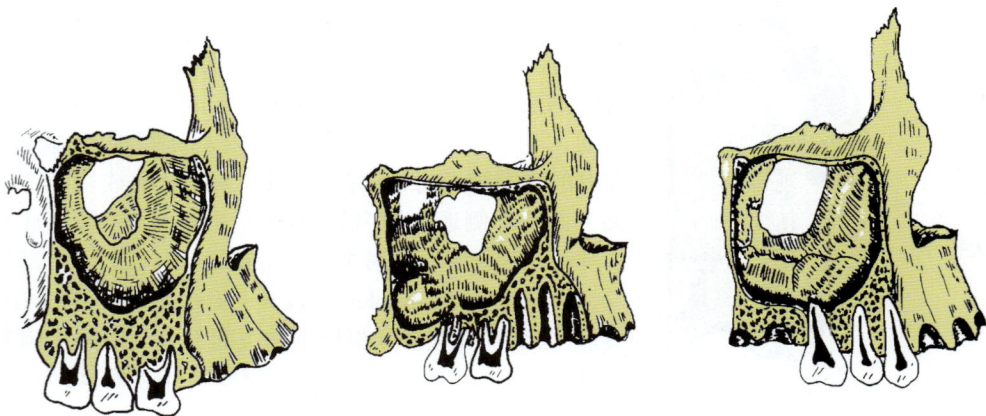

图 4-1-6　上颌窦下壁与牙根的关系

窦,引起上颌窦炎症。临床上拔除上述各牙及摘除断根时,应注意避免将断根推入上颌窦内或穿通窦壁造成上颌窦瘘。此外,在行上颌窦手术时,应避免伤及牙根尖。上颌窦的大小个体差异较大。上颌窦在窦基底的前部开口于半月裂孔,此处位于中鼻道。

3. 支柱及支架结构　上颌骨与咀嚼功能关系密切,在承受咀嚼压力明显的部位,骨质比较厚,以利于将咀嚼压力传导至颅底,由此形成三对支柱(图 4-1-7),均下起上颌骨牙槽突,上达颅底。

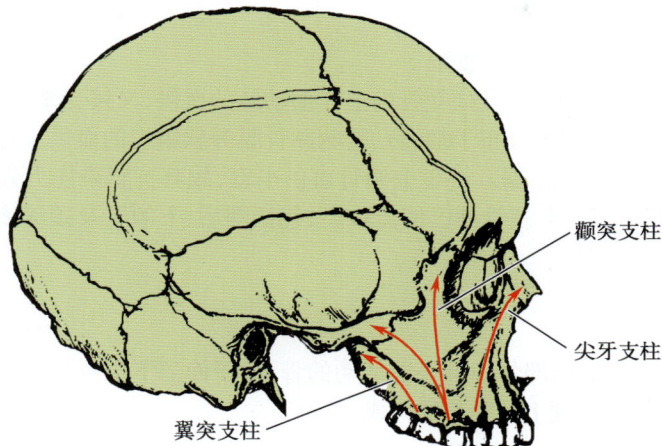

图 4-1-7　颌面骨支柱结构

(1) 尖牙支柱(canine buttress):又称鼻额支柱(nasofrontal buttress)。主要承受尖牙的咀嚼压力,起于上颌尖牙区的牙槽突,上行沿梨状孔外缘及眶内缘经额突至额骨。

(2) 颧突支柱(zygomatic buttress):主要承受第一磨牙的咀嚼压力,起于上颌第一磨牙区的牙槽突,沿颧牙槽嵴上行达颧骨后分为二支,一支沿颧骨额突经眶外缘,在眶上缘外侧端至额骨,另一支向外后经颧弓至颅底。

(3) 翼突支柱(pterygoid buttress):又称翼上颌支柱(pterygomaxillary buttress),主要承受磨牙区的咀嚼压力,由蝶骨翼突与上颌骨牙槽突的后端连接而构成。

在上述支柱间有横行的连接支架,诸如眶上弓、眶下弓、鼻骨弓等。这些结构使上颌骨及其邻骨能够承受相当大的咀嚼压力,并可将外力沿各骨接缝处和腔窦骨壁弥散消失。但在受到暴力的情况下,常可造成上颌骨及其邻骨的同时破损,甚至波及颅脑。上颌骨骨折时,骨折线亦与上述结构特点有关。附着于上颌骨的主要为表情肌,肌束薄弱,因而骨折移位与肌纤维的收缩牵拉无明显关系。

(三) 临床解剖特点

1. 薄弱部位　上颌骨内有上颌窦腔,四周与眼眶、鼻腔、口腔等相邻,又因骨质疏密厚薄不一、连接的骨缝多、牙槽窝的深浅大小不一等因素,产生了解剖结构上的薄弱环节。这些环节亦是容易发生骨折的部位,主要有以下三处:

(1) 从梨状孔下部平行牙槽突底部经上颌结节至蝶骨翼突,即临床上的上颌骨 Le Fort Ⅰ 型骨折线。

(2) 通过鼻骨、泪骨、颧骨下方至蝶骨翼突,即上颌骨 Le Fort Ⅱ 型骨折线。

(3) 通过鼻骨、泪骨、眶底、颧骨上方至蝶骨翼突,即上颌骨 Le Fort Ⅲ 型骨折线。

2. 临床应用解剖(颌骨质量分类)　根据密质骨与松质骨的含量比例及松质骨疏密程度,可将颌骨质量分为四个类别:

　　Ⅰ——几乎完全由均质的密质骨构成。

　　Ⅱ——厚层的密质骨包绕骨小梁密集排列的松质骨。

　　Ⅲ——薄层的密质骨包绕骨小梁密集排列的松质骨。

　　Ⅳ——薄层的密质骨包绕骨小梁疏松排列的松质骨。

画廊:ER4-1-5
Le Fort面部骨折线

图片:ER4-1-6
上颌骨质量分类

3. 上颌骨的增龄变化　出生时上颌骨的横径和矢径大于垂直径。额突明显,上颌体较牙槽突小,牙槽几乎到达眶底,上颌窦只是鼻腔外侧壁的一条沟。随着牙槽的发育和上颌窦的加大,上颌骨的垂直径在成年时达到最大。老年人或早年牙齿全脱落后,由于上颌骨外侧骨板较内侧骨板疏松,而使上颌骨牙槽向上向内吸收,外侧骨板较内侧骨板吸收多,结果上颌骨的外形逐渐缩小。由于牙槽嵴的高度与大小不断萎缩削减,以致切牙乳突、颧弓与牙槽嵴顶的距离逐渐接近甚至与之平齐。腭穹隆的高度也相应变浅变平。临床上行种植义齿及口腔牙列修复时需要关注这些增龄性变化对义齿修复的影响。

(四) 血液供应、淋巴回流及神经支配

上颌骨的血液供应极为丰富,既接受骨内上牙槽动脉的血供,又接受来自上牙槽后动脉、眶下动脉、腭降动脉以及蝶腭动脉等分布于颊、唇、腭侧黏骨膜等软组织的血供。这一多源性血供的特点,为正颌外科提供了解剖学依据。由于上颌骨血供丰富,故其抗感染能力强,骨折愈合亦迅速,但手术 或外伤后出血较多。上颌骨淋巴回流较广,包括咽后、下颌下及颈深诸淋巴结。该骨由三叉神经的分支上颌神经支配。

二、下颌骨

下颌骨(mandible)是颌面部骨中唯一能活动的骨,位于面部下 1/3;其后上方的髁突与颞骨的关节窝及关节结节共同参与颞下颌关节的构成。

(一) 外形特点

下颌骨分为水平部和垂直部。水平部称为下颌体,垂直部称为下颌支,下颌体下缘与下颌支后缘相连接的转角处称为下颌角(mandibular angle)。

1. 下颌体(mandibular body)　呈弓形,有内、外两面、牙槽突和下颌体下缘。

(1) 外面(图 4-1-8):中线处可见正中联合。在正中联合两旁,近下颌体下缘处,左右各有一隆起,称为颏结节(mental tubercles)。从颏结节经颏孔之下向后上延至下颌支前缘的骨嵴,称为外斜线(external oblique line),有降下唇肌及降口角肌附着。外斜线之下有颈阔肌附着。在外斜线上方,下颌第二前磨牙或第一、第二前磨牙之间的下方,下颌体上、下缘之间略偏上方处有颏孔(mental foramen),孔内有颏神经、血管通过。儿童在第一恒磨牙萌出前,颏孔位于下颌第一乳磨牙的下方,距下颌体下缘较近。其颏孔方向在出生时直接朝前,2~3 岁时,颏孔朝向后上,成人颏孔多朝向后、上、外方。经颏孔穿刺或行颏神经麻醉时应注意进针方向。老年人或牙列缺失者因牙槽突萎缩吸收,颏孔位置相对上移。

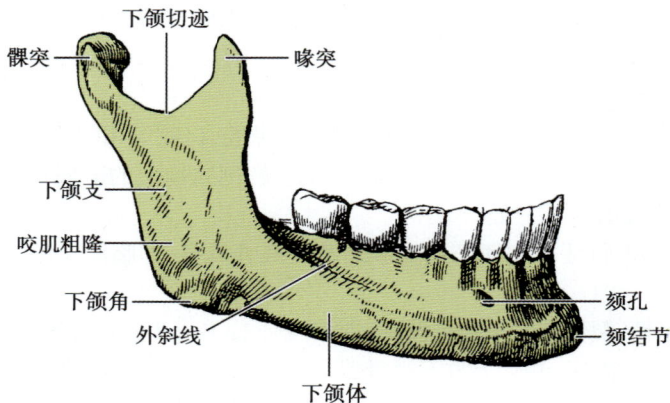

图 4-1-8　下颌骨(外侧面观)

(2) 内面(图 4-1-9):近中线处有上下两对突起,分别称为上颏棘(upper genial tubercles)和下颏棘(lower genial tubercles)。上颏棘为颏舌肌的起点,下颏棘为颏舌骨肌的起点。自下颏棘下方斜向后上与外斜线相应的骨嵴称为内斜线(internal oblique line)或下颌舌骨线(mylohyoid line),为下颌

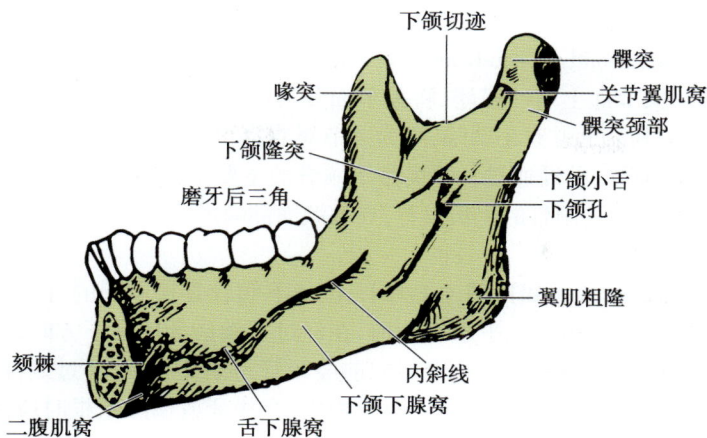

图 4-1-9　下颌骨（内侧面观）

舌骨肌起点。内斜线的后端有翼下颌韧带附着。在内斜线后下有下颌舌骨沟（mylohyoid groove）从下颌支向下前延伸。内斜线将下颌体内面分为上、下两部分。内斜线上方，颏棘两侧有舌下腺窝（sublingual fossa），与舌下腺相邻；内斜线下方，中线两侧近下颌体下缘处有不明显的卵圆形凹陷称为二腹肌窝（digastric fossa），为二腹肌前腹的起点。二腹肌窝后上方有下颌下腺窝（submandibular fossa）与下颌下腺、下颌下淋巴结相邻；面动脉通常在此下降弯曲绕过下颌体下缘。

（3）牙槽突：下颌牙槽突与上颌牙槽突相似，但下颌牙槽窝比相应的上颌牙槽窝小，牙槽突内、外骨板均为较厚的骨密质，除切牙区外，很少有小孔通向骨松质。在拔除下颌牙或行牙槽手术时，除切牙区可采用浸润麻醉外，一般均采用阻滞麻醉。

下颌切牙、尖牙唇侧牙槽窝骨板较舌侧为薄，前磨牙的颊、舌侧骨板厚度相近。下颌磨牙因其牙体倾向于牙槽突的舌侧，故颊侧骨板较厚，下颌第一、第二磨牙的颊侧因有外斜线使其骨质更为增厚。

（4）下颌体下缘：又称下颌下缘。外形圆钝，为下颌骨骨质最致密处。下颌体下缘常作为下颌下区手术切口定点的标志，并作为颈部的上界。

2. 下颌支（mandibular ramus）（图 4-1-8，图 4-1-9）　左右各一，为几乎垂直的长方形骨板，有内、外两面，上、下、前、后四缘和喙突、髁突两突。

（1）内面（图 4-1-9）：其中央略偏后上方处有下颌孔（mandibular foramen），呈漏斗状，开口朝向后上方。孔的前方有下颌小舌（mandibular lingula），为蝶下颌韧带附着处。孔的后上方有下颌神经沟，下牙槽神经、血管通过此沟进入下颌孔。下颌神经沟的位置相当于下颌磨牙平面上方约 1cm处。行下牙槽神经阻滞麻醉经口内注射时，为了使针尖避开下颌小舌的阻挡，接近下牙槽神经，注射器针尖应到达下颌孔上方约 1cm 处。在下颌孔的前上方，有下颌隆突，下颌隆突是由喙突往后下方和髁突往前下方两者汇合而成的骨嵴。此处由前向后分别有颊神经、舌神经和下牙槽神经越过。下颌孔的下方有一向前下的沟，称为下颌舌骨沟（mylohyoid groove），沿内斜线的下方向前延伸，沟内有下颌舌骨神经、血管经过。下颌孔向前下方通入下颌管。下颌小舌的后下方骨面比较粗糙，称为翼肌粗隆，为翼内肌的附着处。

（2）外面（图 4-1-8）：外面的后下方骨面比较粗糙，称为咬肌粗隆，为咬肌的附着处。外面的上中部骨面略有突起或明显突起，称为下颌支外侧隆突。该突的位置大约相当于内侧的下颌孔前后与下颌孔上缘上方附近。在行下颌支手术时（如正颌手术），可以下颌支外侧隆突为标志，保护下颌支内侧的下牙槽神经、血管。下颌角（mandibular angle）处有茎突下颌韧带附着。

（3）四个边缘：上缘薄，为下颌切迹或称下颌乙状切迹（mandibular notch）。下缘与下颌体下缘连接，与后缘相遇成下颌角。后缘厚而圆，自髁突延伸到下颌角，上部轻度向后凸而下部凹，与腮腺相接触。前缘上部薄，与喙突连续，下厚，与内外斜线连接。

（4）喙突（coracoid process）：又称肌突，呈扁三角形，内外分别有颞肌和咬肌附着。颧骨骨折时

画廊:ER4-1-8
下牙槽神经阻
滞麻醉

ER4-1-8

可压迫喙突,影响下颌运动。

(5) 髁突(mandibular condyle,condylar process):又称髁状突或关节突。髁突上端有关节面,与颞下颌关节盘相邻。关节面上有一横嵴,将关节面分为前斜面和后斜面。髁突下部缩小,称为髁突颈部(condyle neck),其前上方有小凹陷,称为关节翼肌窝,为翼外肌下头附着处。髁突与喙突之间有下颌切迹,有咬肌血管、神经通过。髁突是下颌骨的主要生长中心之一,如该处在发育完成之前受到损伤或破坏,将影响下颌骨的生长发育,导致颌面部畸形。

(二) 内部主要结构特点

1. 下颌管(mandibular canal)(图 4-1-10)　位于下颌骨骨松质间的骨密质管道。在下颌支内,该管行向前下,至下颌体内则几乎水平向前,在经过下颌诸牙槽窝下方时,发出小管到各个牙槽窝,下牙槽神经分支及血管穿行其内,最后向前经颏管与颏孔相接,通过颏神经、血管。下颌管与下颌磨牙根尖比较接近,特别是下颌第三磨牙根尖,在拔牙或摘除断根时应注意避免损伤下颌管内的下牙槽神经。

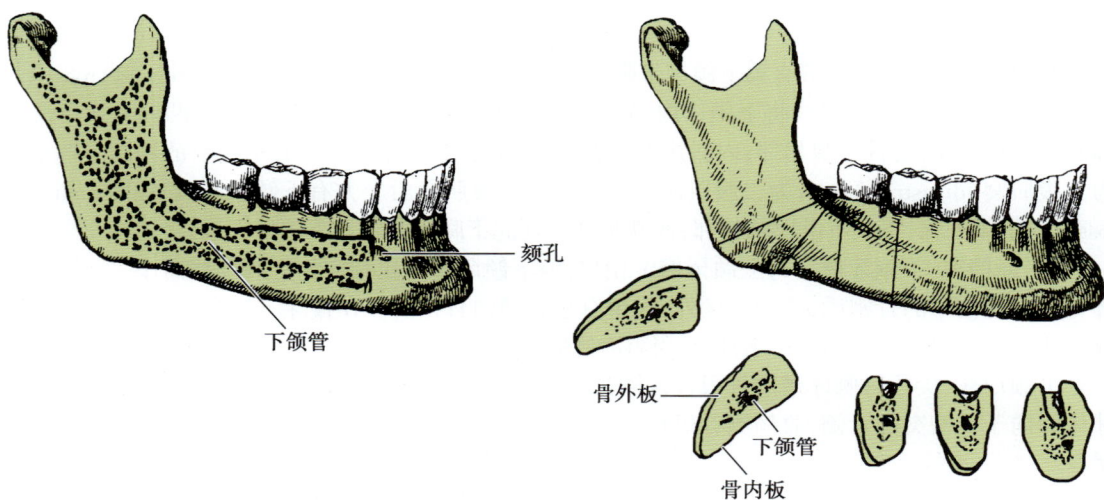

颏孔

下颌管

骨外板

下颌管

骨内板

图 4-1-10　下颌管的形态和位置

鉴于下颌管与口腔颌面外科手术关系密切,皮昕等(1986)通过对下颌骨进行剖面观测研究表明,下颌管从下颌孔至下颌第一磨牙的位置具有以下三点规律:

(1) 下颌管距骨内板较外板为近,下颌骨内板常构成下颌管的内壁,而下颌管的上壁、下壁、外壁往往与骨松质邻接。

(2) 下颌管距下颌支前缘较后缘为近(除下颌孔及其下方 1~2mm 外)。

(3) 下颌管距下颌体下缘较牙槽缘为近。

下颌管与下颌骨外板及骨松质厚度的关系为:除下颌角和第三磨牙区骨松质与该处骨外板厚度相近外,下颌支和下颌第一、第二磨牙区的骨松质均比该处的骨外板厚。从下颌第一磨牙至下颌第二前磨牙区,下颌管从后内侧斜向前外侧,穿过骨松质开口于颏孔。在行下颌骨手术时,应注意下颌管的位置关系,以免损伤下牙槽神经及其伴行的血管。

2. 牙力轨道与肌力轨道　下颌骨表层为骨密质,内部为骨松质,骨松质在一定部位按一定的规律排列(图 4-1-11)。如在下颌骨牙槽窝底部周围,骨松质包绕该处并斜向后上,通过下颌支到达髁突,形成牙力轨道,咀嚼力即通过这一轨道传至颅底。咀嚼肌收缩产生的力,直接作用于下颌骨,逐渐形成肌力轨道,此轨道一部

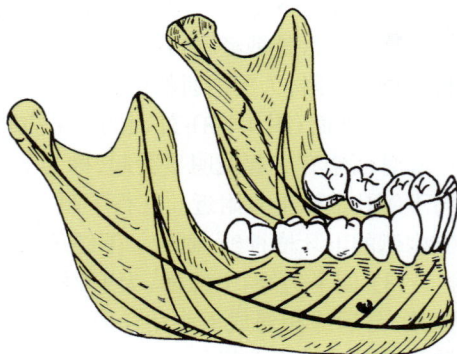

图 4-1-11　下颌骨的牙力轨道和肌力轨道

学习笔记

分见于下颌角区,另一部分从喙突延至下颌体。在下颌体前部,两侧骨小梁彼此交错几乎呈直角,从一侧的下颌下缘至对侧的牙槽突,以增加抗力。

(三)临床解剖特点

1. 薄弱部位　下颌骨是颌面诸骨中体积最大、面积最广、位置最突出者,在结构上存在易于发生骨折的薄弱部位。

(1)正中联合:是胚胎发育时两侧下颌突的连接处,位置最为突出。

(2)颏孔区:此处有颏孔,又有下颌前磨牙的牙槽窝。

(3)下颌角:骨质较薄,且有下颌第三磨牙牙槽窝位于其间,如下颌第三磨牙阻生,则骨质更薄。

(4)髁突颈部:比较细小,其上下均较为粗大。

上述部位的解剖特点,并非是下颌骨骨折的必然因素,骨折发生的部位还要取决于所受外力的方向、程度及性质等综合因素。下颌骨上有咀嚼肌附着,由于咀嚼肌的牵拉方向不同,常使骨折块发生移位,产生咬合错乱,有的还可能使舌后坠,引起呼吸困难甚至窒息。

2. 临床应用解剖　下颌支提供了咀嚼肌的附着,咬肌主要附着于下颌支的外侧面;翼内肌则附着于下颌骨内侧面的翼肌粗隆。蝶下颌韧带附着于下颌小舌,其后下颌舌骨肌神经血管束进入下颌舌骨沟。颞肌下部附丽于喙突到下颌支的前缘。翼外肌附着于下颌支内侧接近下颌乙状切迹区的关节翼肌窝。舌神经穿行于下颌支内侧面与翼内肌之间,常呈一弓形行向前下,在行经内斜线的上后端时紧贴骨面,在靠近下颌第三磨牙的远中骨面处行向其舌侧下方。

腮腺位于外耳道前下方,下颌支和乳突及内侧的茎突之间,腮腺向前延伸到颞下颌关节外侧和咬肌之后的下颌支表面,以及下颌支内侧面翼内肌附着点上方。

3. 下颌骨的增龄变化　出生时下颌骨中央仅以纤维性颏联合连接在一起。此时,下颌体仅为一壳,包裹着不完全分离的乳牙牙囊,下颌管靠近下缘,颏孔开口于第一乳磨牙之下,且方向直接朝前,喙突高于髁突。出生后第1~3年,随着下颌体的逐渐加长以及颏的发育,颏孔的方向从向前渐变为向后上。成年后颏孔几乎水平向后,以适应颏神经穿出方向的改变。髁突软骨的发育使得下颌支获得垂直增长和下颌骨整体的增长,主要是向下和向前的增长。随着牙根和牙槽的发育,下颌体深度不断增长。成年的颏孔位于下颌体上、下缘中部,下颌管几乎与内斜线平行。老年由于牙齿脱落和牙槽突的骨质吸收,下颌管和颏孔接近下颌体上缘,有的甚至可见下颌管直接位于下牙槽黏骨膜下。

(四)血液供应、淋巴回流及神经支配

下颌骨的血液供应主要来自双侧下牙槽动脉,还有来自骨周围软组织的动脉,如翼内肌动脉、翼外肌动脉、颞下颌关节囊动脉、颞肌动脉、咬肌动脉和舌下动脉等。下颌骨的淋巴回流至下颌下及颈深淋巴结。该骨相应部位的黏膜、牙、牙周膜及牙槽骨主要受下牙槽神经支配。

下颌骨的血供相对比上颌骨少,且周围有致密的肌和筋膜包绕,在炎症化脓时不易得到引流,故与上颌骨相比更容易发生骨髓炎。

(郭莲　皮昕)

三、鼻骨

鼻骨(nasal bones)(图 4-1-12)形态似不规则长方形,位于颜面中央,左右两块鼻骨并列于两侧的上颌骨额突之间,在中线处相连,构成鼻背。鼻骨有两面,鼻骨外面向下成凸面,横向凸,中央有一小的静脉孔;内面横向凹,有筛前神经纵沟。鼻骨有四缘,上缘窄而厚,与额骨鼻部连接;下缘宽而薄,构成梨状孔的上缘,并与鼻侧软骨连接;外侧缘邻近上颌骨额突;内侧缘与对侧共同形成向后突出的垂直嵴和一小部分鼻中隔。从上而下与额骨鼻棘、筛骨垂直板和鼻中隔软骨连接。

鼻骨下部较薄且向前突出,易受损伤发生骨折,骨

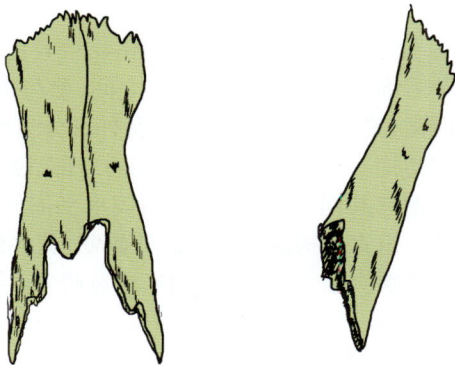

图 4-1-12　鼻骨(正侧面观)

图片:ER4-1-11 下颌骨薄弱部分

学习笔记

折的部位常在其下 1/3 处。成人两侧鼻骨连接紧密,骨折多为双侧同时发生;儿童两侧鼻骨间有明显的缝隙,骨折可仅限于一侧。

四、颧骨

颧骨(zygomatic bones)(图 4-1-13)外形近似菱形,左右各一。位于颜面的外上部,是上颌骨与脑颅骨之间的主要支架,参与形成面部的隆起、眶外侧壁、眶底、颞窝和颞下窝的一部分,同时参与构成颧弓,对构成面部外形起到支撑作用。

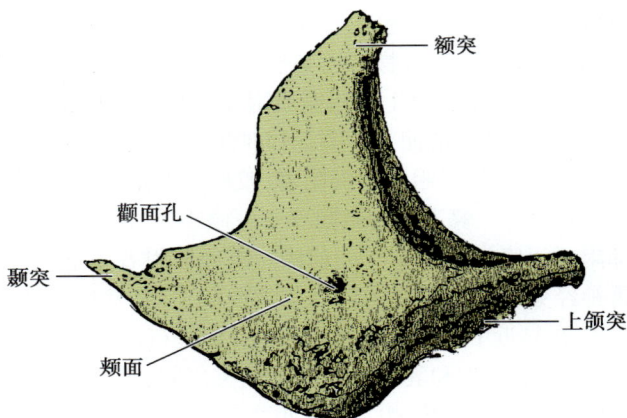

图 4-1-13　颧骨(颊面观)

颧骨的结构为一个体部和三个突起。体部坚硬,由三面构成,颊面隆突朝前外侧,靠近眶缘处有颧面孔(zygomaticofacial foramen);颞面凹陷向后内侧,其前方粗糙区与上颌骨连接,后方凹的平滑区向后上延伸到额突为颞窝的前面,同时也向后延伸到颞突内侧面成为不完整的颞下窝外侧壁,此面靠近额突底有颧颞孔(zygomaticotemporal foramen);眶面平滑内凹,构成眶的外下壁,通常有颧面孔和颧颞孔导入的管口,即颧眶孔(zygomatico-orbital foramina)。

三个突起:额突向上,邻接额骨颧突和蝶骨大翼;上颌突向内下方,与上颌骨的颧突相连接;颞突向后,与颞骨颧突相接构成颧弓(zygomatic arch),其连接处有颧颞缝(zygomaticotemporal suture)。

颧骨与颧弓均位于面部较突起的部位,是面中部侧方轮廓的重要组成部分,其形态与突度在维持面部对称性与协调性方面起着重要的作用,并与人种、地区及性别相关,同时其突起结构,易受损伤发生骨折。颧骨骨折往往引起颧骨向下、向后及向内移位,导致其突起的外形消失。颧弓骨折常发生在其中段,使其中部塌陷。颧骨、颧弓骨折时,骨折片可压迫颞肌或使喙突运动障碍,出现张口困难。

五、腭骨

腭骨(palatine bones)(图 4-1-14)为左右成对的 L 形骨板,位于鼻腔后部,上颌骨与蝶骨翼突之间,参与构成鼻腔底和侧壁、腭、眶底、翼腭窝、翼突窝和眶下裂。腭骨外形分为水平与垂直两部分,并有三个突起结构。水平部构成鼻腔底的后部、硬腭的后 1/4,其外侧缘与上颌骨牙槽突共同构成腭大孔;两侧水平部的内缘在中线处相连,形成鼻后棘。垂直部构成鼻腔的后外侧壁,其外侧面有翼腭沟与上颌体内面和蝶骨翼突前面的沟,共同形成翼腭管。垂直部上缘有蝶突(sphenoidal process)和眶突(orbital process),两突间的凹陷为蝶腭切迹,蝶腭切迹与蝶骨体的下面构成蝶腭孔(sphenopalatine foramen),翼腭窝经此孔通向鼻腔。在水平部与垂直部的连接处有锥突(pyramidal process),锥突后

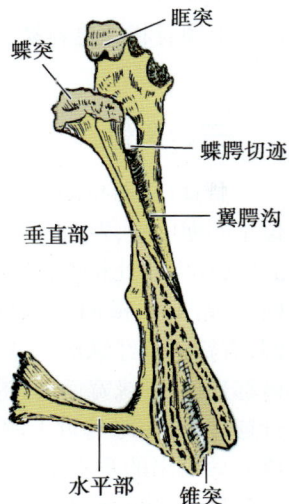

图 4-1-14　腭骨(后面观)

面的中部构成翼突窝底,为翼内肌的起始处。

六、蝶骨

蝶骨(sphenoid bone)(图4-1-15,图4-1-16)外形似蝴蝶,位于颅底中部,"嵌入"额骨、颞骨和枕骨之间。蝶骨的结构包括:中央的体部、一对小翼、一对大翼以及蝶骨体和大翼交界处向下伸出的两个翼突。蝶骨前接额骨和筛骨,后接颞骨和枕骨,下接犁骨和腭骨。

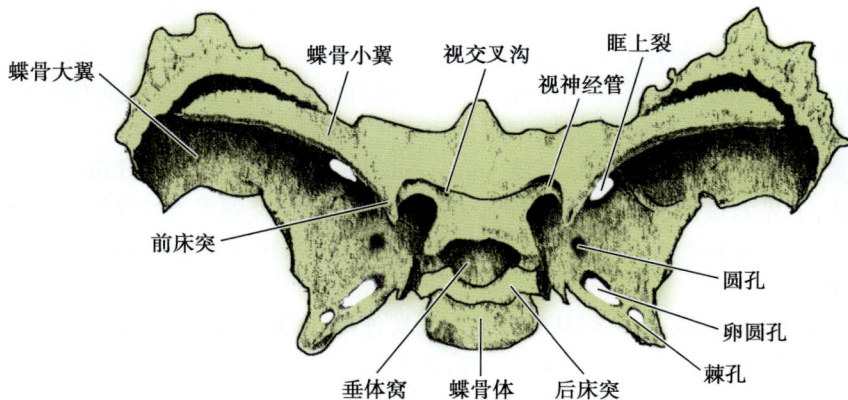

图 4-1-15　蝶骨(上面观)

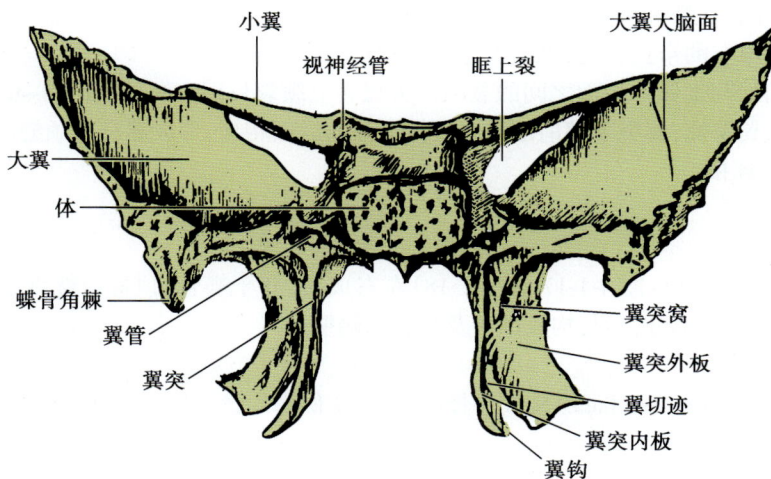

图 4-1-16　蝶骨(后面观)

(一) 蝶骨体

蝶骨体(sphenoid body)居蝶骨中部,以中隔将蝶骨体分为左右两个气窦称为蝶窦(sphenoid sinus),蝶骨体上面又称大脑面,前方平滑处为蝶轭,轭的后界为交叉沟(sulcus chiasmatis)的前缘,沟向外侧到视神经管(optic canals)。沟后为鞍结节(tuberculum sellae),其后的深凹是蝶鞍(sella turcica),构成颅中窝的一部分,蝶鞍中部有凹陷的垂体窝,容纳脑垂体。蝶鞍的前缘有中床突(middle clinoid processes),其后为鞍背(dorsum sellae),鞍背上角为后床突(posterior clinoid processes),蝶骨体外侧面与蝶骨大翼和翼突内侧板相连,蝶骨体后面接枕骨,下面组成鼻腔顶。

(二) 小翼

小翼(lesser wing)为成对的三角形骨板,构成眶顶的一部分。上面平滑与大脑额叶相邻,下面为眶顶的后部和眶上裂的上界,后缘突入到大脑外侧裂,其内侧端是前床突。小翼以上、下两根与蝶骨体前上部相连,两根之间为视神经管(optic canal),有视神经和眼动脉通过。

(三) 大翼

大翼(greater wing)由蝶骨体的两侧伸向外上方,由下列四个面构成。

1. **大脑面**　为颅中窝的前部,容纳大脑颞叶前部。近蝶骨体处的前内侧有圆孔(foramen rotundum),向前通翼腭窝,三叉神经的分支——上颌神经由此出颅;圆孔的后外侧为卵圆孔(foramen ovale),向下通颞下窝,三叉神经的分支——下颌神经由此出颅;再向后外侧是较小的棘孔(foramen spinosum),脑膜中动脉由此入颅。

2. **颞面**　构成颞窝(temporal fossa)的一部分,其下界为颞下嵴(infratemporal crest)。

3. **颞下面**　位于颞下嵴内侧,构成颞下窝的上壁。颞下面与颞下嵴均为翼外肌上头的起始处,在颞下面亦可见卵圆孔和棘孔。颞下面的后端有突向下方的蝶骨角棘,为蝶下颌韧带的附着点。

4. **眶面**　构成眶的外侧壁,眶面下缘与上颌骨体部眶面后缘之间的裂隙为眶下裂的外侧部,翼腭窝借此通向眶部,主要有眶下动脉、上颌神经及眼下静脉经过。

蝶骨大翼、小翼之间的裂隙为眶上裂(supraorbital fissure,superior orbital fissure),为三角形,内侧界为蝶骨体,上界为蝶骨小翼,下界为蝶骨大翼眶面内侧缘,外侧界为蝶骨大翼和蝶骨小翼之间的额骨。动眼神经、滑车神经、展神经、三叉神经的分支——眼神经和眼上静脉经此裂进入眶部。

(四) 翼突

翼突(pterygoid process)为一对从蝶骨体与大翼连接处伸向下方的突起,由外板和内板构成。内、外板的前上部融合,下部分离形成翼切迹,其内有腭骨锥突。内、外板之间的窝称为翼突窝(pterygoid fossa),为翼内肌的起始处。翼突根前面的宽三角形是翼腭窝的后壁,有翼管的前口穿过。

翼突外板宽而薄,其外侧面朝向前外方,构成颞下窝的内侧壁,为翼外肌下头的起始处,亦作为上、下颌神经阻滞麻醉定位的骨性标志。翼突内板窄而长,其下端较尖并弯向外下方,形成翼钩(pterygoid hamulus),有腭帆张肌肌腱呈直角绕过。临床上行腭裂修复手术时,需凿断翼钩,使腭帆张肌收缩时失去原有的牵拉功能,以减少缝合时软腭的张力。

翼突上部前面与上颌体后面之间的裂隙称为翼突上颌裂(pterygomaxillary fissure),上颌动脉的末端经此处进入翼腭窝;翼突下部前面与上颌体下部的后面相接,形成翼突上颌缝(pterygomaxillary suture),又称翼颌连接。

七、颞骨

颞骨(temporal bone)(图 4-1-17,图 4-1-18)左右成对,介于蝶骨、顶骨与枕骨之间,分为鳞部、乳突部、岩部和鼓部四部分,参与构成颅底及颅腔的侧壁。

(一) 鳞部

鳞部(squama of temporal bone)构成颞骨前上方,薄似鳞片状骨板,分为内、外两面。

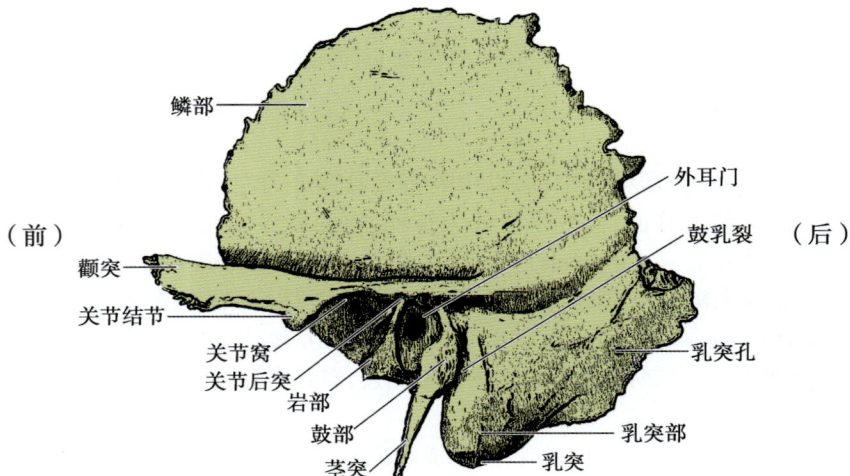

图 4-1-17　颞骨(外侧面观)

1. **外面**　又称颞面(temporal surface),平滑、稍凸,为构成颞窝的主要部分。颧突上缘经外耳门上方向后,呈向后上的嵴状,称乳突上嵴(supramastoid crest),有颞筋膜和颞肌下缘附着。嵴的前端和外耳道后上象限之间的凹陷为道上三角(suprameatal triangle)(又称道上小凹),其前通常有一小的道上棘(suprameatal spine)。乳突上嵴前方有近似垂直的颞中动脉沟。自颞鳞下部以前根、后根向前方突出形成颧突(zygomatic process),与颧骨的颞突相接构成颧弓。颧弓上缘较薄,附以颞深筋膜;下缘呈短弓状,为咬肌起始处。

颧突前根起始处形成一短半圆柱状的关节结节,关节结节后方、鼓部前方有关节窝(articular fossa),为颞下颌关节的组成部分。关节窝的前界为关节结节(articular eminence),关节结节从侧面观为一突起,底面观则呈自后内方略向前外方的横嵴,中间部稍有凹陷。关节结节的后面向前下方倾斜,为关节结节后斜面,是颞下颌关节的功能面。关节窝的后界为鼓鳞裂和岩鳞裂。关节窝顶部与颅中窝之间仅有一薄骨板相隔,临床在行颞下颌关节手术时应注意此关系,以免造成关节窝顶部骨折。

2. **内面**　又称大脑面,邻接大脑颞叶,有脑膜中动脉沟。内面的下界为岩鳞裂,与颞骨岩部分开。

(二)乳突部

乳突部为颞骨的后份,有一尖朝下的乳突(mastoid process),为胸锁乳突肌的附着处。乳突内侧的深沟为乳突切迹(mastoid notch),有二腹肌后腹起始。乳突部的上前份内含有一较大而不规则的腔,称乳突窦,向前经其前上部的乳突窦口通鼓室上隐窝。乳突窦顶与其前方的鼓室盖相连;前方毗邻面神经管的降部;乳突窦的外侧壁为外耳道上三角,内侧壁前部为外侧半规管凸和面神经管凸;乳突窦向下与乳突小房相通。乳突部大脑面有一弯曲的乙状窦沟。

(三)岩部

岩部(petrous part)呈锥体形,又称岩锥。岩部的大脑面有三叉神经压迹,其上有三叉神经节;小脑面有内耳门;岩部下面有颈动脉管外口;岩尖有颈动脉管内口。岩部内有面神经管(图 4-1-19),起自内耳道底上部的面神经管口,初呈水平位行向前外,再以直角转向后外,而后垂直下行,止于茎乳孔,管内有面神经通过。

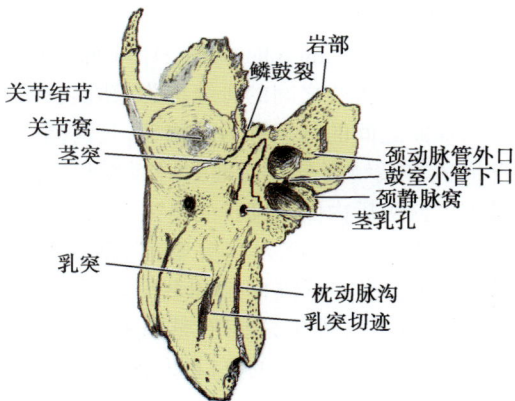

图 4-1-18　颞骨(下面观)

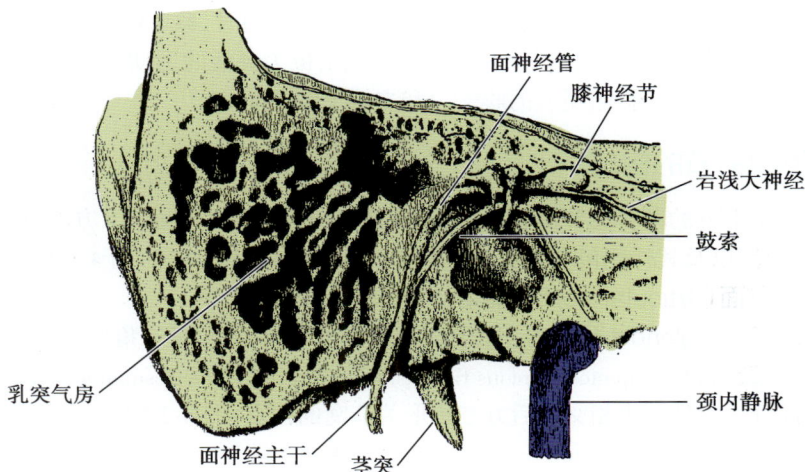

图 4-1-19　面神经管及鼓索(颞骨剖面观)

（四）鼓部

鼓部（tympanic plate）为一片弯曲骨板，构成外耳道的前壁、底和下后壁及外耳门大部分边缘。鼓部后方与乳突之间的骨缝称为鼓乳裂；鼓部前方与颞鳞之间的骨缝称为鼓鳞裂，其内侧因有岩部嵌入将鼓鳞裂分为前部的岩鳞裂和后部的岩鼓裂。鼓板后内侧有细长的茎突（styloid process）伸向前下方。茎突为茎突咽肌、茎突舌骨肌、茎突舌肌、茎突下颌韧带和茎突舌骨韧带的起始处。茎突与乳突之间有茎乳孔（stylomastoid foramen），为面神经管的下口，面神经由此出颅。

八、舌骨

舌骨（hyoid bone）呈 U 形，位于甲状软骨上方，下颌骨后下方，为颈部的重要骨性标志。中间部为舌骨体，左右成对的长突称为舌骨大角，短突为舌骨小角。舌骨小角向后借茎突舌骨韧带连于茎突尖。

舌骨体为舌骨中部近似椭圆形的扁骨板，可在颈前皮下扪及，与下颌角处于同一水平。舌骨体上部有颏舌骨肌附着，下部则有下颌舌骨肌、胸骨舌骨肌和肩胛舌骨肌附着。舌骨大角自舌骨体的外侧端延伸向后上方，其上缘一般与舌动脉起始部在同一水平，为舌骨舌肌的起始处。舌骨小角起于舌骨体和舌骨大角的连接处，有茎突舌骨韧带附着（图 4-1-20）。甲状舌管囊肿的发生部位常见于舌骨体上下。临床上舌骨大角是咽部手术以及寻找或结扎舌动脉的重要解剖标志。

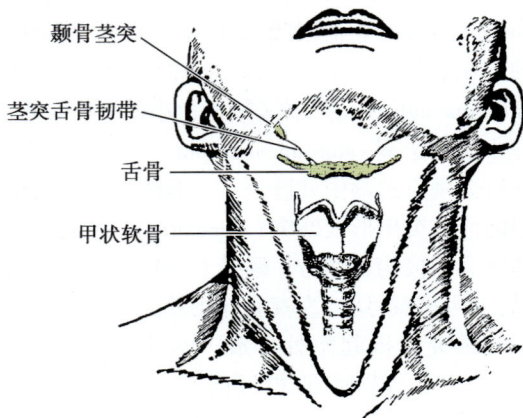

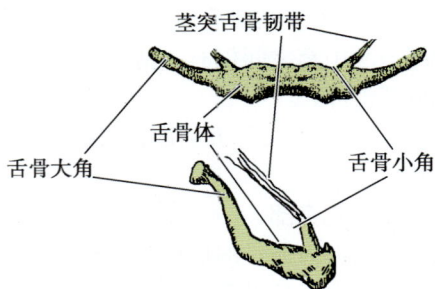

图 4-1-20 舌骨解剖位置及其正侧面观

（郭 莲 徐袁瑾）

第二节 颞下颌关节

颞下颌关节（temporomandibular joint, TMJ）又称颞颌关节、下颌关节、颌关节或颅下颌关节，是颌面部唯一的活动关节。下颌骨体部通过两侧下颌支将双侧髁突连为一体，形成左右联动的颞下颌关节，支持咀嚼、吞咽、言语以及部分表情等功能活动。咀嚼时，颞下颌关节需承受来自咀嚼肌收缩所产生的负荷；而在言语和表情等活动中，又表现出极为灵活的运动形式。因此，颞下颌关节的主要功能包括承载（咬合时）咀嚼肌的收缩力和支持下颌运动。

一、颞下颌关节的构成

颞下颌关节由上方的颞骨关节窝和关节结节（两者合称颞骨关节面）、下方的下颌骨髁突、居于两者之间的关节盘，以及其外侧包绕的关节囊和囊内外韧带等部分构成（图 4-2-1）。

（一）颞骨关节面（articular surfaces of temporal bone）

1. 颞下颌关节窝（glenoid fossa） 位于颞骨鳞部下表面，大致呈三角形，其底在前，为关节结节嵴，其内后边为鼓鳞裂（tympanosquamous fissure, TSF）及岩鳞裂（petrosquamous fissure, PSF），外边为颧弓的后续部分。内外两边相交于后方三角形关节窝的顶点（图 4-2-2A）。有的顶点呈一锥形骨状突起，称为关节后结节（postglenoid tubercle, PT）。人体处于端坐位时，关节窝的前缘低于后缘，外缘低于内缘。

关节窝后方经鼓鳞裂与中耳相邻，所以中耳的炎症可扩散至颞下颌关节（如幼儿时期的化脓

画廊:ER4-2-1
颞下颌关节
CBCT

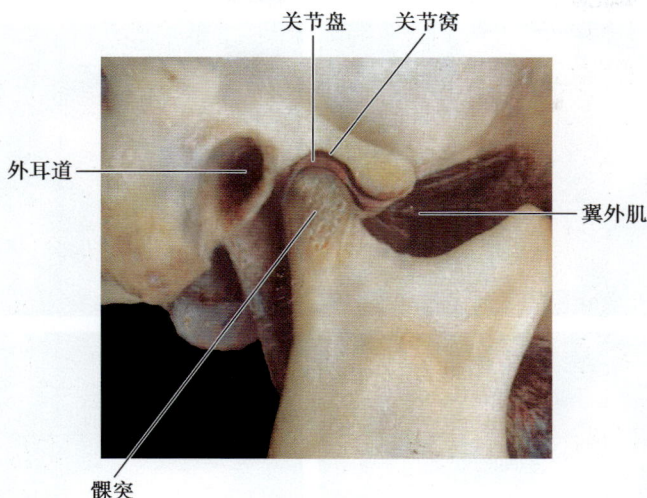

图 4-2-1 颞下颌关节的构成

性中耳炎可造成颞下颌关节强直);反之,该关节的炎症亦可波及中耳。关节窝顶与颅中窝相邻,其间仅有薄层骨板相隔,中央最薄处仅厚约 1~2mm。

脑膜中动脉经棘孔入颅腔后,向前外走行,分为前、后两支。皮昕等研究表明:脑膜中动脉前支经过关节结节的颅腔面者占 93%;脑膜中动脉后支经颞下颌关节窝的颅腔面者占 59%。脑膜中动脉前、后支的分支间以及与对侧的脑膜前、后动脉间均有吻合。

2. 关节结节(articular eminence) 为颞骨颧突根部的前脚,侧面观略呈圆丘形,由一骨嵴将其分为前、后两斜面(图 4-2-2B)。前斜面坡度较小,后斜面构成关节窝的前壁,向前下倾斜,与水平面的夹角称为结节后斜面斜度。关节结节后斜面及关节结节顶附近是主要功能负荷区。

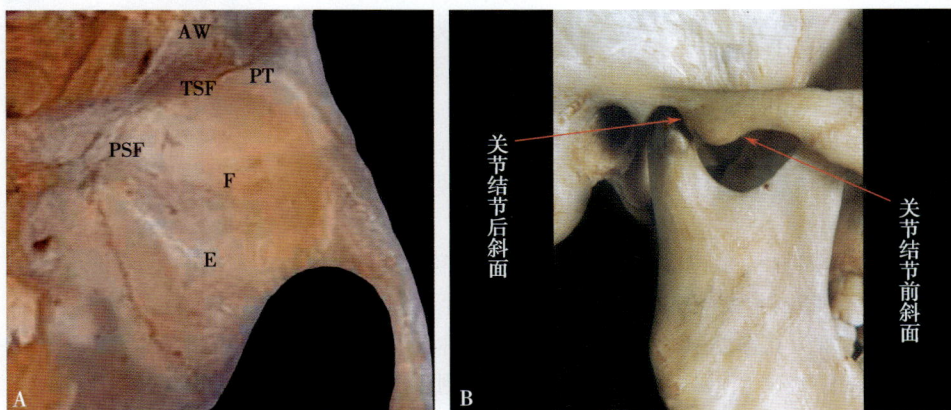

图 4-2-2 颞骨关节面
A. 下面观 B. 侧面观
F:关节窝;E:关节结节;PT:关节后结节;AW:外耳道前壁;TSF:鼓鳞裂;PSF:岩鳞裂

(二)髁突

髁突(mandibular condyle,condylar process)呈梭形,其前后径较短,约 8~10mm;内外径较长,约 15~30mm(图 4-2-3)。髁突内、外两侧的突起分别被称为内、外极,内极较外极突,开口运动时,在耳屏前可扪及髁突外极。在髁突顶有一内外向走行的骨性隆起,称为横嵴,横嵴有时不明显。横嵴将髁突关节面分为前、后两部分,称为髁突前斜面和髁突后斜面。髁突前斜面呈窄长形,为主要的

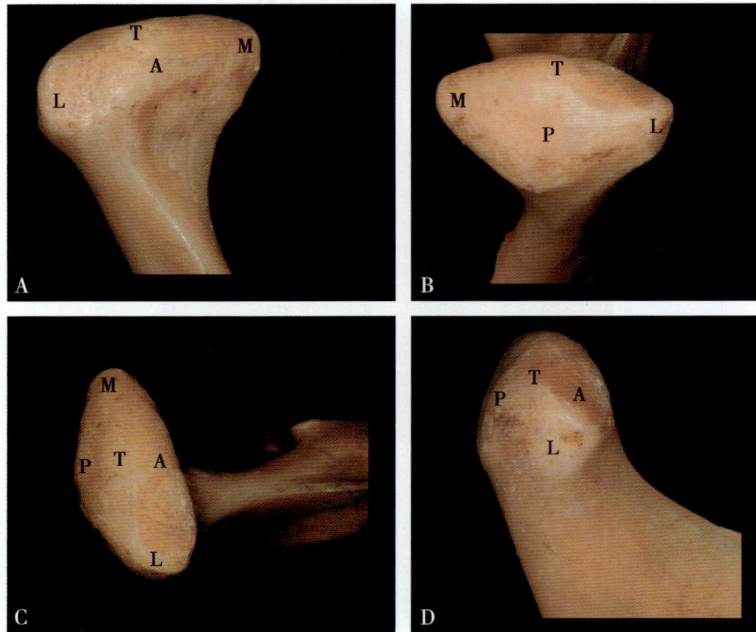

图 4-2-3 下颌骨髁突

A.前面观 B.后面观 C.上面观 D.侧面观
L:外极;M:内极;T:横嵴;A:前斜面;P:后斜面

负荷部位,与关节结节后斜面构成一对负荷区,其表面覆盖的纤维软骨较厚。髁突后斜面成圆三角形。

徐樱华(1979)将两侧髁突头长轴延长线的夹角(图 4-2-4)分为三型:①斜型:双侧髁突长轴延长线相交于枕骨大孔前缘夹角成 145°~160°,此型最多(占 78.3%);②中间型:双侧髁突长轴延长线相交的夹角大于 160° 此型较少(占 13%);③横型:双侧髁突长轴延长线不相交,此型最少(占 8.7%)。

髁突向下至颈部内外径明显缩窄,系下颌骨骨折的好发部位。髁颈的前内区域骨表面粗糙,为翼外肌的附着处,其外形略凹陷,称为翼肌窝。

髁突形态个体差异较大,其对称性与咬合的对称性有关。张震康对 100 例发育正常的成人颞下颌关节 X 线片测量结果表明:正常人两侧髁突在形状和大小等方面都是对称的。而王美青等对髁突形态的解剖学观察研究结果表明,双侧髁突的对称性与咬合关系的对称性有关。

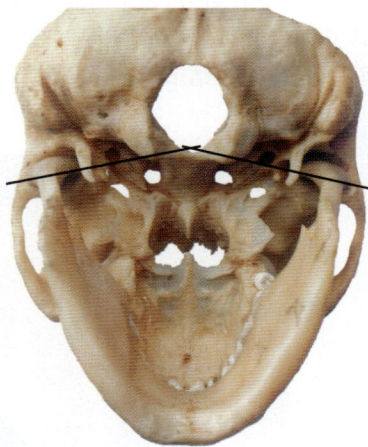

图 4-2-4 两侧髁突头长轴夹角

(三)关节盘

颞下颌关节盘具有吸收震荡、缓解关节内压的作用。同时,由于髁突与颞骨关节面的形态、大小都有较大的差异,这不利于其功能运动的稳定性,位于这两个骨关节面之间的纤维性关节盘,具有较好的形态可塑性,对于调节两者之间形态、大小的差异,进而维持关节运动等功能的稳定,起着重要作用。

1. 关节盘的形态 关节盘(articular disc)位于颞骨关节面与髁突之间,略呈椭圆形,内外径长于前后径。其上表面与颞骨关节面形态相适应,后方突起,与较深的关节窝匹配;前方略凹,与较平缓的关节结节相一致,与关节结节顶相对应的地方有一个反折,因而其断面呈 S 形。关节盘下表面与髁突外形契合,从下面观呈凹形。

斜矢状方向上可根据厚度将关节盘分为前、中、后三带(图4-2-5),其厚度依次约为2mm、1mm和3mm,其主要成分为胶原纤维,其中前带和后带的胶原纤维呈多向排列,而中带的胶原纤维以前后向走行为主,没有血管神经分布。正常情况下关节盘中带与髁突前斜面、关节结节后斜面相对,为关节盘主要的功能负荷区。另外,在前带和后带,可有少许弹力纤维、神经、血管分布。斜冠状方向上,关节盘呈凹向下的C形,内侧较厚,外侧较薄(图4-2-6)。

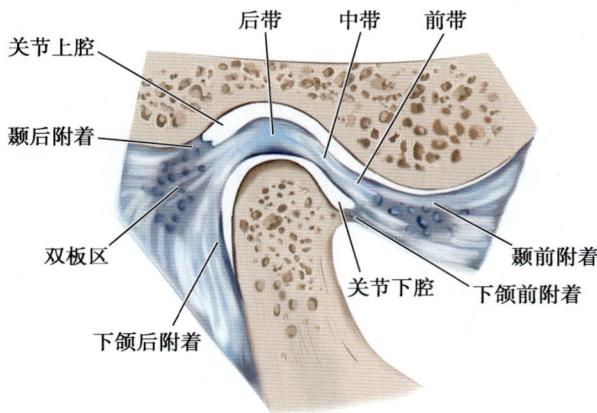

图 4-2-5　关节盘斜矢状断面

2. 关节盘周边附着关系及关节腔　颞下颌关节盘四周均与关节面周围的骨组织有附着关系,把关节腔分为上、下完全不相通的上、下腔,两腔均为潜在性腔隙。关节盘与周边组织的关系在矢状方向上较为疏松,称为附着,在冠状方向上者较为致密,称为韧带。

(1)关节盘附着:包括附着于关节结节前斜面前缘处的颞前附着,附着于髁突前斜面前缘和髁突颈部的下颌前附着,附着于关节窝后缘鼓鳞裂和岩鳞裂的颞后附着,以及附着于髁突后斜面下缘髁突颈部的下颌后附着(图4-2-5),在颞前附着和下颌前附着之间有翼外肌肌腱附着。

颞后附着与下颌后附着之间有富含神经、血管的疏松结缔组织,颞后附着由胶原纤维和粗大的弹力纤维构成,通常把包括颞后附着、下颌后附着及两者之间神经、血管等疏松组织结构在内的区域称为双板区(bilaminar region),此区域是关节营养、润滑的重要结构基础。双板区的神经受刺激,可产生关节疼痛,同时该处还是关节盘穿孔的好发部位。

(2)关节盘内、外侧韧带:简称为盘侧韧带,将关节盘的内、外侧缘与髁突的内、外极紧密联系在一起(图4-2-6),关节盘与髁突紧密连接成一个功能整体,即盘-髁复合体(disc-condyle complex)。关节盘内、外侧韧带比较致密,所以髁突在关节盘下主要做转动,其内外向的运动受到限制。但关节盘和髁突可以作为一个功能整体(盘-髁复合体)在宽大的颞骨关节面下方做较大范围的滑动。

(3)关节腔:关节上腔由关节盘上表面、颞骨关节面以及关节囊构成,相对宽大,由关节盘上表面与颞骨关节面可以构成一个完整的关节结构,以滑动为主,称为盘-颞关节(disc-temporal joint)

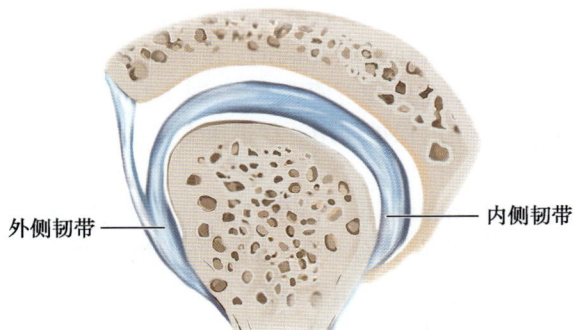

图 4-2-6　关节盘斜冠状断面

或滑动关节（gliding joint）。关节下腔由关节盘下表面、髁突关节面以及关节囊构成,相对窄小,由关节盘下表面与髁突关节面可以构成一个完整的关节结构,主要做转动,称为盘-髁关节（disc-condyle joint）或铰链关节（hinge joint）。

（四）关节囊

颞下颌关节的关节囊（articular capsule）由韧性较强的纤维结缔组织构成,呈袖套状,上前方附着于关节结节前斜面的前缘,上后方附着于鼓鳞裂及岩鳞裂的前方,内外侧附着于关节窝的边缘。关节囊连于关节盘的周缘后,向下附着于髁突颈部。正常情况下,髁突及关节盘的运动均受到关节囊包被与限制。

在颞骨鼓部及岩部的下表面,关节囊后界的后方,常有一骨性凹陷,因在X线、CT等影像检查中与关节窝之间无明显界限,此凹陷与其前方的关节窝常被合称为下颌窝（mandibular fossa）。该凹陷表面无软骨覆盖,位于颞下颌关节囊外,常容纳部分腮腺及结缔组织。关节囊内表面衬以结缔组织组成的滑膜,滑膜可分泌滑液,具有营养、润滑和减少摩擦的作用。

（五）关节囊外韧带

颞下颌关节囊外韧带的主要功能为悬吊下颌骨,并限制下颌在正常范围内进行运动。颞下颌关节主要的囊外韧带每侧各有三条（图4-2-7）。

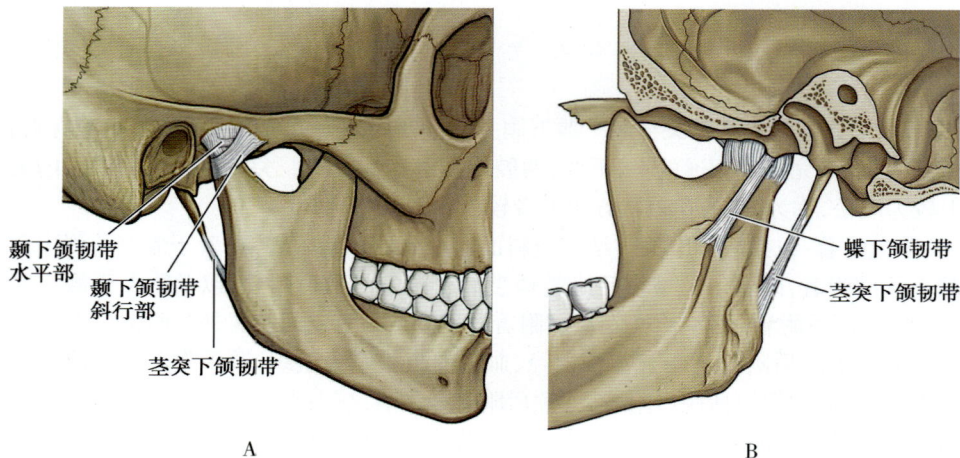

图 4-2-7　关节囊外韧带
A. 外侧面观　B. 内侧面观

1. **颞下颌韧带（temporomandibular ligament）**　位于关节囊的外侧,故又称关节外侧韧带,实际上它是关节囊外壁增厚的部分。颞下颌韧带的纤维均起于关节结节的外侧面,分为浅、深两层（图4-2-7）,浅层斜向后下,附着于髁突颈的外侧面;深层水平向后,附着于髁突外极和关节盘后部。

由于颞下颌韧带系关节囊外侧增厚的部分,可防止髁突向外侧脱位,并与下颌后退运动关系密切（参见第八章"第一节　下颌运动"）,对悬吊下颌的作用并不明显,大开口时呈松弛状态。

2. **蝶下颌韧带（sphenomandibular ligament）**　位于下颌支的内侧,又称为关节内侧韧带,起于蝶骨角棘,止于下颌支的下颌小舌和下颌孔下缘（图4-2-7）。该韧带实际为一薄层结缔组织,对进入下颌孔的血管、神经起一定的保护作用。在迅速大张口时,具有悬吊下颌、防止张口过大的作用。

3. **茎突下颌韧带（stylomandibular ligament）**　位于下颌支后方,又称关节后韧带,起于茎突,向前下止于下颌角和下颌支后缘,部分与翼内肌的筋膜相连续,与颈深筋膜相融合（图4-2-7）。张口时该韧带松弛,前伸时被牵拉,所以可限制下颌过度前伸。

单侧颞下颌关节没有以限制向内侧运动为主要功能的韧带结构,但是正常情况下左侧髁突向内运动,必然伴随右侧髁突的相应运动（向外）,此时右侧髁突的外侧韧带在一定程度上起着限制左侧髁突向内侧过度运动的作用,反之亦然。

(六)翼外肌上头与颞下颌关节的解剖关系

翼外肌与颞下颌关节的关系非常密切,髁突颈部有翼肌窝,为翼外肌附着部位。翼外肌分为上、下两头(参见第四章第三节),其上头的纤维与关节盘前方也存在附着关系。长期以来翼外肌上头与关节盘的关系一直存在争论,一些学者认为翼外肌上头止于关节囊和关节盘前方,在开口运动中牵拉关节盘向前下运动。但也有许多学者研究报道,翼外肌上头在髁突上也有大量附着。这样翼外肌上头收缩也具有牵拉髁突向前运动的作用。

早期的肌电、影像学研究显示,翼外肌上头在闭口时收缩,而翼外肌下头则在开口时收缩,闭口运动时翼外肌上头的收缩有利于稳定关节盘,以免因闭口时双板区上板中弹力纤维收缩而使关节盘后退过快,髁突后移时伤及双板区等重要组织结构。近来一些肌电和磁共振等研究表明,翼外肌上头在开口时也有明显收缩活动。这样,翼外肌上头在开口运动和闭口咬合运动中都有明显收缩活动,说明翼外肌上头的主要作用是维持关节盘与髁突之间的关系稳定,无论开口运动还是闭口运动,凡需要维持关节盘与髁突之间稳定关系时,翼外肌上头都会收缩,发挥相应的协调作用。

二、颞下颌关节的血液供应与神经支配

颞下颌关节的血供主要来自颞浅动脉及上颌动脉的关节支,且邻近关节约2cm范围内的知名动脉,均有分支分布于颞下颌关节,包括颞浅动脉的分支颞中动脉和面横动脉以及上颌动脉的颞深后动脉和鼓室前动脉的分支等。分布于关节的诸动脉分支并不均衡,关节囊纤维层血管稀疏而滑膜层血管丰富;关节盘中央区无血管而周围血管密集;关节窝、关节结节及髁突软骨无血管,而骨髓腔内血管丰富。动脉主支细直,静脉相对粗大,窦腔密集呈网状。血管为所分布的关节组织提供营养,无血管支配的软骨和关节盘的营养主要来源于关节滑液。

颞下颌关节主要有三叉神经的三条分支分布,即耳颞神经、颞深神经和咬肌神经。耳颞神经主要分布于关节囊的后内侧壁和外侧壁的大部分;颞深神经主要分布于关节囊前壁及外侧壁的一部分;咬肌神经则主要分布于关节囊前壁其余部分及内侧壁的一小部分(图4-2-8)。关节盘的周缘有神经末梢,而中心区缺如。

关节囊及关节韧带存在着许多感受器,对关节的位置、运动进行反馈调节。关节在咀嚼活动中多处于相对被动地位,适应咀嚼肌群的牵拉、承担来自食物的支抗、缓冲牙尖窝的撞击、调节双侧不平衡拾力等;靠的就是这些反馈信息将关节活动维系在正常生理范围内。一旦超出关节的调节范围,就会引发关节病变。颞下颌关节四型感受器的反馈调节作用见表4-2-1。

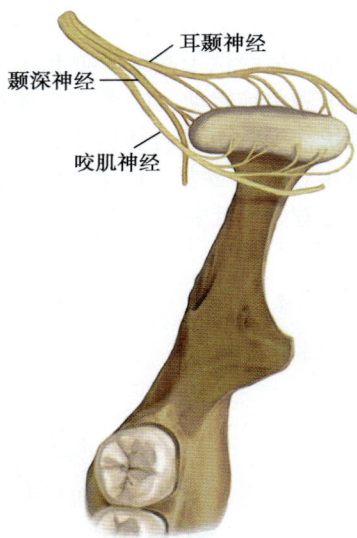

耳颞神经
颞深神经
咬肌神经

图 4-2-8 颞下颌关节神经分布

表 4-2-1 颞下颌关节四型感受器及其反射作用

	解剖名称	功能名称	作用
第 I 型	Ruffini 小体	低阈值慢适应力感受器	感受髁突位置变化
第 II 型	Pacini 小体	低阈值快适应力感受器	感受关节运动
第 III 型	Golgi 腱器官	高阈值力感受器	感受关节囊及关节韧带所受的牵张刺激
第 IV 型	游离神经末梢	疼痛感受器	感受疼痛刺激

三、颞下颌关节的运动

颞下颌关节不仅可以在矢状方向上运动,而且可以在冠状方向运动,这与双侧颞下颌关节联动以及双侧髁突长轴呈一定夹角有关,双侧髁突既能做对称运动,也能做不对称运动。运动形式可以是单纯转动、单纯滑动或者滑动兼转动。

(一)单纯转动

单纯转动通常出现在双侧关节的对称性运动中,主要发生在关节下腔,髁突在关节盘下作单纯转动,又称铰链运动(hinge movement)。从后退接触位(参见"第三章 牙列、殆与颌位")开始的开口运动,其髁突的运动即为此类铰链运动。这种运动可以一直持续到切牙处的张口度达到约18~25mm 时。

(二)单纯滑动

单纯滑动通常出现在双侧关节的对称性运动中,主要发生在关节上腔,盘 - 髁复合体在颞骨关节面下方向前、下运动。前伸运动时双侧颞下颌关节即进行单纯滑动。

(三)滑动兼转动

滑动兼转动可以出现在对称性运动中,也可以出现在非对称性运动中。通常认为从牙尖交错位(参见"第三章 牙列、殆与颌位")开始的开口运动,即为滑动兼转动,其髁突在关节盘下转动的同时,盘 - 髁复合体在颞骨关节面下滑动,尤其是在小开口(18~25mm 开口度)至大开口的运动过程中。

(四)开闭口运动中关节结构关系的变化

髁突 - 关节盘 - 颞骨关节面三者之间的位置关系对关节的正常运动有着重要意义,该关系异常是临床上出现关节弹响等症状的重要机制,通常将三者之间的位置关系称为关节结构关系。

正常自然闭口状态下,髁突前斜面、关节盘中带、关节结节后斜面三者之间紧密接触,关节盘后带的后缘位于髁突横嵴上方或其稍后方,此为关节正常的结构对应关系。张口时,髁突在关节盘下做单纯转动,盘 - 髁复合体在颞骨关节面下做滑动,结果相对于关节盘,髁突向前的运动速度较快,至盘 - 髁复合体运动到关节结节顶处时,髁突顶(而不是闭口位时的髁突前斜面)与关节盘中带相对;盘 - 髁复合体运动至关节结节前界时,随着髁突在关节盘下继续转动,可以出现髁突后斜面对着关节盘中、后带区域的情况(图 4-2-9)。

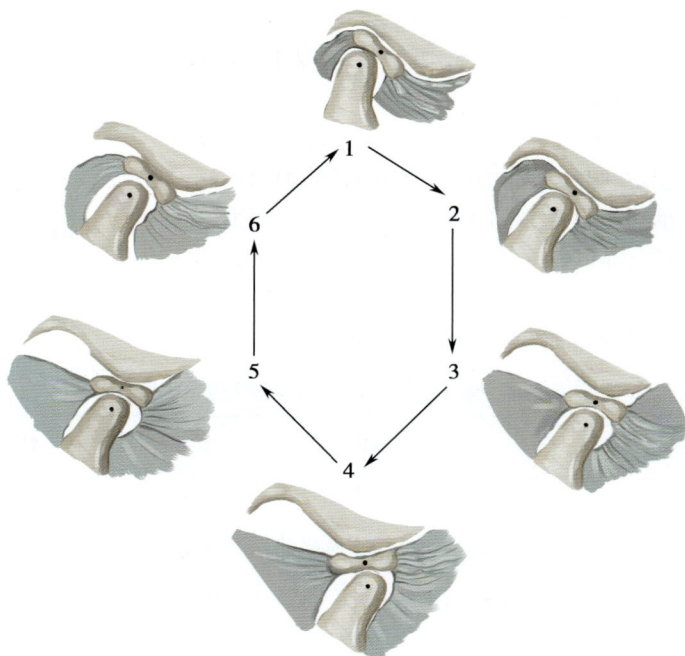

图 4-2-9 正常开闭口运动中颞下颌关节各结构之间的位置变化

1→4:开口运动过程;4→1:闭口运动过程

四、颞下颌关节功能负荷与改建

关节的主要功能之一是承受负荷,颞下颌关节也是承受负荷关节,主要承担咬合时来自咀嚼肌收缩产生的负荷和来自颌骨、牙以及食物的支抗。正常情况下自然闭口位是最适于承受最大咬合负荷的位置,此时咬合关系及颞下颌关节内各结构关系稳定,不易产生创伤,此时颞下颌关节最大受力部位在髁突前斜面、关节盘中带和关节结节后斜面区域,这些区域骨关节面表面的软骨最厚,关节盘最薄。通常咀嚼食物时颞下颌关节所承受的负荷远小于最大紧咬牙时所承受的负荷。

咬合对咀嚼运动有重要的引导作用,并反馈调节咀嚼肌的收缩力,中枢神经系统也可调节咀嚼肌的收缩(参见第八章"第二节 咀嚼"),进而调节颞下颌关节所承受的负荷。文献中有大量关于咬合类型与颞下颌关节形态关系的研究,其中前牙覆盖关系与关节结节斜度之间关系的研究尤为引人关注,这些研究本质上反映的是咬合对颞下颌关节负荷的这种间接调节作用。颞下颌关节对于负荷变化的反应是组织学改建,例如局部组织增生或吸收,改建明显的部位可表现出解剖形态的变化。颞下颌关节是所有可活动关节中外形个体差异最大的关节,甚至双侧颞下颌关节也可有明显的形态差异,这一特点在临床上作为双侧对照诊断单侧症状的关节问题时应当予以充分重视。

五、颞下颌关节发育和增龄变化

在胚胎12周颞下颌关节的雏形基本形成,关节盘的前、中、后带能够辨识。1岁以内婴儿哺乳和吞咽时,下颌主要做前后运动,此时期的关节窝浅平,关节结节和髁突低平。乳尖牙萌出后咀嚼运动逐渐过渡为成人咀嚼和吞咽的运动模式,髁突和关节窝分别发育成形,髁突逐渐开始发育。乳牙稆至18~25岁期间,关节窝深度增加,髁突高度增加,体积逐渐增大,成为下颌骨的主要生长发育中心之一。30~40岁颞下颌关节改建相对稳定,此后髁突软骨下骨量密度降低,髁突软骨逐渐变薄甚至消失。有研究显示老年人的关节窝和髁突的体积减小。

随着年龄的增加关节囊逐渐增厚,关节盘增厚,可出现玻璃样变。滑膜组织增厚出现纤维化。这些变化会导致滑液形成减少,关节盘和关节囊的延展性降低。血管壁增厚,神经纤维密度降低。

(王美青 刘晓东)

第三节 肌

位于颅颌面颈部的肌群,包括浅层的表情肌、深部的咀嚼肌、颈部肌,以及舌、腭、咽、喉部肌,其主要作用是完成头面颈部的诸多运动,如咀嚼、吞咽、言语、表情、呼吸以及眼、耳、鼻的运动等。

一、表情肌

表情肌(mimetic muscles)是位于颜面部、发挥表情功能的肌群;主要分布于口、鼻、眶、耳、头皮和颈部皮肤等部位(图4-3-1)。表情肌属于皮肌,肌束薄而细小,多位于面部浅筋膜内,起自骨面或筋膜,止于皮下;以环状和放射状方式排列在面部孔裂周围,可开大和缩小孔裂,完成张闭口及睁闭眼等动作;肌纤维走向多与皮肤的皱纹相垂直,收缩时使面部皮肤形成不同的皱纹和凹陷,以助于表达喜怒哀乐等多种表情。表情肌的运动由面神经支配,支配各肌的神经分支多数是靠近此肌的后缘,自深面进入肌内。

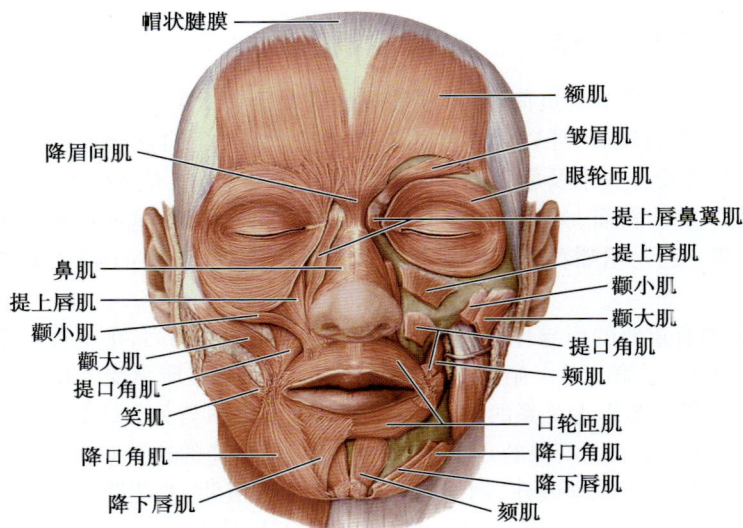

图 4-3-1 表情肌

根据组成表情肌的各肌群的位置,表情肌可划分为颅顶、眼周、耳周、鼻部及唇颊部肌五组肌群。具体分群如下:

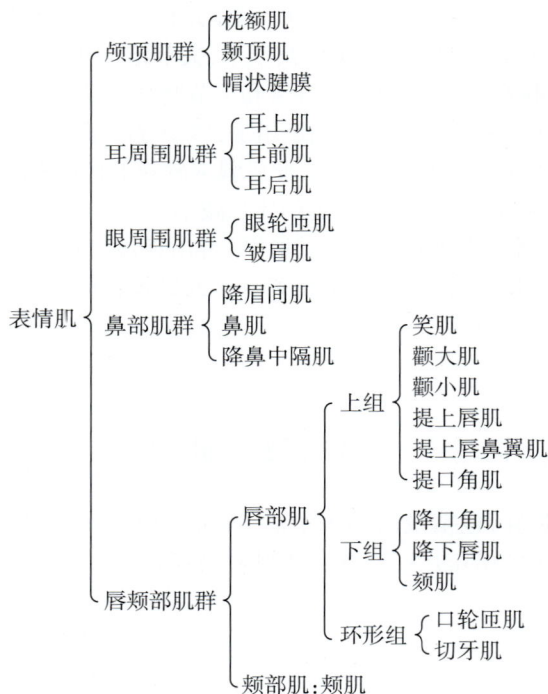

(一) 颅顶肌群

颅顶肌群(图 4-3-2)位于颅顶部皮下,包括枕额肌、颞顶肌。颅顶肌与颅部的皮肤和皮下组织共同组成头皮,而头皮与颅顶的骨膜间借疏松组织相隔,故颅顶肌收缩时,头皮可前后移动。

1. 枕额肌(occipitofrontalis) 为一层宽阔的肌,肌纤维后起上项线,前至眉弓,覆盖颅顶部。其肌腹分为前后两部,分别称额腹(frontal belly)和枕腹(occipital belly),二肌腹之间连以帽状腱膜。额腹又称额肌(frontalis),起于帽状腱膜,肌纤维行向前下方止于眉弓处的浅筋膜。该肌没有骨性附着点,其内侧部、中部及外侧部纤维分别与降眉间肌、皱眉肌及眼轮匝肌纤维及相延续。枕腹也称枕肌(occipitalis),起于枕骨上项线的外 2/3 及颞骨乳突基部止于帽状腱膜。

额肌向上收缩,可上提眉眼及鼻根部皮肤,如仰视或惊讶、恐惧等表情时;向下收缩,可使头皮

学习笔记

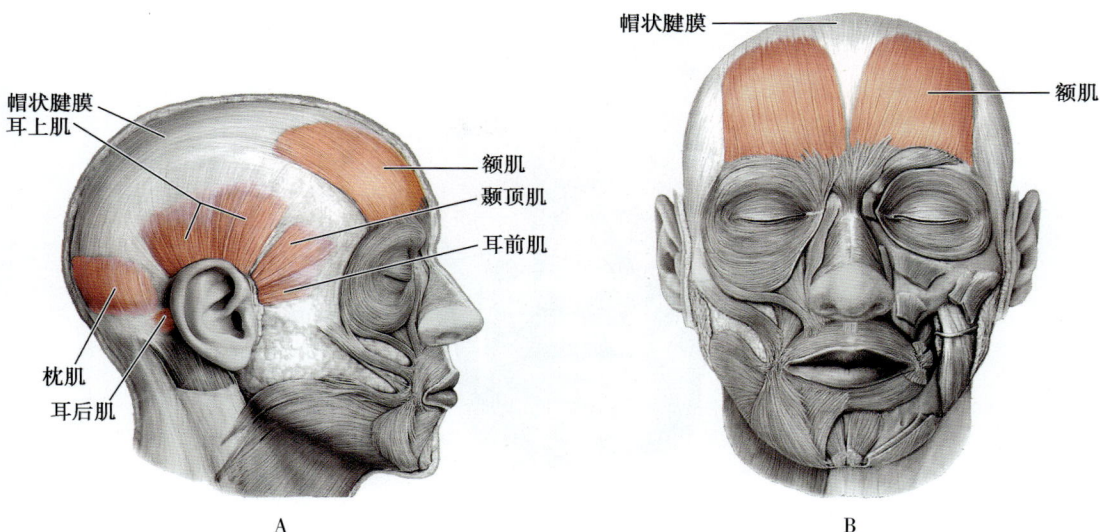

图 4-3-2　颅顶肌群
A. 枕额肌及耳周围肌　B. 额肌

前移,并使额部皮肤产生横纹。枕肌向后方牵引帽状腱膜使头皮后移,与额肌协调收缩可使整个头皮向前或向后运动。

2. 颞顶肌(temporoparietalis)　位于额肌的额腹与耳前肌和耳上肌之间,为一块发育不恒定的薄肌片。该肌起自耳上肌附近,止于帽状腱膜。

(二)耳周围肌群

耳周围肌群(图 4-3-2)位于耳廓周围,包括耳前肌、耳上肌及耳后肌,在人类属于退化肌。

(三)眼周围肌群

眼周围肌群(图 4-3-3)包括眼轮匝肌和皱眉肌。

1. 眼轮匝肌(orbicularis oculi)　围绕眼眶周围,位于眼睑和眼眶部皮下,为宽扁而椭圆的环状肌,分眶部、睑部及泪部三部分。眼轮匝肌的主要作用是保护眼球。眶部使眶周围皮肤产生皱纹,牵拉眉下降,上提颊部皮肤,使睑用力闭合;睑部使眼睑闭合,并能舒张额部皮肤;泪囊部使眼睑紧贴于眼球,防止外来异物侵入,同时扩张泪囊使囊内产生负压以促进泪液的流通。

2. 皱眉肌(corrugator supercilii)　位于两侧眉弓之间,起自额骨鼻部,肌纤维向上外斜行止于眉部皮肤。皱眉肌收缩牵拉眉向内下,使鼻根部皮肤皱缩,出现皱眉的表情。

(四)鼻部肌群

鼻部肌群(图 4-3-3)包括鼻肌、降鼻中隔肌及降眉间肌。

(五)唇颊部肌群

唇颊部肌群(图 4-3-4)为三维立体汇聚于口周围,控制口及唇颊形状与动作的复杂肌群。由于人类语言机能极其复杂,这组肌群在结构上高度分化,排列上相互交错。该组肌群可分为唇部肌和颊部肌,唇部肌较庞大,根据分布部位可进一步分为上组、下组和环形组;颊部肌仅指颊肌。

1. 唇部肌上组　包括笑肌、颧大肌、颧小肌、提上唇肌、提上唇鼻翼肌及提口角肌。

(1)笑肌(risorius):薄而细窄,肌纤维分别起自腮腺咬肌筋膜、鼻唇沟附近的皮肤,另有部分肌束和颈阔肌后部肌束相连,肌束行向前下止于口角和唇部的皮下,并与降口角肌融合,汇成浅筋膜。

笑肌的主要作用是牵拉口角向后外上,显示微笑面容。

(2)颧大肌(zygomaticus major):呈带状,起自颧骨的颧颞缝前方,肌束斜向内下方,终于口角的皮肤和颊黏膜。此处,部分肌纤维与口轮匝肌、提口角肌融合。颧大肌的主要作用是在大笑时牵拉口角向外上,使面部表现笑容。

(3)颧小肌(zygomaticus minor):起自颧骨的颧颌缝后方,肌纤维与颧大肌并行走向内下方,止

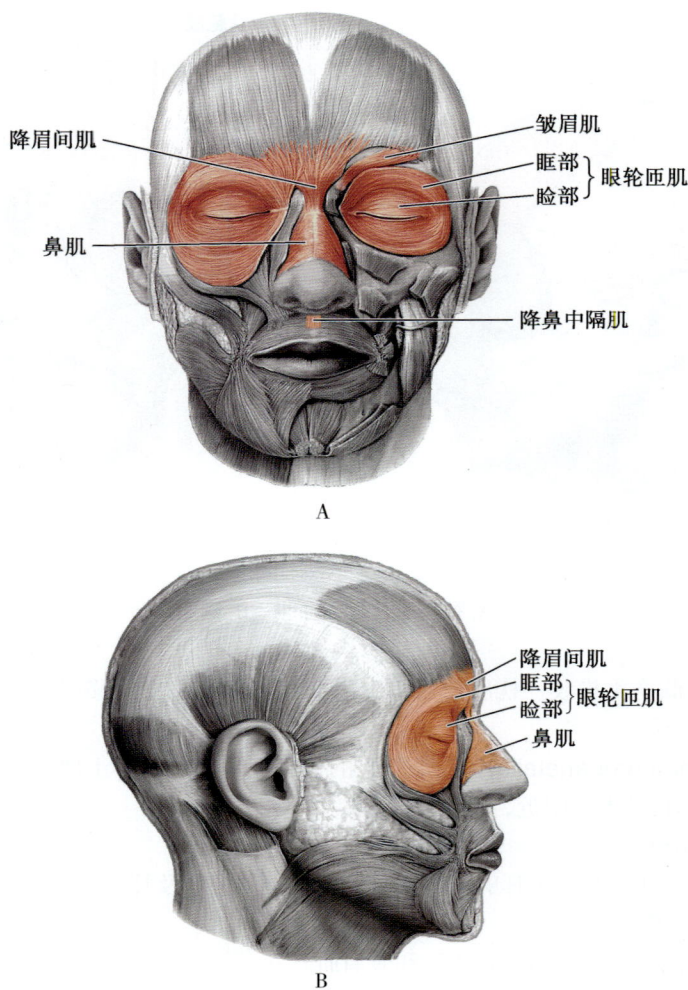

图 4-3-3 眼周围肌群和鼻肌
A. 正面观 B. 侧面观

于口角内侧和上唇外侧的皮下。该肌上部与提上唇肌以狭窄的三角形间隙相隔,但下部与提上唇肌融合。颧小肌收缩可上提上唇以暴露上颌牙齿,并参与上提和加深鼻唇沟。

(4) 提上唇肌(levator labii superioris):又称上唇方肌,近似长方形,肌束上部被眼轮匝肌遮盖。

该肌起点分两部:内侧部起自上颌骨额突的下部,平梨状孔上缘附近;外侧部较宽,起自眶下缘至眶下孔之间的部分。两部肌纤维下行,与口轮匝肌交织止于上唇、鼻翼及鼻唇沟附近的皮肤。提上唇肌可上提上唇,牵引鼻翼向上使鼻孔开大,同时加深鼻唇沟。

(5) 提上唇鼻翼肌(levator labii superioris alaeque nasi):起自上颌骨额突和眶下缘,分为内、外两束行向外下,内侧束止于鼻大翼软骨和周围的皮下,外侧束延伸至上唇外侧部,并与提上唇肌、口轮匝肌融合共同参与口轮匝肌的构成。提上唇鼻翼肌的主要作用是牵拉鼻翼向上。其中,外侧部可使上唇上提并外翻,使鼻唇沟顶部上升、加深,并增加其弧度;内侧部使鼻孔扩大,环状沟外移。

(6) 提口角肌(levator anguli oris):又称尖牙肌,位于提上唇肌的深面。肌纤维起自上颌骨的尖牙窝,向下止于口角的皮下,并在此处与颧大肌、降口角肌融合,参与口轮匝肌的构成。提口角肌的主要作用是牵拉口角向上,在微笑时显露牙齿,并改变鼻唇沟的形状和深度。

2. 唇部肌下组 由三块肌组成,由浅入深分别为:降口角肌、降下唇肌和颏肌。

(1) 降口角肌(depressor anguli oris):又称三角肌,位于口角下部的皮下,为三角形的扁肌。肌纤维起自下颌骨的外斜线,行向内上,逐渐集中于口角,部分肌纤维终止于口角皮肤,另有部分肌纤维移行于提口角肌,还有部分肌纤维行至上唇移行于口轮匝肌。有些肌纤维可越过中线与对侧

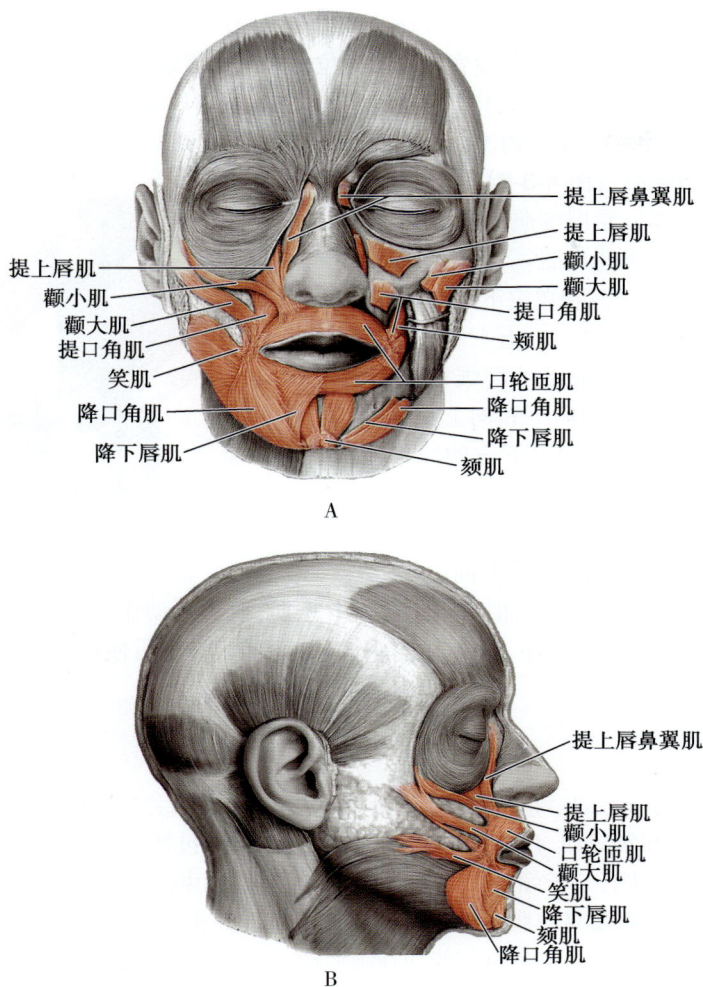

提上唇鼻翼肌

提上唇肌
颧小肌
颧大肌
提口角肌
颊肌

提上唇肌
颧小肌
颧大肌
提口角肌
笑肌
降口角肌
降下唇肌

口轮匝肌
降口角肌
降下唇肌
颏肌

A

提上唇鼻翼肌

提上唇肌
颧小肌
口轮匝肌
颧大肌
笑肌
降下唇肌
颏肌
降口角肌

B

图 4-3-4　唇颊部肌群
A. 正面观　B. 侧面观

降口角肌纤维相交织,组成颏横肌。降口角肌在起点处与颈阔肌和颈部筋膜相延续。降口角肌收缩可使口角下垂,表达悲伤、难过、不满及愤怒的表情。

(2) 降下唇肌(depressor labii inferioris):又称下唇方肌,位于下唇下方两侧皮下,为四边形的扁肌,外侧部分被降口角肌遮盖。肌纤维起自下颌骨颏孔至颏结节之间的外斜线,行向上内,与对侧同名肌和口轮匝肌融合,终于下唇和颏部的皮肤与黏膜。降下唇肌的下部和外侧与颈阔肌相延续。在咀嚼活动中,降下唇肌收缩能使下唇下降,并轻度外翻;在表情的表达上,该肌收缩可表达讽刺、悲痛、忧郁、惊讶等表情。

(3) 颏肌(mentalis):又称颏提肌,位于降下唇肌的深面,呈锥形肌束。肌纤维起自下颌骨侧切牙及中切牙根尖处的牙槽突骨面,行向内下方逐渐增宽,靠近对侧颏肌,止于颏部皮下。颏肌收缩可上提下唇、颏部皮肤及颏唇沟,可使颏部皮肤产生皱纹;前伸并外翻下唇表达怀疑、轻蔑等表情。

3. 唇部肌环形组　包括口轮匝肌及切牙肌。这组肌呈环状围绕口裂周围,起括约肌的功能,故又称复合括约肌(compound sphincter)。

(1) 口轮匝肌(orbiculars oris):位于口裂周围的口唇内,为椭圆形的环形扁肌,肌纤维部分起自下颌骨及下颌骨的切牙窝,部分起自口角附近的黏膜及皮肤内,部分肌纤维为颊肌、切牙肌、颏肌及降口角肌的肌纤维的延续。口轮匝肌可分较大的唇周部和较小的唇缘部,两部的对合线,在体表相当于皮肤与唇红的交界线。唇周部和唇缘部分别有相对独立的上、下、左、右四部分,故口轮匝肌由 8 部分组成。口轮匝肌的每一部分构成一个扇形,其外侧干附着于口角处皮下。口轮匝肌的唇周部是开放的,而唇缘部几乎是闭合的。口轮匝肌的主要作用是闭唇,封闭口腔,并可做努嘴、吹口哨等动作;参与吮吸、进食、咀嚼与发音。不同部位的肌纤维收缩可以使唇运动的姿态有所不同。

(2) 切牙肌(incisivus muscle):是口轮匝肌复合体的一块附属肌,分为上颌切牙肌和下颌切牙肌。切牙肌收缩时,可牵引口角向内侧。该肌有时缺如。

4. 颊肌(buccinator)(图 4-3-5) 位于上、下颌骨之间的颊部,大部分唇周围肌的深面,内面紧邻口腔黏膜,为一长方形的扁肌。该肌起自上、下颌骨第三磨牙槽突的外面和翼突下颌缝,各起点的肌纤维向口角汇集,止于口角、上下唇和颊部的皮下。在口角处,来自翼下颌缝的纤维相互交织,来自上部和下部的纤维分别向下和向上交叉参与口轮匝肌的组成,但最上方和最下方的肌纤维无交叉。

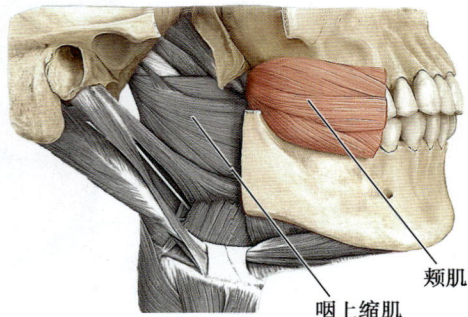

颊肌

咽上缩肌

图 4-3-5 颊肌和咽上缩肌

颊肌的主要作用是牵拉口角向后,使颊部紧贴牙及牙龈,有助于咀嚼和吮吸;与舌共同协作,使食物在上下列牙之间磨碎;与口轮匝肌协同作用,能作吸吮、吹奏等动作。当颊部鼓起口腔充满气体时,颊肌收缩可将气体驱除于口外,形成吹气动作。在表情动作中可使口裂向两侧张大,拉口角向外侧,表达大哭大笑等表情。

二、咀嚼肌

咀嚼肌(masticatory muscle)是位于颌面部与咀嚼运动密切相关的一组肌群。狭义的咀嚼肌仅指咬肌、颞肌、翼内肌和翼外肌,广义的咀嚼肌又称颌骨肌,尚包括与下颌骨运动相关的舌骨上肌群。咀嚼肌位于颌骨周围,起于颅骨和上颌骨止于下颌骨;肌束的排列与走行与颞下颌关节的运动特点相适应,颞肌、咬肌及翼内肌附着于下颌的起点高于其止点,故收缩时可上提下颌产生闭口运动,翼外肌位于水平方向,主要参与前伸和开颌运动;在发生与演化上,4 对肌肉均起源于第一对鳃弓(颌弓),其运动神经均由三叉神经下颌支支配。

(一) 咀嚼肌形态特征

1. 颞肌(temporalis)(图 4-3-6) 位于颞窝部皮下,颞深筋膜的深面,为扇形的扁肌。肌纤维起自整个颞窝(上自颞上线,下至颞下嵴)及颞深筋膜的深面。前部肌纤维垂直向下,后部大部分纤维几乎水平向前,中部纤维向前下,三部纤维逐渐集中向下聚拢穿过颧弓深面,移行为强大的肌腱止于喙突的内侧面、尖部、前缘和后缘,以及下颌支的前缘、直至第三磨牙远中部位。颞肌位置相对表浅,其收缩时,可以在体表明显触感到。

颞肌的主要作用是上提下颌骨,产生咬合力,维持下颌姿势。双侧收缩使下颌作对称性运动,一侧收缩使下颌向收缩侧运动。与产生咬合力比较,颞肌更多的作用是运动下颌骨。不同部位肌束收缩所产生的下颌运动略有不同,例如:前部肌束收缩主要使下颌向上运动,中、后部肌束主要使下颌向后运动。在咬合运动中,既需要前部肌束向上牵拉,又需要后部肌束向后牵拉以完成上下颌牙的咬合接触。颞肌后部肌束是翼外肌的拮抗肌。

颞肌受下颌神经的颞深神经支配。

2. 咬肌(masseter)(图 4-3-7) 位于下颌支外侧,呈四边形,可分为三层,但在前部三层相互融合。浅层最大,以一厚腱膜起于颧骨的上颌突和颧弓下缘的前 2/3,其纤维行向后下方,止于下颌角咬肌粗隆和下颌支外侧面的下后部;咬肌中层起于颧弓前 2/3 的内侧面和后 1/3 的下缘,止于下颌支中部;咬肌深层起于颧弓深面止于下颌支上部和喙突。中层和深层肌束间无明显界限,此两层合称咬肌深部。浅、深两层肌束形成交叉。咬肌位于皮下,当其收缩时很易于触及并从体表即可观察到。

双侧咬肌收缩可使下颌向前上运动,单侧收缩可使下颌向收缩侧方向运动。与咬肌的闭颌作用相比,其在产生咬合力方面更为重要,尤其在磨牙区。因咬肌浅部收缩所产生的向前上的力与

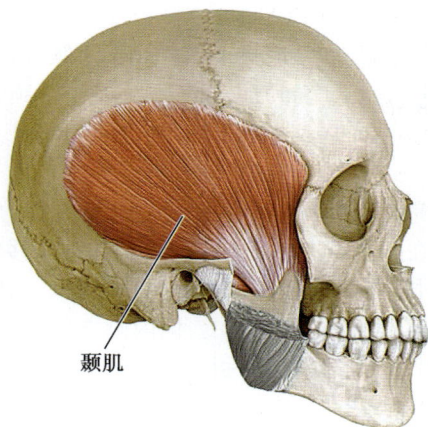

图 4-3-6 颞肌

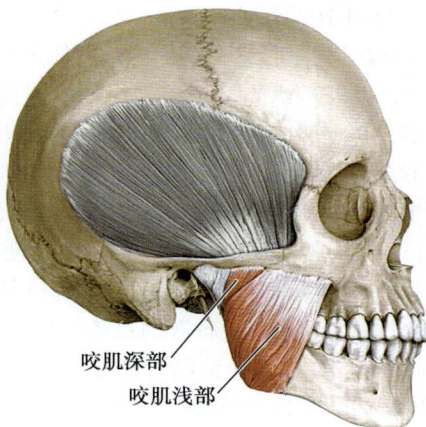

图 4-3-7 咬肌

Spee 曲线上升走向的磨牙区段呈正交角度,因此可产生与牙体长轴方向接近的、有利于牙周组织健康的最大咬合力。咬肌深部走行向下、略向前,在下颌处于前伸位时,深部收缩可使下颌向上、向前,有助于将下颌从前伸位拉向后上。

咬肌受下颌神经的咬肌神经支配。

3. 翼内肌(medial pterygoid)(图 4-3-8) 位于颞下窝和下颌支的内侧面,位置较深,呈四边形,有深浅两个头。深头起自翼外板的内面和腭骨锥突,浅头起自腭骨锥突和上颌结节。深、浅两头环抱翼外肌下头,其肌束行向下、后、外,以一强劲的腱板止于下颌角内面的翼肌粗隆。

翼内肌与咬肌类似,主要是上提下颌骨,并辅助下颌前伸和侧方运动。翼内肌和咬肌附着部借"下颌吊索"相连,通过这一结构,两肌在下颌运动中可更协调的工作。

翼内肌受下颌神经的翼内肌神经支配。

4. 翼外肌(lateral pterygoid)(图 4-3-9) 位于颞下窝,主要位居翼内肌上方,呈三角形,有上、下两头。上头较小,起自蝶骨大翼的颞下面和颞下嵴;下头较大,起自翼外板的外侧面。翼外肌肌束几乎呈水平方向从前内向后外走行,两头肌纤维于止点处汇聚。上头小部分肌纤维止于颞下颌关节的关节囊前内面和关节盘前缘,上头大部分肌纤维与下头大部或全部肌纤维一并止于髁突颈部的关节翼肌窝。

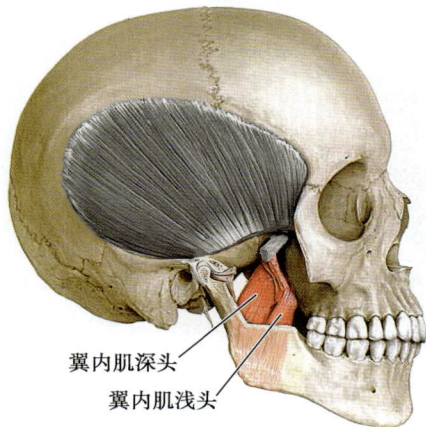

图 4-3-8 翼内肌

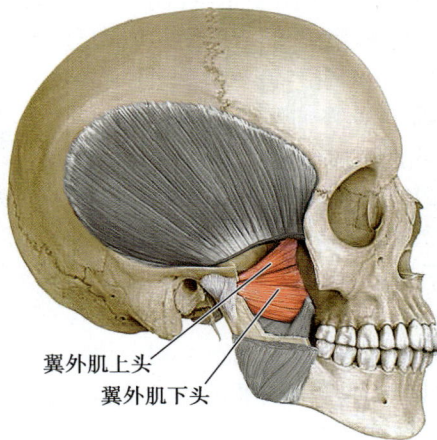

图 4-3-9 翼外肌

翼外肌的主要作用是牵引髁突和关节盘向前下,因此双侧收缩可使下颌向前、向下运动,单侧收缩可使下颌向对侧运动。翼外肌另一重要功能是在开、闭颌过程中,稳定和协调盘 - 髁突复合体。

翼外肌受下颌神经的翼外肌神经支配。

(二)咀嚼肌应用解剖

1. 咀嚼肌与下颌骨骨折的位移 闭颌肌群和开颌肌群均直接附着于或作用于下颌骨,由于各肌的大小、位置、附着点及肌束走向的不同,各肌产生张力的强度和方向也不同。基于下颌骨左右两侧肌群呈对称性分布,在静息状态和下颌骨外形完整的前提下,作用于下颌骨两侧的肌力处于平衡状态,使下颌位于正中,保持姿势位。

当下颌骨骨折时,由于下颌骨失去外形及结构的完整性,使外部肌力的作用路径(即力臂)发生改变,打破了原有肌群间的平衡关系,致使骨折断端在肌力重新分配下沿肌合力的方向移位。骨折两端肌力分布的大小和方向随骨折部位的不同而不同,故骨折段的移位也有所不同。如单侧颏孔区完全性骨折,颏孔区后方的短骨折段受患侧闭颌肌群的牵引,向前上、偏内侧方移位;颏孔区前方的长骨折段,主要受患侧大部分开颌肌群及健侧开、闭颌肌群的牵引,故向下、偏患侧方移位,以致重叠于短骨折段的外侧。

2. 颞肌组织瓣的应用解剖 颌面部软组织缺损和面瘫的整复术中,也有应用颞肌组织瓣来修复缺损或矫正面瘫畸形的情形。

三、舌肌

舌肌(linguales)是构成舌实质的肌群,具有运动舌的功能。分为舌内肌和舌外肌两组。凡肌纤维起、止均在舌内者称舌内肌;起自舌体以外某些部位,止于舌内者称舌外肌。全部舌肌在舌内被舌中隔分为左、右对称的两部分,故舌肌在舌内呈左右对称的同形肌群。借助各种舌肌舒缩的相互协同作用,不仅可以不断变换舌的位置,而且也可使舌体呈现多种形状。舌内、外肌共同作用使舌的运动复杂、精细而灵活,使其在咀嚼、搅拌、构音、吮吸、吞咽中起到非常重要的作用。

(一)舌内肌

舌内肌(intrinsic muscles)(图4-3-10)主要由纵向、横向及垂直向三种不同方向的肌束,在舌内相互交织而成。包括舌上纵肌、舌下纵肌、舌横肌和舌垂直肌。

舌内肌收缩可改变舌的形态。上、下纵肌同时收缩可使舌体缩短;上纵肌单独收缩使舌尖及其两侧缘上卷,舌背凹陷;下纵肌单独收缩则使舌尖向下,舌背隆起;舌横肌收缩使舌横径变短,舌体变厚,舌侧缘上卷。舌垂直肌收缩可使舌体变薄、变宽。在消化和言语功能中,单条肌肉或成对肌肉的多向联合收缩可使舌的运动灵活而精细。

(二)舌外肌

舌外肌(extrinsic muscles)(图4-3-11)包括颏舌肌、舌骨舌肌、茎突舌肌和腭舌肌。

1. 颏舌肌(genioglossus) 位于中线附近且与中线平行的三角形肌,以短腱起自下颌骨正中联合内面的上颏棘及邻近部位,肌纤维向后、

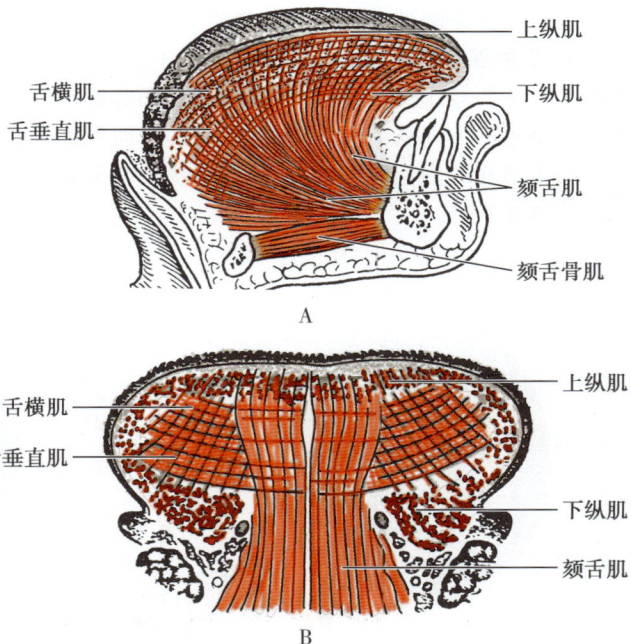

图 4-3-10 舌内肌
A. 矢状切面观 B. 冠状切面观

向上作扇形延伸,其下部纤维以一层薄的腱膜附着于舌骨体上部,并有少量纤维经舌骨舌肌加入咽中缩肌;中部纤维向后止于舌根部;上部纤维则向上、向前进入舌腹,从舌根一直延续到舌尖,与舌内肌混合交织。两侧的颏舌肌在舌后部完全被舌中隔分隔,而在舌前部有部分纤维与对侧纤维互相交错排列。两侧颏舌肌同时收缩,可牵拉舌向前,使舌尖伸出口腔,同时舌体向下,舌背凹陷;

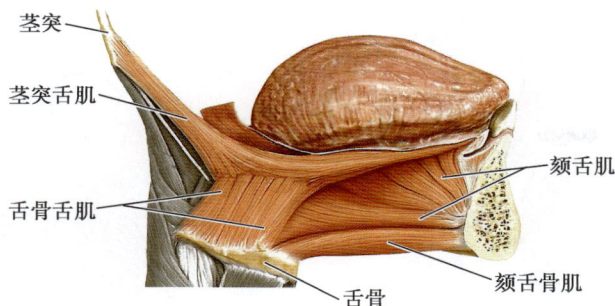

图 4-3-11　舌外肌

单侧收缩使舌尖伸向对侧。由于颏舌肌起点位置靠近舌的前方,故借助肌张力可阻止舌向后下方下降,防止造成呼吸梗阻。

2. **舌骨舌肌(hyoglossus)**　为四边形薄肌,起自舌骨体侧部的前面和舌骨大角全长,行向前上方,经茎突舌肌的内侧与下纵肌的外侧之间进入舌的侧部。舌骨舌肌收缩可牵拉舌向后下。

3. **茎突舌肌(styloglossus)**　为起自茎突的三块肌肉中最小最短的一块。该肌起于茎突的前及外侧面、茎突尖和茎突下颌韧带的上端,行向下前方,肌末段的纤维分纵行和斜行两部分,前者沿舌侧缘下面向前,在舌骨舌肌的前方加入下纵肌;后者与舌骨舌肌纤维交叉汇合入该肌。茎突舌肌的作用是牵拉舌向后上方。

4. **腭舌肌(palatoglossus)**　并非真性舌外肌,肌束很小,自软腭下行至舌背的后外侧,同表面的黏膜皱襞一起构成腭舌弓(详见腭部肌部分)。

除腭舌肌受迷走神经的咽支支配外,舌肌全部受舌下神经支配。

四、腭咽部肌

腭咽部肌(muscles of palate and pharynx)是构成软腭和咽壁的肌群。包括腭部肌和咽部肌。腭部肌和咽部肌协调运动控制腭咽闭合,参与完成言语、吞咽和呼吸等重要的功能活动。

(一)腭部肌

腭部肌(图 4-3-12)由腭帆提肌、腭帆张肌、腭垂肌、腭舌肌及腭咽肌 5 对肌肉组成,它们共同构成软腭的主体。

1. **腭帆张肌(tensor veli palatini)**　位于翼突内侧板、咽鼓管、腭帆提肌的外侧,为一对三角形的薄肌。该肌纤维大部分起自咽鼓管软骨外侧壁及咽鼓管膜等处,其余部分起自翼内板的基部。肌束向前下方经咽鼓管膜板、腭帆提肌与翼内肌之间,逐渐集聚移行成小腱,绕过翼钩,约呈直角转向中线,腱纤维呈扇形分散,对侧腱纤维相连,编入腭腱膜,部分纤止于骨性硬腭后缘。腭帆张肌的主要作用是拉紧软腭,特别是软腭前部,并牵引咽鼓管外侧壁向外下方,使咽鼓管扩大。该肌收缩可轻度下压软腭前部,有助于腭咽闭合。

2. **腭帆提肌(levator veli palatini)**　位于腭帆张肌后内侧,为一对扁圆柱形的小肌。该肌起自颞骨岩部下方颈动脉管的前内侧,肌束向前内走行,越过咽上缩肌上缘,进入咽壁,沿咽鼓管咽口下方向前内下斜行,止于腭腱膜背面。在进入软腭时位于肌性腭垂和腭咽肌前份之间,左右侧大部分的纤维在中线汇合,小部分肌纤维向前附着于腭腱膜。腭帆提肌的作用是上提软腭,缩窄咽鼓管管腔及咽口。该肌是完成腭咽闭合最重要的肌肉之一。

3. **腭舌肌(palatoglossus)**　位于腭舌弓内,为细长柱状的小肌束,中部狭窄,上、下端稍宽阔。该肌起自腭腱膜,肌束向前、向下、向外走行至舌侧缘和舌背,部分纤维进入舌实质与舌横肌交织。此外,尚有部分纤维与茎突舌肌和舌骨舌肌的纤维束联合。腭舌肌收缩时可抬高舌根,下降腭帆,紧张腭舌弓,使双侧腭舌弓靠近,缩小咽峡。

4. **腭咽肌(palatopharyngeus)**　位于腭咽弓内,比腭舌肌大,上、下两端皆宽阔,中部稍狭窄呈柱状。该肌由两束肌纤维构成,均起自腭腱膜背面,两者之间有腭帆提肌。前部肌束起自硬腭后缘和腭腱膜,并有部分纤维越过中线与对侧纤维交叉;后部肌束与腭咽部黏膜相连,该部纤维在

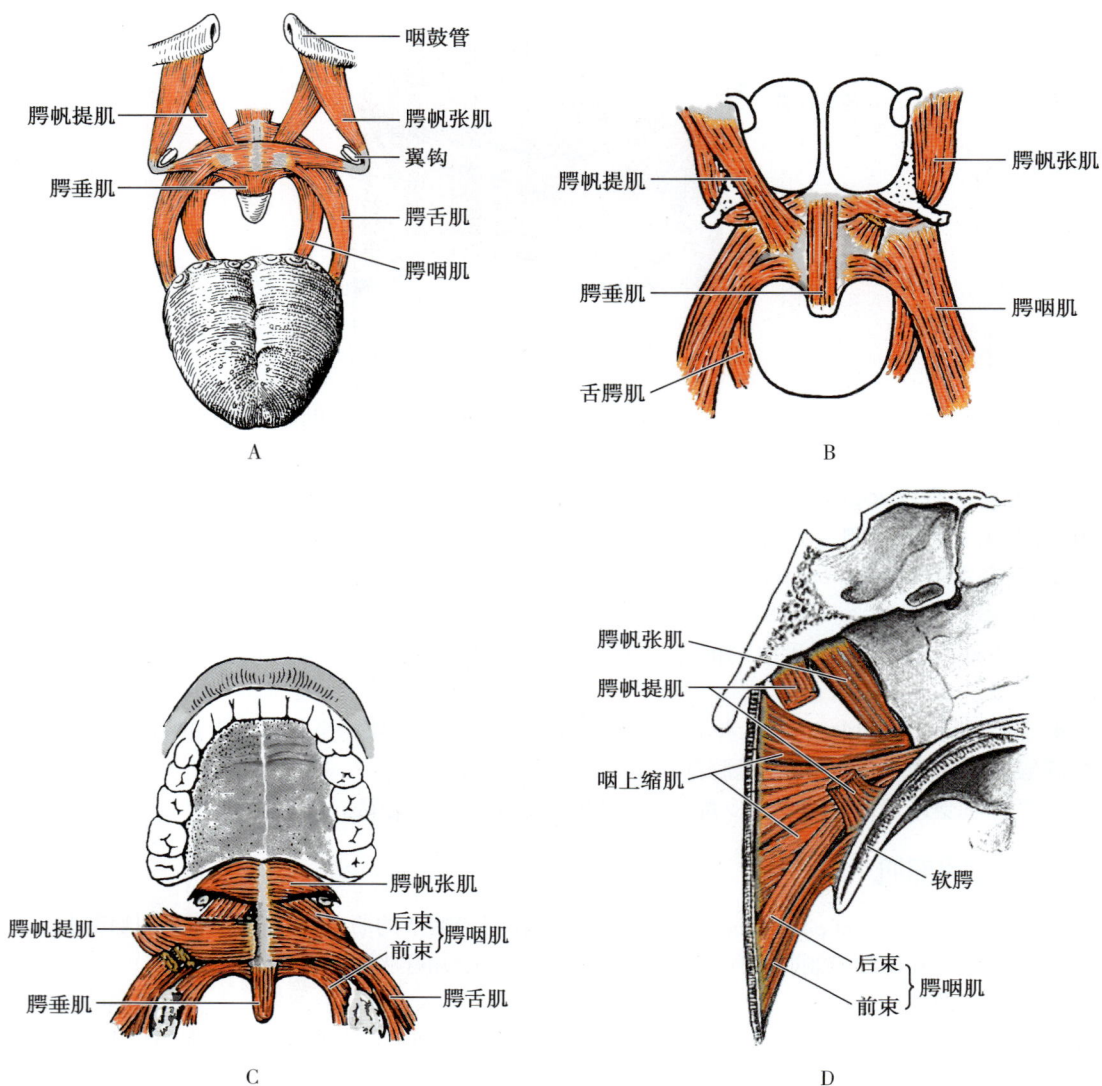

图 4-3-12　腭部肌
A. 前面观　B. 后面观　C. 上面观　D. 矢状切面观

中线处与对侧腭咽肌的后束相吻合。在软腭的后外侧缘,两束肌纤维汇合,在腭扁桃体后方行向外下,经咽鼓管咽肌(该肌部分肌纤维加入腭咽肌)后内侧并与其紧邻,共同附着于甲状软骨后缘。另有部分肌纤维止于咽侧壁,附着于咽基部筋膜;其他纤维在后方越过中线与对侧纤维交叉。因此,腭咽肌在咽壁上形成了不连续的纵行肌层。腭咽肌收缩时紧张腭咽弓,使其两侧向中线靠拢,缩小咽峡;吞咽时向后下方牵引腭帆,使其游离缘与咽后壁相接触,将口咽腔与鼻咽腔隔开,避免食物误入鼻腔;可协助上提咽和喉。

5. 腭垂肌(musculus uvulae)　又称悬雍垂肌,是位于腭垂内的一对小肌束,起自腭骨鼻后嵴(棘)及腭腱膜,肌束下行止于腭垂尖端的黏膜下。该肌在整个行程中,两侧肌纤维多有相互交叉融合。腭垂肌收缩可牵引腭垂向后上方,并使其缩短;通过回缩腭垂,使软腭中 1/3 增厚,协助腭帆提肌行使腭咽闭合。

除腭帆张肌受发自三叉神经的运动纤维支配外,其他腭肌均受副神经的颅根经迷走神经咽支支配。

(二)咽部肌

咽部肌(图 4-3-13)由 3 对斜行的咽缩肌(咽上缩肌、咽中缩肌、咽下缩肌)以及 3 对纵行的咽提肌(腭咽肌、茎突咽肌、咽鼓管咽肌)组成。

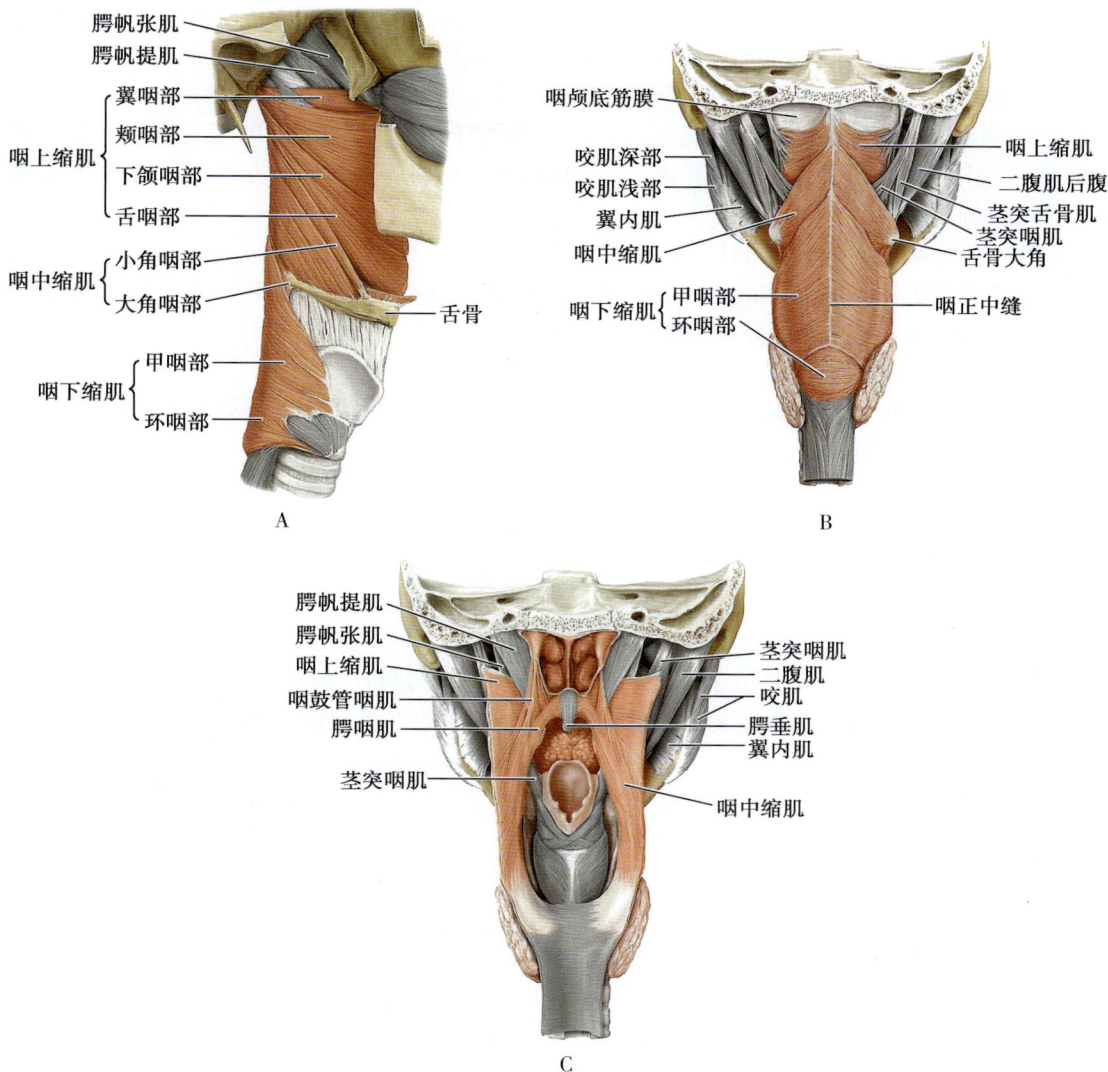

图 4-3-13　咽部肌
A. 咽部肌侧面观　B. 咽部肌后面观　C. 腭咽部后正中冠状切面观

1. **咽上缩肌**（superior constrictor of pharynx）　略呈方形的薄板状扁肌,是三块缩肌中最薄的一块。该肌分别起于翼钩、翼突下颌缝、下颌舌骨线的后端和舌根侧缘,肌束略呈水平位向后内弯曲包绕咽侧壁及咽后壁,并沿中线与对侧同名肌汇合形成咽正中缝;部分纤维以腱膜附着在枕骨基部的咽结节。咽上缩肌的上缘未到达颅底,与枕骨基底部之间形成一间隙,被咽颅底筋膜所封闭。咽鼓管和腭帆张肌穿经此膜,并与部分咽上缩肌纤维共同构成咽隐窝的后外侧壁。咽上缩肌的下份纤维与咽中缩肌重叠。

2. **咽中缩肌**（middle constrictor of pharynx）　呈扇形,起于舌骨大角、小角、茎突舌骨韧带下部,肌纤维向后向内围绕咽后壁呈扇状分布,其中上部纤维斜行向上覆盖咽上缩肌的下部,中部纤维呈水平位横行向后,下部纤维在咽下缩肌深面下行至咽的下端。以上各部纤维均在咽后壁中线处与对侧同名肌汇合止于咽正中缝。

3. **咽下缩肌**（inferior constrictor of pharynx）　为三块对咽缩肌中最厚的一块。该肌起自环状软骨后外侧缘和甲状软骨斜线及线后部的软骨面、甲状软骨后缘及其下角;上部纤维斜行向上遮盖大部分咽中缩肌,行至后方中线处与对侧交叉止于咽正中缝;下部纤维几乎呈水平位或稍向下的弓形,与食管的环形纤维相连。

三对咽缩肌自下而上依次作叠瓦状排列,即咽下缩肌覆盖咽中缩肌下部,咽中缩肌又覆盖咽上缩肌下部。三对咽缩肌收缩时,缩小咽腔。吞咽食物时,咽缩肌自上而下依次收缩,压挤食团经咽进入食管。咽上缩肌的上份在腭咽闭合过程中起一定的作用。

4. 茎突咽肌(stylopharyngeus) 为细长形肌,上部呈圆柱状,下部扁平。该肌起自茎突基部内侧,沿咽侧壁经咽上缩肌和咽中缩肌之间下行,分散止于咽中缩肌上缘和咽后壁区域。茎突咽肌的主要作用为上提咽,并缩短咽腔。由于茎突咽肌收缩时将咽壁向外上方牵引,故缩短咽腔的同时可扩大咽腔。

5. 腭咽肌(palatopharyngeus) 详见腭部肌部分。

6. 咽鼓管咽肌(salpingopharyngeus) 起于咽鼓管咽口周围的咽鼓管软骨的下部,行向下与腭咽肌纤维混合,止于咽壁。部分人缺如此肌。

咽肌主要受迷走神经的咽支支配,但茎突咽肌则受舌咽神经支配。

各组咽提肌收缩,除向上提咽,协调吞咽动作,还可上提喉以封闭喉口。腭肌和咽肌协同收缩控制腭咽闭合,配合完成言语、吞咽及呼吸等重要的功能活动。

腭咽闭合是指鼻咽部的咽腔缩小,与向后运动的软腭形成广泛而密切的接触,从而分隔鼻咽腔与口咽腔的动作。完好的腭咽闭合可保证清晰的发音,避免吞咽初期食物进入鼻腔,有助于控制咽鼓管咽口的开放与关闭。

五、颈部肌

颈部肌(cervical muscles)是位于下颌骨下缘至乳突连线与胸骨、锁骨及肩胛骨水平之间的肌群,其主要作用是运动头颈和维持头颈的姿势与位置。按肌的排列位置,颈部肌分为颈浅肌群、舌骨上、下肌群及颈深肌群。

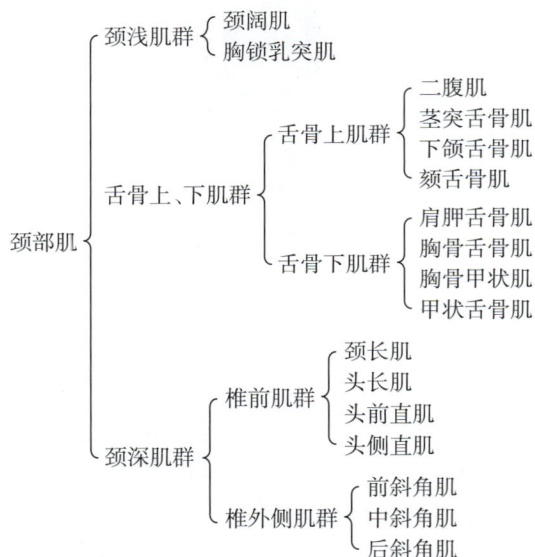

颈部肌
- 颈浅肌群
  - 颈阔肌
  - 胸锁乳突肌
- 舌骨上、下肌群
  - 舌骨上肌群
    - 二腹肌
    - 茎突舌骨肌
    - 下颌舌骨肌
    - 颏舌骨肌
  - 舌骨下肌群
    - 肩胛舌骨肌
    - 胸骨舌骨肌
    - 胸骨甲状肌
    - 甲状舌骨肌
- 颈深肌群
  - 椎前肌群
    - 颈长肌
    - 头长肌
    - 头前直肌
    - 头侧直肌
  - 椎外侧肌群
    - 前斜角肌
    - 中斜角肌
    - 后斜角肌

(一)颈浅肌群

本组肌肉包括颈前外侧浅部的颈阔肌和颈外侧浅部的胸锁乳突肌。位于颈后方浅部的斜方肌归为肩胛肌群中,故不在此描述。

1. 颈阔肌(platysma)(图4-3-14) 位于颈前外侧部皮下,呈一菲薄宽阔的长方形肌,与皮肤密切结合,属于皮肌。颈阔肌下缘起自胸大肌和三角肌筋膜,肌纤维斜向上内方,越过锁骨和下颌骨至面部。前部纤维在下颌正中联合下方与对侧同名肌纤维交织,向上止于下颌骨下缘;中部纤维附着于下颌骨的下缘或越过下颌骨下缘于降口角肌深面向内上行,止于下唇外侧半;后部纤维越过下颌骨及咬肌后下部,附着于面下部皮肤和皮下组织,并与口角处的表情肌纤维融合。颈阔肌大小变异较大,甚至可一侧或双侧缺如。

颈阔肌的主要作用是协助降下颌,并使颈部皮肤出现斜形皱纹;通过其与下唇和口角轴处的附着结构可牵引口角和下唇向下,协助表达惊吓与惊讶的表情。

颈阔肌受面神经颈支支配。

2. 胸锁乳突肌(sternocleidomastoid)(图 4-3-15) 位于颈部两侧皮下,颈阔肌的深面,为一粗壮有力的肌肉。其中部厚而窄,两端宽而扁。下端起始部有两头,即内侧的胸骨头和外侧的锁骨头。胸骨头起自胸骨柄前面的上部,锁骨头起自锁骨的胸骨端。两头于起点上方,向上汇合为一个肌腹(胸骨头肌纤维居浅面),行向上后方,源于锁骨部的肌纤维以一强韧肌腱止于颞骨乳突外侧面,来自胸骨部的肌纤维则以一薄的腱膜止于枕骨上项线的外侧部。

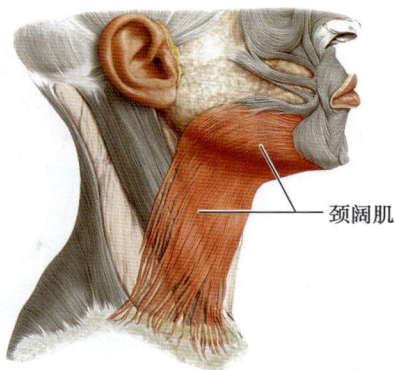

图 4-3-14 颈阔肌

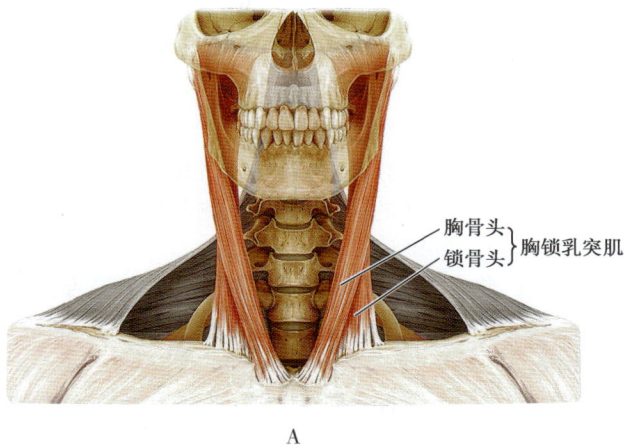

A

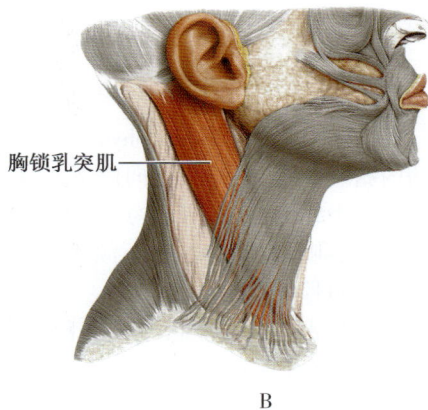

B

图 4-3-15 胸锁乳突肌
A. 正面观 B. 侧面观

胸锁乳突肌的主要作用是维持头的端正姿势。一侧收缩,使头向同侧倾斜,脸向对侧旋仰;两侧同时收缩,使头后仰。下端固定,双侧同时收缩可牵引头向前以协助屈颈。头部固定,可上提胸廓以助深呼吸。

胸锁乳突肌受副神经支配,还接受来自第 2、第 3 颈神经前支的支配。该颈神经分支一般被认为是本体感觉神经分支。

颈部以胸锁乳突肌为界可将其划分为颈前和颈后三角;该肌的深、浅面有许多重要的结构,如浅面有颈外静脉越过,深面主要有颈总动脉、颈内静脉、迷走神经及副神经通过。故在临床操作中,以胸锁乳突肌为标志可寻找和避免损伤上述重要结构。

(二) 舌骨上、下肌群

舌骨上、下肌群位于胸骨、肩胛骨与下颌骨、颅底之间,两组肌借舌骨相延续。

1. 舌骨上肌群(suprahyoid muscles)(图 4-3-16) 位于舌骨与下颌骨、颅底之间,包括二腹肌、下颌舌骨肌、颏舌骨肌、茎突舌骨肌。上述各肌的主要作用为:当舌骨固定时,除茎突舌骨肌,其他三块肌均能向后下方牵拉下颌骨而开颌;当下颌骨固定时,舌骨上肌群收缩可上提舌骨、口底和舌。

(1) 二腹肌(digastric):位于下颌骨下方,具有前后两腹及中间腱。后腹起自颞骨乳突切迹,向前下外止于中间腱。前腹起自下颌骨二腹肌窝,向后下止于中间腱。中间腱由腱膜样结缔组织包裹,附着于舌骨体与舌骨大角的交界处。

当下颌骨被固定时,二腹肌可上提舌骨;舌骨被固定时,可向下牵拉下颌骨,协助咀嚼。

二腹肌前腹由下颌神经的下颌舌骨肌神经支配,后腹由面神经的二腹肌支支配。

117

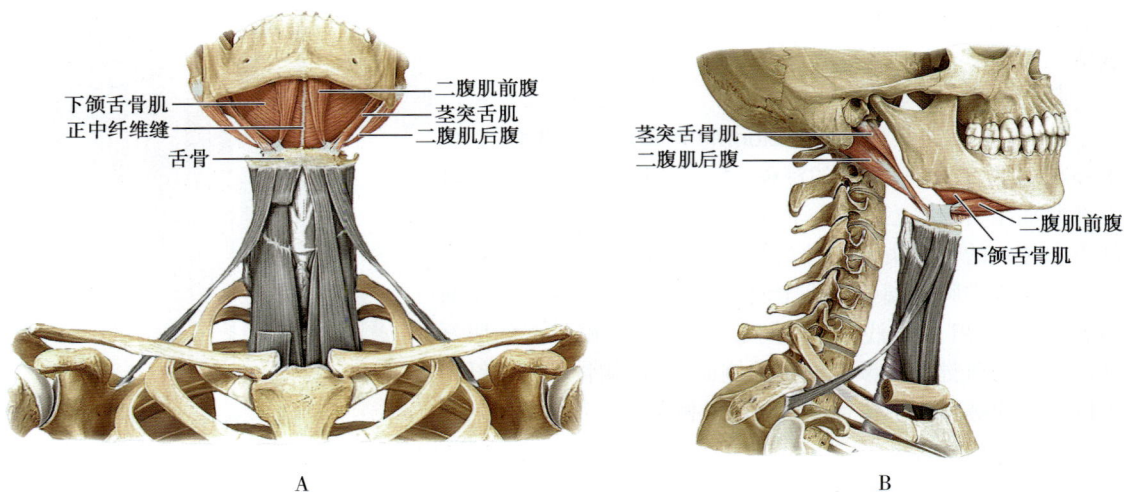

图 4-3-16 舌骨上肌群
A. 正面观 B. 侧面观

（2）下颌舌骨肌（mylohyoid）：位于下颌骨与舌骨之间，为三角形的扁肌。该肌起于下颌骨内面的内斜线全程，肌纤维行向内下方，最后部的肌纤维止于舌骨体的前面下部，两侧前部和中部肌纤维在正中纤维缝处汇合，构成肌性与功能性口底。

在吞咽的第一阶段，下颌舌骨肌收缩可上提口底，将食物推入咽腔。该肌还具有上提舌骨和下降下颌骨的作用。

下颌舌骨肌受下颌神经的下颌舌骨肌神经支配。

（3）颏舌骨肌（geniohyoid）：位于中线两侧，舌的下方和下颌舌骨肌的上方，为长柱状强有力的小肌，两侧同名肌中间仅借薄层疏松结缔组织相隔。该肌以短腱起自下颌骨的下颏棘，肌腹向后逐渐增宽，止于舌骨体前面上部。

当下颌骨被固定时，颏舌骨肌牵引舌骨向前上；舌骨被固定时，可牵引下颌骨向后下。

颏舌骨肌受第 1 颈神经并入舌下神经的分支支配。

（4）茎突舌骨肌（stylohyoid）：位于二腹肌后腹的上方并与其平行，为细小的梭状肌。在二腹肌后腹的深侧，肌束起自颞骨茎突，肌纤维斜向前下方，移行于肌腱，止于舌骨大角与体的结合处。在接近止点处，二腹肌中间腱穿过该肌。

茎突舌骨肌的主要功能是牵引舌骨向后上方，是颏舌骨肌的拮抗肌。

由于茎突舌骨肌在发生上与二腹肌同源，故也接受面神经的二腹肌支支配。

舌骨上肌群各肌起止点、主要功能及神经支配汇总见表 4-3-1。

表 4-3-1 舌骨上肌群各肌起止点、主要功能及神经支配

肌名	起点	止点	主要功能	神经支配
二腹肌	后腹：颞骨乳突切迹 前腹：下颌骨二腹肌窝	中间腱（舌骨大角与体交界处）	降下颌骨 上提舌骨	前腹：三叉神经之下颌舌骨肌神经 后腹：面神经之二腹肌肌支
下颌舌骨肌	下颌骨内斜线	舌骨体	上提口底 上提舌骨 降下颌骨	三叉神经之下颌舌骨肌神经
颏舌骨肌	下颌骨下颏棘	舌骨体	拉舌骨向前上降下颌骨	含第 1 颈神经的舌下神经分支
茎突舌骨肌	颞骨茎突	舌骨大角与体交界处	拉舌骨向后上	面神经之二腹肌肌支

2. 舌骨下肌群(infrahyoid muscles)(图 4-3-17) 位于舌骨下方颈正中线的两侧,居喉、气管、甲状腺的浅面。分为浅、深两层,浅层自外向内为肩胛舌骨肌和胸骨舌骨肌,深层自下而上为胸骨甲状肌和甲状舌骨肌。该组肌群的共同作用是下降舌骨和喉。甲状舌骨肌在吞咽时可提喉使之靠近舌骨。舌骨上、下肌群共同收缩,能固定舌骨以有助于附着舌骨的诸肌活动。

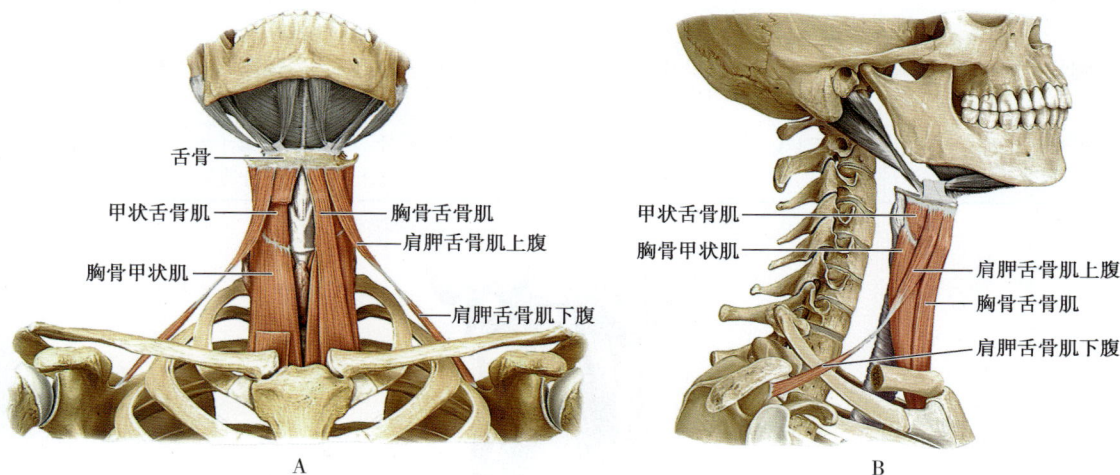

图 4-3-17 舌骨下肌群
A. 正面观 B. 侧面观

(1) 肩胛舌骨肌(omohyoid):位于颈阔肌的深面,胸骨舌骨肌的外侧,为细长的带状肌,分为上腹和下腹。下腹起自肩胛骨上缘和肩胛横韧带,肌纤维斜向内上方,于胸锁乳突肌的深侧,在环状软骨平面以下移行于中间腱。上腹自中间腱斜向内上方,并列于胸骨舌骨肌外侧,止于舌骨体外侧部的下缘。中间腱借颈深筋膜中层向下连于锁骨。

在吞咽、咀嚼和言语过程中,该肌可下降已抬高的舌骨;与舌骨上肌群共同收缩,具有固定舌骨的作用。

肩胛舌骨肌上腹由颈袢上根(C_1)的分支支配,下腹由颈袢(C_2、C_3)的分支支配。

(2) 胸骨舌骨肌(sternohyoid):位于颈前正中线的两侧,肩胛舌骨肌的内侧,为窄的带状肌。肌束起自胸骨柄和锁骨胸骨端的后面,肌纤维在颈正中线两侧垂直上行,止于舌骨体内侧部的下缘。与肩胛舌骨肌相似,胸骨舌骨肌的作用是下降和固定舌骨。

胸骨舌骨肌由颈袢($C_1 \sim C_3$)的分支支配。

(3) 胸骨甲状肌(sternothyroid):位于胸骨舌骨肌的深面,被其遮盖,紧贴于甲状腺的浅面,为长带状肌,上狭下宽,较胸骨舌骨肌短而宽。下端起自胸骨柄的后面及第一肋软骨,肌纤维斜向上外,止于甲状软骨斜线。在吞咽和发音时,该肌可向下牵拉已上抬的喉头。

胸骨甲状肌由颈袢($C_1 \sim C_3$)的分支支配。

(4) 甲状舌骨肌(thyrohyoid):也位于胸骨舌骨肌的深面,为短小的长方肌,是胸骨甲状肌向上的延续部分。起自甲状软骨斜线,肌纤维斜向外上方,止于舌骨体外侧部及舌骨大角。甲状舌骨肌的主要作用是下降舌骨;当舌骨被固定时,可向上牵拉喉头。

甲状舌骨肌受舌下神经分支支配,与支配颏舌骨肌一样,该分支内含第 1 颈神经的纤维。

舌骨下肌群各肌起止点、主要功能及神经支配汇总见表 4-3-2。

(三) 颈深肌群

颈深肌群位于脊柱颈段的前外侧和前方,分为椎外侧肌群(外侧群)和椎前肌群(内侧群)。

1. 椎外侧肌群(lateral vertebral muscles)(图 4-3-18) 位于颈段的两侧,包括前、中、后斜角肌。该组肌群的主要作用为上提第 1、第 2 肋骨,参与呼吸运动;若胸廓固定,单侧收缩可使颈向同侧屈,双侧收缩可使颈前屈。

表 4-3-2　舌骨下肌群各肌起止点、主要功能及神经支配

肌名	起点	止点	主要功能	神经支配
肩胛舌骨肌	下腹:肩胛骨上缘 上腹:中间腱	舌骨体	下降舌骨 固定舌骨	下腹:颈襻(C2, C3)分支 上腹:颈襻(C1)分支
胸骨舌骨肌	胸骨柄 锁骨胸骨端	舌骨体	下降舌骨 固定舌骨	颈襻(C1~C3)分支
胸骨甲状肌	胸骨柄 第1肋软骨	甲状软骨斜线	拉喉头向下	颈襻(C1~C3)分支
甲状舌骨肌	甲状软骨斜线	舌骨体 舌骨大角	下降舌骨 拉喉头向上	含第1颈神经的舌下神经分支

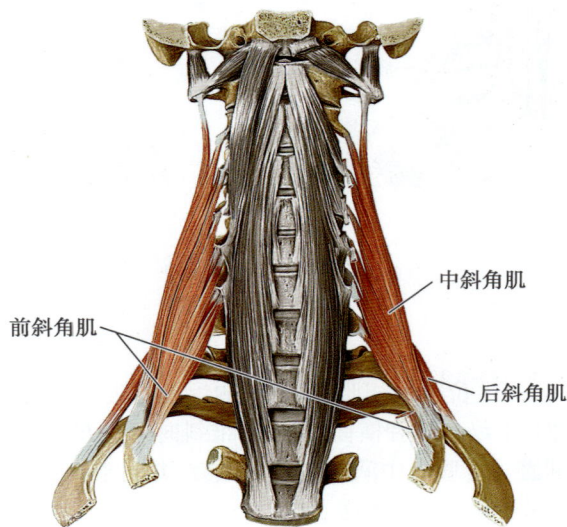

图 4-3-18　椎外侧肌群

　　前斜角肌与许多重要的解剖结构相毗邻,为颈根部的重要解剖标志。其表面有径直走行的膈神经,内后方有胸膜顶和胸导管。前、中斜角肌与第1肋骨所构成的间隙(斜角肌间隙)内有锁骨下动脉及臂丛通过。当前斜角肌肥厚或病理性痉挛所致斜角肌间隙变小时,可压迫穿行于其中的锁骨下动脉和臂丛,出现臂丛神经血管受压的相应症状,称斜角肌综合征。其症状主要包括肩下垂、疼痛、感觉异常甚至感觉丧失以及同侧上肢血供的减少。

　　椎外侧肌群各肌起止点、主要功能及神经支配汇总见表 4-3-3。

表 4-3-3　椎外侧肌群各肌起止点、主要功能及神经支配

肌名	起点	止点	主要功能	神经支配
前斜角肌	第3~6颈椎横突	第1肋斜角肌结节	提第1肋助吸气 颈前屈、侧屈	第4~6颈神经前支的分支
中斜角肌	第2~6颈椎横突	第1肋骨上面	与前斜角肌相同 主要与呼吸有关	第3~8颈神经前支的分支
后斜角肌	第5~7颈椎横突	第2肋骨外侧面	屈颈 上提第2肋	第5~7颈神经前支的分支

　　2. 椎前肌群(anterior vertebral muscles)(图 4-3-19)　位于脊柱前面,颈正中线两侧,包括头长肌、颈长肌、头前直肌及头侧直肌。其主要作用是屈头、屈颈。

　　椎前肌群各肌起止点、主要功能及神经支配汇总见表 4-3-4。

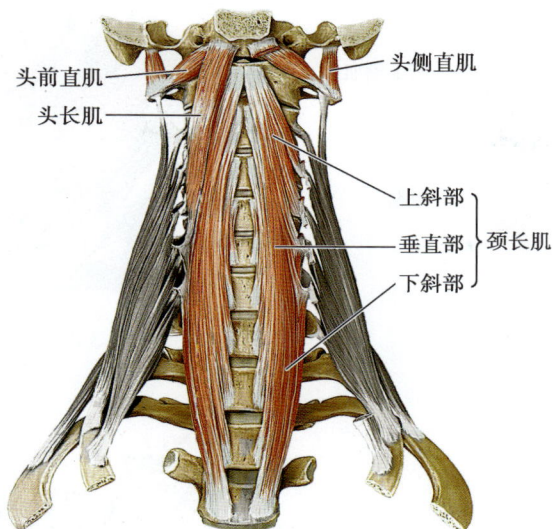

图 4-3-19　椎前侧肌群

表 4-3-4　椎前肌群各肌起止点、主要功能及神经支配

肌名	起点	止点	主要功能	神经支配
颈长肌	下斜部:第 1~3 胸椎体 上斜部:第 3~5 颈椎横突 垂直部:第 5~7 颈椎体及第 1~3 胸椎体	第 5、6 颈椎横突 寰椎 第 2~4 颈椎体	屈颈 旋转颈部	第 2~7 颈神经前支的分支
头长肌	第 3~6 颈椎横突	枕骨基底部	屈头、屈颈	第 1~3 颈神经前支的分支
头前直肌	寰椎横突	枕骨基底部 近枕骨髁	屈头	第 1、2 颈神经前支的吻合支
头侧直肌	寰椎横突	枕骨外侧部	头侧屈	第 1、2 颈神经前支的吻合支

六、口颌系统肌链

机体各种动作其实质都是肌收缩作用于骨骼的结果。每个动作的完成需要主动肌、协同肌及拮抗肌的相互协调和配合。就口颌系统而言,咀嚼运动涉及开、闭颌肌群以及对头颈部正常位置起稳定作用的颈部深、浅肌群等。这些肌群之间或肌肉之间在解剖位置与功能上环环相扣,宛如诸多链条彼此相连。

口颌系统肌链(stomatognathic system muscular chain)指存在于口腔颌面颈部肌肉中,与口颌系统功能相关的各组肌肉及肌群相互密切配合犹如以链的方式彼此相连所构成的肌系统。各肌之间和各肌链之间在功能上既相互制约又互相依存,在神经系统支配下,彼此协调使动作准确有序。

(一)口颌系统肌链的构成体系

头颈部肌系统中与口颌系统功能相关的肌链有三条,即水平肌链、垂直肌链和姿态肌链。

1. 水平肌链(horizontal chain)　由一组水平向排列的肌呈环状连接所构成。该肌链的前端为口轮匝肌,两侧相续为颊肌,咽上缩肌封闭后内方(图 4-3-20,图 4-3-21)。其构成和功能特点可充当口周括约肌,它与舌肌组成一对互相对抗而又平衡的肌组,影响着整个牙弓和𬌗的形成。

2. 垂直肌链(vertical chain)　由一组垂直向排列的肌从上向下几乎呈纵行连接所构成。此链的上半部分由腭帆张肌、腭帆提肌及腭垂肌组成,下半部分由腭咽肌和舌腭肌构成(图 4-3-22,图 4-3-23)。垂直肌链的上半部分肌肉收缩可上提软腭,下半部分肌肉收缩则下降软腭。软腭的这种功能活动类似存在于咽腔中的一个活瓣,行使发音和吞咽功能。

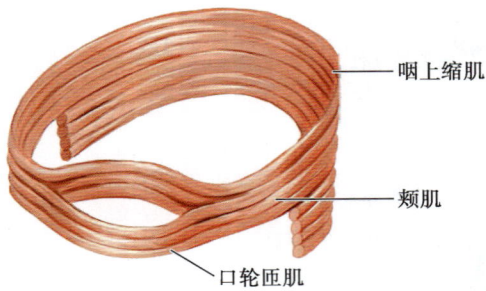

图 4-3-20 水平肌链

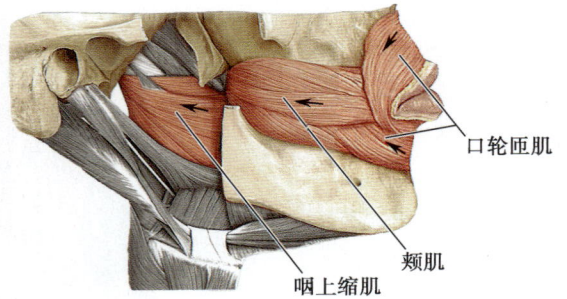

图 4-3-21 构成水平肌链的各肌

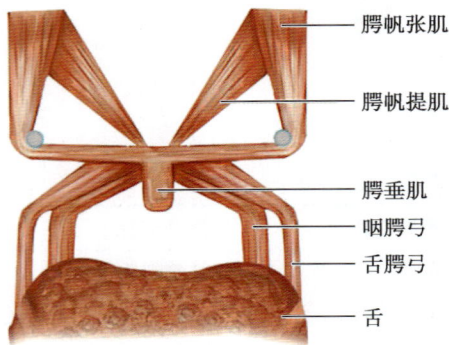

图 4-3-22 垂直肌链

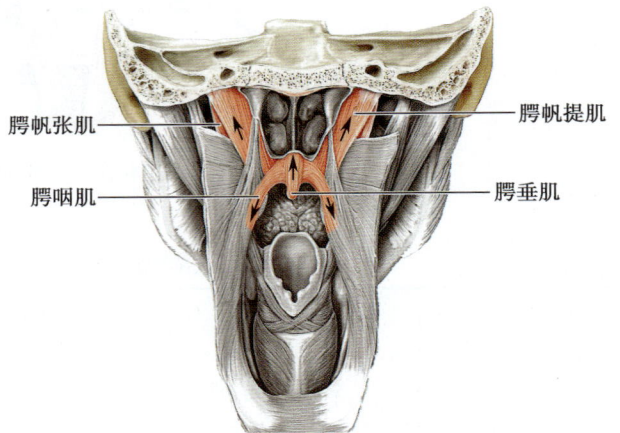

图 4-3-23 构成垂直肌链的各肌

3. **姿态肌链**(postural chain) 由连接头颈部的多组肌群构成。该肌链起于颈后部斜方肌等,通过帽状腱膜向上与枕额肌相连并绕过头顶,向头部两侧连接颞肌、咬肌,向前下借下颌骨、舌骨与舌骨上、下肌群相连(图 4-3-24,图 4-3-25)。该肌链与位于颈外侧部的胸锁乳突肌等共同支持头的垂直位置。整个肌链组成中,下颌骨、舌体为游离的骨结构,随着两端相连的肌张力变化,它们的空间位置也可发生改变和移动,故被视为弹性部分。由此可见,下颌骨、舌骨的位置是由这个肌链中诸肌群相互作用的结果而定。

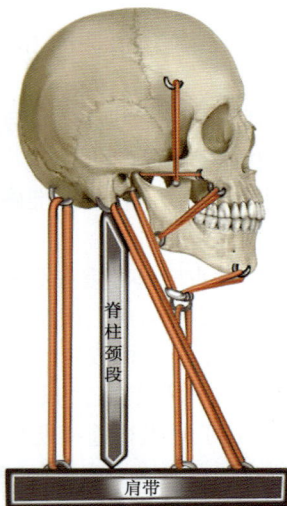

图 4-3-24 姿态肌链

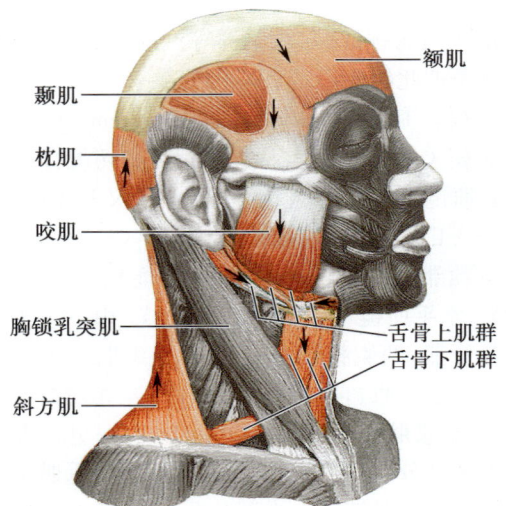

图 4-3-25 构成姿态肌链的各肌

下颌骨的位置以及下颌运动是相应肌链内或肌链间各肌相互作用的结果。组成肌链上的各肌不只是相对排列的拮抗肌和相向排列的协同肌，还包含斜向排列的肌群。所有这些肌群使肌链构筑成立体的肌网（图4-3-26）。下颌骨置于其中，受到各方向肌力的相互作用，维持自身的功能状态。肌网中任何一块肌肉的功能异常，皆有可能影响下颌的正常功能。

（二）口颌系统肌链的临床意义

与其他肌群沿躯干或肢体两侧排列的解剖特点不同，口颌系统三条肌链在解剖位置上均靠居头颈中轴线，其功能状态对头颈姿势及其形态特征有明显影响。

1. 口颌系统肌链对颌骨、牙弓和殆的形态特征与功能的影响　口颌系统肌链对颌骨的发育、牙弓的形成和殆的建立都有明显作用。单侧唇裂和双侧唇裂使水平肌链前端断裂，破坏了其与舌肌之间的肌力平衡，尤其削弱了肌链前段口轮匝肌对前颌骨的作用力，影响前牙弓和前腭突的正常发育，导致前颌骨的前突。上唇短缩者，闭唇时口轮匝肌肌力弱，易造成上颌前突畸形。巨舌症患者，改变了正常舌与水平肌链的平衡关系，殆力方向由内向外，可造成前牙开殆和下颌前突。腭裂破坏了垂直肌链，致使上颌骨和腭弓的发育异常，表现为上颌牙弓缩窄、腭盖高拱、上颌骨缩窄和腭裂音质等。斜颈患者破坏了姿态肌链，影响下颌骨、上颌骨以及颧骨等发育，造成颜面不对称畸形。

2. 口颌系统肌链对下颌位置、颅颈关系、脊柱外形的影响　姿态肌链在维持下颌骨的位置、稳定头颈关系乃至保持脊柱正常外形等方面都有重要作用。斜颈患者由于颈部两侧肌力不平衡造成颈部姿势异常，除可影响颌骨及颜面的发育外，还可使脊柱两侧肌群收缩不对称导致脊柱屈曲侧弯。骶骨倾斜症患者，由于骶骨的倾斜所引起的腰、胸和颈椎代偿性侧屈可使躯干和颈部一侧肌肉张力增高，改变了原有姿态肌链的平衡，致使下颌骨位置随之发生改变。驼背者头处于前屈位，但为了保持眼的直视，反射性地使头向背屈，加大了颈曲。此种情况下，与寰枕关节轴相关的重力臂变长，需要更大的颈后部肌力参与平衡，故斜方肌等颈后部肌张力增加以维持头颈的这种状态。与此同时，姿态肌链原有的平衡被破坏，迫使舌骨上肌群过度紧张以重新建立肌链内部的平衡关系。久之引起肌肉酸痛，甚至痉挛，在临床上表现为头痛和肩背痛。

（刘　静）

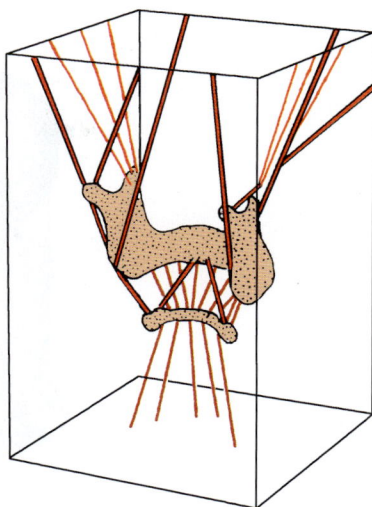

图4-3-26　下颌骨与立体肌网

图片：ER4-3-9 骶骨倾斜症患者肌张力变化与脊柱侧屈及下颌位置改变示意图

图片：ER4-3-10 驼背者头颈位置变化与颈后部肌张力增加示意图

学习笔记

第四节　唾　液　腺

唾液腺又称涎腺，主要由腺泡和导管组成，包括由三对大唾液腺（major salivary gland）和许多散在分布于口腔和口咽等部位黏膜下的小唾液腺（minor salivary gland）组成。大唾液腺包括腮腺、下颌下腺以及舌下腺，其分泌的唾液通过各自的导管系统排入口腔，小唾液腺位于口腔黏膜固有层和黏膜下层内，通过口腔黏膜上的开口将唾液泌入口腔。

根据唾液腺的组织学特点和分泌液的性质，可将唾液腺分为浆液性腺、黏液性腺和混合性腺。腮腺属于浆液性腺；下颌下腺是以浆液性腺为主的混合性腺；舌下腺是以黏液性腺为主的混合性腺；小唾液腺多数为黏液性腺。唾液的成分复杂，主要有消化、润滑、溶解食物、湿润、保护口腔黏膜、稀释、缓冲不良刺激，清洁口腔、抗菌以及免疫作用等功能。

一、腮腺

腮腺（parotid gland）是人体最大的一对唾液腺（图4-4-1），属浆液性腺，质地较软，重约20~30g，大小因个体有差异。左右两侧腮腺基本对称一致。

（一）腮腺位置和形态

腮腺位于颜面两侧皮下，颧弓下方，外耳道前下方，下颌支后外方，大部分腺体位于下颌后窝

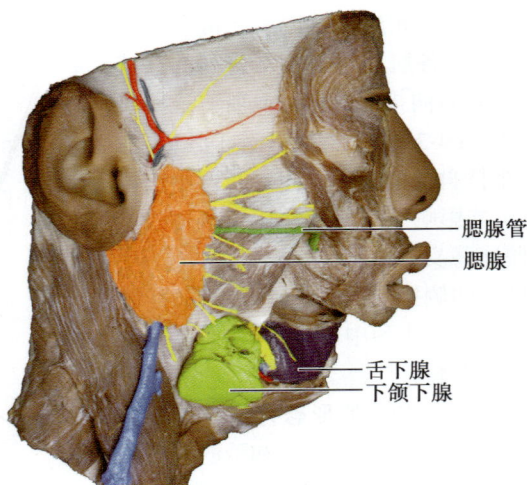

图 4-4-1 大唾液腺
(四川大学华西口腔医学院项涛医师提供)

内。呈底向外侧,尖向内侧的不规则锥体形。

在腮腺的前缘,腮腺管的上方,约有 35% 的人存在副腮腺(accessory part of parotid gland)。它位于咬肌浅面,颧弓和腮腺管之间,形态大小不一,是与腮腺不连续且独立存在的小腺体,其排泄管直接汇入腮腺主导管。在组织学方面,副腮腺与腮腺结构相同,因而发生在腮腺的肿瘤也可以发生在副腮腺。

(二)腮腺鞘

腮腺鞘(parotid capsule)是颈深筋膜浅层的延续,由深、浅两层筋膜包绕腮腺而形成。浅层筋膜向上附着于颧弓,向下至下颌角,向前与咬肌筋膜相连,向后附着于乳突并与胸锁乳突肌筋膜相延续。

腮腺浅面筋膜比较致密,与腮腺连接紧密,并且向腮腺实质内延伸,形成纤维间隔,将腺体分为许多小叶。腮腺深面筋膜薄弱且不完整,在茎突与翼内肌之间有一裂隙,腮腺深叶借此与咽旁间隙相通。腮腺鞘上部与外耳道相连处,可见有小动脉、小静脉以及神经纤维通入外耳道前下壁软骨部的垂直裂隙(Santorni 裂隙)中。茎突和下颌角之间的部分筋膜纤维增厚,形成茎突下颌韧带。

腮腺鞘的临床应用:在临床上,由病毒感染所致的流行性腮腺炎,会导致腺体肿胀,而包绕其外面的筋膜致密,不易向外减压,张力感受器受到激惹,容易产生剧烈的疼痛。急性化脓性腮腺炎患者,腺体内可形成多个分散的小脓肿,临床检查时,一般不会扪及波动感,在行脓肿切开引流时,只有将所有的脓腔间隔打通,才能达到充分引流的目的。化脓性腮腺炎症可以通过腮腺鞘深面筋膜结构的薄弱环节,向咽旁间隙和外耳道扩散。

(三)腮腺管

腮腺管(parotid duct)管壁较厚,有一定的韧性,长约 5~7cm,管径 0.3~0.5cm。腮腺腺泡细胞分泌的唾液,经闰管、分泌管、小叶间导管汇合入腮腺管而排入口腔。腮腺管单干型约占 70% 左右,其他有双干型和三干型,双干型及三干型腮腺管从腺体前缘穿出后即汇成总导管。

腮腺管在颧弓下缘 1.5cm 处从腺体前缘穿出向前行走,与颧弓基本平行,越过咬肌表面,在其前缘处近直角向内,穿过颊脂垫和颊肌,开口于上颌第二磨牙牙冠颊面相对应的颊黏膜处,开口处的黏膜略有隆起,称为腮腺管乳头。腮腺管的体表投影:耳垂下缘至鼻翼下缘与口角间中点连线的中 1/3 段。临床检查挤压腮腺时,能够见到清亮的液体从腮腺管开口处流出。

腮腺管的临床意义:腮腺管与面神经上、下颊支的解剖位置相对恒定,腮腺管常作为寻找面神经颊支的解剖标志。腮腺有炎症时,腮腺管乳头出现红肿,挤压腮腺可见炎性分泌物流出。腮腺管开口通常作为腮腺造影和腮腺冲洗、灌注药物的入口。腮腺管开口处是最狭窄处,在穿过颊肌处形成角度,容易形成导管结石,但由于腮腺为浆液性腺体,分泌的唾液稀薄且量较大,因此,腮腺管结石的发生率远比下颌下腺管低。

（四）腮腺的毗邻

1. 上面 与外耳道紧邻，前份有一嵴，嵌于外耳道与颞下颌关节囊之间。腮腺上缘的重要神经血管，从后往前分别是颞浅静脉、耳颞神经（有时在颞浅静脉后）、颞浅动脉、面神经颞支及颧支。

2. 前内侧面 腮腺前内侧面包绕翼内肌、下颌支以及咬肌后缘，深面通过茎突下颌韧带与下颌下腺分隔。腮腺前缘的重要结构，由上往下分别是：面横动脉及静脉、面神经颧支、面神经上颊支、腮腺管、面神经下颊支及下颌缘支。

3. 后内侧面 腮腺后内侧由外向内分别为：乳突前缘和胸锁乳突肌前缘；二腹肌后腹、茎突以及附丽于茎突的肌肉。面神经干从乳突压迹和茎突压迹之间进入腮腺。

4. 浅面 腮腺浅面由外至内分别为皮肤、浅筋膜、颈阔肌和腮腺鞘浅层。有数个淋巴结分布于腮腺浅面，耳大神经从胸锁乳突肌浅面穿腮腺浅层筋膜，支配耳部感觉。腮腺下端嵌入下颌角与胸锁乳突肌之间的窄隙内称为"腮腺下极"。腮腺下极的神经血管结构，从前往后分别是：面神经下颌缘支（有时位置改变）、面神经颈支、下颌后静脉。

5. 前内侧面与后内侧面相交的内侧缘伸向咽侧壁，与咽上缩肌紧邻。

腮腺床：是指与腮腺深部相邻的茎突、茎突附丽的肌肉以及颈深部血管神经（颈内动、静脉及第Ⅸ～Ⅻ对脑神经）的总称。了解腮腺床的结构对于开展腮腺深叶手术以及颅底手术有重要的临床意义。茎突和环椎横突可作为寻找腮腺床内重要血管和面神经的重要骨性标志：①环椎横突位于乳突尖端至下颌角连线的上中 1/3 交界处；②颈内动、静脉和第Ⅸ、Ⅹ、Ⅺ、Ⅻ对脑神经均走行于茎突的深面、环椎横突的前方；③茎突将其浅面的颈外动脉和其深面的颈内动脉分开；④第Ⅸ、Ⅹ、Ⅺ、Ⅻ对脑神经在环椎横突前方开始分开：舌咽神经在下颌角上方，向前穿过颈内、外动脉之间；舌下神经在下颌角下方，向前越过颈内、外动脉的浅面，进入下颌下三角；迷走神经下行于颈内动、静脉之间的后方；副神经则越过颈内静脉的浅面（有时在其深面）向后外下行走。

（五）腮腺的血管分布、神经支配以及淋巴回流

1. 腮腺的血管分布 腮腺的血液供应来自颈外动脉分支，主要由颞浅动脉和耳后动脉供应。静脉主要由下颌后静脉回流至颈外静脉。

2. 腮腺的神经支配

（1）感觉神经：腮腺的感觉神经来自耳大神经的分支和耳颞神经腮腺支中的感觉神经纤维。

耳大神经为颈神经皮支中最大的一支，自胸锁乳突肌后缘中点处穿颈深筋膜浅层，向前上方走行于胸锁乳突肌浅面，其前支分布于腮腺区皮肤，部分纤维参入面神经在腺体内的分支一同走行；其后支向后分布于耳垂、耳廓及乳突部的皮肤。临床上行腮腺手术时，注意尽量保护耳大神经的耳垂支，防止术后耳部麻木；耳大神经也可作为修复面神经搭桥的供体神经。

耳颞神经由三叉神经的下颌神经后干分出后，向后在翼外肌深面走行，绕髁突颈内侧至其后方进入腮腺，自腮腺上缘穿出，沿途分出腮腺支分布于腮腺。

（2）交感神经以及副交感神经：支配腮腺分泌的神经为交感神经及副交感神经，交感神经纤维来自交感干颈上节，其纤维围绕颈外动脉及其分支形成颈外动脉神经丛、上颌动脉丛和脑膜中动脉丛，由脑膜中动脉丛发出纤维穿经耳神经节并参入耳颞神经，分布于腮腺及耳颞神经分布区皮肤、汗腺和立毛肌。支配腮腺分泌的副交感神经节前纤维来自延脑的下泌涎核，其纤维随舌咽神经的鼓室神经、岩浅小神经达耳神经节，交换神经元后，节后纤维伴随耳颞神经分布于腮腺。

临床上腮腺切除术后可能会出现味觉出汗综合征（Frey's Syndrome），即当咀嚼食物或刺激唾液分泌时，腮腺区的皮肤潮红伴有出汗现象。发生这种现象的原因可能是：手术切断的耳颞神经中的副交感神经分泌支的末梢与支配皮肤汗腺、表浅血管的交感神经分支的断端错位愈合所致。

3. 淋巴回流 腮腺区淋巴结一般约 20 个，分为腮腺浅淋巴结和腮腺深淋巴结。

（1）腮腺浅淋巴结：位于腮腺筋膜浅面或筋膜与腺体之间，有耳前淋巴结和耳下淋巴结两组：①耳前淋巴结：约 4 个，位于耳屏前，沿颞浅动脉或面横动脉排列；②耳下淋巴结：约 1~4 个，位于腮腺下端，下颌后静脉出腮腺处，该淋巴结被胸锁乳突肌前缘筋膜包绕，使之与颈浅淋巴结相隔。腮腺浅淋巴结接纳额、颞、耳廓、外耳道、上下睑外侧及鼻根部的淋巴，有时上唇、颧部淋巴亦回流

画廊：ER4-4-3
耳大神经

至此。输出管流入腮腺深淋巴结和颈深上淋巴结。

（2）腮腺深淋巴结：约 5~10 个，位于腮腺内，主要分布于下颌后静脉和面神经周围，有时深达腮腺与咽壁之间，接纳腮腺浅淋巴结、腮腺以及附近皮肤、睑外侧部、结膜、外耳道、咽鼓管、鼓室黏膜、颊部、软腭及鼻腔后的淋巴。输出管流入颈深淋巴结、锁骨上淋巴结。

（六）面神经与腮腺

面神经与腮腺关系极为密切，出茎乳孔后即被腮腺覆盖，继而穿过腮腺，从腺体边缘穿出分布于表情肌。在临床上行腮腺切除术时，根据肿瘤所在的部位和活动度，常采用两种方法来寻找解剖面神经：①先找面神经总干，然后再循总干解剖分离诸分支；②先找面神经分支（颊支或者下颌缘支），沿分支再找总干。

腮腺的分叶：以下颌支和面神经为标志，腮腺分叶有两种不同的分法。以下颌支为标志，下颌支后缘为界的分法：下颌支和咬肌浅面的腮腺组织为前部，下颌支和翼内肌深面的腮腺组织为后部，下颌支后缘连接前部和后部的腮腺组织为峡部。有文献报道腮腺并无此峡部，在临床上此峡部也无实际意义。腮腺深浅叶之分，是根据面神经总干和其分支经过的平面来分，位于面神经及其分支浅面的腮腺组织为浅叶，深面的腮腺组织为深叶。浅叶的腺体组织较大，这种分法有临床应用价值。

二、下颌下腺

下颌下腺（Submandibular gland）属以浆液为主的混合性腺，重约 10~20g（图 4-4-1）。

（一）下颌下腺形态和位置

下颌下腺呈扁椭圆形，左右各一，位于以下颌骨下缘、二腹肌前腹和后腹共同围成的下颌下三角内，向前达二腹肌前腹，向后借茎突下颌韧带与腮腺分隔，向上至下颌骨体的内侧面，向下覆盖于二腹肌中间腱。

（二）下颌下腺鞘

颈深筋膜浅层在下颌下区分为深、浅两层，包绕下颌下腺形成下颌下腺鞘（capsule of submandibular gland）。鞘的浅层筋膜较为致密，附着于下颌骨下缘。鞘的深层筋膜较为疏松，附着于下颌骨内侧面的内斜线。下颌下腺鞘与腺体的连接较为疏松，因此，在行下颌下腺摘除术时，可以很容易将下颌下腺腺体自腺鞘内剥离出来。

（三）下颌下腺管

下颌下腺管（duct of submandibular gland，Wharton duct，submandibular duct）长约 5cm，直径约 2~4mm，管壁较腮腺管薄。导管起自下颌下腺浅部的深面，沿腺体的深部在下颌舌骨肌与舌骨舌肌之间前行，再经过舌下腺的内侧、颏舌肌的外侧行向前内方，途中有舌下腺管汇入，最后开口于舌系带两侧的舌下肉阜（sublingual caruncle）。

由于下颌下腺管行程较长而弯曲，且斜向前上方走行，唾液在管内运行较慢，导管开口较大、位置低，口腔内的牙垢和异物容易进入管内成为钙盐沉积的核心，进而产生结石，这就是唾液腺结石容易发生在下颌下腺管的原因。

在舌骨舌肌处，导管位于舌神经与舌下神经之间，至该肌前缘，舌神经向下前方走行位于导管的外侧，继而绕过导管的下方经其内侧转向上方向舌侧行进。舌神经与下颌下腺管交叉部位多位于下颌第二磨牙舌侧的下方。

（四）下颌下腺的毗邻

下颌下腺分为浅部和深部，两部在下颌舌骨肌后缘处相互延续。浅部分为三个面即：外侧面、下面和内侧面。深部又称延长部，是位于下颌舌骨肌后缘延伸至其上面的部分，在下颌舌骨肌与舌骨舌肌之间突入舌下间隙。

1. 外侧面 外侧面紧邻下颌骨内侧面的下颌下腺窝，后缘与翼内肌的前缘的下部相邻。在腺体的外侧面有面动脉从腺体后上部穿出。

2. 下面 下面有颈阔肌和颈深筋膜浅层覆盖，表面有面静脉和面神经下颌缘支走行，下颌下淋巴结常位于腺体表面或者腺体与下颌骨之间。

3. **内侧面** 内侧面前份与下颌舌骨肌相邻,两者之间有下颌舌骨肌神经、血管以及颏下血管的分支走行。中份与舌骨舌肌相邻,两者之间自上而下有舌神经、下颌下神经节、舌下神经及其伴行的静脉。后份有茎突舌肌、茎突舌骨韧带以及舌咽神经与咽侧壁相隔。内侧面的下方与茎突舌骨肌和二腹肌后腹相邻。

(五)下颌下腺的血管分布、神经支配以及淋巴回流

1. **血管分布** 下颌下腺的动脉血供来源于面动脉及舌动脉的分支。面动脉在茎突舌骨肌和二腹肌后腹上方穿入下颌下腺鞘,沿下颌下腺深面和腺体的动脉沟中走行,沿途发出腺支供应下颌下腺。下颌下腺的静脉则与动脉伴行,经面前静脉和舌静脉回流汇入颈内静脉。

面神经下颌缘支自腮腺穿出后,走行于下颌骨下缘、颈阔肌深面的颈深筋膜浅层内,与面静脉、面动脉在下颌骨下缘的咬肌前缘处相交叉,跨过其浅面(少数经过面动脉的深面)至支配的表情肌。在涉及下颌下腺的手术时,应注意处理好面动、静脉及其分支,避免损伤面神经下颌缘支。

2. **神经支配** 支配下颌下腺的神经分为两类:感觉神经及分泌神经,其中分泌神经又可分为交感与副交感两种。

(1)腺体的感觉神经来自三叉神经的舌神经分支。

(2)副交感神经的节后纤维来自下颌下神经节;下颌下神经节位于下颌舌骨肌后缘后方的舌骨舌肌浅面、舌神经的下方。节前纤维起自脑桥内的上泌涎核,经面神经的鼓索支,随舌神经进入下颌下神经节。交感神经的节后纤维发自颈上神经节的颈外动脉神经,其分支围绕颈外动脉而形成颈外动脉神经丛,颈外动脉丛发出分支伴随面动脉的分支进入腺体。

3. **淋巴回流** 下颌下腺的淋巴回流主要经下颌下淋巴结至颈深上淋巴结群。下颌下淋巴结约有 3~6 个,主要位于下颌骨下缘与下颌下腺之间,在腺体表面的前份、后份分布,常沿面静脉和面动脉排列。

三、舌下腺

舌下腺(sublingual gland)是三对唾液腺中最小的一对,重约 3~4g,属于黏液性为主的混合性腺(图 4-4-1)。

(一)舌下腺形态、位置和毗邻

舌下腺呈细长扁平状,位于舌下区,在口底黏膜舌下襞(sublingual fold)的深面、口底黏膜与下颌舌骨肌之间,腺体表面仅有口底黏膜覆盖。舌下腺分为内、外侧两面和前、后两端。外侧面与下颌体内侧的舌下腺腺窝相贴;内侧面与颏舌肌相邻,在该肌与舌下腺之间有舌神经和下颌下腺管经过;前端在中线处与对侧舌下腺紧邻;后端与下颌下腺深部相接。

(二)舌下腺管

舌下腺管有两种,即舌下腺大管(Bartholin duct)和舌下腺小管。舌下腺的大部分(腺体的外下部)分泌物汇入舌下腺大管,该管单独开口于舌下肉阜,或与下颌下腺管汇合再共同开口于舌下肉阜。舌下腺小管有 8~20 条,短而细,多数各自开口于口腔,部分小管汇入下颌下腺管。

由于舌下腺管的上述解剖学特点,临床上作下颌下腺造影时,自舌下肉阜导管开口处注入碘油造影剂,有时舌下腺也能显影。但因舌下腺管系统细小,造影检查对舌下腺来说,无实际的临床意义。舌下腺管细小,容易因炎症、结石、损伤等因素而引起缩窄、阻塞、分泌物外渗,形成舌下腺囊肿。

(三)舌下腺的血管分布、神经支配以及淋巴回流

1. **血管分布** 舌下腺主要由舌动脉的分支舌下动脉和面动脉的分支颏下动脉供血。静脉血由面静脉和舌静脉汇入颈内静脉。

2. **神经支配**

(1)感觉神经:舌下腺的感觉纤维来自三叉神经的舌神经。

(2)交感神经和副交感神经:支配腺体分泌的交感神经节后纤维起自交感干颈上神经节,形成动脉神经丛,随颈外动脉血管分支分布于舌下腺。副交感节前纤维起自上泌涎核,经面神经鼓索支,随舌神经走行,进入下颌下神经节,更换神经元,其节后纤维随舌神经分布于舌下腺。

3. 淋巴回流　舌下腺的淋巴回流经颏下及下颌下淋巴结汇入颈深上淋巴结群,或直接回流至颈深上淋巴结群。

四、小唾液腺

小唾液腺(minor salivary gland)主要分布于口腔及口咽部的黏膜下层,腺体总数约在450~750个。小唾液腺多数为黏液性腺体。小唾液腺与大唾液腺不仅体积大小有所不同,而且解剖结构也不相同。小唾液腺无包膜,腺泡数量不多,每个小腺体均有一腺管直接开口于口腔黏膜。其中下唇、口底、舌腹等部位的小唾液腺易受损伤引起腺管破裂或阻塞,发生黏液腺囊肿。根据小唾液腺所在部位,分别称为唇腺、颊腺、腭腺、舌腺和磨牙后腺等。

(一) 唇腺

唇腺(labial gland)位于上、下唇黏膜下层的组织内。少数较大的腺体也可达口轮匝肌肌纤维中间。临床上在唇内侧黏膜面可扪及许多粟粒大的小颗粒即为此腺。唇腺属于混合性腺,但其中主要为黏液性腺泡,仅有少量浆液性腺泡。下唇是黏液腺囊肿的好发部位。

(二) 颊腺

颊腺(buccal gland)颊腺与唇腺后部相连,前颊部腺体较为稀少,后颊部腺体量多且体积较大。腺体位于黏膜下层,亦可位于颊肌肌束之间,有的甚至穿过颊肌到达颊肌外侧面。属于黏液细胞为主的混合性腺。

(三) 腭腺

腭腺(palatine gland)位于硬腭的腺区、软腭和悬雍垂。硬腭的腺体位于黏膜和骨膜之间的结缔组织内,软腭黏膜下的腺体多成团存在。腭腺属于黏液腺,在黏膜上的开口较大。

(四) 舌腺

舌腺(lingual gland)由浆液腺、黏液腺和混合腺三种腺泡组成。分为舌前腺、味腺和舌后腺三组。舌前腺(Blandin and Nuhn's gland)以黏液腺为主,有少量混合性腺泡,位于舌腹前部舌系带两侧的黏膜下层。因随舌体的运动易受损伤,是黏液腺囊肿的好发部位之一。味腺(von Ebner's gland)为浆液腺,位于舌背界沟前方轮廓乳头的固有层中,开口于轮廓乳头的沟底黏膜,分泌稀薄的蛋白样液体。舌后腺(Weber's gland)位于咽以及舌界沟后方的黏膜下层,属于纯黏液腺。

(五) 磨牙后腺

磨牙后腺(retromolar gland)属于混合性腺,以黏液性腺泡为主。位于磨牙后区的黏膜下层内,下颌磨牙后腺腺体多靠近舌侧,有时腺体可深入到下颌舌骨肌的肌纤维中,该处是黏液表皮样癌好发部位。后上方磨牙后腺与腭腺相连接。

五、唾液腺的增龄变化

唾液腺随年龄的增长会发生一定的变化,发生明显变化的年龄在70岁以后,腮腺、下颌下腺、舌下腺和小唾液腺均可发生改变。一般随着年龄的增长,腺泡细胞萎缩、变性,数量减少,唾液腺导管扩张、增生,腺体实质被纤维组织和脂肪组织所替代。有研究表明,腮腺的增龄变化表现为脂肪组织增加明显。而对于下颌下腺而言,随着年龄的增长,下颌下腺管也会发生改变,管腔内出现微小的均质沉积物,这可能是下颌下腺管内结石的发病基础。

(韩正学)

第五节　血　　管

面颈部的动、静脉血管纵横交错,血运非常丰富,其动脉来源于颈总动脉和锁骨下动脉,颈总动脉在颈部分支为颈内动脉与颈外动脉。颈内外动脉之间、两侧动脉之间以及其与锁骨下动脉之间均有大量的血管吻合。口腔颌面颈部的静脉分浅静脉和深静脉两类,浅静脉接受口腔颌面颈部之浅层组织的血液,汇入深静脉,静脉血主要通过颈内静脉和颈外静脉向心脏回流。静脉的行径、分布大多与动脉一致,但分支多而细,变异较多,吻合更丰富,常呈现网状分布。本节介绍面颈部主要血管的位置、分支行程以及毗邻关系。

一、动脉

面颈部的动脉来源于颈总动脉和锁骨下动脉,颈总动脉在颈部分为颈内及颈外动脉,颈内动脉经颅底的颈动脉管进入颅腔,供应脑的前 3/5 部分、眶内结构及额部等处;颈外动脉则是颈前部、口腔颌面部、颅顶及硬脑膜等处的动脉主干。锁骨下动脉是供应颈部下份深面结构及脑部的后 2/5 部分的动脉主干。颈内、外动脉之间、两侧动脉之间,及其与锁骨下动脉之间均有大量的血管吻合。这一解剖学上的构筑特点是面颈部血运非常丰富的原因。

(一)颈总动脉

左侧颈总动脉较长,起自主动脉弓;右侧颈总动脉较短,起于头臂干。两侧颈总动脉颈段的行程均经胸锁关节深面上行,走行在颈鞘内,经气管及喉的外侧,胸锁乳突肌的深面,进入颈动脉三角。颈总动脉(common carotid artery)(图 4-5-1)在该区位置表浅,仅有皮肤、浅筋膜及颈阔肌被覆,可在此处触及该动脉的搏动,临床上常作为摸脉、暂时性压迫止血的部位。颈总动脉约在甲状软骨上缘水平,分为颈内和颈外动脉。在颈鞘内颈总、颈内动脉居于颈内静脉的内侧,迷走神经位于动静脉之间的后方。颈内动脉入颅前无分支,而颈外动脉有数个分支,是否有分支,是颈部手术中辨别颈内与颈外动脉的重要标志。

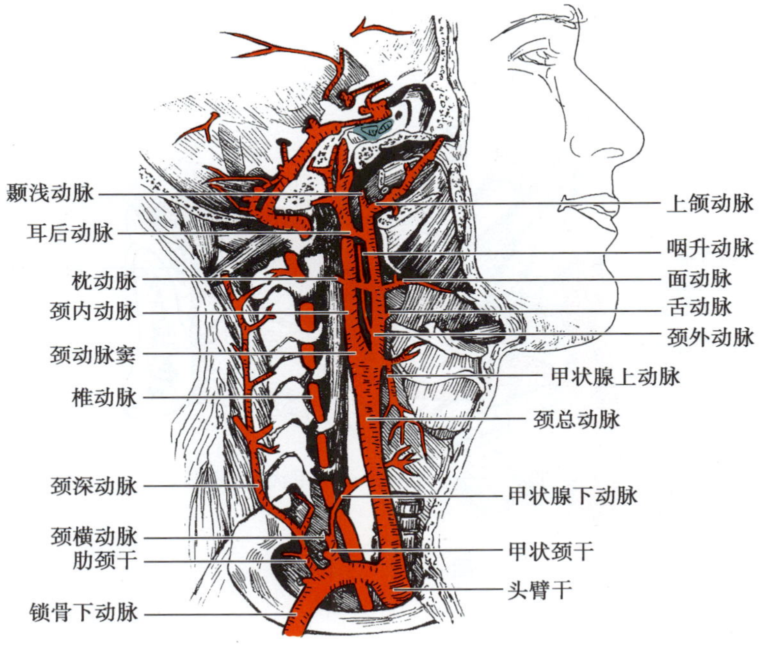

ER4-5-1

图片:ER4-5-1
头颈部的动脉
吻合

学习笔记

图 4-5-1　头颈部动脉

颈总动脉分叉处有两个重要结构,即颈动脉窦和颈动脉体。

1. **颈动脉窦(carotid sinus)**　为颈内动脉起始处或颈总动脉分叉处的膨大部分,窦壁内含有特殊压力感受器,当动脉压升高或受到其他压力刺激时可反射性地引起心率减慢,末梢血管扩张,使血压降低。临床上在颈总动脉分叉处附近进行手术时,常用利多卡因进行局部封闭,以避免由于压迫颈总动脉或不慎累及颈动脉窦,导致心率减慢,血压降低之颈动脉窦综合征。

2. **颈动脉体(carotid body)**　系一棕色的椭圆形扁平小体,由结缔组织连于颈总动脉分叉处的后壁或其附近。颈动脉体内含有丰富的毛细血管网和感觉神经末梢,属化学感受器。能感受血液中二氧化碳的含量,当二氧化碳浓度升高时,可反射性地使呼吸运动加快、加深。

ER4-5-2

图片:ER4-5-2
颈总动脉

（二）颈外动脉

颈外动脉（external carotid artery）（图 4-5-1）自颈总动脉起始后，先在颈内动脉前内侧，再略向前弯上行，而转向上外，经二腹肌后腹及茎突舌骨肌深面，穿腮腺实质或其深面，行至下颌骨髁突颈部内后方，分为上颌动脉与颞浅动脉两终支。颈外动脉有以下 8 个分支：

1. **甲状腺上动脉（superior thyroid artery）（图 4-5-1）** 该动脉一般在舌骨大角稍下方，发自颈外动脉起始部的前内侧壁。对高位颈总动脉分叉者，该动脉也可起于颈总动脉，偶见甲状腺上动脉与舌动脉共干（甲舌动脉干）发出。动脉起始后呈弓形弯向前下，沿甲状软骨外侧下行，达甲状腺上极，分支进入甲状腺。其分支除与对侧同名动脉分支相吻合外，也与甲状腺下动脉的分支交通。途中发出胸锁乳突肌支、舌骨下肌支、环甲肌支布于舌骨下肌群及其附近的皮肤，是临床应用舌骨下肌皮瓣的血供来源。胸锁乳突肌支还布于胸锁乳突肌及该肌下部浅面的皮肤，其末梢向上与枕动脉的分支吻合。了解胸锁乳突肌支的分布，对制备胸锁乳突肌肌瓣或肌皮瓣具有临床意义。甲状腺上动脉尚发出喉上动脉，与喉上神经内侧支一起穿入甲状舌骨膜，分布于喉黏膜和喉内肌。

临床上可选在甲状腺上动脉起始处，行颈外动脉逆行插管区域化疗；颈外动脉结扎术在该动脉与舌动脉之间进行。因此，甲状腺上动脉的起点是一常用的解剖标志。

2. **咽升动脉（ascending pharyngeal artery）** 自颈外动脉起始部内侧壁分出，沿咽侧壁上行达颅底，分支布于咽、软腭、腭扁桃体和颈深肌群等。

3. **舌动脉（lingual artery）（图 4-5-2）** 于甲状腺上动脉起点的稍上方，平舌骨大角尖处，自颈外动脉前壁发出，因此舌骨大角尖为寻找舌动脉起始位置或颈外动脉的标志。舌动脉在行程中以舌骨舌肌为界分为三段：

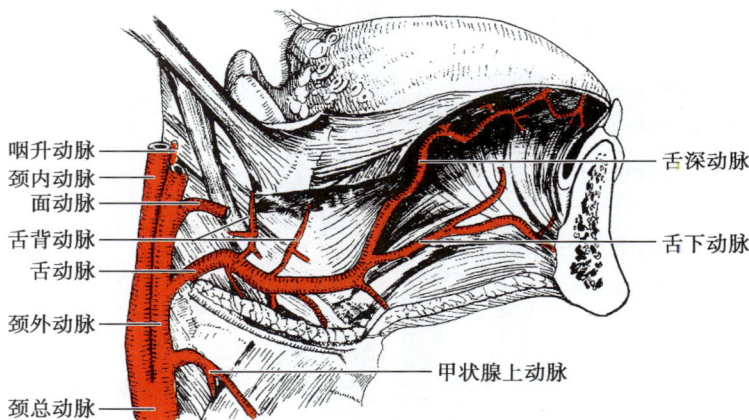

图 4-5-2 舌动脉

第一段：自舌动脉的起点至舌骨舌肌后缘处。此段位于颈动脉三角上部，且略呈向上凸的弓形，于二腹肌后腹的稍下方、弓的浅面有舌下神经越过。浅面被覆颈浅筋膜、颈阔肌和皮肤，内侧与咽肌相邻。此段舌动脉的外径约为 2.1mm，位置表浅，易于暴露，临床常选作游离瓣手术血管吻合的受区动脉；或作舌动脉结扎术，以控制舌部手术或损伤时的出血。

第二段：系舌动脉在舌骨舌肌深面一段。沿舌骨上缘水平前行，位置较深，其表面除被覆舌骨舌肌外，尚有二腹肌中间腱、茎突舌骨肌止点及下颌下腺等结构，深面邻接咽肌。舌动脉在此段发出舌背动脉。舌背动脉以两支者多见，迂曲走向舌根背侧，供应舌根部的肌肉和黏膜，其终支不超过界沟和舌正中线。

第三段：舌动脉于舌骨舌肌前缘处分成舌下动脉、舌深动脉两终支。舌下动脉（sublingual artery）起始后，前行于颏舌肌与下颌舌骨肌之间至舌下腺，供应舌下腺、口底黏膜及舌肌。舌下动脉穿过下颌舌骨肌与面动脉的分支颏下动脉吻合。有时舌下动脉缺如，即由颏下动脉的穿支代替，这种变异是因为舌下动脉起源于面动脉所致。舌下动脉经过口底下颌前磨牙或第一磨牙区时，其表面浅层组织菲薄。以锐器或牙科车针制备牙体时，若不慎损伤此区口底黏膜，可导致舌下动脉出血。

舌深动脉（deep lingual artery）为舌动脉的直接延续，于舌骨舌肌前缘始转向上行，经舌神经内侧、颏舌肌与舌下纵肌间、舌系带两侧的黏膜下，迂曲前行达舌尖部，分支供应舌肌和舌黏膜。舌深动脉在上下方向形成若干弯曲，以利于舌的灵活运动和形状变化。但它在舌背面由后向前的投影较直，投影位置在每侧舌的内、中1/3交界线上。舌深动脉的分支有长支、短支两类。短支主要供应肌肉，其分支多沿肌纤维走行。两侧舌肌间由正中纤维隔隔开，无动脉吻合。长支在途中发出侧支较少，行至肌浅层时分成数终支，此终支与舌背面平行，并互相吻合构成舌黏膜下动脉网，供应舌黏膜。舌黏膜下动脉网为舌黏膜的主要血供来源，它超越界沟和舌正中线，在黏膜下成一整体。由于舌黏膜下动脉网丰富、位置表浅，以及由血管支直接连于舌动脉干，血液来源直接，含氧高，能较真实地反映机体循环状况，并对调节口内温度起着重要作用。

临床将舌动脉起始部作为结扎颈外动脉的标志，可作舌动脉插管灌注化学药物以治疗舌部的恶性肿瘤。

4. **面动脉（facial artery）（图4-5-1）** 或称颌外动脉，通常于舌骨大角的稍上方、二腹肌后腹下缘处，起于颈外动脉的前壁，行向前内上方，经二腹肌后腹与茎突舌骨肌深面，进入下颌下三角，穿下颌下腺鞘达腺体的上缘，继经腺体上面的沟或腺实质内急转向外，在咬肌附着处前缘，呈弓形绕过下颌骨体的下缘上行至面部。该动脉通常经面神经下颌缘支深面，于笑肌和颧大肌深面、颊肌浅面、面静脉的前方迂曲行向前上，经口角及鼻翼外侧至眼内眦，易名为内眦动脉。面动脉在面部行程弯曲为其特点，以适应唇颊部的活动。

面动脉在跨越下颌骨体下缘处位置表浅，仅有皮肤、颈浅筋膜及颈阔肌覆盖，由体表能扪及搏动，以便测脉。同时当颜面中下区域损伤出血较多时，可压迫咬肌附着处前缘下颌骨体外面的面动脉，以达到其供应区创口止血的目的。

面动脉的主要分支有：

（1）腭升动脉（ascending palatine artery）：起自面动脉起始部，沿咽上缩肌与翼内肌之间上行达颅底，分布于软腭及腭扁桃体等处。

（2）腺支（glandular branch）：在下颌下腺鞘中发出3~4支，分布在下颌下腺及其附近的肌、淋巴结和皮肤。

（3）颏下动脉（submental artery）：面动脉即将转至面部时发出，在下颌骨体下方，沿下颌舌骨肌浅面前行至颏部，分支布于舌下腺、颏部各肌肉与皮肤，以及舌骨上区的前部，并与舌下动脉、下唇动脉、颏动脉相吻合。当舌下动脉缺如时，颏下动脉的穿支经下颌舌骨肌至舌下区，以代替舌下动脉。临床用的颈阔肌皮瓣在舌骨上区部分的血供主要来自颏下动脉，有文献报道以颏下动脉为蒂的岛状肌皮瓣，修复唇颊和口底缺损已取得良好的效果。

（4）下唇动脉（inferior labial artery）：近口角处发出，迂曲前行于降口角肌深面、穿入口轮匝肌，沿下唇黏膜下层行至中线，与对侧同名动脉吻合。此外，还与下牙槽动脉分出的颏动脉吻合。下唇动脉供应下唇黏膜、腺体和肌肉。

（5）上唇动脉（superior labial artery）：稍粗于下唇动脉，弯曲亦较明显，于口角附近发出后进入上唇，穿口轮匝肌与唇黏膜之间前行至中线，与对侧同名动脉吻合，供应上唇组织。两侧上、下唇动脉在距唇红缘深面约4mm处的唇黏膜下，行至中线，互相吻合成围绕口裂的动脉环，以手指捏住上唇或下唇的边缘，可扪及动脉环的搏动。临床行唇裂修复术或严重的唇外伤出血，可用唇夹或拇指、示指夹持口唇进行暂时止血。

（6）内眦动脉（angular artery）：又称为角动脉，为面动脉的末段，经鼻的外侧上行，分支供应鼻背和鼻翼，动脉终端行至眼内眦，与眼动脉的分支相吻合。

面动脉有时在近口角处即分为上、下唇动脉两终支，而无内眦动脉，在此情况下缺如的部分由眼动脉或眶下动脉的分支代替。

面动脉在临床上经常用作吻合各种游离组织瓣的受区供给动脉。

5. **枕动脉（occipital artery）** 与面动脉同高度起于颈外动脉的后外壁。沿二腹肌后腹的下缘

图片:ER4-5-3
面动脉的主要分支

文档:ER4-5-4
口腔常用游离组织瓣

行向后上，经乳突根部内侧向后，在斜方肌与胸锁乳突肌附着点之间穿出筋膜至枕部皮下。在行经乳突下方时，发出胸锁乳突肌支布于该肌，并发出浅、深二支：浅支向下与颈横动脉升支吻合；深支向下与颈深动脉吻合。临床上制作肌蒂位于上方的胸锁乳突肌肌皮瓣时，应注意上述动脉走行与吻合支之间的关系，避免损伤枕动脉及其分支，以保证肌皮瓣的血供。

6. **耳后动脉**（posterior auricular artery）　于下颌后窝内，二腹肌后腹和茎突舌骨肌上缘，起自颈外动脉后壁，在腮腺深面沿茎突舌骨肌上缘向后上行，经面神经主干浅面，至外耳道软骨与乳突之间，分布于耳廓后部的肌肉和皮肤。耳后动脉与枕动脉和颞浅动脉均有吻合。临床常以该动脉为蒂设计耳后轴型皮瓣。

7. **上颌动脉**（maxillary artery）（图 4-5-3，图 4-5-4）　或称颌内动脉（internal maxillary artery），位于面侧深区，系颈外动脉终支之一，于下颌骨髁突颈部的内后方起于颈外动脉，经髁突颈的深面前行至颞下窝，通常在翼外肌的浅面或在深面，行向前上，经翼上颌裂进入翼腭窝。上颌动脉依其行经与骨和肌的关系可分为三段，各段均有重要分支：

（1）第一段：又称下颌段，由起始处至翼外肌下缘，横行于髁突颈部深面，耳颞神经浅面。临床行髁突切除或行颞下颌关节成形术时，应注意保护该段动脉。此段动脉越过其深面的下牙槽神经，并沿翼外肌下缘续于第二段。下颌段的主要分支为：

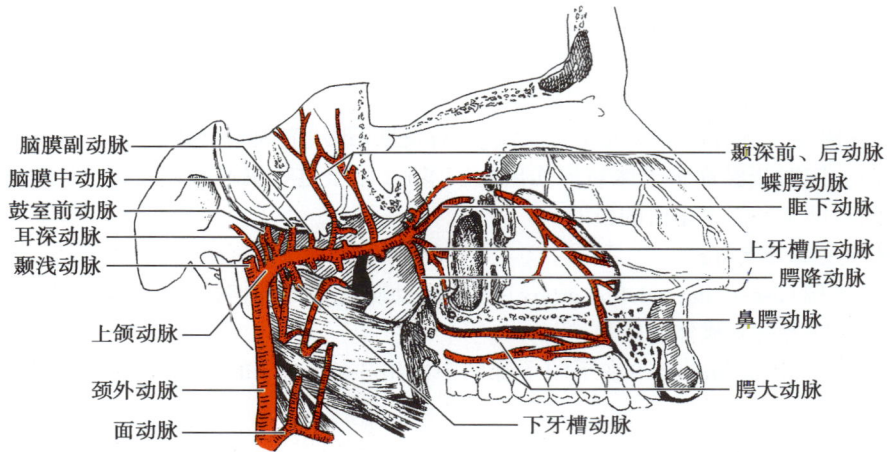

图 4-5-3　上颌动脉及其分支（1）

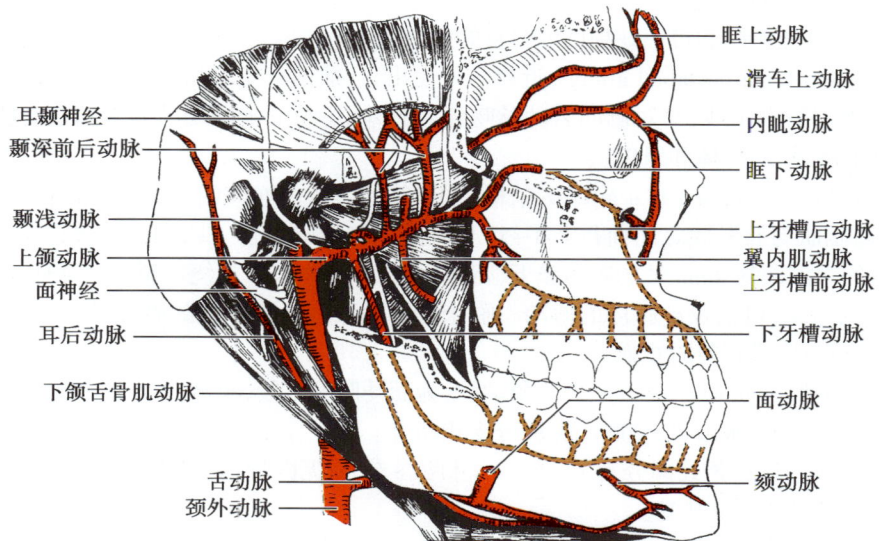

图 4-5-4　上颌动脉及其分支（2）

1）脑膜中动脉（middle meningeal artery）：起始后经蝶下颌韧带与翼外肌之间上行，经耳颞神经两根之间，穿棘孔进入颅中窝，行于硬脑膜内分为前后两支，供应硬脑膜。

2）下牙槽动脉（inferior alveolar artery）：于翼外肌下缘附近，起自上颌动脉下壁，紧贴下颌支的内侧面，经下牙槽神经后方，穿下颌孔进入下颌管，在管内分支供应下颌骨、下颌磨牙、前磨牙、牙槽突、牙周膜及牙龈。动脉与神经伴行至第一前磨牙处分为两支，一支为较大的颏动脉，出颏孔至颏部，供应颏部及下唇，并与颏下动脉及下唇动脉相吻合。另一支系稍小的切牙支，经尖牙及切牙根部下方，与对侧的同名动脉相吻合，分支供应下颌尖牙及切牙。下牙槽动脉进入下颌孔之前尚分出下颌舌骨肌动脉，主要供应该肌。在行下颌升支的正颌外科手术时，应避免伤及下牙槽动脉。

（2）第二段：又名翼肌段，为最长的一段，通常经翼外肌下头的浅面（有时在肌的深面），斜向前上，行于颞肌深面，经翼外肌两头之间至翼上颌裂。该段的分支主要供应咀嚼肌、颊肌以及颞下颌关节囊等结构，其分支与面动脉、颞浅动脉、眼动脉的分支相吻合。

（3）第三段：即翼腭段，为上颌动脉的末段，经翼上颌裂进入翼腭窝。翼腭段的分支有：

1）上牙槽后动脉（posterior superior alveolar artery）：于上颌动脉即将进入翼腭窝处发出，沿上颌骨体后面下行，发出分支穿牙槽孔，进入上颌窦后壁的牙槽管，分布于上颌磨牙、前磨牙及上颌窦黏膜。另有分支沿骨面继续向前下行，供应上颌磨牙及前磨牙牙槽突颊侧黏膜和牙龈。

2）眶下动脉（infraorbital artery）：起于上颌动脉之上牙槽后动脉起点附近，或与上牙槽后动脉共干发出，经眶下裂进入眶，沿眶下沟、眶下管前行，出眶下孔至面部，在颧小肌、提上唇肌和提上唇鼻翼肌深面，供应颊的前部、上唇根部及唇侧牙龈，并与上唇动脉和内眦动脉相吻合。

眶下动脉在眶下管内发出上牙槽前动脉，经上颌窦前外侧壁的牙槽管至牙槽突供应上颌前牙、牙周组织及上颌窦黏膜。上牙槽前后动脉在上颌窦前及后外侧壁内互相吻合。

3）腭降动脉（descending palatine artery）（图4-5-3）：在翼腭窝内发出，经翼腭管下行，分支腭大动脉出腭大孔，沿腭沟前行于硬腭的黏膜下组织内，分支供应硬腭黏膜及上颌腭侧牙龈；腭大动脉的末段即鼻腭支，至切牙孔，穿切牙管进入鼻腔与蝶腭动脉的鼻中隔支相吻合。腭降动脉在翼腭管内尚分出腭小动脉，出腭小孔向后行布于软腭及腭扁桃体。临床上翼腭管麻醉时应注意回抽，以免将局麻药注入腭降动脉。另外，在行上颌骨Le Fort Ⅰ型骨切开术时伤及腭降动脉，可引起严重出血。

4）蝶腭动脉（sphenopalatine artery）（图4-5-3）：为上颌动脉的终支，经蝶腭孔至鼻腔，分支供应鼻腔外侧壁、鼻中隔、鼻窦及硬腭前部。

上颌动脉为供应口腔颌面部的主要动脉，分支较多，位置较深，且彼此相互吻合，血供丰富，除一支脑膜中动脉进入颅腔外，大部分分支供应上、下颌骨，牙齿、腭、鼻窦、咀嚼肌和鼻腔等处。临床可利用其上述血供特点设计各种轴型皮瓣，如以腭大动脉为蒂的一侧腭瓣或全腭瓣，修复牙槽突与腭部缺损；腭裂修复术中岛状瓣的应用；上颌骨切除和上颌窦癌根治术的上颌动脉结扎术；上颌骨各种正颌术式在设计和操作时，均需考虑上颌动脉及其分支的相互关系和正确处置。

与上颌正颌外科手术关系密切的是翼腭段。蝶骨翼突上部前面与上颌体后面间的裂隙称翼上颌裂；翼突下部前面与上颌体下部后面连接，称为翼上颌连接或翼上颌缝。翼上颌连接的平均高度为14.6mm，上颌动脉至翼上颌连接处最下缘的平均距离是25mm，因此上颌动脉翼腭段距翼上颌连接的上端尚有10mm的距离，正常情况下不会被伤及。当用弯骨刀离断翼上颌连接时，如果骨刀的凿刃过宽或骨凿安放的位置过高均有可能伤及上颌动脉翼腭段；另外，用往复锯水平切开上颌后部位置过高也可能损伤上颌动脉。

8. 颞浅动脉（superficial temporal artery）（图4-5-1） 系颈外动脉另一终支，在下颌骨髁突颈平面，于腮腺深面，由颈外动脉发出，经外耳道软骨前上方，与颞浅静脉和耳颞神经伴行，于腮腺上缘穿出，越过颧骨颧突根部表面，至其上方约3cm处分为额、顶两终支，供应颅顶部软组织。颞浅动脉较大的分支为：

（1）面横动脉（transverse facial artery）：于颞浅动脉穿出腮腺之前发出，在咬肌浅面，经颧弓与腮腺管之间水平前行，终于眼外侧角下方，与面动脉及眶下动脉分支吻合。其分支供应腮腺、颞下颌关节、咬肌和邻近皮肤。面横动脉位置较为恒定,横行越过颊部与邻近动脉又有丰富的吻合,是面部皮瓣的营养血管。

(2)额支:为颞浅动脉的前终支,斜向前上,迂曲行于额部皮下组织内,分支营养额部,并与眼动脉的分支相吻合。

(3)顶支:较额支大,系颞浅动脉的后终支,经颞筋膜浅面行向上后,与对侧同名动脉、耳后动脉、枕动脉以及同侧的额支相吻合,分支供应颅顶部。颞浅动脉在颧弓颞侧根部上方,解剖位置恒定,位置表浅,在此能扪及动脉搏动,常用以测脉和压迫止血;并有静脉伴行,为常用的受区部吻合血管之一,亦为动脉插管进行化疗与造影术常选用的部位。

根据在尸体模拟临床进行颞浅动脉插管研究,自颞骨颧突根部上缘至颈外动脉各分支口中心点及颈总动脉分叉处的距离,测量结果依次为:

1)至上颌动脉口中心点约 3.5cm。

2)至面动脉口中心点约 7.5cm。

3)至舌动脉口中心点约 8.6cm。

4)至甲状腺上动脉口中心点约 9.4cm。

颞浅动脉起始段走行方向与颈外动脉关系可分为两型:Ⅰ型:颞浅动脉起始段与颈外动脉成一直线,此型最多,约占 62%;Ⅱ型:两者不成直线,而具有一定角度(110°~170°),约占 38%。老年人的颞浅动脉迂曲较多,与颈外动脉之间也呈一定的角度,往往对逆行动脉插管造成困难。

(三)颈内动脉

颈内动脉(internal carotid artery)(图 4-5-1)系营养脑、眶内结构及额鼻部的动脉主干,于颈动脉三角内起自颈总动脉,沿咽侧壁向上达颅底,穿颞骨岩部颈动脉管进入颅腔。颈内动脉包括颈、颅两部:

1. 颈内动脉颈部 颈内动脉的颈部,行程稍弯曲,颈内、外动脉的正常位置关系可能改变。通常颈内动脉起始部位较浅,在颈动脉三角内,颈内动脉位于颈外动脉的后外侧,此后颈内动脉上行于颈外动脉的后内侧,经过二腹肌后腹及茎突舌骨肌深面向上,颈内、外动脉之间隔以茎突及茎突舌肌、茎突咽肌、舌咽神经等;颈内动脉在颈上部可凸向咽侧壁,亦可紧贴腭扁桃体的后方,因此,在扁桃体摘除术时,需避免损伤颈内动脉,通常颈内动脉颈部无分支,是其与颈外动脉鉴别的依据。偶见枕动脉发自颈内动脉者。

2. 颈内动脉颅内部 颈部颈内动脉向上延续,穿过颅底颈动脉管进入颅腔,其分支有眼动脉、大脑前动脉、大脑中动脉和后交通动脉等。其中眼动脉主要与内眦动脉吻合,大脑前动脉和大脑后交通动脉参与脑底动脉环的构成。

(四)锁骨下动脉

锁骨下动脉(subclavian artery)(图 4-5-1)为较粗大的动脉干。左侧锁骨下动脉直接起自主动脉弓,右侧者起自头臂干(或称无名动脉)。两侧锁骨下动脉均沿肺尖的前内侧上行出胸廓上口,至颈根部斜过胸膜顶前面,向外穿过斜角肌间隙至第 1 肋骨外侧缘移行为腋动脉。现将与头颈部有关的分支简述如下:

1. 椎动脉(vertebral artery) 通常穿行第 6 至第 1 颈椎横突孔,经枕骨大孔进入颅腔,汇合成一条基底动脉,分支供应脑和脊髓,其末端分为左、右大脑后动脉,参与脑底动脉环的组成。

2. 甲状颈干(thyrocervical trunk) 粗而短,起自锁骨下动脉第一段,其主要分支为甲状腺下动脉和颈横动脉:

(1)甲状腺下动脉(inferior thyroid artery):起始后向上横过颈动脉鞘的后面,至甲状腺侧叶的下端,分数支布于甲状腺、咽、喉、食管、气管等。在腺内与甲状腺上动脉分支相吻合。

(2)颈横动脉(transverse cervical artery):多起自甲状颈干,向外走行经前斜角肌和膈神经前面,颈内静脉与胸锁乳突肌深面,分支布于颈肌和背部浅层肌。颈横动脉还发出升支与枕动脉分支吻合。斜方肌皮瓣常以颈横动脉作为血供蒂。

3. 肋颈干(costocervical trunk) 为一短动脉干,起自锁骨下动脉的第二段,其分支中的颈深动脉分支至颈深部,并与枕动脉降支相吻合。

ER4-5-6

图片:ER4-5-6
锁骨下动脉与头颈部有关的分支

（五）头颈部的动脉吻合

头、颈部的动脉极为丰富且有广泛的吻合（图4-5-1），两侧同名动脉之间，同侧的颈内、外动脉之间及颈内、外动脉与锁骨下动脉之间均有分支吻合，形成具有广泛联系的动脉网，主要的动脉吻合如下：

1. **颈外动脉分支间的吻合** 如左、右上下唇动脉在口唇内形成动脉环；两侧颞浅动脉的分支在颅顶吻合成网；此外，一侧颏下动脉与舌下动脉及颏动脉间也有丰富吻合。

2. **颈内、外动脉间的吻合** 在眼内侧角处有内眦动脉与眼动脉的分支相吻合；颞浅动脉额支于额部与眶上动脉相吻合。

3. **颈内、外动脉与锁骨下动脉间的吻合** 如甲状腺上、下动脉在甲状腺内互相吻合；在端脑底面借脑底动脉环使颈内动脉分支与基底动脉分支吻合；于颈部枕动脉的降支与颈深及颈横动脉的升支之间均有吻合。

头、颈部通过广泛的动脉吻合，使血液供应十分充足，有利于创伤的愈合及整形手术的成功。当进行范围较大的手术时，为防止出血过多，虽然结扎了有关动脉主干，仍可通过动脉吻合而不影响局部供血。但也由于丰富的动脉吻合，又是口腔颌面颈部损伤或手术时出血较多的不利因素。同时如遇口腔颌面颈部大出血时，虽然压迫或结扎伤侧主要供血动脉，有时仍不能完全止血。在临床应用方面需重视上述口腔颌面颈部动脉吻合的特点。

二、静脉

口腔颌面颈部的静脉分浅静脉和深静脉两类。浅静脉接受口腔颌面颈部之浅层组织的血液，汇入深静脉，静脉血主要通过颈内静脉和颈外静脉向心脏回流。静脉的行径、分布大多与动脉一致，但分支多而细，变异较多，吻合更丰富，常呈现网状分布。

（一）口腔颌面部浅静脉

口腔颌面部浅静脉主要有面静脉、颞浅静脉，位置较浅（图4-5-5）。

1. **面静脉（facial vein）** 面静脉又称面前静脉（anterior facial vein），起始于内眦静脉，循面动脉后方斜向后外下方至咬肌前下角，途经颧大肌、笑肌、颈阔肌的深面及颊肌、咬肌的浅面，穿颈深筋膜浅层入颈部，斜向后下进入下颌下三角，再经下颌下腺、二腹肌后腹和茎突舌骨肌的浅面，在下颌角的后下方，与从后上方来的下颌后静脉的前支，汇合成面总静脉，于舌骨大角附近注入颈内静脉。

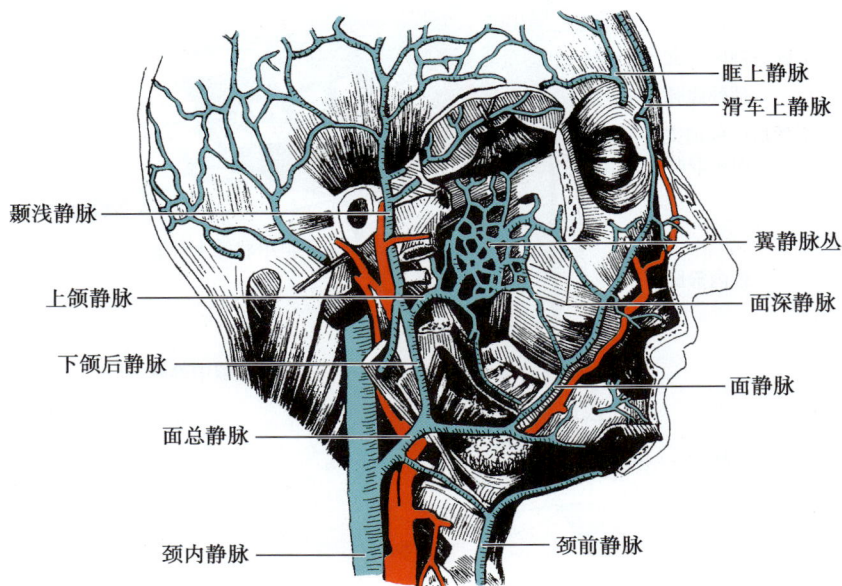

图 4-5-5 颌面部浅、深静脉

135

　　面静脉在行程中接纳相当于面动脉分布的内眦、鼻背、眶下区、上下唇及颏下区域的静脉血，还通过面深静脉引流由翼丛而来的面深部的静脉血。面深静脉起于翼丛，经颧突下方咬肌深面向前下注入面静脉。大多数面静脉（约70%）有瓣膜，在面深静脉汇入面静脉入口以下或以上的静脉腔内，有静脉瓣（venous valve）者约占53%，口角平面以下，其出现率逐渐增高。这种静脉瓣的形态皆成袋状，袋口呈向心性开放，静脉有瓣但又不能完全阻止血液反流。面静脉部分行走于肌肉中，肌收缩时血液可反流，有的静脉内瓣膜少而薄弱，难以阻挡血液逆流，当面部发生化脓性感染时，尤其是上唇和鼻根部炎症，容易在面静脉内形成血栓，若处理不当或挤压感染部位，其感染源或细菌栓子可以经内眦静脉、眼上静脉而逆流至颅内的海绵窦，或经面深静脉而至翼丛再达海绵窦，从而导致颅内严重的海绵窦化脓性、血栓性静脉炎。故临床上将鼻根部和两侧口角连成的三角区称为面部危险三角区。

　　2. 颞浅静脉（superficial temporal vein） 循颞浅动脉的后方，起始于头皮内的静脉网，由额支和顶支在颧弓上方汇合而成，于颧弓根部浅面穿入腮腺，沿途接纳来自腮腺、颞下颌关节及耳廓的小静脉，最后于下颌骨髁突颈后方与上颌静脉合成下颌后静脉。颞浅静脉与眶上静脉、枕静脉、耳后静脉等交通，临床上形成额部皮瓣时应注意避免损伤颞浅静脉及其交通静脉支，以免皮瓣回流的静脉血受阻而发生坏死。

　　（二）口腔颌面部深静脉

　　口腔颌面部深静脉主要有翼静脉丛、上颌静脉、下颌后静脉与面总静脉，位置较深（图4-5-6）。

　　1. 翼静脉丛（pterygoid venous plexus） 或称翼丛（pterygoid plexus），位于颞下窝内，相当于上颌结节后上方处，分布于颞肌及翼内、外肌之间，凡与上颌动脉分支伴行的静脉，例如脑膜中静脉、颞深静脉、腭降静脉、上下牙槽静脉、翼肌与咬肌静脉等均参与此静脉丛的构成。该静脉丛向后汇集成上颌静脉，在施行上牙槽后神经传导阻滞麻醉时，应正确掌握注射针的方向、角度及深度，避免刺破翼静脉丛而发生血肿。

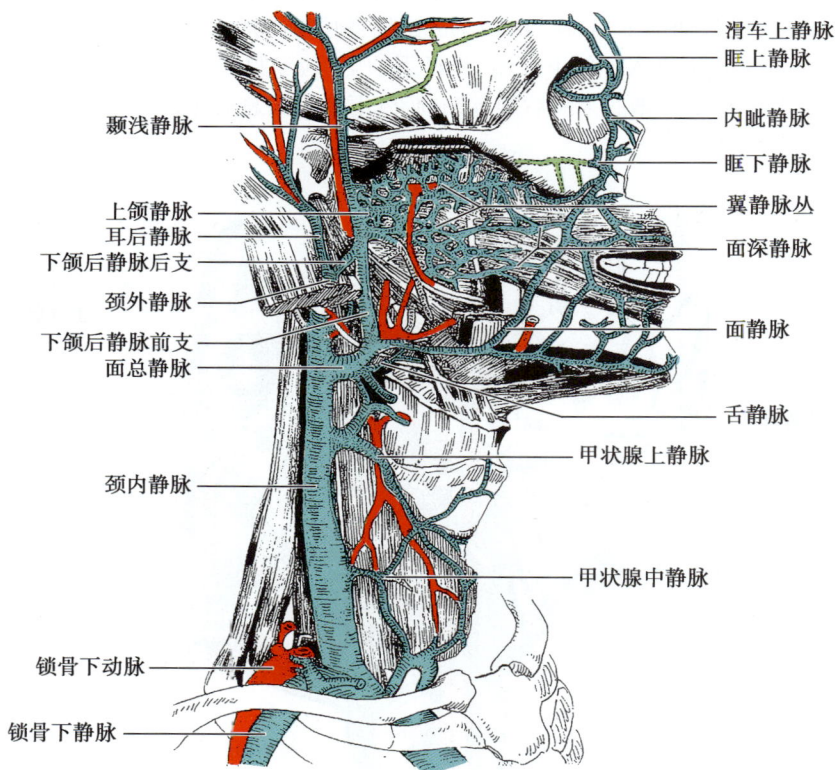

图 4-5-6　头颈部浅、深静脉

翼静脉丛与颅内、外静脉有广泛的交通,其血液主要是向后外经上颌静脉汇入下颌后静脉,向前也可经面深静脉通入面静脉,亦可向上通过卵圆孔网和破裂孔导血管等处的静脉,与海绵窦交通。翼静脉丛主要收集口腔颌面及眼部的静脉血,这些交通静脉可将该处感染扩散蔓延到海绵窦,从而引发颅内感染。

翼静脉丛的交通途径如下:

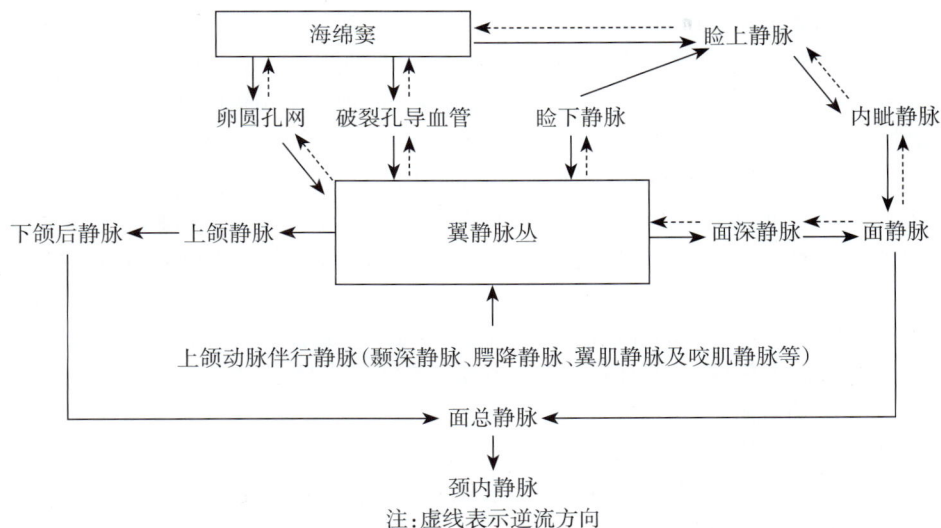

注:虚线表示逆流方向

2. **上颌静脉(maxillary vein)** 或称颌内静脉,位于颞下窝内,起始于翼丛的后端,短而粗,在下颌骨髁突颈的内侧与上颌动脉第一段伴行,经下颌骨髁突颈与蝶下颌韧带之间,于下颌支后缘附近处汇入下颌后静脉。

3. **下颌后静脉(retromandibular vein)** 又称面后静脉(posterior facial vein),由颞浅静脉和上颌静脉在腮腺内于下颌骨髁突颈部后方合成,在腮腺下端穿出,继续下行经二腹肌和茎突舌骨肌浅面或深面至下颌角,在此,下颌后静脉分为前后两支,前支行向前下,在下颌角的后下方,与面静脉汇合成面总静脉;后支向后下与耳后静脉汇合而成颈外静脉。在行下颌支的正颌外科手术时应避免伤及下颌后静脉。

下颌后静脉出腮腺下端后有面神经的下颌缘支跨越其浅面,故可借下颌后静脉寻找下颌缘支,再追踪面神经主干。

4. **面总静脉(common facial vein)** 为一短粗静脉干,在颈动脉三角内,下颌角后下方,由面静脉和下颌后静脉的前支汇合而成,斜过舌下神经及颈内、外动脉的浅面,约平于舌骨大角,胸锁乳突肌深面汇入颈内静脉。有时面总静脉还接受舌静脉及咽深静脉等属支,在颈外动脉浅面形成静脉网。面总静脉有吻合支与颈外静脉相通,有时主干注入颈外静脉,而反以小静脉支与颈内静脉相连。面总静脉与颈内静脉交角处有角淋巴结,上颌窦、鼻、咽癌转移时可先至此淋巴结。在施行颈外动脉结扎时,常需先处理面总静脉,便于颈外动脉的显露。

(三)颈部浅静脉

颈部浅静脉主要有颈外静脉与颈前静脉。

1. **颈外静脉(external jugular vein)** 为颈部较大的浅静脉,位置表浅,大部位于浅筋膜内,胸锁乳突肌的表面,此静脉由前后两支合成,前支是下颌后静脉的后支,后支由枕静脉与耳后静脉合成。前后两支在下颌角附近汇合,沿胸锁乳突肌表面向下后行,至该肌后缘,距锁骨中点上方约2.5cm处,穿过颈深筋膜浅层至深部,汇入锁骨下静脉,偶有汇入颈内静脉者。颈外静脉收集枕部和颈外侧部的皮肤和肌肉的静脉血。

2. **颈前静脉(anterior jugular vein)** 起于颏下部的浅静脉,沿颈前正中线两侧下行,在颈下部附近呈直角转向外行,注入颈外静脉终末部,偶尔注入锁骨下静脉或头臂静脉。在胸骨上间隙内,

图片:ER4-5-7
颈部浅静脉

左右颈前静脉的下端发出一横行的交通吻合支,称颈静脉弓,在施行气管切开手术时易受损伤。颈前静脉有时仅有一条,位于颈前正中线附近,称颈前正中静脉,该静脉在胸骨上间隙内分为两支,分别注入左右颈外静脉或颈内静脉。颈前静脉汇集颈前部皮肤的静脉血。

在临床上,颈外和颈前静脉常作为游离组织瓣整复口腔颌面部缺损的吻合静脉。

(四)颈部深静脉

颈部深静脉主要包括颈内静脉与锁骨下静脉(图4-5-6)。

1. 颈内静脉(internal jugular vein)　是头颈部粗大的静脉干,为头面颈部血管回流的主要静脉。上端起于颅底颈静脉孔处的乙状窦,起始处膨大称颈静脉上球。起始位于颈内动脉的背侧,邻近咽的外侧壁,后沿颈总动脉外侧下行,并与迷走神经一起被包于颈鞘内,向下前行至锁骨的胸骨端深面,与锁骨下静脉汇合成头臂静脉。颈内静脉下端亦膨大形成颈静脉下球,膨大腔内上方有1对瓣膜,有时下方亦有,这些瓣膜有防止血液逆流的作用。

颈内静脉的颅外属支有面总静脉、舌静脉、咽静脉以及甲状腺上、中静脉等,这些属支多在舌骨大角附近汇入颈内静脉。上述属支中的舌静脉、咽静脉和甲状腺上静脉,也可直接汇入面总静脉。

由于颈内静脉壁附着于颈动脉鞘内壁,并借此鞘与颈深筋膜中层及肩胛舌骨肌中间腱相连,故其管腔常处于开放状态,有利于血液回流。当颈内静脉损伤时,由于管腔不易闭锁,加之胸腔负压对静脉血的吸引,有导致空气栓塞的可能。

颈内静脉周围解剖关系比较复杂,手术时应仔细辨认,以免损伤周围重要的血管和神经。其周围有颈深淋巴结群与其紧密相连,在施行口腔颌面颈部恶性肿瘤手术时,往往需要切除一侧或双侧颈内静脉,此时颅内静脉血的回流要依靠其颅内外静脉的交通来代偿。

2. 锁骨下静脉(subclavian vein)　位于颈根部,为腋静脉的延续,自第一肋骨外侧缘,在胸锁关节后方、前斜角肌内侧缘,与颈内静脉汇合形成头臂静脉。两静脉形成的夹角称颈静脉角,左侧静脉角有胸导管注入,右侧有右淋巴导管注入。锁骨下静脉前方有锁骨内1/3段及锁骨下肌,后上方以前斜角肌与锁骨下动脉、臂丛间隔,下方为第1肋骨,后方为胸膜顶。锁骨下静脉的主要属支有颈外静脉、肩胛上静脉,有时颈前静脉也注入锁骨下静脉。

(五)颅内外静脉的交通

颅内静脉血主要经同侧的颈内静脉回流,但在颅内静脉和颅外静脉之间还有许多其他的交通静脉,颈淋巴清扫术结扎切除颈内静脉时,这些交通静脉可起到引导颅内静脉血回流的作用。能否通过其他交通静脉代偿颈内静脉,与有关静脉的正常解剖关系密切相关,在解剖关系发生异常时,特别是双侧颈内静脉被结扎后,一旦不能完全代偿,往往需要采用各种减低颅内压的措施,使交通静脉逐渐代偿颈内静脉的分流,以免导致脑部并发症的发生。其主要交通静脉如下(图4-5-7):

1. 导血管　是颅内、外通过颅骨直接相连的短静脉,颅外静脉可通过导血管与颅内硬脑膜静脉窦相交通,如顶导血管、乳突导血管、破裂孔导血管。导血管可以均衡颅内、外静脉的压力,颅外感染亦可经导血管传到颅内。

2. 板障静脉(diploic vein)　穿行颅顶骨内、外板之间的板障之中,在颅骨较薄的部位可缺少板障。板障静脉除与颅内静脉窦相通外,还与颅顶部软组织静脉相联系,也是颅外感染向颅内蔓延的途径。板障静脉变异较大,根据其位置可分为额板障静脉、颞板障静脉及枕板障静脉。

3. 脑神经及血管周围的静脉网　位于颅底骨孔处,伴随颅底脑血管及神经穿行于管内,如颈动脉管内的静脉网,舌下神经管内的舌下神经静脉网等,均有联系颅内、外静脉的作用。

4. 眼静脉(ophthalmic vein)　眼上静脉向前与内眦静脉相交通,向后经眶上裂与海绵窦相交通。眼下静脉一支经眶上裂注入眼上静脉,另一支经眶下裂与翼丛相交通。

在枕骨大孔周围也有错综复杂的静脉网,这些静脉网连接椎管内静脉丛和椎静脉、枕静脉、舌下神经管静脉网、髁导血管、横窦、乙状窦及基底静脉丛等。

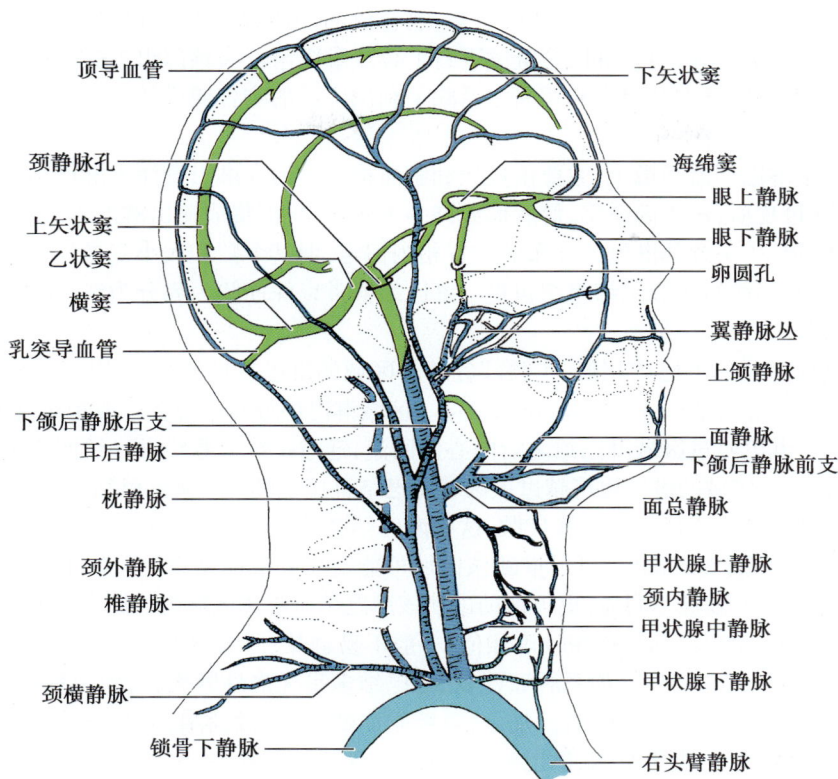

图 4-5-7 颅内外静脉的交通

双侧颈内静脉被结扎后,颅内静脉血液回流途径如下:

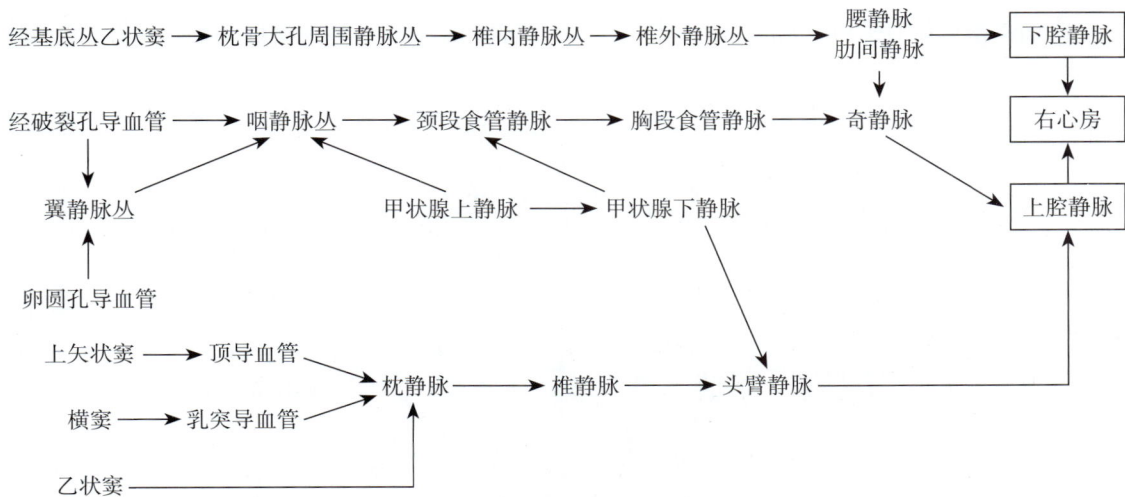

经基底丛乙状窦 → 枕骨大孔周围静脉丛 → 椎内静脉丛 → 椎外静脉丛 → 腰静脉 肋间静脉 → 下腔静脉

经破裂孔导血管 → 咽静脉丛 → 颈段食管静脉 → 胸段食管静脉 → 奇静脉 → 右心房

翼静脉丛

卵圆孔导血管

甲状腺上静脉 → 甲状腺下静脉 → 上腔静脉

上矢状窦 → 顶导血管 → 枕静脉 → 椎静脉 → 头臂静脉

横窦 → 乳突导血管

乙状窦

（胡 静 李晓菁）

第六节 淋巴结和淋巴管

口腔、颌面、颈部的淋巴结和淋巴管较为丰富,共同组成此部的防御系统。淋巴结表面包有致密的结缔组织被膜,有营养淋巴结的血管、神经及淋巴输入管、输出管进出。淋巴结主要功能是产生淋巴细胞、滤过淋巴液并参与机体的免疫反应。

口腔颌面部组织内的毛细淋巴管非常密集,吻合成网,由网发出的淋巴管又吻合成淋巴管丛,再由丛汇集为集合淋巴管,集合淋巴管继续下行汇合成淋巴干。头颈部组织的淋巴输出管虽有一定的淋巴流向,但淋巴管在被阻塞和切断之后除了利用广泛的吻合通道外,还可再生,建立起有效的侧支循环。

淋巴结位于淋巴回流通道上,主要由皮质和髓质构成。输入淋巴管注入淋巴结包膜下的窦状隙,经中间窦穿过皮质,进入髓质窦,最后形成许多小管道,再汇集成输出淋巴管,在淋巴结门部离开淋巴结继续下行。头颈部淋巴结分布的位置相当恒定,但其个数和大小变异较大。一般淋巴结形体较小,周围有脂肪组织和结缔组织包裹。淋巴结群常以深筋膜为界分为浅、深两群,沿血管走行的方向排列。

与身体其他部位的淋巴结相似,头颈部各解剖区域的淋巴直接回流到相应区域的淋巴结,这些淋巴结称为区域淋巴结(regional lymph nodes)。区域淋巴结分布的位置一般相对稳定,收集对应器官的淋巴管。淋巴经过区域淋巴结之后向心性回流,通过一级或数级淋巴结回流至淋巴干或淋巴导管。有时,一个区域的淋巴也可越过该区域淋巴结直接至其下一级淋巴结。

如果此区域内的病变通过淋巴管扩散,这些淋巴结会首先出现反应和被累及。区域淋巴结的意义在于:如果已知病变的部位,可以推断该区域可能受累的淋巴结;相反,如果一个或一群淋巴结发现有病变,尽管原发灶不明显,也可帮助诊断该淋巴结所收集区域内的原发病变。

在正常情况下,淋巴结与软组织硬度相似,一般不易触及;但当淋巴结所收集的区域内有炎症时,该淋巴结就会肿大和疼痛。如系肿瘤侵及,淋巴结多呈无痛性肿大,质地由软变硬,逐渐固定并可触及,但也有未能触及淋巴结者。加之,口腔颌面部原发恶性肿瘤大多沿淋巴道转移,因而,掌握淋巴结的所在部位、收集范围、淋巴流向,特别是淋巴结的状态,对炎症或肿瘤的诊断和治疗以及预后的判断均具有极其重要的临床意义。

根据口腔、颌面、颈部淋巴结所在部位和排列方向,可划分为头面部淋巴结和颈部淋巴结两大淋巴结群。

一、头面部淋巴结

头面部淋巴结(图 4-6-1)主要指从枕部、耳周、腮腺到颧面部区域的淋巴结群,由后向前分别

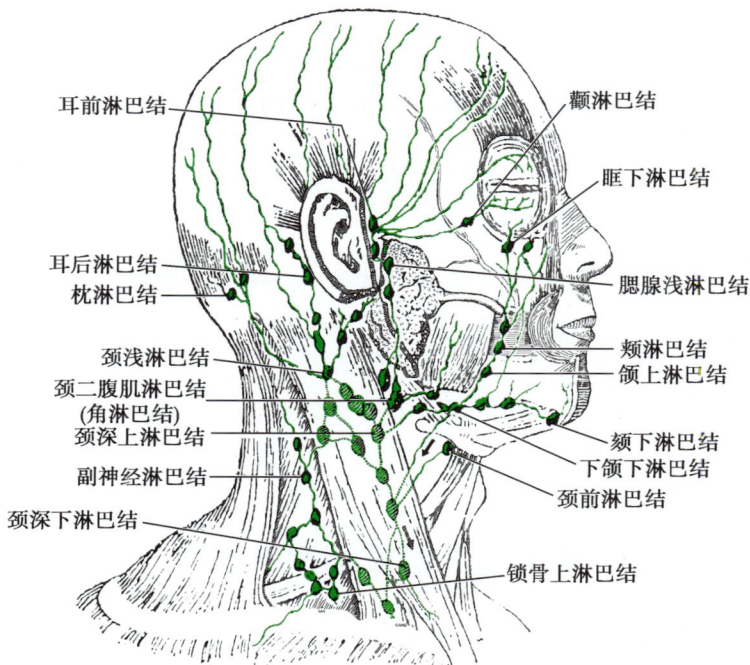

图 4-6-1　面颈部淋巴结

是枕淋巴结、耳后淋巴结、腮腺淋巴结及面淋巴结。除腮腺深淋巴结之外,该组淋巴结群大多位置较浅,其淋巴输出管常汇入颈深淋巴结。

(一) 枕淋巴结

枕淋巴结(occipital lymph nodes)1~5 个,位于斜方肌枕骨起点的浅表面、枕部皮下和头夹肌的深面,分为枕浅和枕深淋巴结群。枕浅淋巴结约 1~3 个,枕深淋巴结 1~2 个。收集枕区、项部上方皮肤的淋巴和颈部深层肌肉的淋巴。枕淋巴结的输出管汇入颈浅淋巴结和副神经淋巴结。当枕淋巴结肿大时,可压迫枕神经,引发该神经分布区域的疼痛。

(二) 耳后淋巴结

耳后淋巴结(retroauricular lymph nodes)又称乳突淋巴结(mastoid lymph nodes),为 2~3 个,位于乳突部与耳廓后方之间的深筋膜深面及胸锁乳突肌止点前缘,耳后肌的深侧,循耳后动脉排列。收集顶区、颞区、乳突区、鼓膜、耳廓的后面和外耳道后壁的淋巴,其输出管向前入耳下淋巴结,再注入颈浅淋巴结,或经过胸锁乳突肌前、后缘入其深面的颈深上淋巴结和副神经淋巴结。

在小儿,耳后淋巴结出现率较高,在老年人耳后淋巴结常缺如。该范围的淋巴可直接至耳下淋巴结和颈深上淋巴结。

(三) 腮腺淋巴结

腮腺淋巴结(parotid lymph nodes)系面部较大的淋巴结群,一般约 20 个。根据淋巴结和腮腺的位置关系,又可分为腮腺浅淋巴结和腮腺深淋巴结(图 4-6-2)。

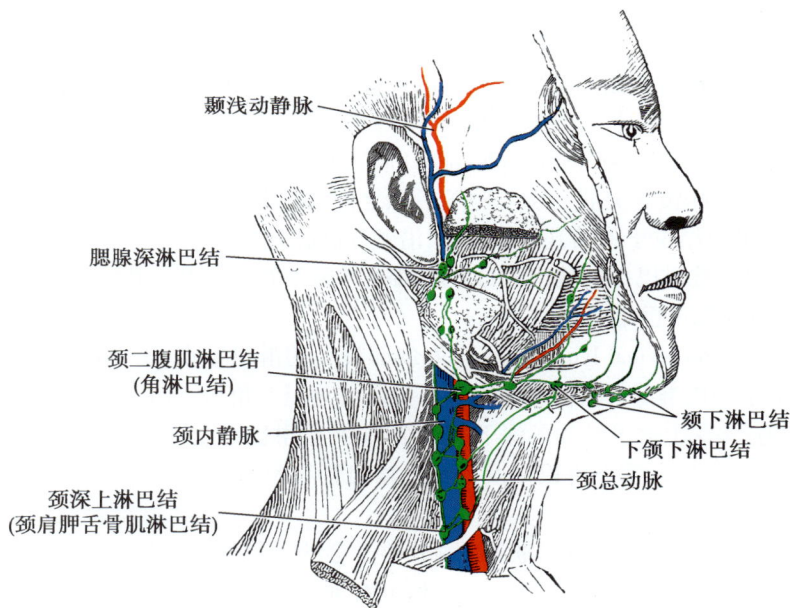

图 4-6-2　颌面、颈部深淋巴结

1. **腮腺浅淋巴结(superficial parotid lymph nodes)**　位于腮腺表面和腮腺咬肌筋膜的浅面,多为 3~5 个。依其位置分为耳前淋巴结和耳下淋巴结。

(1) 耳前淋巴结:位于耳屏前方,腮腺咬肌筋膜浅面及其与腮腺之间,常沿颞浅动、静脉排列,约 2/3 的人有此淋巴结,一般 1~4 个。

(2) 耳下淋巴结:在腮腺下端的表面,位于胸锁乳突肌前缘及下颌后静脉离开腺体处,为 1~4 个,沿下颌后静脉分布。耳下淋巴结亦可沿着腮腺后缘伸展到耳垂后方。该淋巴结常被胸锁乳突肌前缘的筋膜延伸包绕,从而形成淋巴结鞘,以此与颈浅淋巴结相隔。

腮腺浅淋巴结收纳来自颞区、额区,以及耳廓、外耳道、上下眼睑的外侧部及鼻根部的淋巴。有时颊部、上唇和颧部的淋巴亦流入此淋巴结。其输出管注入腮腺深淋巴结和颈深上淋巴结。

2. **腮腺深淋巴结**（deep parotid lymph nodes）　为5~10个,位于腮腺内,聚集在下颌后静脉和面神经的周围。有时深达腮腺与咽侧壁之间,腮腺深淋巴结收集腮腺及与腮腺相应的面部皮肤、眼睑外侧的结膜、外耳道、咽鼓管和鼓室黏膜的淋巴。腮腺浅淋巴结的输出管亦注入此淋巴结。

浅部的腮腺深淋巴结输出管沿着胸锁乳突肌前、后缘下行,前缘支常直接注入颈深上淋巴结;后缘支伴随下颌后静脉注入颈浅淋巴结或伴随耳大神经向下,沿胸锁乳突肌后缘至锁骨上淋巴结。深部的腮腺深淋巴结输出管沿颈外动脉终止于颈深上淋巴结的颈二腹肌淋巴结。

（四）面淋巴结

面淋巴结（facial lymph nodes）较小且不恒定,一般位于面部皮下蜂窝组织内、表情肌的浅面,沿面动脉和面静脉排列。当面部有炎症或肿瘤时,面淋巴结可引起反应性增大或受累及肿大而被发现。该淋巴结可分为四组:

1. **颌上淋巴结**　系最常见的面淋巴结,位于咬肌前缘、面动脉的前后。
2. **颊淋巴结**　位于颊肌的表面、腮腺管下约1cm处。
3. **眶下淋巴结**　又称为鼻唇淋巴结,较罕见,位于眶下孔附近。
4. **颧淋巴结**　较为罕见,位于眼外眦的下方、颧部表情肌的浅面。

面淋巴结收集眼睑内侧、眶内侧及鼻等处的淋巴,还接纳上唇、颊部和颧部内侧的淋巴,其输出管主要至下颌下淋巴结。

二、颈部淋巴结

颈部淋巴结除承接口腔颌面部淋巴输出之外,还汇集来自头颅、眼、耳、咽和喉部的淋巴,经由颈内静脉链注入颈淋巴干和淋巴导管或胸导管,最终汇入颈内静脉或锁骨下静脉。

颈部淋巴结包括较大的颈外侧群和较小的颈前群与咽后群。颈外侧群又可分为颈浅淋巴结和颈深淋巴结。

颈浅淋巴结（superficial cervical lymph nodes）常为1~2个,有时缺如,有时可多达4个。颈浅淋巴结上方的淋巴结在胸锁乳突肌前缘与腮腺后缘之间,紧邻腮腺淋巴结,故有时与耳下淋巴结难以区分;其下方的淋巴结位于胸锁乳突肌浅面,沿颈外静脉分布。

颈浅淋巴结收纳枕淋巴结的输出管,以及腮腺、耳后等处的淋巴。其输出管越过胸锁乳突肌,终止于该肌深面的颈深淋巴结。

颈深淋巴结（deep cervical lymph nodes）为颈部最大的淋巴结群,上到颅底下至颈根部,约有15~30个淋巴结,沿颈内静脉、副神经和颈横动、静脉排列呈三角形;按其与这些解剖结构的位置关系,分别被命名为:颈深上淋巴结和颈深下淋巴结、副神经淋巴结及锁骨上淋巴结。沿颈内静脉周围分布的颈深上淋巴结、颈深下淋巴结及其淋巴输出管和颈淋巴干共同组成颈内静脉链（internal jugular chain）。

当前多采用2002年美国耳鼻咽喉-头颈外科学会的颈部淋巴结简化的分区法(图4-6-3),优点是命名简洁方便,便于理解记忆,有利于CT和MRI对头颈部淋巴结的定位和颈淋巴清扫术的区域选择与记录。颈淋巴结分区法(表4-6-1),与一直沿用的颈部淋巴结分组法的对应关系如下:

表 4-6-1　颈部淋巴结简化分区对照表

水平	命名	部位
I	下颌下、颏下组	下颌下、颏下三角
II	颈深上组	颈内静脉链从颅底至颈动脉分叉水平(平舌骨)
III	颈深中组	颈内静脉链从颈动脉分叉水平至肩胛舌骨肌跨越颈内静脉处(约平环状软骨)
IV	颈深下组	颈内静脉链肩胛舌骨肌下部(环状软骨水平以下)
V	颈后三角组	颈后三角区、锁骨上区
VI	颈前间隙组	甲状腺周围与甲状腺有关的内脏旁淋巴结

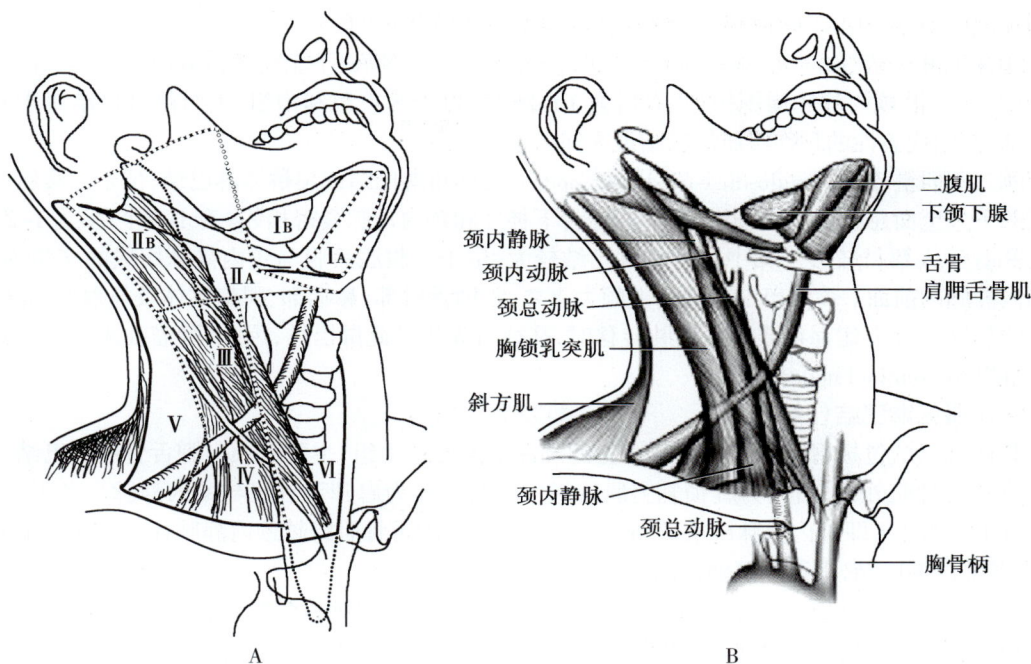

图 4-6-3 颈部淋巴结简化的分区法
A.示结构对应的淋巴结分区线条图 B.示对应的颈部主要标志性结构

画廊:ER4-6-3
颈部淋巴结磁
共振(MRI)影
像

(一) I区淋巴结(Level I)

I区淋巴结包括颏下淋巴结(IA)和下颌下淋巴结(IB),主要分布于下颌下三角和颏下三角区域内,收集大部分口腔颌面部组织回流的淋巴。

1. **颏下淋巴结 (submental lymph nodes)** 为1~4个,位于两侧二腹肌前腹和舌骨之间的颏下三角蜂窝组织中,在下颌舌骨肌的浅面、颈阔肌的深面,系较表浅的淋巴结,一般将其分为前上和后下两群。前上群靠近颏部;后下群位于舌骨体的前方。

颏下淋巴结收集下唇中部、颏部、口底前部、下颌切牙及舌尖等处的淋巴。其淋巴输出管沿颏下动脉走行,注入同侧或对侧的下颌下淋巴结,或沿舌下神经直接至颈深上淋巴结的颈二腹肌淋巴结或颈肩胛舌骨肌淋巴结。

2. **下颌下淋巴结 (submandibular lymph nodes)** 为3~6个,在下颌下三角内,介于下颌骨下缘与下颌下腺之间。根据其所分布位置分为以下四组:

(1) 下颌下前淋巴结:为1~5个,位于下颌下三角的前角内,上内方为下颌舌骨肌,下外方为颈阔肌。该淋巴结在下颌下腺前方,沿颏下静脉排列,较恒定。

(2) 下颌下中淋巴结:为1~4个,在下颌下腺的表面,沿面静脉及面动脉附近排列,靠近下颌骨下缘。

(3) 下颌下后淋巴结:多为1个,位于下颌下三角的后角内,有时位于面静脉与下颌后静脉前支的交汇处,紧邻下颌下腺的后端。约1/3的人无此淋巴结。

(4) 下颌下腺鞘内淋巴结:此结较小,1个或缺如,位于下颌下腺鞘内或腺实质内。

口腔颌面部的大部分淋巴引流至下颌下淋巴结,该淋巴结不仅接纳颏下淋巴结和面淋巴结的输出管,而且还引流下颌下腺、舌下腺、上唇、下唇的外侧、颊部、鼻、牙龈、上下颌牙(下颌切牙除外)、眼睑内侧部、软腭和舌前2/3等处的淋巴。

下颌下淋巴结的输出管伴随面静脉和面动脉入颈深上淋巴结的颈二腹肌淋巴结,或直接向外沿肩胛舌骨肌下行,至颈深上淋巴结的颈肩胛舌骨肌淋巴结。

(二) II区淋巴结(Level II)

II区淋巴结为颈内静脉链从颅底至颈动脉分叉水平的颈深上组;前界为茎突舌骨肌,后界为胸锁乳突肌后缘上1/3,上界为颅底,下界平舌骨下缘。主要包括颈深淋巴结群上组。在该区内可见副神经由前上行向后下,将该区分为前下的ⅡA区和后上的ⅡB区。

颈深上淋巴结(superior deep cervical lymph nodes)上自颅底,下至肩胛舌骨肌下腹与颈内静脉交叉的上方,沿颈内静脉周围排列,数目为10~16个,可分为上组和中组,上组的淋巴结属于Ⅱ区淋巴结,其中代表性的颈二腹肌淋巴结最为知名。

颈二腹肌淋巴结(jugulo-digastric lymph nodes)又称角淋巴结或扁桃体淋巴结,位于二腹肌后腹下缘的下方至面总静脉汇入颈内静脉处,与舌下神经和颈内动脉紧密相邻。有1~5个,多为1~2个,婴儿和青年人数目较多。其中有一个淋巴结较大,位于二腹肌后腹与颈内静脉所成的交角内,紧贴颈内静脉的前面。该淋巴结在临床上颇为重要,收纳舌后部、鼻咽部、腭扁桃体及鼻根部的淋巴,当其收集区域有炎症存在或发生癌肿转移时,往往首先累及此淋巴结,因此,肿瘤临床上常称其为前哨淋巴结(sentinel nodes)。

(三)Ⅲ区淋巴结(Level Ⅲ)

Ⅲ区淋巴结包括肩胛舌骨肌上腹以上的颈深上淋巴结中组,主要是颈肩胛舌骨肌淋巴结。前界为胸骨舌骨肌外缘,后界为胸锁乳突肌后缘中1/3,下界为肩胛舌骨肌与颈内静脉交叉平面(环状软骨下缘水平),即颈内静脉链从颈动脉分叉水平至肩胛舌骨肌跨越颈内静脉处的颈深中组淋巴结,上接Ⅱ区淋巴结,下连Ⅳ区淋巴结。

颈肩胛舌骨肌淋巴结(jugulo-omohyoid lymph nodes)位于肩胛舌骨肌下腹上方,在肩胛舌骨肌跨越颈内静脉处,当舌癌转移时,常可侵及此淋巴结。

颈深上淋巴结接受枕淋巴结、耳后淋巴结、腮腺淋巴结、下颌下淋巴结的输出管。颈深上淋巴结的输出管至颈深下淋巴结或颈淋巴干。

(四)Ⅳ区淋巴结(Level Ⅳ)

Ⅳ区淋巴结为Ⅲ区淋巴结向下的延续,下界为锁骨上缘,后界为胸锁乳突肌下1/3段后内,即颈内静脉链与肩胛舌骨肌交叉的以下部分,主要包括颈深下淋巴结组。

颈深下淋巴结(inferior deep cervical lymph nodes)系指肩胛舌骨肌下腹以下的颈深淋巴结,10~20个,与颈内静脉、甲状颈干和膈神经紧密相邻。

此淋巴结的输入管来自颈深上淋巴结,或直接来自颈前淋巴结、锁骨上淋巴结、副神经淋巴结、下颌下淋巴结、颏下淋巴结、腮腺淋巴结、耳后淋巴结、枕淋巴结及咽后淋巴结等;此外,外耳、中耳、咽鼓管、鼻腔、舌、硬腭、软腭、腭扁桃体、咽部、喉、大唾液腺、甲状腺及甲状旁腺等处的淋巴管也可直接注入颈深下淋巴结。左、右颈深下淋巴结的输出管形成左、右颈淋巴干。

(五)Ⅴ区淋巴结(Level Ⅴ)

Ⅴ区淋巴结位于颈后三角区及锁骨上区内,前界邻接Ⅱ、Ⅲ、Ⅳ区后界,后界为斜方肌前缘。以环状软骨下缘平面为界分为上后方的颈后三角区和下方的锁骨上区。包括颈深淋巴结群的副神经淋巴结和锁骨上淋巴结。

1. **副神经淋巴结(companion lymph nodes of accessory nerve)**　系颈深淋巴结向外扩展的部分,因沿副神经排列而得名。此淋巴结的上部与颈深上淋巴结的上端及枕淋巴结相接连。部分淋巴结为胸锁乳突肌所覆盖,部分淋巴结随副神经至颈后三角,达斜方肌深面。副神经淋巴结的数目变化较大,在颈淋巴清扫术中,可见多达20个,少则仅有3个。

副神经淋巴结主要收纳枕、耳后、肩胛上淋巴结的输出管,还收集颈外侧部的淋巴。副神经淋巴结在颈部下方外侧与锁骨上淋巴结相邻接。其输出管入颈深下淋巴结、右淋巴导管或胸导管。

2. **锁骨上淋巴结(superior clavicular lymph nodes)**　或称颈横淋巴结,是颈深淋巴结的下群向后外延伸的部分,列于颈横动、静脉的浅面,数目变化较大。锁骨上淋巴结收纳副神经淋巴结及锁骨下淋巴结的输出管,锁骨上淋巴结输出管至颈深下淋巴结。

临床上把单个肿大的锁骨上淋巴结称为魏尔啸淋巴结(Virchow node),通常指左侧锁骨上肿大的淋巴结。腹部恶性肿瘤尤其是胃癌患者,肿瘤细胞可经胸导管、左颈淋巴干逆流转移至左锁骨上淋巴结,因此左锁骨上淋巴结肿大常常为早期就诊的症状。

(六)Ⅵ区淋巴结(Level Ⅵ)

Ⅵ区淋巴结位于颈前部带状肌覆盖区域,上界为舌骨下缘,下界为胸骨上缘,两侧颈总动脉为外侧边界,即颈部中央组,主要为颈前隙淋巴结,亦称内脏旁淋巴结,包括甲状腺周围淋巴结、环甲膜淋巴结、气管周围淋巴结及咽后淋巴结。

1. 颈前群 此群位于颈前部,颈鞘以及舌骨和胸锁乳突肌前缘之间,为颈深筋膜浅层所覆盖。根据淋巴结位置深浅,可分为颈前淋巴结和内脏旁淋巴结。

(1)颈前淋巴结(anterior cervical lymph nodes):分布于颈前静脉周围,在胸骨舌骨肌和胸骨甲状肌的浅面。该淋巴结1~2个,个小且不恒定。

颈前淋巴结收纳颈前部的皮肤和肌肉的淋巴,其输出管伴随颈前静脉向下外,在胸锁乳突肌胸骨端附近注入颈深下淋巴结或锁骨上淋巴结。

(2)内脏旁淋巴结:位于颈部内脏器官的前方和两侧,体积较小,可分为喉前淋巴结、甲状腺淋巴结、气管前淋巴结及气管旁淋巴结(图4-6-4)。

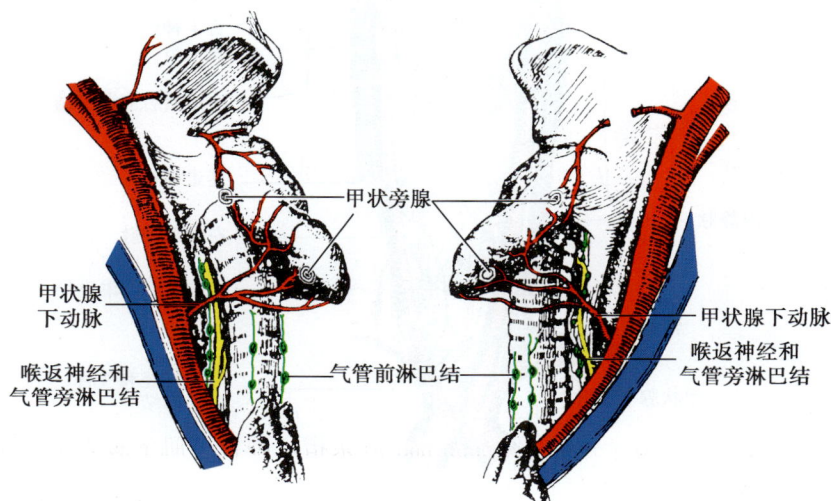

图 4-6-4 气管周围淋巴结

1)喉前淋巴结:位于喉的前方,按其位置可分为甲状舌骨淋巴结和环甲淋巴结。

① 甲状舌骨淋巴结:又称舌骨下淋巴结,1个或缺如,位于舌骨下方、甲状舌骨膜的前面。

② 环甲淋巴结:较恒定,数目仅为1个。如有甲状腺锥状叶存在,可多达3个,通常位于环甲膜附近。

喉前淋巴结收纳甲状腺两侧叶、会厌、梨状隐窝及杓会厌皱襞的淋巴。若甲状腺锥状叶存在时,此淋巴结亦接纳锥状叶的淋巴。其输出管向下注入气管前淋巴结和气管旁淋巴结,或向下外入颈深下淋巴结。

2)甲状腺淋巴结(thyroid lymph nodes):多为1个或缺如,位于甲状腺峡部的前面,或沿甲状腺上静脉排列,与该静脉紧密接触,甲状腺癌肿时常转移至此。

该结收集甲状腺峡部、锥状叶及侧叶前内侧部的淋巴管,输出管向下注入气管前淋巴结和气管旁淋巴结,或颈深淋巴结。

3)气管前淋巴结:位于气管颈部的前外侧面,包括从甲状腺峡部以下至左头臂静脉之间的气管前方中线两侧的淋巴结。该淋巴结与胸部上纵隔的气管前淋巴结相连续,并与胸腺相接触,数目为2~12个,但以6~8个最为常见。

气管前淋巴结接纳喉前淋巴结的输出管,同时收纳全部甲状腺和气管颈段的淋巴。其输出管至气管旁淋巴结及颈深淋巴结,并沿左、右头臂静脉下行与胸部的气管前淋巴结相交通。

4)气管旁淋巴结:又称喉返神经淋巴结,数目为4~12个,位于气管颈部后外侧,沿喉返神经周围排列,或在甲状旁腺与喉返神经之间。

由于左、右喉返神经的走行位置不同,两侧的气管旁淋巴结与喉返神经的位置关系也不相同。

145

如在甲状腺下缘水平,左侧气管旁淋巴结多位于喉返神经的前面,而右侧淋巴结则多在喉返神经的后面。该结收集甲状腺侧叶、甲状旁腺、会厌下部、气管和食管颈段的淋巴,同时接受甲状腺淋巴结、气管前淋巴结和咽后淋巴结的输出管。

气管旁淋巴结的输出管注入颈深下淋巴结,亦可直接终止于静脉角处的颈淋巴干、右淋巴导管或胸导管,也有注入头臂静脉淋巴结者。

2. 咽后群 咽后淋巴结(图 4-6-5)位于咽后壁与椎前筋膜之间的咽后间隙内,从邻近颅底至接近胸廓上口,皆有咽后淋巴结的存在。主要集中于咽上部的后方,即舌骨大角以上的水平,咽下部的后方亦可存在。可分为外侧咽后淋巴结、内侧咽后上淋巴结和内侧咽后下淋巴结。

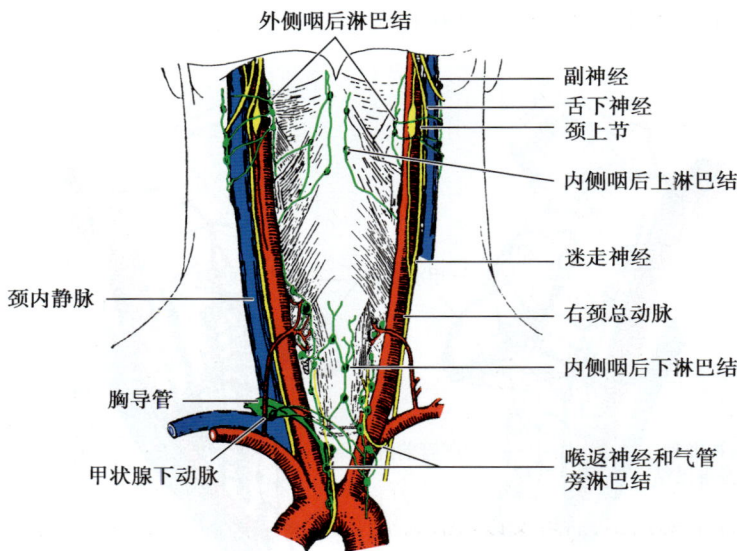

图 4-6-5 咽后淋巴结

(1) 外侧咽后淋巴结:位于软腭和腭扁桃体以上的咽后间隙,平环椎侧块的前方,咽缩肌的后方及颈内动脉和交感神经颈上节的内侧。在婴儿期常双侧存在,每侧 1~3 个,而成人可能一侧缺如。

(2) 内侧咽后上淋巴结:位于外侧咽后淋巴结的内侧及咽后壁的中缝处。

(3) 内侧咽后下淋巴结:位于环状软骨后方及咽下部与食管颈段交界处。

咽后淋巴结收纳鼻腔后部、蝶窦、后筛窦、硬腭、软腭、中耳、咽鼓管、鼻咽部及咽后壁的淋巴,颈部椎前区和食管颈段的淋巴亦流入此结。

内侧咽后上淋巴结的输出管注入外侧咽后淋巴结和气管前淋巴结,而外侧咽后淋巴结的输出管向外,伴随颈内动脉、交感神经颈上节和舌下神经入颈深上淋巴结。内侧咽后下淋巴结的输出管向下外入气管旁淋巴结,最后入颈深下淋巴结。

三、颈淋巴干及淋巴导管

(一) 颈淋巴干

颈淋巴干(jugular lymph trunk)系由颈深下淋巴结的输出管所形成。左、右颈淋巴干分别入胸导管或右淋巴导管,有时可直接入静脉角、锁骨下静脉或颈内静脉。

(二) 右淋巴导管

右淋巴导管(right lymph duct)(图 4-6-6)由右颈淋巴干、右锁骨下淋巴干及右支气管纵隔淋巴干汇合而成,注入右静脉角。有时三淋巴干分别直接入右静脉角,或直接入右锁骨下静脉或右颈内静脉。

(三) 胸导管颈段

胸导管(thoracic duct)(图 4-6-6)经后纵隔上行达颈根部左侧,至食管和左锁骨下动脉起始部

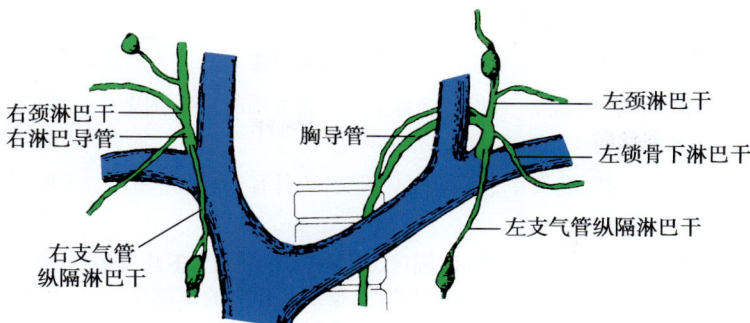

图 4-6-6　右淋巴导管及胸导管注入静脉角

之间,然后穿过左颈鞘的深面蜂窝组织,在此处常与颈深下淋巴结的最下淋巴结紧密接触。约平第七颈椎处转向外侧和前方,并向下形成胸导管弓,此弓绕过锁骨下动脉第一段及胸膜顶,经膈神经及前斜角肌的浅面,于该肌内缘入左静脉角。

胸导管在末端处有两瓣,可防止静脉血液反流。有时仅见一瓣。因此,当胸内压增高或胸导管末端膨大时,则可出现少量静脉血进入胸导管。

四、颈深淋巴结的划分及头颈部淋巴结的传统分组

(一)颈深淋巴结的划分

颈深淋巴结一般以肩胛舌骨肌与颈内静脉交叉为界分为颈深上淋巴结和颈深下淋巴结。有文献又以颈总动脉分叉为界,将颈深上淋巴结分为颈深上淋巴结和颈深中淋巴结。

另一种划分法系以颈总动脉分叉平面为界,将分叉以上的颈深淋巴结称为颈深上淋巴结,分叉以下者称为颈深下淋巴结,后者又以肩胛舌骨肌与颈内静脉交叉为界,将颈深下淋巴结分为颈深中淋巴结和颈深下淋巴结。

上述关于颈深淋巴结的划分,当其分为上、下两组时,存在差别;当其分为上、中、下淋巴结三组时则无差别。

(二)头颈部淋巴结的传统分组

头颈部淋巴结根据口腔、颌面、颈部淋巴结所在部位和排列方向,可划分为环形组(图 4-6-1)和纵形组两大淋巴结群。

1. **环形组淋巴结群**　环形组主要指从枕部、耳周、下颌下到颏下的区域淋巴结群,由后向前环绕头颈部交界处排列,包括枕淋巴结、耳后淋巴结、腮腺淋巴结、面淋巴结、下颌下淋巴结及颏下淋巴结。环形组淋巴结群,除腮腺深淋巴结和部分下颌下淋巴结之外,大多数淋巴结位置较浅,其淋巴输出管常汇入纵形组淋巴结。

环形组淋巴结群的名称、所在部位、收集范围和淋巴流向见表 4-6-2。

2. **纵形组淋巴结群**　位置较深(图 4-6-1,图 4-6-2,图 4-6-4,图 4-6-5),常沿血管、神经或器官附近呈纵形排列,其输出管组成颈淋巴干。左、右颈淋巴干分别汇入胸导管或右淋巴导管。纵形组淋巴结群包括咽后群、颈前群及颈外侧群。

(1)咽后群:咽后群即咽后淋巴结(图 4-6-5),位于咽后壁与椎前筋膜之间的咽后间隙内,从邻近颅底至接近胸廓上口,皆有咽后淋巴结的存在。主要集中于咽上部的后方,即舌骨大角以上的水平,咽下部的后方亦可存在。咽后群可分为外侧咽后淋巴结、内侧咽后上淋巴结和内侧咽后下淋巴结。

(2)颈前群:颈前群位于颈前部,颈鞘以及舌骨和胸锁乳突肌前缘之间,为颈深筋膜浅层所覆盖。根据淋巴结位置深浅,可分为颈前淋巴结和内脏旁淋巴结,后者又可分为喉前淋巴结、甲状腺淋巴结、气管前淋巴结及气管旁淋巴结。

(3)颈外侧群:颈外侧群可分为颈浅淋巴结和颈深淋巴结。也可按其位置可分为副神经淋巴结、锁骨上淋巴结、颈深上淋巴结和颈深下淋巴结四组,其中颈深上淋巴结又可分为颈二腹肌淋巴

表 4-6-2　环形组淋巴结群的名称、所在部位、收集范围和淋巴流向

淋巴结名称	所在部位	收集范围	淋巴流向
枕淋巴结	斜方肌在枕骨的起点处、头夹肌深面	枕区、项部上方皮肤及颈部深层肌肉	颈浅淋巴结、副神经淋巴结
耳后淋巴结	耳廓后方、胸锁乳突肌止点前缘	顶区、颞区、乳突区、外耳道后壁	耳下淋巴结、颈深上淋巴结
腮腺淋巴结	腮腺浅面及腮腺咬肌筋膜浅面、腮腺内、腮腺与咽侧壁之间	颞区、额区、耳廓、外耳道、上、下睑外侧部、鼻根部；腮腺及其相应的面部皮肤，眼睑外侧的结合膜、外耳道、咽鼓管、鼓室黏膜	颈深上淋巴结、颈浅淋巴结、锁骨上淋巴结
面淋巴结	咬肌前缘、面动脉附近、颊肌表面、眶下孔附近、眼外眦下方	眼睑内侧、眶内侧、鼻、上唇、颊部、颧部内侧	下颌下淋巴结
下颌下淋巴结	下颌下三角内	下颌下腺、舌下腺、上唇、下唇外侧、颊部、鼻、牙龈、上、下颌牙（下颌切牙除外）、眼睑内侧部、软腭、舌前 2/3、颏下淋巴结、面淋巴结的输出管	颈深上淋巴结颈深下淋巴结
颏下淋巴结	颏下三角内	下唇中部、颏部、口底前部、下颌切牙及舌尖	同侧或对侧下颌下淋巴结、颈深上淋巴结

结和颈肩胛舌骨肌淋巴结。

纵形组淋巴结群的名称、所在部位、收集范围和淋巴流向见表 4-6-3。

表 4-6-3　纵形组淋巴结群的名称、所在部位、收集范围和淋巴流向

淋巴结名称	所在部位	收集范围	淋巴流向
咽后淋巴结	咽后间隙、椎前筋膜的前方，主要集中于咽上部的后方	鼻腔后部、蝶窦、后筛窦、硬腭、软腭、中耳、咽鼓管、鼻咽部、咽后壁、颈部椎前区、食管颈段	颈深下淋巴结
颈前淋巴结	颈前静脉周围、胸骨舌骨肌、胸骨甲状肌浅面	颈前部皮肤及肌肉	颈深下淋巴结或锁骨上淋巴结
内脏旁淋巴结	喉前方、气管前方中线两侧、气管两侧、喉返神经周围	会厌、梨状隐窝、杓会厌皱襞、甲状腺、甲状旁腺、气管和食管颈段	颈深淋巴结或颈淋巴干、右淋巴导管或胸导管
颈浅淋巴结	胸锁乳突肌浅面，颈外静脉周围	腮腺及耳后部，枕淋巴结输出管	颈深淋巴结
颈深上淋巴结	肩胛舌骨肌下腹与颈内静脉交叉的上方，沿颈内静脉排列	枕淋巴结、耳后淋巴结、腮腺淋巴结、下颌下淋巴结的输出管	颈深下淋巴结或颈淋巴干
颈深下淋巴结	肩胛舌骨肌下腹与颈内静脉交叉以下，沿颈内静脉排列	颈深上淋巴结的输出管或颈前、锁骨上、副神经淋巴结的输出管以及下颌下、颏下、腮腺、耳后、枕和咽后淋巴结的输出管	颈淋巴干
副神经淋巴结	沿副神经排列	枕淋巴结、耳后淋巴结、肩胛上淋巴结的输出管，还收纳颈外侧部淋巴	颈深下淋巴结，右淋巴导管或胸导管
锁骨上淋巴结	沿颈横血管排列	副神经淋巴结、锁骨下淋巴结的输出管	颈深下淋巴结

（何三纲）

第七节　神　经

与口腔颌面颈部相关的神经包括:三叉神经、面神经、舌咽神经、迷走神经、副神经、舌下神经等脑神经,颈部脊神经以及颈部内脏运动神经。

一、概述

脑神经、颈部脊神经及颈部内脏运动神经,均属周围神经。周围神经的一端连于脑或脊髓,称为脑神经或脊神经,另一端借各种末梢装置连于身体各系统、器官。分布于体表、骨、关节和骨骼肌的周围神经称躯体神经;分布于内脏、心血管、平滑肌和腺体的周围神经称内脏神经。内脏传出神经又称为自主神经(也称为植物神经),由交感神经和副交感神经组成。

(一) 神经节

周围神经系统中,神经元胞体聚集构成了神经节,包括脑神经节、脊神经节和内脏运动神经节。脑神经中除前庭蜗神经的神经节由双极神经元构成外,其他神经节均含假单极神经元。脊神经节内也为假单极神经元。内脏运动神经节则由多极神经元构成(图4-7-1)。

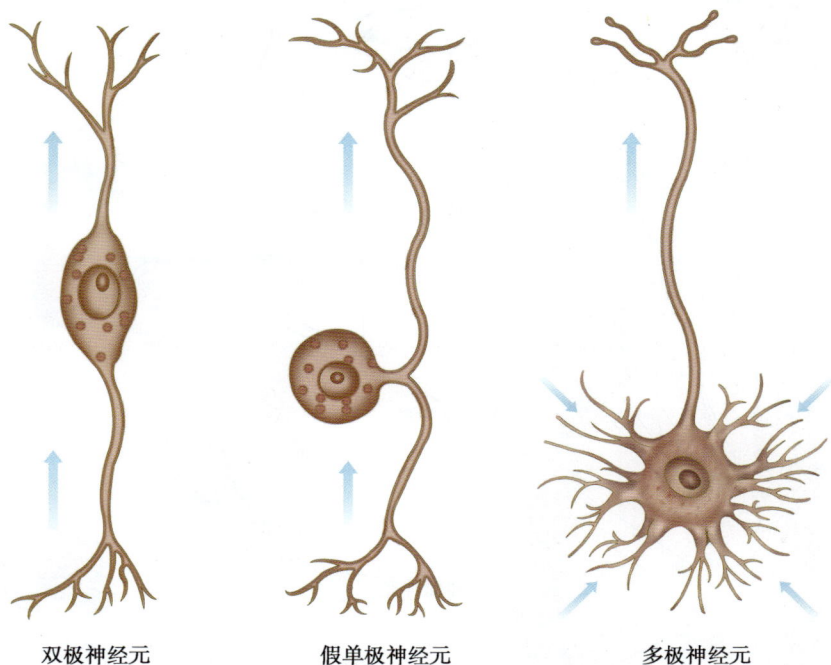

双极神经元　　假单极神经元　　多极神经元

图 4-7-1　神经元

(二) 神经纤维

神经纤维聚集构成了神经,并因功能不同而存在结构差异,一般躯体运动纤维和特殊内脏运动纤维为到达骨骼肌的传出纤维,多为粗的有髓纤维;内脏运动纤维(包括交感神经、副交感神经)到达平滑肌、心肌和腺体,多为薄髓或无髓的细纤维;而躯体感觉纤维和内脏感觉纤维粗细不等,可为有髓、薄髓或无髓纤维,其末梢分布至皮肤、关节、肌肉或脏器、心血管的各种感受器。

1. **脑神经纤维**　参与脑神经构成的纤维共有7种,分别是:

(1) 一般躯体感觉纤维:分布于皮肤、肌、肌腱和眶内、口、鼻的大部分黏膜。

(2) 特殊躯体感觉纤维:分布于外胚层衍化来的特殊感觉器官即视器和前庭蜗器。

(3) 一般内脏感觉纤维:分布于头、颈、胸、腹脏器。

(4) 特殊内脏感觉纤维:分布于味蕾和嗅器。虽然这些感受器是由外胚层衍化而来,但与进食等内脏功能相关,故将与它们联系的纤维称为特殊内脏感觉纤维。

(5) 一般躯体运动纤维:分布于中胚层衍化来的眼球外肌、舌肌等横纹肌。

(6) 一般内脏运动纤维:分布于平滑肌、心肌和腺体。

(7) 特殊内脏运动纤维:分布于咀嚼肌、表情肌和咽喉肌等。这些虽然都是横纹肌,但却是由和消化管前端密切相关的鳃弓衍化而来,因此称分布到这些横纹肌的神经纤维为特殊内脏运动纤维。

2. 脊神经纤维　脊神经有 4 种纤维,分别是:

(1) 躯体感觉纤维:分布于皮肤、骨骼肌、肌腱和关节,将皮肤的浅感觉(痛、温觉等)和肌腱、关节的深感觉(运动觉、位置觉)冲动传入中枢。

(2) 内脏感觉纤维:分布于内脏、心血管和腺体,将这些结构的感觉冲动传入中枢。

(3) 躯体运动纤维:分布于骨骼肌,支配其随意运动。

(4) 内脏运动纤维:分布于内脏、心血管和腺体,支配心肌、平滑肌运动,控制腺体分泌。

(三) 脑神经分类

脑神经共 12 对(图 4-7-2),依其性质分感觉性神经、运动性神经和混合性神经(表 4-7-1)。

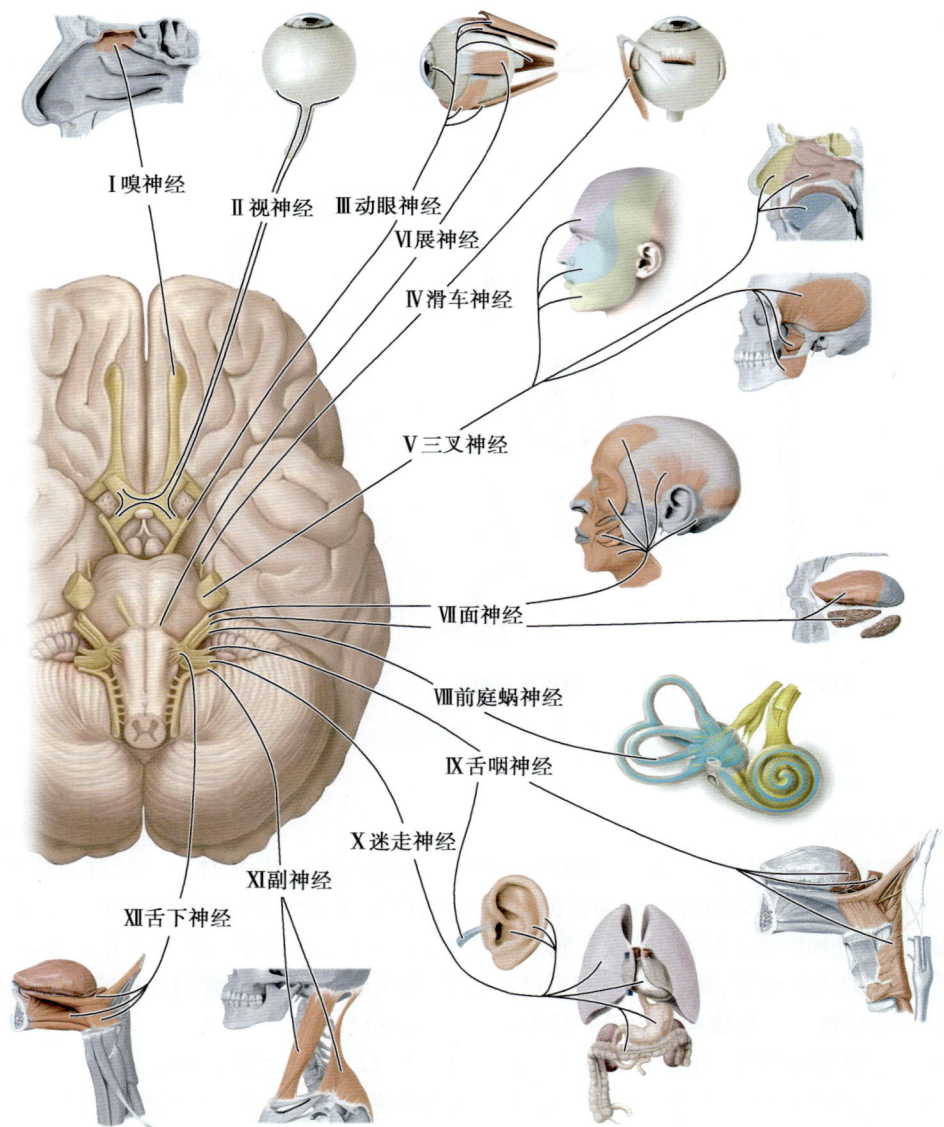

图 4-7-2　脑神经

表 4-7-1　脑神经的性质、名称、连脑及进出颅腔部位

脑神经性质	脑神经名称	连脑部位	进出颅腔部位
感觉性神经	嗅神经	端脑	筛孔
	视神经	间脑	视神经管
	前庭蜗神经	脑桥	内耳门
运动性神经	动眼神经	中脑	眶上裂
	滑车神经	中脑	眶上裂
	展神经	脑桥	眶上裂
	副神经	延髓	颈静脉孔
	舌下神经	延髓	舌下神经管
混合性神经	三叉神经	脑桥	眼神经经眶上裂
			上颌神经经圆孔
			下颌神经经卵圆孔
	面神经	脑桥	内耳门→面神经管→茎乳孔
	舌咽神经	延髓	颈静脉孔
	迷走神经	延髓	颈静脉孔

1. **感觉性神经**　有嗅神经、视神经和前庭蜗神经,它们仅含感觉纤维,与头部的特殊感觉器官相联系。

2. **运动性神经**　动眼神经、滑车神经、展神经、副神经和舌下神经为运动性神经。

3. **混合性神经**　三叉神经、面神经、舌咽神经和迷走神经为混合性神经。

二、三叉神经

三叉神经(trigeminal nerve)(图 4-7-3)为最大的一对脑神经,属混合性神经,由两根组成。三叉神经节的中枢突聚集成感觉根从腹外侧入脑桥,由一般躯体感觉纤维传导口腔颌面部的感觉;三叉神经运动根是由脑桥中部发出的特殊内脏运动纤维,经三叉神经节深面入下颌神经,支配咀嚼肌的运动。

三叉神经节(trigeminal ganglion)为最大的脑神经节,又称半月神经节,在颞骨岩部尖端的三叉神经压迹处,距颧弓根后端深约 4.5~5cm,位于硬脑膜两层所形成的三叉神经腔内,上方为大脑颞叶,内缘邻近海绵窦后部和颈内动脉,外侧有卵圆孔、棘孔,深面有三叉神经运动根及岩大神经走行。

ER4-7-1
图片:ER4-7-1
感觉性神经

ER4-7-2
图片:ER4-7-2
运动性神经

ER4-7-3
图片:ER4-7-3
混合性神经

学习笔记

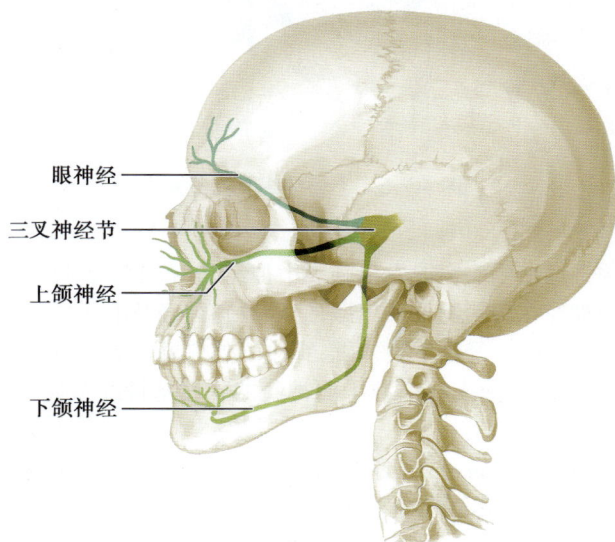

眼神经
三叉神经节
上颌神经
下颌神经

图 4-7-3　三叉神经及其分支

临床上可经面部皮肤穿刺卵圆孔，依进针方向及深度不同，将穿刺针刺入三叉神经节及感觉根的相应部位，为原发性三叉神经痛的患者行射频温控热凝治疗，选择性地破坏传导感觉的纤维，从而阻断疼痛的感觉。对于由微血管压迫感觉根引起的三叉神经痛，则多用微血管减压术治疗。

三叉神经节内假单极神经元的中枢突汇聚为感觉根，其触、压觉纤维终止于三叉神经感觉主核（脑桥核），痛、温觉纤维终止于三叉神经脊束核，咀嚼肌本体感觉纤维穿经三叉神经节，上行终止于三叉神经中脑核。神经元之周围突聚成三条神经干，分别称为眼神经、上颌神经和下颌神经，三者之感觉纤维在面部的分布约以睑裂、口裂为分界（图 4-7-4）。

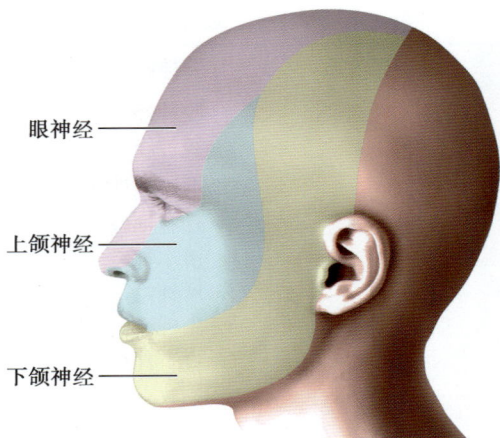

图 4-7-4 三叉神经感觉纤维在面部的分支分布区

（一）眼神经

眼神经（ophthalmic nerve）属感觉性神经，为三叉神经中最细小者，起自三叉神经节的前内侧，穿行于海绵窦外侧壁，在近眶上裂处分为泪腺神经、额神经及鼻睫神经三个终末支，而后向前经眶上裂入眶，分布于眶、眼球、结膜、泪腺、上睑、睑裂以上前额及顶部皮肤、鼻的大部分皮肤以及部分鼻黏膜。

（二）上颌神经

上颌神经（maxillary nerve）（图 4-7-5）为感觉性神经，起自三叉神经节前缘的中部，向前循海绵窦外侧壁下方，经圆孔达翼腭窝上部，由眶下裂入眶更名为眶下神经，向前行于眶下沟、眶下管，出眶下孔达面部。依其行程，可将上颌神经分为四段。

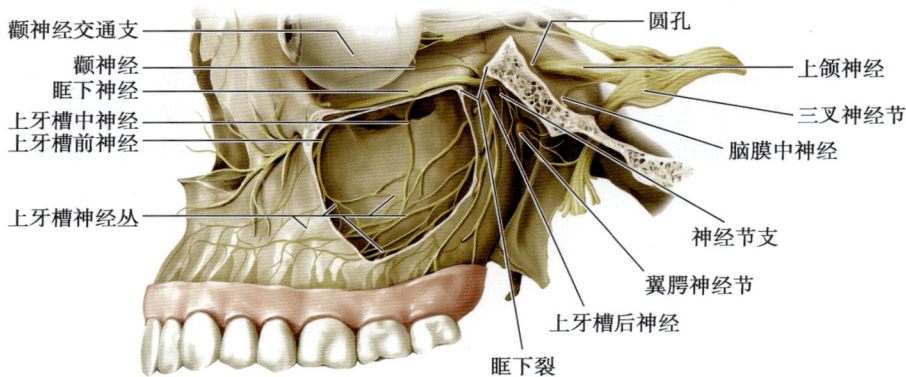

图 4-7-5 上颌神经及其分支

1. **颅中窝段** 上颌神经在颅中窝段发出脑膜中神经，分布于硬脑膜。

2. **翼腭窝段** 上颌神经在翼腭窝段发出颧神经、翼腭神经及上牙槽后神经。

（1）颧神经（zygomatic nerve）：经眶下裂入眶，穿过眶外侧壁之颧骨管，分为颧颞支和颧面支，布于颧、颞部皮肤。颧神经还借交通支将来源于面神经的副交感神经节后纤维导入泪腺神经内，控制泪腺分泌。

（2）翼腭神经（pterygopalatine nerve）（图 4-7-6）：翼腭神经亦称神经节支（ganglionic branches）常为两条小支，在翼腭窝内下降，穿经翼腭神经节，与其节后纤维共同组成眶支、鼻支、腭神经和咽神经等。

1）鼻支（nasal branches）：鼻支经蝶腭孔入鼻腔，分布于鼻甲和鼻中隔的黏膜。其中一支称为

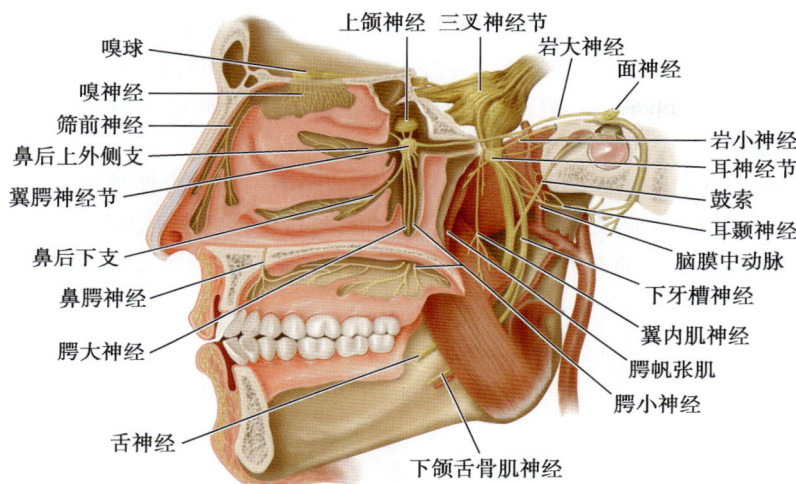

图 4-7-6　翼腭神经及其分支

鼻腭神经(nasopalatine nerve),沿鼻中隔黏膜深面行向前下,分布于鼻中隔,经切牙管出切牙孔,分布于上颌前牙的腭侧黏骨膜及牙龈,且发出分支与上牙槽前神经交通,共同分布于上颌中切牙,另有分支在上颌尖牙的腭侧与腭前神经吻合。

拔除上颌前牙时,可采用切牙孔注射法行鼻腭神经阻滞麻醉。

2)腭神经(palatine nerve):分为前、中、后三支,均下行于翼腭管内。腭前神经(anterior palatine nerve)又名腭大神经(greater palatine nerve),出腭大孔向前,行于上颌骨腭突下面纵行的沟内,分布于上颌后牙及尖牙的腭侧黏骨膜及牙龈,并在上颌尖牙的腭侧黏骨膜内与鼻腭神经吻合。腭中、后神经下行出腭小孔,分布于软腭及腭扁桃体。

上颌神经阻滞麻醉常用的翼腭管注射法即由腭大孔进针。另外,拔除上颌前磨牙及磨牙时,常采用腭大孔注射法行腭前神经阻滞麻醉。

(3)上牙槽后神经(posterior superior alveolar nerve):是上颌神经在翼腭窝内发出的分支,经翼突上颌裂进入颞下窝。有一支沿上颌骨体后面下降,分出上牙龈支布于上颌磨牙颊侧的黏膜及牙龈。另有分支与上牙槽后动脉伴行进入牙槽孔,经上颌窦后壁之牙槽管前行,与上牙槽中神经及前神经相互交织成上牙槽神经丛。神经丛后部的分支至上颌磨牙根部(上颌第一磨牙的近中颊根除外),自根尖孔进入牙髓腔,或分布于相应的牙周膜、牙槽骨及上颌窦黏膜。有时上牙槽后神经的分布范围也可向前延伸至前磨牙或尖牙区。

3. 眶内段　上颌神经进入眶下裂后更名为眶下神经(infraorbital nerve),发出上牙槽中神经及上牙槽前神经。

(1)上牙槽中神经(middle superior alveolar nerve):在眶下管的后段起自眶下神经,经上颌窦前外侧壁的牙槽管下行,参与上牙槽神经丛的构成。分布于上颌前磨牙和上颌第一磨牙的近中颊根及其牙周膜、牙槽骨、颊侧牙龈及上颌窦黏膜。国人约有 1/3 上牙槽中神经缺如,其分布区由上牙槽前神经和 / 或上牙槽后神经替代。

(2)上牙槽前神经(anterior superior alveolar nerve):自眶下管的中点起自眶下神经,经上颌窦前外侧壁的牙槽管下行,分支加入上牙槽神经丛,分布于上颌前牙及其相应的牙周膜、牙槽骨、唇侧牙龈及上颌窦黏膜。上牙槽前神经发出一鼻支,分布于下鼻道外侧壁前区及鼻腔底的黏膜,并与鼻腭神经相吻合。

4. 面段　上颌神经于眶下孔处发出睑下支、鼻外侧支、鼻内侧支及上唇支。

(1)睑下支(palpebral branches):分布于下睑皮肤。

(2)鼻外侧支(external nasal branches):分布于鼻侧部的皮肤。

(3)鼻内侧支(internal nasal branches):分布于鼻腔前庭的皮肤。

（4）上唇支（superior labial branches）：分布于上唇皮肤和黏膜。

临床上可将注射针头经眶下孔刺入眶下管，行眶下神经阻滞麻醉（麻醉上牙槽前、中神经）。在上颌骨体后方上颌结节上方可行上牙槽后神经阻滞麻醉。当外伤骨折或上颌窦肿瘤破坏眶底波及眶下神经时，均可导致同侧下睑、眶下区、上唇皮肤及相关牙、牙龈的疼痛或麻木。

（三）下颌神经

下颌神经（mandibular nerve）（图 4-7-7）是以感觉神经为主的混合性神经，是三叉神经中最大的分支，由起于三叉神经节前缘之外侧的粗大感觉根，与行于神经节下方的细小运动根共同穿卵圆孔出颅，进入颞下窝时，感觉根与运动根合并，下行于腭帆张肌与翼外肌之间，发出脑膜支和翼内肌神经后分成前、后两干。

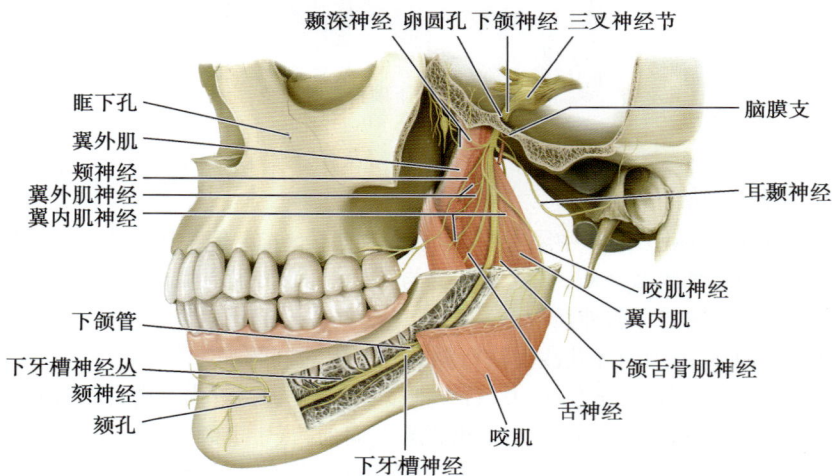

图 4-7-7　下颌神经及其分支

1. **脑膜支（meningeal branch）**　即棘孔神经，经棘孔入颅，与脑膜中动脉伴行，分布于硬脑膜。

2. **翼内肌神经（medial pterygoid nerve）**　自翼内肌深面进入该肌，分布于翼内肌，并有 1~2 细支穿经耳神经节，分布于鼓膜张肌及腭帆张肌。

3. **下颌神经前干（anterior trunk of mandibular nerve）**　较细，走行于翼外肌深面，大部分为运动纤维，分别分布于颞肌、咬肌和翼外肌。感觉纤维几乎全部集中于颊神经。

（1）颞深神经（deep temporal nerves）：前后各一，分别称为颞深前神经和颞深后神经，均经翼外肌上缘进入颞肌深面，布于该肌。

（2）咬肌神经（masseteric nerve）：常与颞深后神经共干，两者分开后，咬肌神经向外，经翼外肌上缘，与咬肌动脉伴行，在颞肌与颞下颌关节之间，跨越下颌切迹至咬肌深面，布于该肌。在翼外肌上缘，咬肌神经发出细支至颞下颌关节。

（3）翼外肌神经（lateral pterygoid nerve）：行于翼外肌深面，分支布于翼外肌上下头。

（4）颊神经（buccal nerve）：或称颊长神经，前干中唯一的感觉神经，行向前外，自翼外肌两头之间穿出，在喙突内侧缘沿下颌支前缘行向前下，在颞肌和咬肌前缘的覆盖下，穿过颊脂垫，布于下颌磨牙及第二前磨牙的颊侧牙龈及颊部的黏膜和皮肤。

颊神经的变异较大，可被上牙槽后神经的分支或下牙槽神经入下颌孔前分出的一支所代替；在颊侧牙龈分布时可能前伸至下颌尖牙或后缩至下颌第二磨牙；有时可替代上牙槽后神经的上颌牙龈支或参与支配下颌前磨牙和第一磨牙。

4. **下颌神经后干（posterior trunk of mandibular nerve）**　较粗，主要分为三条神经，即耳颞神经、舌神经和下牙槽神经。前两者为感觉神经，下牙槽神经为混合性神经。

（1）耳颞神经（auriculotemporal nerve）：多以两根包绕脑膜中动脉后合为一干，向后走行于翼外肌深面与腭帆张肌之间,穿过蝶下颌韧带与髁突颈之间,沿颞下颌关节后方进入腮腺上部分上、下两支。

1)上支:从耳颞神经主干分出后,几成直角弯曲向上,经腮腺上缘穿出,沿颞浅动脉后方上行,越过颧弓根部进入颞区,分为关节支、耳前支、外耳道支、腮腺支及颞浅支,分布于颞下颌关节、耳廓前上部及外耳道、腮腺及颞区的皮肤。颞浅支上行越过颧弓浅面,经耳廓前方在颞浅动、静脉之间上行成为耳颞神经的终末支。

2)下支:在腮腺实质内下行,与面神经相交通。

耳颞神经与面神经、耳神经节及上颌动脉交感丛相交通。来自舌咽神经的副交感节前神经纤维经鼓室支、岩小神经至耳神经节,在此交换神经元后,副交感节后神经纤维随耳颞神经的腮腺支进入腮腺,司腮腺分泌。来自交感神经颈上节的节后神经纤维,随上颌动脉的分支参入耳颞神经,分布于腮腺、腮腺血管及耳颞部皮肤的血管、汗腺及立毛肌,司腺体的分泌和血管的舒缩。

基于上述解剖学特点,在行颞下颌关节区或腮腺区手术时,要注意防止耳颞神经的损伤,以免发生交感与副交感神经纤维的错位愈合,形成"错配",引起耳颞神经综合征,即当味觉刺激时,耳颞部皮肤潮红或出汗,临床上又称为味觉出汗综合征。

(2)舌神经(lingual nerve)(图4-7-8):起自下颌神经后干,经翼外肌深面至其下缘,于翼内肌和下颌支之间下行向前内呈一弓形,越过下颌第三磨牙的远中至其舌侧下方,继向前下经舌骨舌肌与下颌舌骨肌之间,居下颌下腺及其导管之上。当其越过舌骨舌肌前缘附近时,舌神经先从导管的上方至其外侧行向下内侧"钩绕"导管,继续在导管的内侧前行,沿颏舌肌外侧与舌深动脉伴行至舌尖。分布于下颌舌侧牙龈(有时向前仅止于尖牙区,其变更的范围由对侧的舌神经支配)、舌前2/3黏膜、口底黏膜和舌下腺。

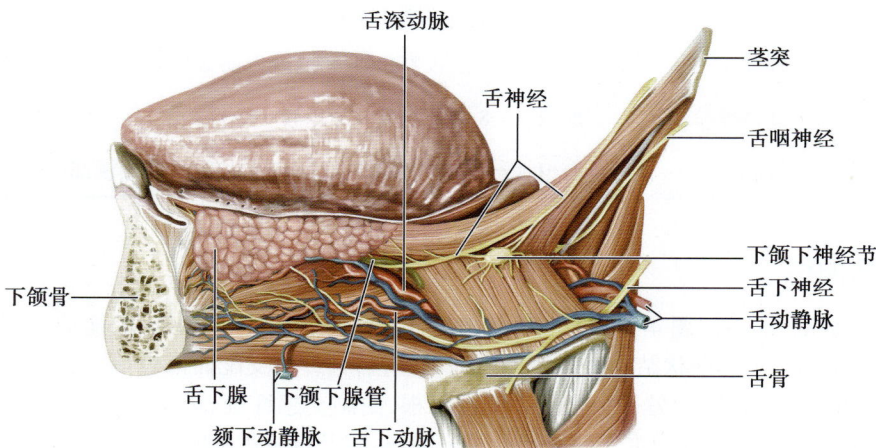

图4-7-8 舌神经及其分支

舌神经在经过翼外肌下缘时,收纳面神经的鼓索,将面神经的味觉纤维分布于舌前2/3的味蕾;将副交感纤维导入舌神经下方的下颌下神经节,该结之节后纤维分布于舌下腺及下颌下腺,司腺体的分泌。

舌神经在下颌第三磨牙远中及舌侧,位置表浅,表面仅有黏膜覆盖,在行舌下腺、下颌下腺、口底区手术时,要注意防止舌神经的损伤。

(3)下牙槽神经(inferior alveolar nerve):为下颌神经分支中之最大者,在翼外肌内侧下行,从翼外肌下缘处穿出,在蝶下颌韧带与下颌支之间与下牙槽动、静脉相伴沿下颌神经沟下行,穿经下颌孔入下颌管,沿途分支在下颌骨下牙槽基底部吻合成下牙槽神经丛,由该丛再分出终末支,布于下颌牙之牙髓及其牙周膜和牙槽骨。另有终末支出颏孔为颏神经(mental nerve),分布于下颌前牙及第一前磨牙的唇颊侧牙龈、下唇黏膜及皮肤和颏部皮肤。

下牙槽神经在进入下颌孔前还发出下颌舌骨肌神经(mylohyoid nerve),向前下方行于下颌舌骨沟内,支配下颌舌骨肌及二腹肌前腹。下颌舌骨肌神经内有时混有感觉纤维,由下颌骨正中内面进入下颌骨内,分布于下颌切牙及牙龈或参与同侧或对侧的下颌切牙神经。

临床上常在下颌孔上方的下颌神经沟行下牙槽神经阻滞麻醉,此处舌神经恰位于下牙槽神经前内方约 1cm 处。因此,只需将注射针退离下颌神经沟约 1cm,注射局麻药液,即可麻醉舌神经。

双侧下牙槽神经终末支在中线与对侧同名神经相吻合,故行下颌中切牙区手术时除阻滞麻醉同侧下颌神经外,尚需追加局部浸润麻醉。

颈横神经上部分支可经下颌骨内面前磨牙区的舌侧骨孔穿入下颌骨内,分布于下颌前磨牙区。故成功的下牙槽神经阻滞麻醉后,仍有 5% ~24% 的人有痛觉,常在追加颊侧或磨牙后三角等处的浸润麻醉后得以止痛。

下颌管在下颌第三磨牙下方距根尖很近,拔阻生智齿时要注意避免损伤下牙槽神经。

上、下颌神经在口腔的分布见表 4-7-2。

表 4-7-2　上、下颌神经在口腔的分布

神经名称		分布部位
上颌神经	鼻腭神经	1ǀ1 的牙髓和 321ǀ123 的腭侧黏骨膜及牙龈
	腭前神经	876543ǀ345678 的腭侧黏骨膜及牙龈
	上牙槽后神经	87ǀ78 的牙髓及 6ǀ6 的腭及远中颊根髓、牙周膜、牙槽骨、颊侧牙龈
	上牙槽中神经	54ǀ45 的牙髓及 6ǀ6 的近中颊根髓、牙周膜、牙槽骨、颊侧牙龈
	上牙槽前神经	321ǀ123 的牙髓及其牙周膜、牙槽骨、唇侧牙龈
下颌神经	颊神经	8—5ǀ5—8 的颊侧牙龈、颊部的皮肤和黏膜
	舌神经	8—1ǀ1—8 的舌侧牙龈、口底及舌前 2/3 的黏膜、舌下腺和下颌下腺
	下牙槽神经	8—1ǀ1—8 的牙髓及其牙周膜、牙槽骨
	颏神经	4—1ǀ1—4 的唇颊侧牙龈及下唇黏膜、皮肤及颏部皮肤

三、面神经

面神经(facial nerve)(图 4-7-9)为混合性神经,由两个根组成,一是较大的运动根,含特殊内脏运动纤维,起于脑桥下部网状结构腹外侧部的面神经核,其纤维支配面部表情肌、颈阔肌、镫骨肌、二腹肌后腹和茎突舌骨肌。另一个是较小的混合根,由副交感纤维、味觉纤维和一般躯体感觉纤维合并形成。前两者分别支配舌下腺、下颌下腺、泪腺、腭及鼻腔黏膜的腺体和舌前 2/3 的味蕾,感觉纤维则主要传导外耳道、外耳门周围及小部分耳后皮肤的痛、温、触觉冲动。

面神经于脑桥延髓沟的外侧部出脑后入内耳门,穿内耳道底入颞骨岩部的面神经管,在面神经管内先向前外,继呈直角转向后外,在转折处膨大形成面神经膝(外膝),此处前缘面神经干上有感觉性的膝神经节(geniculate ganglion)。继而主干再向下行,出茎乳孔,向前穿过腮腺形成腮腺丛,终支呈扇形分布于面部表情肌。因此,以茎乳孔为界,可将面神经分为面神经管段及颅外段。

(一)面神经管段的分支

1. 岩大神经(greater petrosal nerve) 也称岩浅大神经,为面神经第一个分支,主要含有副交感节前纤维。自面神经膝分出后,经翼管至翼腭神经节,副交感纤维在此节交换神经元后,随神经节的一些分支及三叉神经的分支到达泪腺、鼻和腭黏膜的腺体,支配其分泌。

2. 镫骨肌神经(stapedial nerve) 在鼓室后壁后方自面神经干发出,向前经一小管至镫骨肌。如果面神经在发出镫骨肌神经以上处受损,除面瘫外,患者还会发生镫骨肌麻痹和听觉过敏。

3. 鼓索(chorda tympani) 在茎乳孔上方约 6mm 处自面神经干发出,向前上行进入鼓室,继而穿经岩鼓裂出鼓室至颞下窝,向前下行以锐角从后面并入舌神经并随其走行分布。鼓索包含有

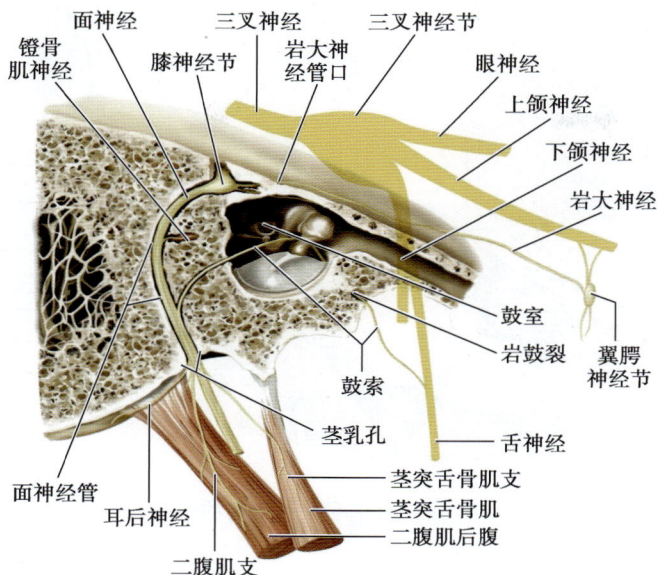

图 4-7-9　面神经及其分支

味觉纤维及副交感纤维,前者随舌神经分布于舌前 2/3 的味蕾,传导味觉冲动;后者进入舌神经下方的下颌下神经节交换神经元,节后纤维至下颌下腺及舌下腺支配腺体分泌。

（二）面神经颅外段及其分支

1. 面神经主干　是指面神经出茎乳孔至面神经分叉处的一段,长约 2cm,直径约 2.5mm。面神经自茎乳孔穿出时,位于茎突与乳突之间的间隙内。在茎乳孔前缘相当于乳突尖上方约 1cm 处,距皮肤表面深约 2cm 处,面神经向前、外并稍向下经外耳道软骨与二腹肌后腹之间,前行越过茎突根部的浅面进入腮腺,而后横过颈外动脉及下颌后静脉的外侧。新生儿及儿童由于乳突尚未发育完全,面神经位置表浅,手术时容易受到损伤。

2. 面神经腮腺前分支

（1）耳后神经（poster auricular nerve）:约于茎乳孔下方 1~2mm 处发出,沿乳突前方上行,在此有迷走神经的耳支加入,并与枕小神经、耳大神经的后支相交通。耳后神经在外耳道和乳突之间,分为耳支及枕支,前者支配耳后肌,后者支配枕肌。

（2）二腹肌支（digastric branch）:在近茎乳孔处发出,支配二腹肌后腹。

（3）茎突舌骨肌支（stylohyoid branch）:较为细长,常与二腹肌支共干发出,支配茎突舌骨肌。

3. 面神经腮腺内分支　面神经主干进入腮腺后,在腮腺深浅两叶之间前行至颈外动脉外侧,于下颌支后方分叉,通常为颞面干和颈面干两大分支,颞面干行向上前方,约在髁突颈处分为颞支、颧支和上颊支;颈面干行向前下分出下颊支、下颌缘支及颈支。面神经两干及分支间相互吻合成网状分布,在某分支损伤时可代偿部分功能（图 4-7-10）。

（1）颞支（temporal branches）:有 1~2 支,自颞面干发出后,经髁突浅面或前缘距耳屏前 10~15mm,出腮腺上缘,紧贴骨膜表面,越过颧弓后段浅面,行向前上,分布于额肌、眼轮匝肌上份、耳前肌和耳上肌。该支受损,同侧额纹消失。

在腮腺前缘处,颞支位置表浅,且与其他面神经分支间缺少吻合支,受损后功能不易恢复,在该区手术时注意保护。

（2）颧支（zygomatic branches）:多为 2~3 支,由颞面干发出,自腮腺前上缘穿出后行向前上,分上下两部分,上部分支较细,行向前上,越过颧骨表面,支配上、下眼轮匝肌;下部分支较粗,沿颧弓下方及面横动脉之下平行前行,在颧大肌、颧小肌及提上唇肌、提上唇鼻翼肌之深面进入并支配之。另在眶下区与三叉神经之眶下神经组成眶下丛。颧支损伤后眼睑不能闭合。

临床在行腮腺或颞下颌关节手术时,以紧贴耳前的纵弧形切口为宜,在发际内可斜向前上方,

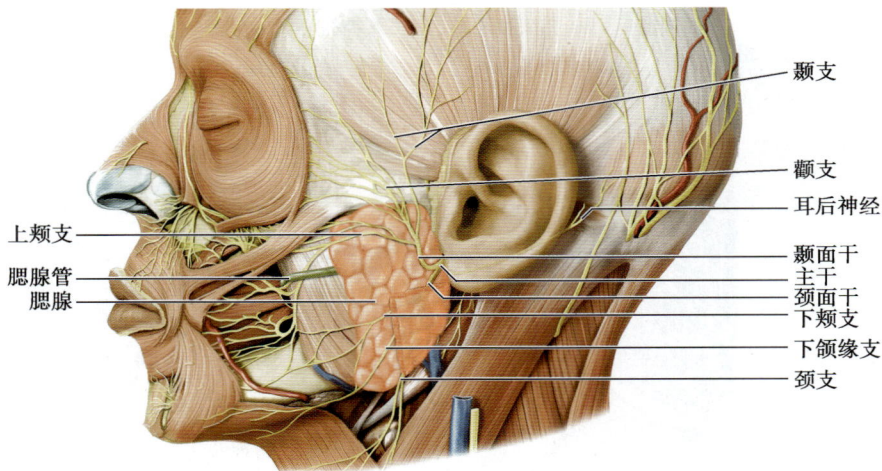

图 4-7-10　面神经在腮腺内的分支

这样既可减少手术瘢痕又可避免损伤颞支及颧支。

（3）颊支（buccal branches）：多为 3~5 支，由颈面干发出，或来自颞面、颈面两干。出腮腺前缘，行于咬肌筋膜的表面，据其与腮腺管的关系，可分位于其上方的上颊支及位于其下方的下颊支，两者分别走行于腮腺管上、下方各 10mm 的范围内。

上颊支较粗，位置较恒定，其体表投影约在耳屏前切迹与鼻翼下缘的连线上，平行于腮腺管之上方。下颊支位置不恒定，在口角平面或其稍上方前行。上、下颊支布于颧大肌、颧小肌、笑肌、提上唇肌、提上唇鼻翼肌、提口角肌、切牙肌、口轮匝肌、鼻肌及颊肌等。各颊支间相互吻合形成不规则的颊面襻，吻合支可位于腮腺管的深面或浅面。

颊支与腮腺管关系密切，在行腮腺切除手术时，可以腮腺管为标志，寻找并解剖面神经颊支。颊支损伤可出现鼻唇沟变浅或消失、鼓腮无力、上唇运动力减弱或偏斜以及食物积存于颊龈沟等症状。但由于颊支在腮腺内的吻合丰富，个别小支的损伤不致影响表情肌的活动。

（4）下颌缘支（marginal mandibular branch or branches）：多为 2 支，由颈面干发出，穿经腮腺途径较长，位置变异较大。自腮腺的下前缘穿出，在下颌角下方前行于颈阔肌深面与颈深筋膜浅层之间，起初行于下颌下三角上部，而后转向上前跨过下颌下缘，行于降口角肌深面，支配降口角肌、降下唇肌、笑肌及颏肌。约于下颌下缘平面，由后向前依次越过下颌后静脉、下颌角、面静脉浅面。由于下颌缘支紧贴下颌后静脉表面，因此，下颌后静脉是寻找下颌缘支的一个重要标志。大部分下颌缘支行于下颌骨下缘之上，下颌缘支损伤，可导致患侧口角下垂及流涎。

临床在行下颌下区切口时，为避免损伤下颌缘支，应在下颌骨下缘下方 15mm 处切口，低位结扎面动脉及面静脉，并应切开颈深筋膜浅层，在其深面向上翻瓣，可达到保护下颌缘支的目的。在行腮腺手术时，可以下颌后静脉和下颌角为标志，采用先寻找面神经下颌缘支再寻找面神经主干的手术方法。由于下颌缘支吻合支较少，且与下颌下淋巴结关系密切，术中慎勿损伤。

（5）颈支（cervical branch or branches）：多为 1 支，为颈面干的终末支，出腮腺下缘后，在颈阔肌深面，行向前下至下颌下三角，分布至颈阔肌，可发出分支与颈横神经相交通。颈支有时尚发出一条返支行向前上并入下颌缘支。

（三）面神经的应用解剖

面神经损伤可导致面瘫，依其损伤部位不同分为核上瘫和核下瘫。

1. **核上瘫**　核又称核上性（中枢性）面神经麻痹，常因脑血管疾患或脑肿瘤等引起。面神经核上部的细胞接受双侧皮质脑干束的纤维，其轴突组成的面神经运动纤维，支配同侧眼裂以上的表情肌。面神经核下部的细胞只接受对侧皮质脑干束的纤维，其轴突组成的面神经运动纤维，支配同侧睑裂以下的表情肌。因此，当一侧皮质脑干束受损时，则引起病变对侧眼裂以下表情肌瘫痪，如鼻唇沟平坦、口角上提障碍、鼓腮无力、食物易存留于口腔前庭等，但不影响闭眼及皱额，常伴有与面瘫同侧肢体的瘫痪,而无味觉和唾液分泌障碍。

2. 核下瘫　又称核性或核下性(周围性)面神经麻痹,面神经核或面神经的运动纤维受损均可引起核下性面神经麻痹。病变(如出血、肿瘤等)可在脑桥下部、中耳或腮腺等部位,其临床表现为患侧全部表情肌瘫痪(提上睑肌除外,该肌受动眼神经支配),如额纹消失、不能闭眼及皱眉、鼻唇沟平坦、口角上提障碍、鼓腮无力等。根据受损部位的不同,核下性面神经麻痹可伴有听觉改变、舌前 2/3 味觉减退以及唾液、泪腺分泌障碍。

临床上可依患者的症状及体征作出面神经损伤的定位诊断(表 4-7-3)。

表 4-7-3　核下性面瘫的定位诊断

面神经损伤部位	症状及体征
茎乳孔以外的面神经主干受损	同侧面肌麻痹
鼓索与镫骨肌神经分出处之间(面神经主干及鼓索受损)	同侧面肌麻痹,同侧舌前 2/3 味觉丧失,唾液分泌障碍
镫骨肌神经分出处与膝神经节之间(面神经主干、鼓索及镫骨肌神经受损)	同侧面肌麻痹,同侧舌前 2/3 味觉丧失,唾液分泌障碍,听觉过敏
膝神经节与内耳门之间(面神经主干、鼓索、镫骨肌神经及岩大神经受损)	同侧面肌麻痹,同侧舌前 2/3 味觉丧失,唾液分泌障碍,角膜干燥(泪腺分泌障碍),听觉过敏

四、舌咽神经

舌咽神经(glossopharyngeal nerve)(图 4-7-11)为混合性神经,含有五种纤维:①特殊内脏运动纤维:起自疑核,支配茎突咽肌;②一般内脏运动纤维:起自延髓的下泌涎核,在耳神经节内交换神经元后,节后副交感纤维分布至腮腺,控制腮腺的分泌;③一般内脏感觉纤维:起于下神经节内的细胞,周围突分布于颈动脉窦和颈动脉体、舌后 1/3、腭扁桃体、咽以及中耳、咽鼓管等处的黏膜,中枢突终止于孤束核;④特殊内脏感觉纤维:起于下神经节内的细胞,周围突分布于舌后 1/3 的味蕾,传导味觉冲动,中枢突终止于孤束核;⑤一般躯体感觉纤维:起于上神经节内的细胞,周围突分布于耳后皮肤,中枢突终止于三叉神经脊束核。

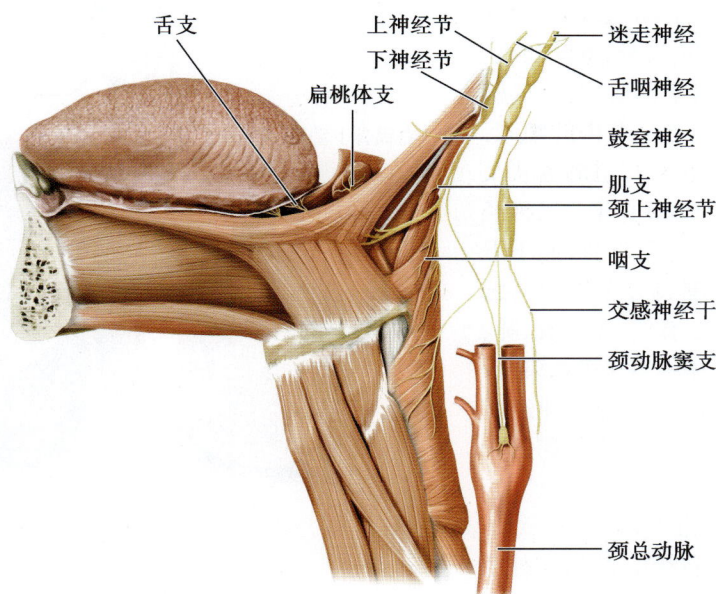

图 4-7-11　舌咽神经及其分支

学习笔记

(一)舌咽神经的分支

舌咽神经自颈静脉孔出颅,神经干在孔的上、下方分别有膨大的上、下神经节。主干在茎突及茎突诸肌的深面,颈内动、静脉之间下行,继而在颈内动脉与颈外动脉之间向前下,呈弧形跨过茎突咽肌的浅面,于舌骨舌肌的深面继续前行抵达舌根及腭扁桃体区。其主要分支有:

1. **鼓室神经(tympanic nerve)** 发自舌咽神经下神经节,内含一般感觉纤维和副交感纤维。一般感觉纤维入鼓室后在鼓室内壁与交感神经纤维共同形成鼓室丛,分布于鼓室、乳突小房和咽鼓管的黏膜;鼓室神经所含副交感节前纤维经鼓室丛、岩小神经(lesser petrosal nerve)出鼓室,经卵圆孔出颅,入耳神经节,交换神经元,其节后纤维经耳颞神经至腮腺,管理腮腺分泌。

2. **颈动脉窦支(carotid sinus branch)** 即窦神经,分布于颈动脉窦的压力感受器和颈动脉体的化学感受器,传导刺激入脑,调节心跳、血压和呼吸。

3. **咽支(pharyngeal branches)** 与迷走神经的咽支及交感神经颈上节的咽支共同构成咽丛,分布于咽黏膜。

4. **肌支(muscular branch)** 支配茎突咽肌。

5. **扁桃体支(tonsillar branches)** 为数小支,与上颌神经的腭中、后神经结合成神经丛,围绕在扁桃体周围,由该丛发出分支至腭扁桃体、软腭和咽峡。

6. **舌支(lingual branches)** 分布于舌后1/3的黏膜及味蕾,司该处的一般感觉及味觉。舌支与对侧同名支及三叉神经的舌神经相吻合。

(二)舌咽神经的应用解剖

舌咽神经损伤后会出现患侧软腭及咽部感觉减退或消失,舌后1/3一般感觉及味觉障碍,咽反射减弱或消失,腮腺分泌功能异常等。肿瘤侵犯舌咽神经,可造成舌咽神经感觉分布区的疼痛或舌咽神经麻痹。临床上将无明确病因造成舌咽神经分布区的阵发性剧痛称为原发性舌咽神经痛。

五、迷走神经

迷走神经(vagus nerve)(图4-7-12)是行程最长、分布最广的脑神经,为混合性神经,含五种纤维:①一般内脏运动纤维:起于迷走神经背核,发出纤维止于颈、胸、腹腔脏器壁内的神经节,交换神经元后,其节后纤维分布于颈、胸、腹脏器,控制心肌、平滑肌及腺体的活动;②特殊内脏运动纤维:起于延脑内疑核,支配咽肌、喉肌、软腭肌和食管上部肌;③一般躯体感觉纤维:起于上神经节内的细胞,周围突分布于耳后及外耳道的皮肤及颅后窝的硬脑膜,中枢突止于三叉神经脊束核;④一般内脏感觉纤维:起于下神经节的细胞,周围突分布于颈动脉窦、颈动脉体、咽、喉、食管、支气管、肺、心及胸、腹腔器官,中枢突止于孤束核;⑤特殊内脏感觉纤维:起于下神经节的细胞,周围突分布于会厌及软腭的味蕾,中枢突亦止于孤束核。

ER4-7-11

画廊:ER4-7-11 迷走神经及其分支

图4-7-12 迷走神经和颈交感干

（图中标注）舌咽神经、上神经节、下神经节、迷走神经咽支、喉上神经、右锁骨下动脉、主动脉弓；迷走神经上节、迷走神经下节、喉上神经、迷走神经、甲状软骨、喉返神经

(一)迷走神经的分支

迷走神经自颈静脉孔出颅,在神经干上有上神经节和下神经节,分别位于颈静脉孔处及孔下方。在颈部,迷走神经位于颈鞘内,垂直下行于颈内静脉与颈内动脉(或颈总动脉)之间的后方,而后经胸廓上口进入胸腔,再穿膈的食管裂孔进入腹腔。迷走神经与口腔临床关系密切的分支有:

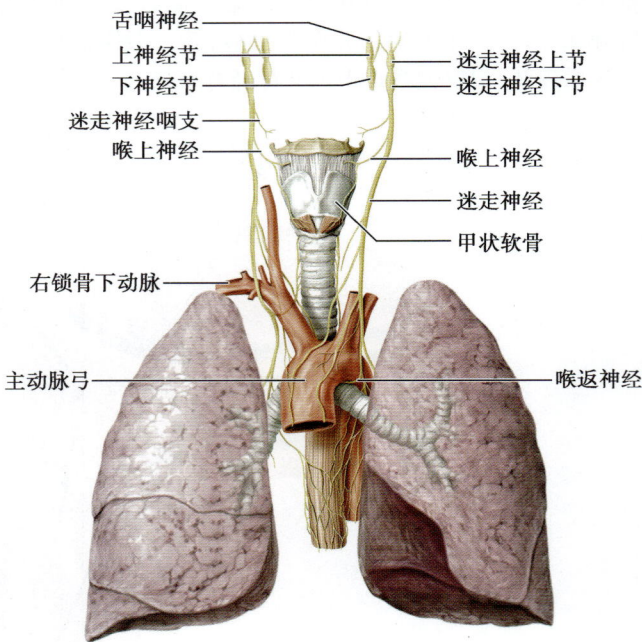

1. **咽支（pharyngeal branches）**　与舌咽神经、交感神经的咽支共同组成咽丛，分支支配咽肌（除茎突咽肌由舌咽神经支配外）及软腭肌（除腭帆张肌由三叉神经的下颌神经支配外）。

2. **喉上神经（superior laryngeal nerve）**　起自下神经节，分为内、外两支。内支分布于会厌、声门裂以上的喉黏膜及部分舌根；外支分布于环甲肌。

3. **喉返神经（recurrent laryngeal nerve）**　左、右喉返神经走行各异。左侧绕主动脉弓，右侧绕锁骨下动脉，回返向上。在食管和气管间的沟中上行，其末梢支穿入喉内称为喉下神经，分布于除环甲肌以外的喉肌及声门裂以下的喉黏膜。此外，喉返神经还发出心下支入心丛、支气管支入肺丛、食管支至食管壁等。

（二）迷走神经的应用解剖

咽支损伤可导致吞咽困难；喉上神经损伤可导致喉上部感觉障碍、环甲肌麻痹，造成发音微弱；喉返神经损伤可因声带麻痹而导致声嘶及发声困难，双侧喉返神经损伤则可造成失声和窒息。

迷走神经总干损伤较分支损伤少见。但因其与颈内动、静脉共同包被于颈鞘内，行颈淋巴清扫术切断结扎颈内静脉时，容易被误伤。一侧迷走神经损伤时，患侧软腭及咽喉肌瘫痪、咽喉感觉消失，此时可有声音嘶哑，可见心搏加速或心搏骤停，若双侧迷走神经完全受损则可致猝死。故行颈部手术时应予以注意。

六、副神经

副神经（accessory nerve）为运动神经，起自延髓和脊髓，由两种神经根组成。延髓根起自延髓内的疑核，脊髓根起自颈髓第 1~5 节脊髓前角的副神经核。

（一）副神经的分支

脊髓根经枕骨大孔入颅，与延髓根汇合经颈静脉孔出颅。副神经出颅后分为内、外两支。

1. **内侧支**　即延髓根的纤维，出颅后在迷走神经下神经节上方并入迷走神经咽支支配咽肌（除茎突咽肌由舌咽神经支配外）及软腭肌（除腭帆张肌由三叉神经的下颌神经支配外）。因此，可将延髓根的纤维看作为迷走神经的一部分。

2. **外侧支**　为脊髓根的纤维，出颅后称为脊副神经，通常所说副神经是指脊副神经，支配胸锁乳突肌和斜方肌。该神经行向后外，经颈内静脉的后方（有 1/3 经颈内静脉前方），在茎突、茎突舌骨肌及二腹肌后腹深面下行，在乳突下方约 3.5cm 处穿入胸锁乳突肌上部的深面，发出分支支配该肌，而后副神经自胸锁乳突肌后缘中点稍上方处浅出，经颈深筋膜浅层的深面越过颈后三角上部，在斜方肌前缘中、下 1/3 交界处（约在锁骨上 3~5cm）进入斜方肌深面，发出分支支配该肌。

（二）副神经的应用解剖

由于副神经内侧支加入迷走神经，临床上副神经损伤通常是指外侧支即脊副神经损伤。

副神经越过颈后三角时位置表浅，淋巴结在其周围排列，行颈淋巴清扫手术时易受损伤。因副神经损伤部位不同，可分别导致斜方肌及（或）胸锁乳突肌功能障碍。当损伤发生在发出胸锁乳突肌支以前时，会出现同侧斜方肌及胸锁乳突肌的功能障碍；若颈后三角副神经受损，只出现同侧斜方肌的功能障碍。斜方肌功能障碍临床表现为患侧耸肩无力、肩胛下垂；胸锁乳突肌功能障碍临床表现为头向健侧旋转及向患侧侧屈障碍。若两侧副神经损伤时，头常向后仰。

颈静脉孔为副神经、迷走神经、舌咽神经的共同出颅部位。因此，当颈静脉孔周围有肿瘤出现或外伤导致颅底骨折波及此区时，临床上可同时出现上述三神经的损伤症状（颈静脉孔综合征），如呛咳、声嘶及耸肩困难等。

七、舌下神经

舌下神经（hypoglossal nerve）（图 4-7-13）属运动神经，支配除腭舌肌以外的全部舌内、外肌。

舌下神经仅含一般躯体运动神经纤维，该神经起自延髓的舌下神经核，由此核发出的纤维组成舌下神经根丝，自延髓锥体与橄榄之间的前外侧沟出脑。

（一）舌下神经的分支分布

舌下神经穿舌下神经管出颅，于颈内动、静脉之间下行，在下颌角水平，神经呈弓形弯曲向前，

画廊:ER4-7-12
副神经及其分支

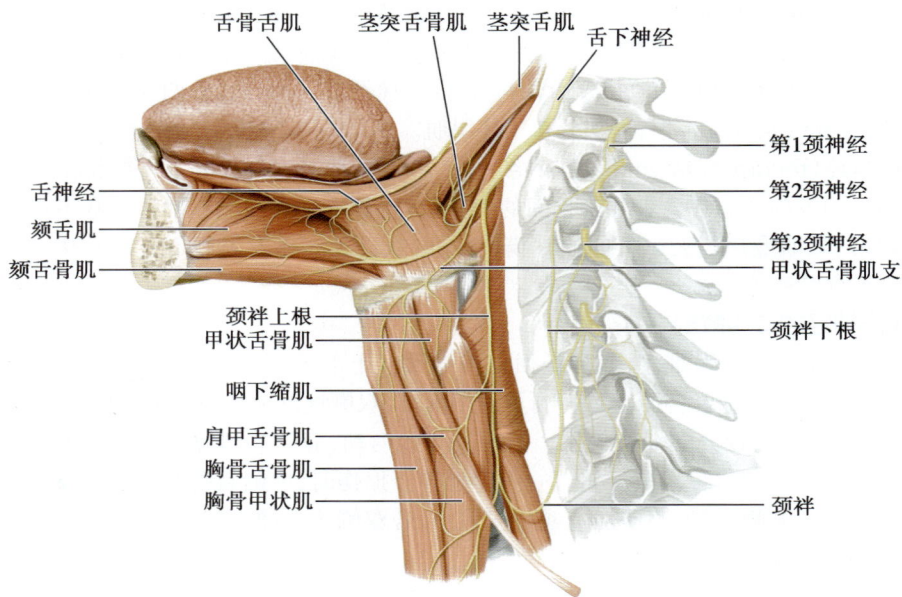

图 4-7-13　舌下神经及其分支分布

越过颈内、外动脉浅面，经二腹肌后腹深面进入下颌下三角，在此，舌下神经位于下颌下腺的深面，伴随其上方的下颌下腺管，经舌骨舌肌与下颌舌骨肌之间进入舌下间隙，在舌骨舌肌浅面布于舌外诸肌，至舌骨舌肌前缘分支深入舌内肌群。

（二）舌下神经的应用解剖

在行颈淋巴清扫术结扎颈内静脉上端以及涉及下颌下三角、舌下区的手术时，应注意保护舌下神经。若该神经受损，可导致患侧舌肌瘫痪及萎缩，伸舌时舌尖偏患侧，舌位于口腔内静止位时，舌尖偏向健侧。两侧舌下神经受损时，导致完全性舌麻痹，舌在口腔内不能活动、言语不清、饮食困难，舌可向后缩入咽腔致呼吸困难，常需行气管切开术。

八、其他脑神经

脑神经中除上述与口腔颌面部的功能关系较密切的神经外，随着口腔各学科的发展，嗅神经、视神经、动眼神经、滑车神经、展神经和前庭蜗神经等相关脑神经及其功能也逐渐得到重视。

九、颈部脊神经

颈部脊神经共 8 对，其中第 1~4 对颈神经的前支构成颈丛（cervical plexus），分布于颈部肌、膈肌及头颈和肩胸部皮肤。颈丛位于颈椎侧方、胸锁乳突肌和椎前筋膜的深面，肩胛提肌和中斜角肌的前面。颈丛包括浅、深两组分支。

（一）颈丛浅支组

颈丛浅支组为皮神经，各支均在胸锁乳突肌后缘中点处穿出颈深筋膜，分布于头颈及肩胸部皮肤（图 4-7-14）。

1. **枕小神经（lesser occipital nerve）**　纤维来自第 2 或第 3 颈神经，沿胸锁乳突肌后缘向上，与枕大神经、耳大神经及面神经的耳后支相交通，分布于耳廓后面及枕部皮肤。

2. **耳大神经（greater auricular nerve）**　纤维来自第 2 及第 3 颈神经，为颈丛浅支中最大的分支。该神经绕胸锁乳突肌后缘行向前上，在颈阔肌深面沿颈外静脉后方上行，至腮腺下方分为两支，前支分布于腮腺区皮肤；后支分布于耳廓后面及乳突部皮肤。

耳大神经位置浅表、易于寻找，临床上可作为面神经移植的供体。

3. **颈横神经（transverse nerve of neck）**　又称颈皮神经，纤维来自第 2 及第 3 颈神经。该神经在胸锁乳突肌后缘中点处浅出，向前横行于该肌表面，经颈外静脉深面至该肌前缘，在颈阔肌深

学习笔记

ER4-7-13
画廊:ER4-7-13
其他脑神经及
其分支

ER4-7-14
画廊:ER4-7-14
颈部脊神经及
其分支

162

面分为升、降两支:升支分布于颈前上部皮肤,有分支与面神经的颈支连接成襻;降支分布于颈前外侧部皮肤。

4. **锁骨上神经(supraclavicular nerve)** 纤维来自第 3 及第 4 颈神经,在胸锁乳突肌后缘中点处浅出,下行于颈阔肌深面,有内、中、外 3 组分支,分别在锁骨稍上方穿出颈阔肌,分布于颈下部、胸上部及肩部皮肤。

颈丛浅支均自胸锁乳突肌后缘中点处穿出颈深筋膜,故临床上在此处可行颈丛浅支的神经阻滞麻醉。

(二)颈丛深支组

颈丛的深支组主要为支配颈深肌群的肌支,此外还有至迷走神经、舌下神经、副神经和交感神经颈上神经节的交通支(图 4-7-13)。在颈丛深支中比较重要的是膈神经。

图 4-7-14　颈丛浅支组分支

1. **膈神经(phrenic nerve)** 起初在前斜角肌上端的外侧下行,继而沿该肌前面下降至其内侧,在锁骨下动、静脉之间经胸廓上口进入胸腔与心包膈血管伴行下达膈肌。膈神经的运动纤维支配膈肌的运动,感觉纤维分布于胸膜、心包以及膈下面的部分腹膜。

膈神经受刺激时可发生呃逆,损伤时则导致同侧膈肌瘫痪,表现为腹式呼吸减弱或消失,严重者可有窒息感。在椎前筋膜浅面清扫淋巴结时要牢记膈神经位于椎前筋膜之深面,以避免其损伤。

2. **副膈神经(accessory phrenic nerve)** 为颈丛的一个不恒定的分支,国人出现率为 48%,常见于一侧。该神经发出部位变化较大,多发自第 4、5 颈神经,亦见起自第 6 颈神经。发出后先在膈神经外侧下行,于锁骨下静脉上方或下方加入膈神经。

若有副膈神经存在,膈神经主干在前斜角肌前受压或切断时,不会引起膈肌的完全性麻痹。

(三)颈丛交通支

颈丛与分布在颈部的其他神经分支间存在一些交通支,如与副神经、迷走神经和交感神经之间均有交通支相连。其中最重要的是颈丛分支与舌下神经之间的交通联系,颈襻是这种交通联系的具体形式。

颈襻(ansa cervicalis):第 1 颈神经的部分纤维离开本干后,加入到舌下神经,随其一起下行,走行较短距离后又离开舌下神经继续下行,独立构成舌下神经降支。第 2、第 3 颈神经的部分纤维离开本干后汇合组成颈神经降支下行。舌下神经降支与颈神经降支在环状软骨水平结合形成颈襻,从襻上并发出分支支配舌骨下肌群。

十、颈部内脏运动神经

内脏神经系统主要分布于内脏、心血管、平滑肌和腺体。内脏运动神经司调节内脏、心血管的运动和腺体的分泌,通常不受人的意志控制,是不随意的,故又称为自主神经系统(或称为植物神经系统)。根据形态、功能和药物学特点,内脏运动神经分为交感神经和副交感神经两部分。

(一)交感神经

交感神经的低级中枢位于脊髓 $T_1 \sim L_3$ 灰质侧柱的中间外侧核。交感神经节前纤维起自此核的细胞。其周围部包括交感干、交感神经节,以及由神经节发出的分支和交感神经丛等。交感干左右各一,上端起于颅底,沿脊柱两旁排列,下端直达骶骨,此干在颈部称颈交感干。

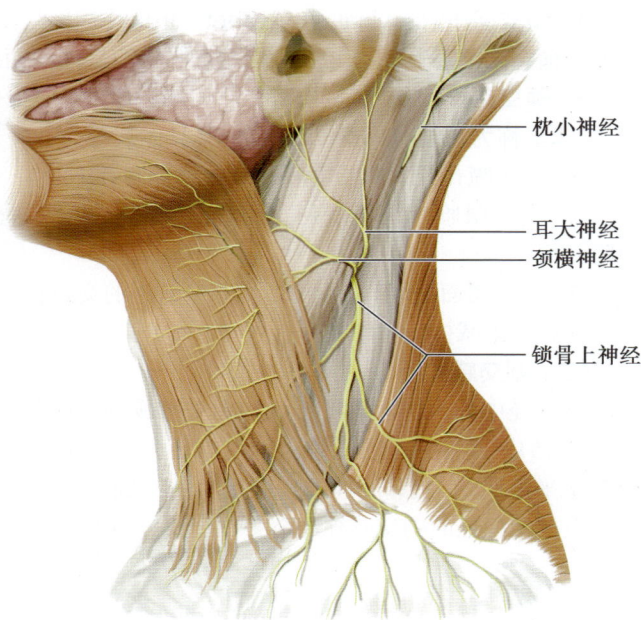

画廊:ER4-7-15
颈部内脏运动神经及其分支

1. 颈交感干（cervical sympathetic trunk） 由 3 个颈交感神经节和节间支相互串联而成,位于颈椎横突之前、颈血管鞘的后方、颈筋膜椎前层的浅面或深面,有时位于筋膜内。

2. 颈交感干损伤 颈丛麻醉或颈淋巴清扫术中损伤颈交感干,均可导致颈交感神经功能障碍,临床上称为霍纳(Horner)综合征,其具体表现为:

(1) 由于瞳孔开大肌功能障碍导致患侧瞳孔缩小。

(2) 由于眼睑米勒肌麻痹,导致患侧上睑轻度下垂、睑裂变狭窄,并因此而表现出似有眼球内陷。

(3) 由于司面、颈部血管收缩及汗腺分泌的交感神经功能障碍,导致患侧面颈部皮肤血管扩张以及汗腺分泌减少。

(二)副交感神经

脑神经中的内脏运动纤维均为副交感成分,分别于动眼神经、面神经、舌咽神经和迷走神经中(图 4-7-15)。其内脏运动纤维从脑发出后先终止于相应的副交感神经节,节内神经元再发出纤维分布于平滑肌、心肌和腺体。肉眼可见的有睫状神经节、翼腭神经节、耳神经节和下颌下神经节,与迷走神经相连的副交感神经节多位于所分布的器官近旁或壁内。

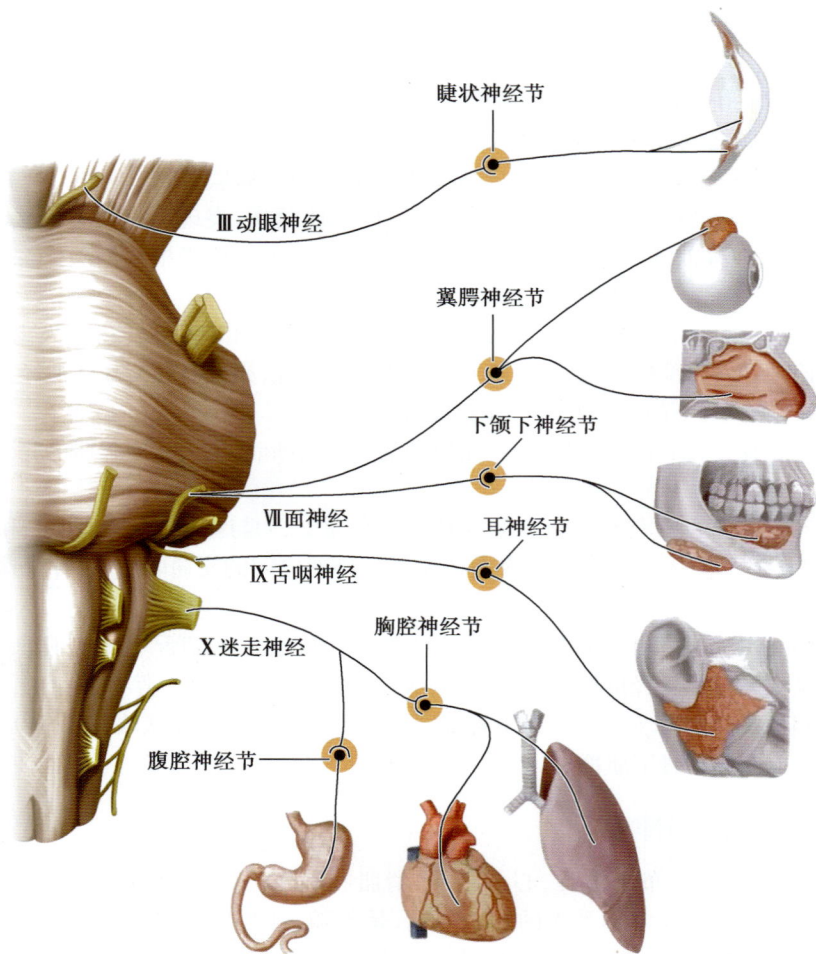

图 4-7-15　支配内脏和腺体的颅部副交感纤维来源

思考题

1. 简述颌面部骨性支架的组成骨有哪些,其中成对的骨和可运动的骨有哪几块?
2. 简述眶下孔的解剖特点和临床意义。
3. 分别简述腭大孔的骨性标志及表面标志。
4. 简述上颌骨的结构特点。
5. 简述下颌支内面的解剖标志。
6. 简述下颌骨的薄弱部位有哪些?
7. 简述颞下颌关节的构成及其形态特征。
8. 简述颞下颌关节盘的功能作用。
9. 简述颞下颌关节的运动特点。
10. 简述颞下颌关节的功能负荷特点。
11. 简述表情肌的特点与分群。
12. 简述唇颊部肌群的组成、分组及其功能。
13. 简述咀嚼肌各肌的位置、肌束起止及功能。
14. 简述翼外肌的解剖特征及功能特点。
15. 简述附着于下颌骨上的肌肉及其主要作用,它们与下颌骨骨折折移位的关系。
16. 简述口颌系统肌链的构成与功能以及临床意义。
17. 简述腮腺的毗邻。
18. 简述腮腺鞘有哪些结构特点?
19. 简述下颌下腺导管的解剖特点以及临床意义。
20. 简述舌下腺的位置和毗邻。
21. 简述颈外动脉在面颈部的分支,上颌动脉的起始部位与重要分支。
22. 简述什么是面部危险三角区? 面部浅静脉解剖结构特点有哪些? 上唇痈扩散引发颅内感染的途径是什么?
23. 简述下颌下淋巴结的位置、收集范围及淋巴流向。
24. 简述颈二腹肌淋巴结的位置、收集范围及临床意义。
25. 拔除上颌第一磨牙,应麻醉哪个神经的什么分支?
26. 眶下管麻醉时可以同时麻醉哪些神经? 为什么?
27. 颞下颌关节的感觉是由哪个神经负责传导的?
28. 简述颈丛浅支的组成及分支分布。
29. 简述面神经的腮腺内分支。
30. 舌的感觉是由什么神经支配的?

（阎　英）

参考文献

1. NELSON S J,ASH M M. Wheeler's Dental Anatomy,Physiology,and Occlusion. 8th ed. St. Louis,Missouri：Saunders,Elsevier Inc.,2003
2. 徐樱华.实用𬌗学.北京：科学技术文献出版社,2011
3. DAWSON P E. Functional occlusion：from TMJ to smile design. New York：Mosby Inc.,2007
4. OKESON J P. Management of temporomandibular disorders and occlusion.6th ed. Mosby Inc.,2008
5. 王美青.现代𬌗学.北京：人民卫生出版社,2006
6. HANNAM A G,MCMILLAN A S.Internal organisation in the human jaw muscles. Crit Rev Oral Biol Med,1994,5：55-89
7. MARGARETA N,VICTOR H F. Basic biomechanics of the musculoskeletal system.3th ed. Philadelphia：Lippincott Williams &Wilkins,2001

8. MURRAY G M,BHUTADA M K,PECK C C,et al. The human lateral pterygoid muscle. Archives of oral biology,2007,52:377-380

9. SEELEY R R. Seeley's anatomy & physiology. 10th ed. New York:McGraw-Hill Co.,2014

10. SUSAN S.Gray's anatomy. 39th ed. Elsevier Churchill Livingstone,2004

11. WANG M Q,YAN C Y,YUAN Y P. Is the superior belly of the lateral pterygoid primarily a stabilizer? An EMG study. J Oral Rehabil,2001,28:507

12. WILLIAMS P L.Gray's Anatomy.38th ed.New York:Churchill Livingstone,1995

13. 王美青.口腔解剖生理学.7版.北京:人民卫生出版社,2012

14. 张朝佑.人体解剖学.3版.北京:人民卫生出版社,2009

15. 皮昕.口腔解剖生理学.6版.北京:人民卫生出版社,2007

16. 邱蔚六.口腔颌面外科学.6版.北京:人民卫生出版社,2007

17. 王翰章.中华口腔科学(上、中、下卷).北京:人民卫生出版社,2001

18. 屠规益,唐平章,徐震纲.颈淋巴结转移癌临床——经典与现代理念.北京:人民卫生出版社,2010

19. FRANK H N.奈特人体解剖彩色图谱.王怀经,主译.3版.北京:人民卫生出版社,2005

20. 王云祥.实用淋巴系统解剖学.北京:人民卫生出版社,1984

21. 柏树令.系统解剖学.5版.北京:人民卫生出版社,2001

22. 刘执玉.淋巴学.北京:中国医药科技出版社,1996

23. 柏树令.系统解剖学.8版.北京:人民卫生出版社,2013

24. 张志愿.口腔颌面外科学.7版.北京:人民卫生出版社,2013

学习笔记

第五章　口腔颌面颈部局部解剖

>> 【内容提要】

　　本章详细地介绍了口腔、面部和颈部的境界、分部或分区、表面解剖标志和浅层结构。进而描述了唇、颊、腭、舌下区、舌、咽的境界和分部、表面解剖标志、层次结构内容、血液供应、淋巴回流、神经支配以及部分生理功能。

　　面部重点描述了其浅层结构、腮腺咬肌区和颞下区的层次解剖及重点解剖解构、面部筋膜间隙的位置、连通途径及其临床意义。

　　颈部对颏下三角、下颌下三角、肌三角、颈动脉三角、胸锁乳突肌区、颈后三角进行了详细地描述，对颈根部的血管神经等重要解剖结构、颈部筋膜间隙的位置及其相互连通也分别作了介绍。

第一节　口腔局部解剖

　　口腔位于消化道的起始部，参与咀嚼、吮吸、吞咽和消化过程，完成构音、协助发音和言语动作，并辅助呼吸，且具有一般和特殊感觉等生理功能。

一、口腔的境界

　　口腔（oral cavity）的境界：前壁为唇；后界为咽门（由腭帆、腭舌弓和舌根共同围成）；两侧壁为颊；上壁（顶）为腭；下壁（底）为舌和舌下区。

　　口腔前方经上、下唇间的口裂与外界相通；后界经咽门与口咽部相延续。

二、口腔的分部

　　当闭口、上下颌牙齿处于牙尖交错𬌗时，由上下颌牙列、牙龈及牙槽黏膜将口腔分为两个部分，分别是前外侧部和后内侧部。前外侧部称为口腔前庭（oral vestibule），为位于唇、颊与牙列、牙龈及牙槽黏膜之间的 U 形的潜在腔隙；后内侧部称为固有口腔（oral cavity proper）。

　　口腔前庭在开口状态和下颌姿势位时经𬌗间隙与固有口腔之间可广泛交通；而在牙尖交错位时，口腔前庭主要在其后部经翼下颌皱襞与最后磨牙远中面之间的空隙与固有口腔相通；在牙关紧闭或颌间固定的患者，可经此空隙输入流体营养物质。

三、口腔前庭表面解剖标志

　　在口腔前庭各壁上，可见口腔前庭沟、上唇及下唇系带、颊系带、腮腺管乳头、磨牙后区、翼下颌皱襞和颊脂垫尖等具有临床意义的表面解剖标志（图 5-1-1）。

　　1. 口腔前庭沟（或称唇颊龈沟）　口腔前庭沟呈蹄铁形，为唇、颊黏膜移行于牙槽黏膜的沟槽，即口腔前庭的上、下界。口腔前庭沟黏膜下组织松软，是口腔局部麻醉常用的穿刺部位。

　　2. 唇系带（frenum of upper and lower lip）　为口腔前庭沟中线上扇形或线形的黏膜小皱襞。在上唇者为上唇系带，在下唇者为下唇系带。上唇系带一般较下唇系带明显。

　　儿童的上唇系带较为宽大，并可能与切牙乳头直接相连。随着儿童年龄的增长，唇系带也应

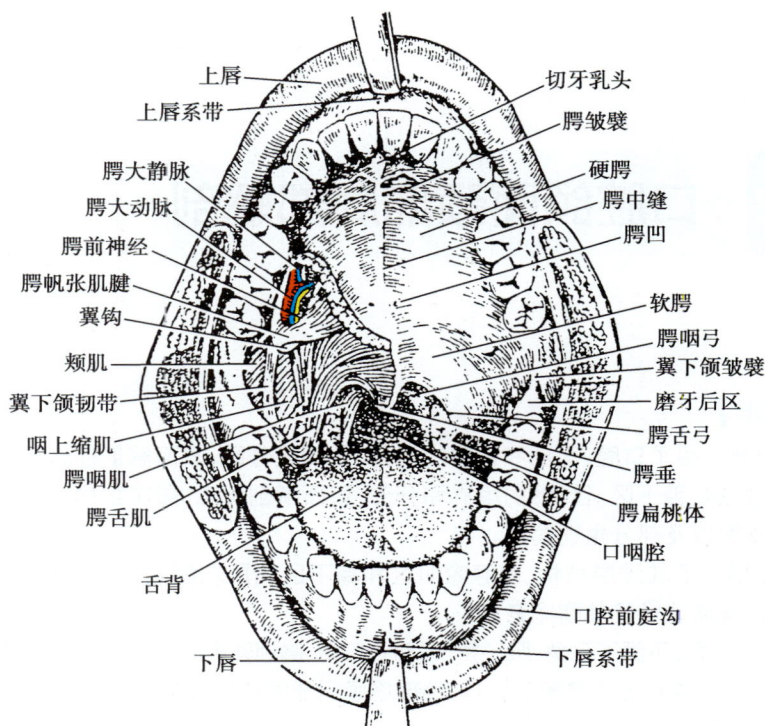

图 5-1-1 口腔(右侧腭黏膜部分切除)

上唇 上唇系带 腭大静脉 腭大动脉 腭前神经 腭帆张肌腱 翼钩 颊肌 翼下颌韧带 咽上缩肌 腭咽肌 腭舌肌 舌背 下唇

切牙乳头 腭皱襞 硬腭 腭中缝 腭凹 软腭 腭咽弓 翼下颌皱襞 磨牙后区 腭舌弓 腭垂 腭扁桃体 口咽腔 口腔前庭沟 下唇系带

逐渐退缩,如果持续存在,则有可能导致上颌中切牙之间的间隙不能自行消失,影响上颌恒中切牙的排列,必要时需要手术治疗。义齿修复时,基托边缘应注意此唇系带关系。

3. **颊系带**(buccal frenum) 为口腔前庭沟相当于颊部(通常位于上、下颌尖牙或前磨牙区)的扁形黏膜皱襞。颊系带数目不定。一般上颊系带较明显。义齿基托边缘如遇颊系带应注意缓冲避让。

4. **腮腺管乳头**(papilla of parotid duct) 在平对上颌第二磨牙牙冠的颊黏膜上,有一乳头称为腮腺管乳头,为腮腺管的开口。腮腺管乳头是腮腺造影或腮腺管内注射治疗时的必经之口。当腮腺有炎症时,腮腺管口常可挤出脓性分泌物。

5. **磨牙后区** 由磨牙后三角及磨牙后垫组成。

(1) 磨牙后三角(retromolar triangle):位于下颌第三磨牙的后方,呈三角形。该三角的底朝前,为下颌第三磨牙远中面的颈缘,其尖朝向后方。

(2) 磨牙后垫(retromolar pad):为覆盖于磨牙后三角表面的软组织。下颌第三磨牙发生冠周炎时,磨牙后垫常表现为红肿。

6. **翼下颌皱襞**(pterygomandibular fold) 为伸延于上颌结节后内方与磨牙后垫后方之间的黏膜皱襞。翼下颌皱襞的深面为翼下颌韧带所衬托。翼下颌皱襞是下牙槽神经阻滞麻醉的重要标志;也是翼下颌间隙及咽旁间隙口内切口的参考标志。

7. **颊垫尖** 大张口时,平对上、下颌后牙𬌗面间颊黏膜上有一个三角形隆起,称颊垫,又叫颊脂垫;其隆起的尖称颊垫尖或颊脂垫尖。颊脂垫尖向后邻近翼下颌皱襞前缘,约相当于下颌孔平面,为下牙槽神经阻滞麻醉的重要参考标志。

颊垫深面为脂肪组织即颊脂垫(buccal fat pad)所衬托。因此,颊脂垫尖的位置有时不恒定,该尖可偏上或偏下,甚或远离翼下颌皱襞,此时应注意调整麻醉穿刺点。

四、唇

(一) 唇的境界

唇(lips)(图 5-1-2)上界为鼻底,下界为颏唇沟,两侧以唇面沟为界。唇的中部有横行的口裂将唇分为两部,在口裂以上者为上唇,在口裂以下者下唇。

(二) 唇的表面解剖标志

上、下唇解剖标志包括人中、人中点(人中切迹)、人中嵴、红唇缘、唇珠、唇峰、口角、红唇。

1. **口裂和口角**　唇中部裂开为口裂,口裂两端为口角。两侧口角点决定了口裂的大小。静止状态下正常口角位置约相当于尖牙与第一前磨牙之间,临床上施行口角开大或缩小术时,应注意此关系。

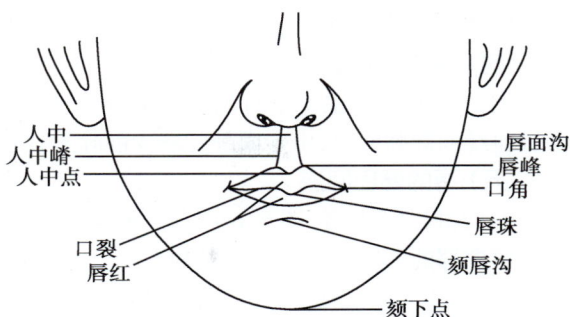

图 5-1-2　唇的表面解剖

2. **唇红(vermilion)和白唇**　上、下唇的游离缘系皮肤与黏膜的移行区,称为唇红(vermilion)。白唇是指唇部红唇以外的皮肤区域,两者间的颜色变化是由组织结构和皮下毛细血管距皮肤的距离决定的。

3. **唇红缘(vermilion border)**　唇红与白唇皮肤交界处名唇红缘(vermilion border)。

4. **唇弓**　上唇的全部唇红缘呈 M 形弓背状称唇弓。

5. **唇峰(唇弓峰)**　上唇两侧的 M 形唇弓最高点称为唇峰(唇弓峰)。

6. **唇珠(上唇结节)**　上唇正中唇红呈珠状地向前下方突出名唇珠(上唇结节)。

7. **人中点(人中切迹)**　上唇的全部唇红缘呈 M 形,M 形唇弓在正中线最低点,称为人中点(人中切迹),即人中与唇红缘的交点。

8. **人中(philtrum)**　上唇皮肤表面,正中有由鼻小柱(鼻中柱)向下至唇红缘的纵行浅沟称为人中(philtrum),人中是上唇皮肤重要的表面结构。

9. **人中穴**　人中的上中 1/3 交点为人中穴,是一急救穴位。

10. **人中嵴**　人中的两侧各有一条与其并行稍微隆起的皮肤嵴,自鼻孔底伸延至唇峰称为人中嵴。

上述解剖部位,在唇裂手术及外伤修复中,均为重要的表面标志。每个人唇的形态及唇红黏膜纹理不尽相同,在法医鉴别上有一定的参考价值;同时在面型分辨上也具有重要意义。在唇部分辨上的几个重要点位有:两侧鼻翼点、鼻尖最高点、两侧口角连接点、上唇部唇珠、下唇部唇红正中点、颏下点等。通过鼻底、口裂、颏唇沟、颏底部作四条横线,通过面中部作一条垂直的中线,将上述各个点位和线互相连接成多种几何图形,分析各种不同的图形,可以得出不同的人具有不同的唇部形态的结论,为面部识别提供解剖基准。

(三) 唇的层次结构

唇的层次结构由外向内分为五层(图 5-1-3)。

1. **皮肤**　唇部的皮肤分为红唇和白唇。白唇部的皮肤较厚,与浅筋膜及表情肌结合紧密,并富于毛囊、皮脂腺和汗腺,是疖、痈的好发部位。由于位于"危险三角区"内,感染可通过面部静脉血液逆行扩散至颅内,引起海绵窦化脓性血栓性静脉炎。

2. **浅筋膜**　较疏松,炎症时水肿明显。

3. **肌层**　唇肌主要为口轮匝肌。手术或外伤应将口轮匝肌对位缝合,以免愈合后形成较宽的瘢痕或隐裂。

4. **黏膜下层**　黏膜下层内含有上、下唇动、静脉及黏液腺,可发生黏液囊肿。

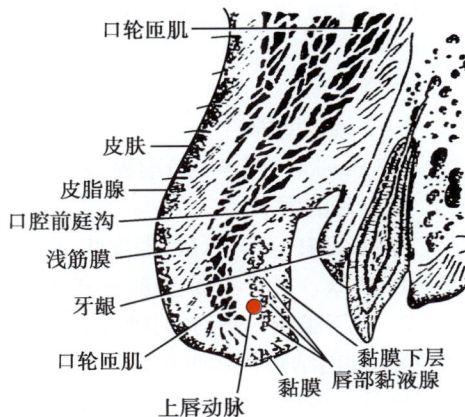

图 5-1-3　唇的层次(上唇矢状切面)

上、下唇动脉在平唇红缘处形成冠状的动脉环,距黏膜近而隔皮肤较远,以手指扪触,可感知唇动脉的搏动。唇部手术时,可用唇夹或拇、示两指夹住口唇暂时止血,以利操作。

5. 黏膜　黏膜有黏液腺开口,排出黏液、润滑黏膜。

(四) 唇的血液供应

唇的血液供应主要来自面动脉的分支上、下唇动脉,两侧唇动脉在中线吻合形成唇动脉环。静脉血经面静脉回流,由于面静脉缺少静脉瓣,面部静脉血液可逆行至海绵窦。

(五) 唇的淋巴回流

唇的淋巴管丰富(图 5-1-4),上、下唇的淋巴回流有如下特点:①上唇的淋巴引流较为广泛;②下唇中部的淋巴管可交叉至对侧。

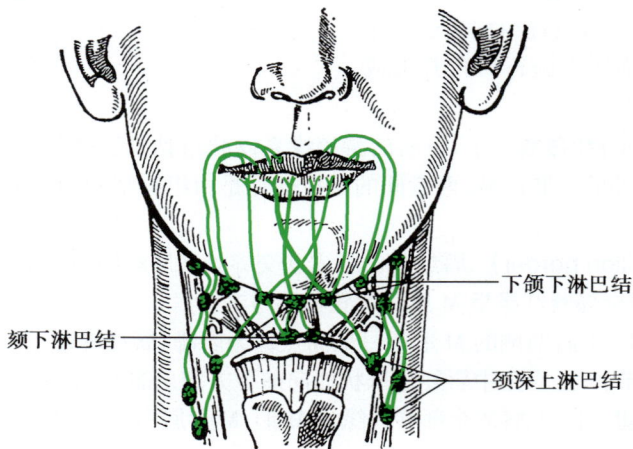

图 5-1-4　唇的淋巴回流

上唇的淋巴管注入下颌下淋巴结;上唇的淋巴管有时可注入耳前淋巴结或颈深上淋巴结。

下唇外侧部的淋巴管注入下颌下淋巴结,下唇中部的淋巴管注入颏下淋巴结。下唇中线或近中线的淋巴管,尚可相互交叉至对侧的下颌下淋巴结。下唇外 1/3 的淋巴管,还可通过颏孔进入下颌骨;因此,下唇疾患有可能扩散或累及至下颌骨。

(六) 唇的神经支配

唇的感觉神经来自上、下颌神经的分支,上唇的感觉由通过眶下孔的眶下神经支配;下唇的感觉由通过颏孔的颏神经支配。唇的运动则由面神经(主要是面神经的上下颊支)支配。

(七) 唇在咀嚼中的作用

唇在咀嚼中的作用主要有三:①对温度和触觉敏感,可防止不适宜的食物进入口腔;②帮助摄取和转运食物;③防止食物或饮料从口腔溢出。

五、颊

(一) 颊的境界

颊(cheeks)(图 5-1-5)前界为唇面沟、后界为咬肌前缘,上界为颧骨下缘,下界为下颌骨下缘。

(二) 颊的层次

颊由外向内分为六层,即皮肤、皮下组织、颊筋膜、颊肌、黏膜下层和黏膜。

1. 皮肤　富于毛囊、皮脂腺和汗腺。

2. 皮下组织　较面部其他部位发达。包含颊脂垫(buccal fat pad)、血管、神经、腮腺管、颊淋巴结、颌上淋巴结等。颊脂垫是指在颊肌表面和颊、咬两肌之间,有一团菲薄筋膜包被的脂肪组织,颊脂垫是充填颊部的主要组织。在皮下组织中尚有血管、神经、腮腺管等穿行。根据其行走方向,可分为横行和斜行两组。横行组自上而下依次为面神经颧支、面神经上颊支、腮腺管、面神经下颊支和下颌缘支;斜行组为面动脉及其后方伴行的面静脉。

面动脉经咬肌前缘,越过下颌下缘行向内眦,表面仅覆以皮肤、浅筋膜及颈阔肌,在下颌骨下缘的咬肌前缘处,触脉及压迫该血管均较方便。面神经上、下颊支位于腮腺管上、下方,临床上进

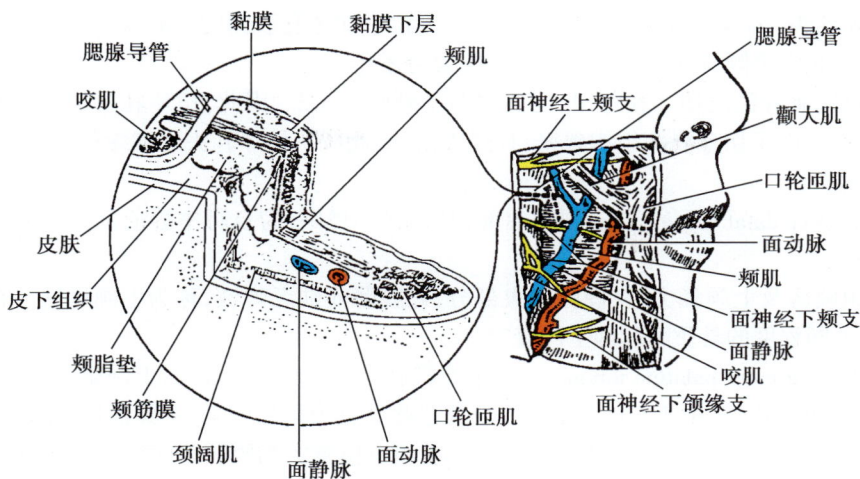

图 5-1-5 颊

行面神经外科手术时,可于咬肌筋膜的浅面,以腮腺管为标志寻找。

3. 颊筋膜 为覆盖于颊肌表面的颊筋。该层筋膜向后被覆于咽肌表面者,称咽筋膜。颊咽筋膜在上述二肌(颊肌和咽肌)间增厚,形成翼下颌韧带(pterygomandibular ligament)(亦称颊咽肌缝)。翼下颌韧带张于翼钩与下颌骨的下颌舌骨线后端之间,该韧带也是翼内肌前缘的标志。

4. 颊肌 是颊部唯一的肌肉,起自翼下颌韧带及上、下颌第一、第二、第三磨牙牙槽骨外面,肌纤维向前参入口轮匝肌中。腮腺管穿过该肌。

5. 黏膜下层 富有黏液腺。

6. 黏膜 在颊黏膜可见数个表面解剖标志:

(1)腮腺管乳头和腮腺管口:在平对上颌第二磨牙牙冠的颊黏膜上有腮腺管乳头和腮腺管口。

(2)翼下颌皱襞:在口腔颊黏膜,还可见到翼下颌皱襞。该皱襞是由翼下颌韧带衬托的、延伸于上颌结节后内方与磨牙后垫后方之间的黏膜皱襞。

(3)颊垫尖:大张口时,平对上、下颌后牙𬌗面间可见三角形隆起的颊垫,深面为颊脂垫所衬托,其颊垫尖指向后方,邻近翼下颌皱襞的前缘;颊垫尖高度约相当于下颌孔平面,也是下牙槽神经阻滞麻醉的重要参考标志。

(三)颊的血液供应、淋巴回流及神经支配

颊部的血液供应主要来自面动脉、眶下动脉和面横动脉,静脉血主要回流至面静脉。颊部淋巴管注入下颌下淋巴结。颊部运动为面神经支配;感觉则由三叉神经上、下颌支支配。

六、牙龈

牙龈(gums)为覆盖于牙槽突边缘区及牙颈的口腔黏膜(图 5-1-3),内与腭或舌下区、外与牙槽黏膜相连。牙龈的边缘呈波浪状,称为龈缘,其突入牙间部分称为龈乳头(或牙间乳头)。

牙龈通过牙龈黏膜、固有膜和骨膜相连,坚韧而不能移动。牙龈手术时,应将黏骨膜作为一层切开,自骨面将其完整剥离。牙龈可耐受食物摩擦,损伤后易以愈合。

七、腭

腭(palate)又名口盖,位于口腔顶部,分为前 2/3 的硬腭及后 1/3 的软腭两部分。腭分隔口腔和鼻腔。腭参与吞咽、发音(调节声音共振腔)、言语及咀嚼等活动。

(一)硬腭

1. 硬腭表面解剖标志 硬腭(hard palate)呈穹隆状,占腭的前 2/3,有牙弓围绕。在硬腭的口腔面,可见到或触及以下具有临床意义的表面解剖标志(图 5-1-1):

(1)腭中缝:为硬腭中线上纵行的黏膜隆起。

（2）切牙乳头（incisive papilla）：或称腭乳头，为位于切牙孔表面的一黏膜隆起。切牙乳头在左右上颌中切牙间之腭侧、腭中缝前端，其深面即为切牙孔。

鼻腭神经、血管经此切牙孔穿出，向两侧布于硬腭前 1/3。因此，切牙乳头是鼻腭神经局部麻醉的表面标志。由于切牙乳头组织致密，神经丰富，因此应从切牙乳头之侧缘刺入黏膜，实施鼻腭神经阻滞麻醉。

（3）腭皱襞（palatal rugae）：位于硬腭前部，其形状不规则，为自腭中缝前部向两侧略呈辐射状的软组织嵴。

（4）上颌硬区及上颌隆突：在硬腭中央部分，黏膜薄而缺乏弹性，称为上颌硬区。在硬区前部有时可出现不同程度的骨质隆起即上颌隆突。

（5）腭大孔（greater palatine foramen）：位于硬腭后缘前方约 0.5cm 处，上颌第三磨牙腭侧，约相当于腭中缝至龈缘之外、中 1/3 交界处。肉眼观察此处黏膜稍显凹陷，其深面即腭大孔，腭前神经及腭大血管经此腭大孔向前布于硬腭后 2/3，上述相应位置的黏膜凹陷为腭大孔腭前神经麻醉的表面标志。

（6）翼钩（pterygoid hamulus）：翼钩表面触摸位置，位于上颌第三磨牙后内侧约 1~1.5cm 处（或者在上颌结节后内侧 1cm 左右处），触摸此处有一骨质隆起即翼钩，为腭部手术参考标志。

切牙乳头、腭皱襞、上腭硬区及上颌隆突等处，制作义齿基托时应注意此关系，以免压迫软组织，引起疼痛或形成溃疡。

2. 硬腭层次　硬腭由上颌骨腭突及腭骨水平板构成支架（图 5-1-6），表面覆以软组织。

硬腭的组织层次由外向内分别为硬腭黏膜、黏膜下层（除腭中缝无黏膜下层外）、硬腭骨膜、硬腭骨板。

3. 硬腭软组织结构特点

（1）黏膜下层在硬腭前后部各不相同（图5-1-7），前部含有少量脂肪，无腺体；后部则有较多的腭腺，故腭腺肿瘤多发生在硬腭后部。

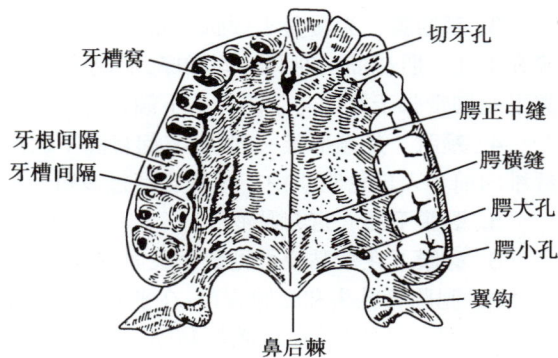

图 5-1-6　硬腭

（2）硬腭骨膜具有附于黏膜和黏膜下层较附于骨面更为紧密的特性。临床上将黏膜、黏膜下

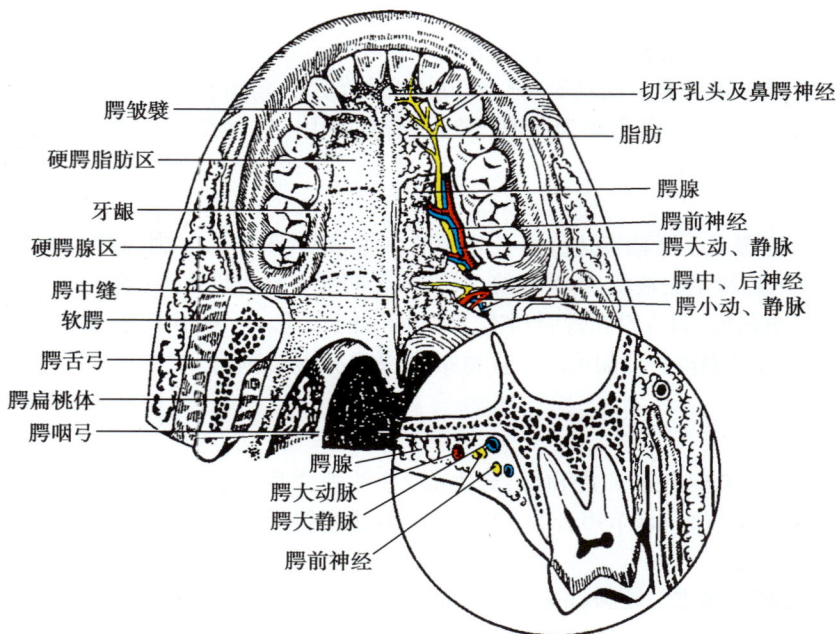

图 5-1-7　腭

层及骨膜视为一整层而称为黏骨膜,腭裂手术时常将其从骨面分离,以便形成一个血运充足的并有足够的移动度的组织瓣,用以修复腭裂或腭瘘。

(3) 硬腭的口腔面黏膜为咀嚼黏膜,硬腭的黏骨膜不易移动,能耐受磨擦和咀嚼压力,在中线部分黏膜直接附着于骨膜。在硬腭中央部分由于黏膜薄而缺乏弹性称为上颌硬区。

(4) 硬腭的黏骨膜在腭中线者甚薄,而两侧在近牙槽骨部分却显著增厚,这是由于其中含有腭腺及神经和血管之故(图5-1-7)。因此,腭部浸润麻醉多在两侧近牙槽骨的黏膜下注射;在修复腭裂需作腭两侧松弛切口时,亦应尽量靠近牙龈切开,才不致损伤腭部的主要神经和血管。

(二)软腭

1. **软腭表面解剖标志** 软腭(soft palate)(图5-1-7)占腭的后1/3,附着于硬腭后缘并向后延伸,为一能动的肌肉膜样隔,厚约1cm。在软腭的口腔面及邻近部位可见下列具有临床意义的表面解剖标志:

(1) 腭凹(palatine foveola):软腭前端中线两侧的黏膜,左右各有一对称的腭凹(palatine foveola),是硬腭后缘鼻后棘的表面解剖标志,可作为总义齿基托后缘的参考标志。

(2) 腭帆:软腭后缘游离,斜向后下,称为腭帆。

(3) 腭垂(uvula)或称悬雍垂:软腭中央伸向下方的指状突起,称腭垂(uvula)。

(4) 腭舌弓(palatoglossal arch)和腭咽弓(palatopharyngeal arch):软腭后部向两侧形成前后两条弓形皱襞,前方者向下移行于舌,称腭舌弓(palatoglossal arch),深面为腭舌肌;后方者移行于咽侧壁,称腭咽弓(palatopharyngeal arch),深面为腭咽肌。

(5) 扁桃体窝:腭舌弓和咽舌弓间的三角形凹陷,名扁桃体窝,容纳腭扁桃体(palatine tonsils)。

(6) 咽门(fauces):咽门由腭帆、腭舌弓和舌根共同围成。

2. **软腭层次** 软腭主要由黏膜、黏膜下层、腭腱膜及腭肌等组成(图5-1-7,图5-1-8)。

(1) 软腭黏膜:此处口腔侧黏膜与硬腭黏膜相延续,逐渐变为覆盖黏膜并分布有味蕾。

(2) 软腭黏膜下层:黏膜下层中含有较多的黏液腺。黏膜下层在腭垂、腭舌弓及腭咽弓处特别疏松,炎症时易于水肿。

(3) 腭腱膜及腭肌:位于黏膜下层深面,为腭腱膜及腭肌。腭腱膜位于软腭前1/3,构成软腭的支架,向前附丽于硬腭后缘。腭腱膜主要由腭帆张肌的腱膜组成,其他腭肌也附丽其上。腭腱膜近硬腭部分颇为坚厚,向后则变薄弱,软腭为之所衬托的部分呈水平状。

腭肌位于软腭的后2/3,肌肉细小,前续腭腱膜,共计五对(图5-1-9):

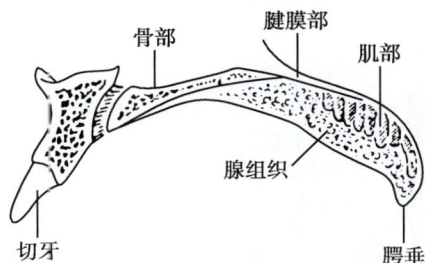

图5-1-8 腭(正中矢状切面)

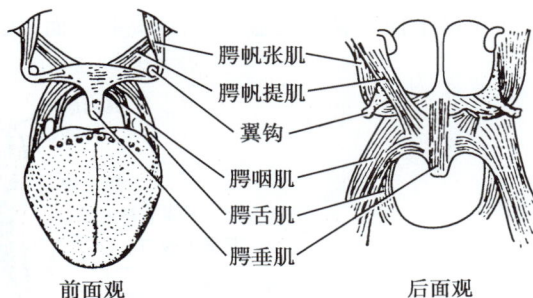

图5-1-9 腭肌

1) 腭帆张肌(tensor veli palatini):其作用为紧张腭帆及开大咽鼓管,实验及临床观察证实完全切断腭帆张肌可引起咽鼓管闭塞;翼钩单纯折断,可引起咽鼓管通气下降;腭帆张肌在吞咽和说话时收缩,可引起咽鼓管开放。较大腭裂手术时,需要将翼钩推断,并将腭腱膜松解,从而可缓解软腭张力,使两侧黏骨膜瓣能在无张力下缝合。

2) 腭帆提肌(levator veli palatini):其作用为使软腭上提及咽侧壁向内侧运动,形成腭咽闭合,因而腭帆提肌是参与腭咽闭合的主要肌肉;在说话时此肌可呈不同程度的收缩,因此,腭帆提肌也是完成语音功能的重要肌肉。在腭裂的患者由于腭帆提肌和腭帆张肌在中线上的不连接和附着异常,使咽鼓管咽口的开放和关闭异常,导致中耳的功能也受到影响。

3)腭舌肌(palatoglossus):其作用为下降腭帆,紧缩咽门。

4)腭咽肌(palatopharyngeus):其作用为上提咽喉,向前牵引腭咽弓,并使两侧腭咽弓接近。

5)腭垂肌(musculus uvulae):其作用为上提腭垂。

腭肌与咽肌协调运动,控制腭咽闭合,对呼吸、吞咽、言语、咀嚼等功能起重要作用。

(三)腭的血液供应、淋巴回流及神经支配

腭部血液主要由上颌动脉的分支腭降动脉通过腭大(小)孔的腭大(小)动脉供应,腭前部由蝶腭动脉的终末支鼻腭动脉通过切牙孔供应,两个终末支在腭部吻合。软腭尚有咽升及腭升动脉分布。静脉回流至翼丛。

腭的淋巴主要引流至颈深上淋巴结。

腭部感觉神经来自三叉神经上颌支,其分支出腭大孔及切牙孔分布于腭部。软腭感觉尚有舌咽神经分布。软腭运动主要由副神经的颅根经迷走神经咽支支配,但腭帆张肌由三叉神经的下颌神经运动分支管理。

八、舌下区

(一)舌下区境界

舌下区(sublingual region)为位于舌、口底黏膜之下和下颌舌骨肌及舌骨舌肌之上的部分,舌下区的前界及两侧为下颌体的内侧面,后界止于舌根。

(二)舌下区分部和交通

舌下区分部:由起自下颌骨颏棘的颏舌肌和颏舌骨肌将舌下区分为左、右两部分。

舌下区交通:左、右舌下区前端在舌系带深面彼此相通;左、右舌下区后端借下颌舌骨肌与舌骨舌肌之间的裂隙,与下颌下间隙相连通。

(三)舌下区表面解剖标志及临床

舌下区主要的表面解剖标志有舌下阜(又称舌下肉阜)和舌下襞。舌下阜(又称舌下肉阜),当舌向上方翘起时,舌系带两侧的口底黏膜上各有一小突起,称舌下阜,为下颌下腺管及舌下腺大管的共同开口。

舌下阜两侧各有一条向后外斜行的舌下襞,为舌下腺小管的开口部位,也是下颌下腺管的表面标志。舌系带延长术剪开舌系带时,应注意勿损伤上述腺管口及其附近的血管神经。

(四)舌下区内容及其排列

舌下区上面为黏膜覆盖,在口底黏膜深面,从两侧向中线排列有下列重要结构(图5-1-10):舌

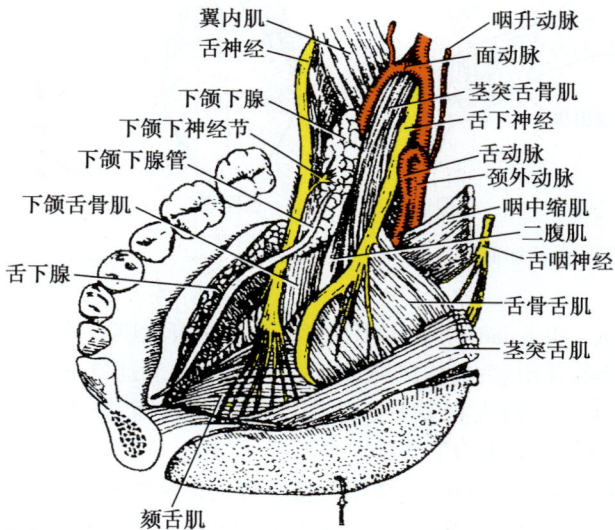

图 5-1-10 舌下区

下腺、下颌下腺深部、下颌下腺管、舌神经、舌下神经及舌下神经伴行静脉以及舌下动脉。

1. **舌下腺(sublingual gland)及下颌下腺深部(deep part of submandibular gland)** 舌下腺由蜂窝组织鞘包绕。舌下腺前端与对侧舌下腺相接,后端与下颌下腺的深部相邻,外侧为下颌骨的舌下腺窝,舌下腺内侧面与颏舌肌之间有下颌下腺管、舌神经、舌下神经及舌下动脉等结构。

2. **下颌下腺管(duct of submandibular gland,Wharton duct,submandibular duct)及舌神经(lingual nerve)** 位于舌下腺之内侧,由后向前,由深至浅,贯穿舌下间隙,开口于舌下阜。

舌神经在舌骨舌肌前缘处,绕下颌下腺管外下至其内侧向舌侧行进。舌神经与下颌下腺管交叉的部位多位于下颌第二磨牙舌侧的下方,有时位置也可稍向后移,变动于下颌第二前磨牙与第三磨牙之间的舌侧下方。

3. **舌下神经及舌下神经伴行静脉(hypoglossal nerve and accompanying vein)** 舌下神经越过舌骨舌肌浅面,发出分支布于舌外诸肌,至舌骨舌肌前缘即深入舌内,布于舌内诸肌。由于舌下神经位于舌下区的后下部,且表面有一层筋膜覆盖,故单纯摘除舌下腺时一般不会显露舌下神经。在舌下神经附近,有舌下神经伴行静脉。

4. **舌下动脉(sublingual artery)** 是舌动脉的终支之一。舌下动脉行于舌下腺与颏舌肌、颏舌骨肌之间,分支至舌下腺。该动脉前行于舌下区前部黏膜下与对侧同名动脉吻合,并发出分支至舌系带。张震康等曾报道舌下动脉尚分支至下颌体(联合部)和所包含的中切牙及侧切牙。在正颌外科有关手术设计时,应注意此一血供特点。舌下腺摘除及舌系带手术时应注意避免伤及舌下动脉分支。

(五)舌下区淋巴回流

舌下区的毛细淋巴管网与下牙龈、舌下面、舌下腺的毛细淋巴管网相延续。舌下区前部的淋巴管注入下颌下前淋巴结,后部的淋巴管注入颈二腹肌淋巴结或颈深上淋巴结。

九、舌

舌(tongue)位于口腔,是口腔内重要器官。舌分上面(称舌背)和下面(称舌腹)两面,以及两面之间的肌层。

(一)上面

1. **舌背分部** 舌上面拱起称舌背(图 5-1-11)。按其形态结构、部位和功能的不同,区分为前2/3 与后 1/3 两部分,两部以"∧"形界沟分界。舌前 2/3 位于口腔内,又称为舌的口部,即舌体,为舌活动较大的部分;舌后 1/3 因参与咽前壁的构成,又称为舌的咽部,即舌根。

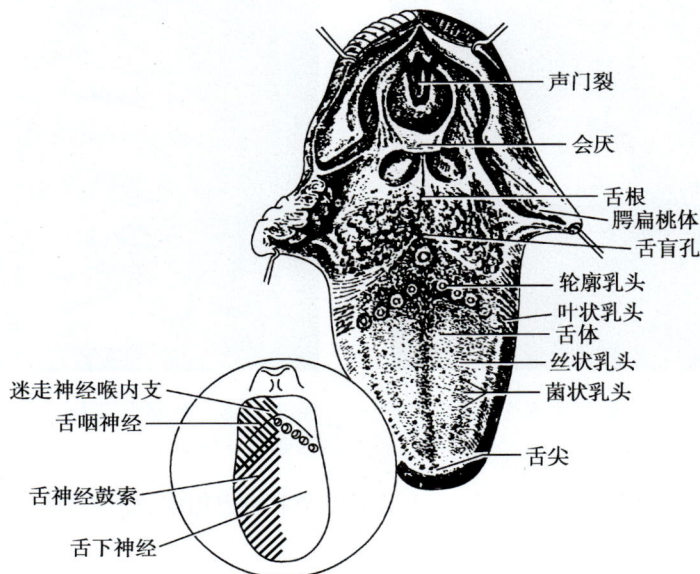

图 5-1-11 舌背及舌的神经分布区

2. 舌背表面标志

(1) 界沟：即舌体和舌根两部以"∧"形分界，即为界沟。

(2) 舌盲孔：界沟尖端有舌盲孔，为胚胎甲状舌管咽端的遗迹。此管如未退化消失干净，则有可能形成甲状舌管囊肿。

(3) 舌乳头：舌背黏膜粗糙与舌肌紧密相连。舌前2/3遍布乳头，计有下列四种：

1) 丝状乳头（filiform papillae）：位于舌体上面，呈天鹅绒状，体积甚小，数目最多，在舌表面司一般感觉。

2) 菌状乳头（fungiform papillae）：分散于丝状乳头之间，较丝状乳头稍大，数目较少，呈红色，有味蕾，司味觉。

3) 轮廓乳头（vallate papillae）：位于界沟前方，乳头周围有深沟环绕，体积最大，一般为7~9个。轮廓乳头沟内有味蕾，司味觉。

4) 叶状乳头（foliate papillae）：位于舌侧缘后部，为5~8条并列皱襞，含味蕾，司味觉。

皮昕、李春芳通过扫描电镜对足月胎儿舌黏膜进行观察的结果表明：丝状乳头（图5-1-12）呈狭长的圆锥形，顶端圆钝；菌状乳头（图5-1-13）呈蘑菇状者；轮廓乳头（图5-1-14）呈车轮状；叶状乳头（图5-1-15）呈长条形。

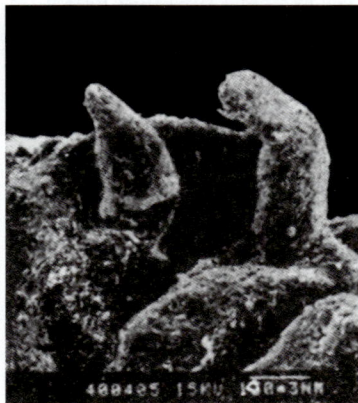

图 5-1-12 丝状乳头（侧面观，扫描电镜 ×100）

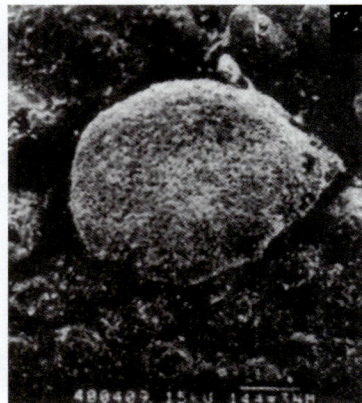

图 5-1-13 菌状乳头（上面观，扫描电镜 ×100）

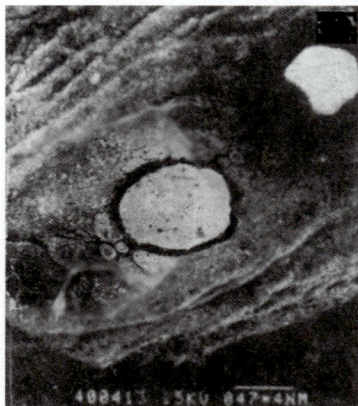

图 5-1-14 轮廓乳头（上面观，扫描电镜 ×30）

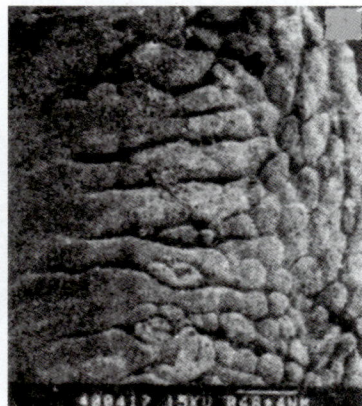

图 5-1-15 叶状乳头（上面观，扫描电镜 ×30）

(4) 舌扁桃体：舌后1/3黏膜无乳头，但有许多结节状淋巴组织，称舌扁桃体。

（二）下面

1. 舌腹表面标志

(1) 舌系带：舌体下面又称舌腹（图5-1-16），黏膜薄而平滑，返折后与舌下区的黏膜相延续，并在中线形成舌系带。舌系带随舌而活动,有一定的弹性;作义齿时应注意此关系。舌系带过短或附着过前时,常造成吮吸、咀嚼及言语障碍,需行手术松解。

舌系带最常见的异常为舌系带过短,最严重的情况可发生舌固连。受舌系带过短直接影响的只是极个别的辅音,如 /l/,而该音的发育成熟的年龄在 4 岁左右。在进行舌系带延长术时要注意舌腹及口底舌系带周围的相关结构,如下颌下腺管开口,舌深静脉等。

(2) 伞襞:舌系带两侧各有一条黏膜皱襞名伞襞,向前内方行向舌尖。

2. 舌腹黏膜下层局部解剖特点 左、右伞襞与舌腹中线间的三角区内,有舌神经及舌深血管穿行,从外向内排列为:舌深静脉、舌神经、舌深动脉,它们距舌腹近,而距舌背较远,其中舌深静脉靠近伞襞,位置表浅,透过黏膜,清晰可见。手术时,应注意上述血管神经的位置和走向,以免伤及。

(三) 肌层

舌肌位于舌上、下面之间,为横纹肌。舌肌分为舌内肌和舌外肌两部分。两侧舌肌之间为正中纤维隔。

舌内肌(图 5-1-17)起止均在舌内,它们是舌上纵肌、舌下纵肌、舌横肌及舌垂直肌。舌内肌肌纤维纵横交织,收缩时改变舌的形态。

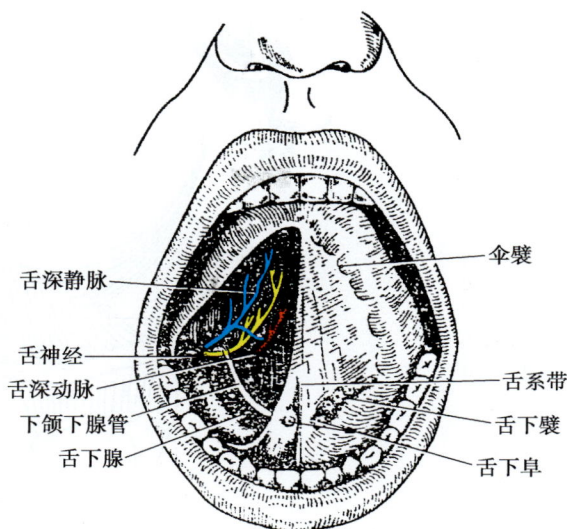

图 5-1-16 舌腹

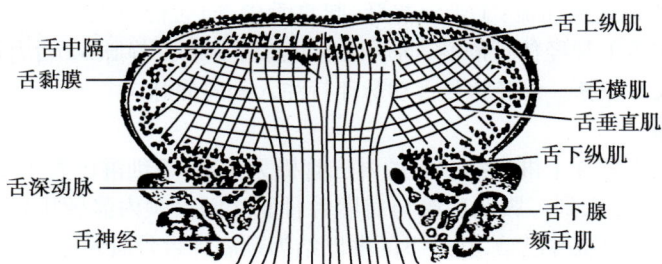

图 5-1-17 舌内肌(额状切面)

舌外肌(图 5-1-18)主要起自下颌骨、舌骨、茎突及软腭而止于舌,分别称为颏舌肌、舌骨舌肌、茎突舌肌及腭舌肌。舌外肌收缩时改变舌的位置。

舌内、外肌协调收缩使舌能进行复杂而又灵活的运动。舌内、外肌的名称作用见表 5-1-1。

表 5-1-1 舌内、外肌的名称及作用

名称	作用
舌上纵肌、舌下纵肌	收缩时使舌缩短
舌横肌	收缩时使舌伸长
舌垂直肌	收缩时使舌变宽
颏舌肌	收缩时使舌伸向前下
舌骨舌肌	收缩时使舌拉向后下
茎突舌肌	收缩时拉舌向后上
腭舌肌	收缩时上提舌根

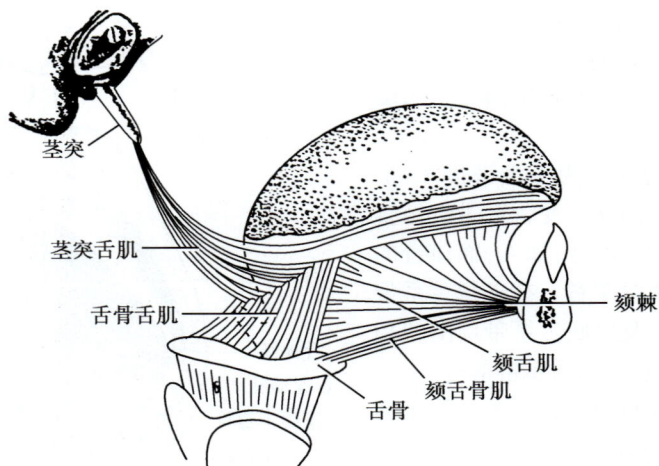

图 5-1-18　舌外肌(引自 George)

舌外肌中,以颏舌肌在临床上较为重要,该肌起自下颌体后面的上颏棘,肌纤维呈扇形向后上方分散,止于舌正中线两侧。两侧颏舌肌同时收缩,使舌伸向前下,单侧收缩可使舌尖伸向对侧。如一侧颏舌肌瘫痪,因该侧颏舌肌不能收缩,舌尖偏向瘫痪侧。在全身深度麻醉、昏迷、意识丧失时,舌部诸肌均松弛,因而舌向后缩,以至压迫会厌,阻塞喉部,造成窒息。因此,须将患者下颌推向前方或将舌牵出。

(四)舌的血液供应

舌的血液供应来自舌动脉,舌后 1/3 尚有咽升动脉的分支。舌动脉的终支为舌下动脉和舌深动脉。舌深动脉是舌动脉的直接延续,迂曲前行达舌尖,舌深动脉再分长支和短支。舌深动脉的长支行至肌浅层时,分成数终支与舌背面平行,并相互吻合构成舌黏膜下动脉网,超越界沟和舌正中线,供应舌黏膜;舌深动脉的短支供应肌肉,分支多沿肌纤维走行。

舌的静脉血经两条途径回流:①舌深静脉:起自舌尖,向后行于舌腹黏膜深侧,至舌骨舌肌前缘与舌下静脉汇合成舌下神经伴行静脉,向后注入面总静脉或舌静脉;②舌背静脉:收集舌背和舌两侧部的静脉血注入舌静脉。舌静脉与舌动脉伴行注入颈内静脉。

(五)舌淋巴回流

舌的淋巴回流注入颈深上淋巴结。舌的淋巴管极为丰富,毛细淋巴管主要起于黏膜下层及肌层内,全部淋巴管最终汇入到二腹肌后腹与肩胛舌骨肌之间沿颈内静脉排列的颈深上淋巴结,即其最上的淋巴结为颈二腹肌淋巴结,其最下的淋巴结为颈肩胛舌骨肌淋巴结。

舌的淋巴管与颈深上淋巴结的引流关系具有一定的规律(图 5-1-19):即愈近舌尖而起的淋巴

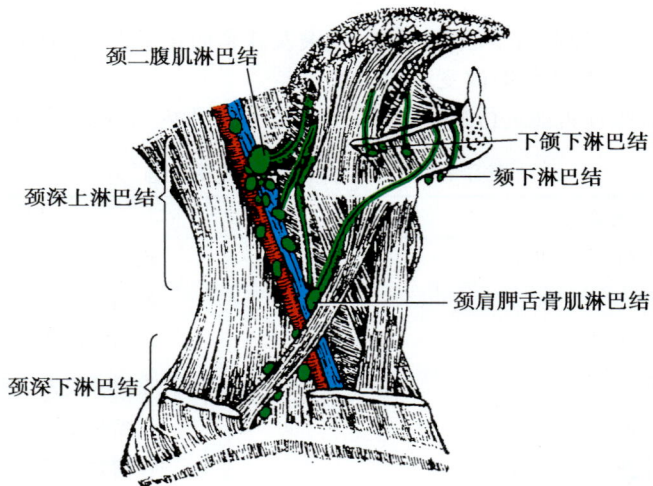

图 5-1-19　舌的淋巴回流

管,其注入的颈深上淋巴结所在部位愈低;愈近舌根部而起的淋巴管,其注入的颈深上淋巴结所在部位愈高。

舌的淋巴管引流可分为四组(图5-1-20):

(1) 舌尖淋巴管大部分至颏下淋巴结,另一部分至颈肩胛舌骨肌淋巴结。

(2) 舌前2/3的边缘或外侧淋巴管一部分引流至下颌下淋巴结,另一部分淋巴管引流至颈深上淋巴结(特别是颈总动脉分叉处的淋巴结)。

(3) 舌中央淋巴管引流舌中缝两旁的淋巴,经颏舌肌之间下行,然后向左右汇入颈深上淋巴结(多注入颈二腹肌淋巴结及颈肩胛舌骨肌淋巴结),亦有穿过下颌舌骨肌注入下颌下淋巴结者。靠近正中面的淋巴管,部分交叉至对侧。

(4) 舌后1/3的淋巴管引流至两侧颈深上淋巴结。

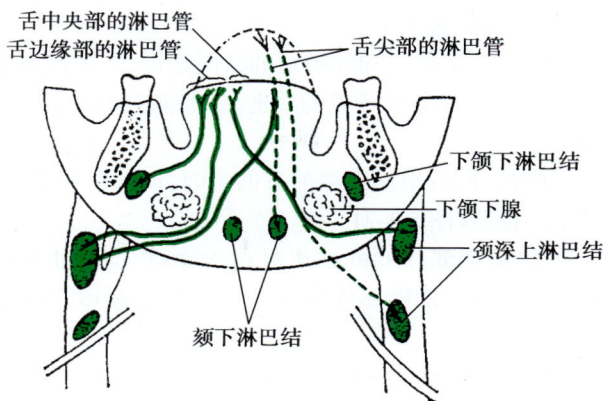

图 5-1-20　舌不同部位的淋巴回流

(六) 舌的神经支配

舌前2/3的一般感觉由舌神经支配,味觉由参与舌神经的鼓索味觉纤维所支配;舌后1/3的一般感觉及味觉(图5-1-11)由舌咽神经所支配(但舌后1/3的中部则由迷走神经支配);舌后1/3的黏膜感觉较敏锐。

舌的运动神经为舌下神经,但腭舌肌由迷走神经的咽支支配。

(七) 舌的功能

舌具有以下基本功能:

1. 舌是言语、咀嚼、吮吸、吞咽的协助和参与者。舌在咀嚼活动中的作用有:①推送(转送)及压挤食物:保持食物在上下颌牙列间,有利于口腔对食物切割、捣碎和磨细;②搅拌食物:舌使食物与唾液混合,以利吞咽与消化;③辨认食物中有无可致创伤的物质和异味物质;④清扫食物残渣,使口腔保持清洁。

2. 舌司一般感觉和特殊感觉(感受味觉)功能。

3. 在建𬌗内外动力平衡中,舌又是内侧动力的提供者。

4. 在中医诊疗中,舌是中医观察和诊断全身某些疾病的重要窗口。

十、咽

咽虽不属于口腔的范围,但与口腔生理及口腔临床关系密切,因而在此作一简述。

(一) 咽腔

咽(图5-1-21)为上宽下窄、前后稍扁的漏斗形肌性管道。咽上起颅底(顶壁以纤维膜紧密附着于颅底),下达第六颈椎平面,于环状软骨下缘续接食管,成人全长约12~14cm。

咽前壁自上而下与后鼻孔、咽峡和喉口相通,仅在其下分借喉的后壁构成咽的前界;咽后壁平整,紧邻咽后间隙,借疏松结缔组织、椎前筋膜和椎前诸肌与颈椎相邻;咽两侧邻紧咽旁间隙,两侧壁有茎突及附着于茎突的肌肉,和咽旁间隙内的颈内动、静脉

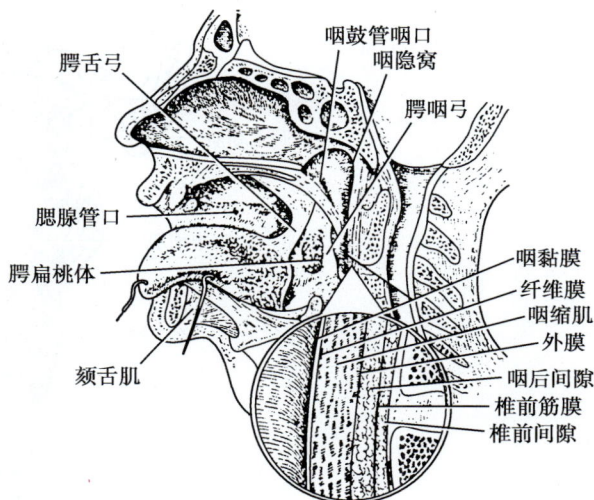

图 5-1-21　口腔、口咽部及咽后壁层次

179

及第Ⅸ~Ⅻ对脑神经。

　　咽腔是消化道和呼吸道的共同通道,是连接口腔到食管、连接鼻腔到喉腔的相交叉部分。咽行使着协调吞咽和呼吸的功能,参与共鸣和语言的形成,调节中耳压力,具有保护和防御机体的能力。

　　咽的分部:根据咽腔前方的毗邻,以软腭和会厌上缘为界,自上而下可将其分为鼻咽、口咽和喉咽三部分(图 5-1-21)。

　　1. **鼻咽部**(nasal part of pharynx)　又称上咽部,位于鼻腔的后方,上起颅底,下至软腭游离缘水平面以上的咽部称鼻咽部,为顶部呈圆形的近似立方形腔道,是鼻腔后部的直接延续,连接鼻腔和口咽部。

　　2. **口咽部**(oral part of pharynx)　又称中咽部,位于软腭平面以下和会厌上缘平面之间的咽部称口咽部,借咽峡通向口腔,上接鼻咽部,下续喉咽部。

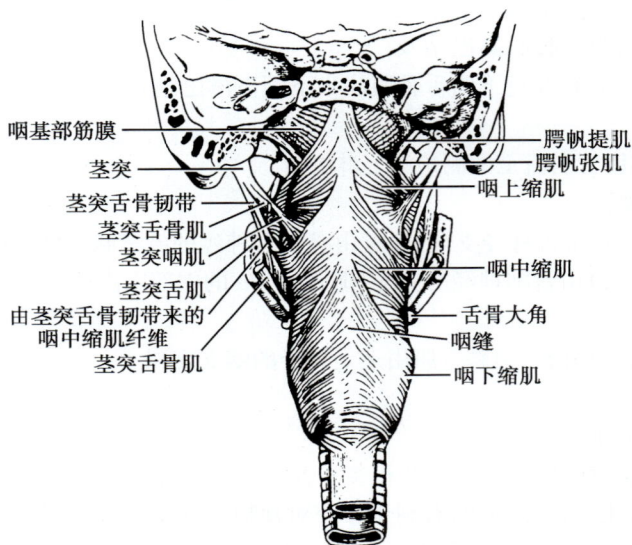

图 5-1-22　咽部肌(后面观)

　　口咽部毗邻:上壁:软腭前面,包括悬雍垂;前壁:上份为咽峡,由悬雍垂、软腭游离缘、舌腭弓、咽腭弓构成,前、后两弓之间的三角形凹陷为扁桃体窝,容纳腭扁桃体(图 5-1-21,图 5-1-23)。腭扁桃体为一卵圆形淋巴组织,表面有 10~20 个内陷的扁桃体隐窝。扁桃体无输出入淋巴管,其输出淋巴汇入下颌角下淋巴结和颈深淋巴结,当扁桃体急性炎症时此淋巴结常肿大。

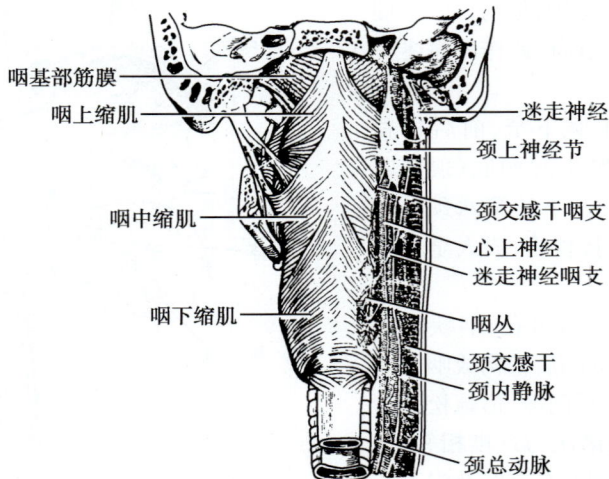

图 5-1-23　咽侧壁血管神经

扁桃体的神经,上端来自蝶腭神经节的腭后支,下端来自舌咽神经的分支。

当张口并将舌背向下压时,可经口腔观察到咽峡和咽后壁黏膜的色泽。舌根的后方为会厌,二者之间有三条纵行皱襞,外侧襞与正中襞之间有一对凹陷,称会厌谷,异物易在此处滞留。

3. 喉咽部(laryngeal part of pharynx) 称下咽部,位于喉口和喉的后面,会厌上缘至环状软骨下缘平面之间的咽部称喉咽部,上接口咽,下续食管,是咽腔最狭窄的部分。

(二)咽壁层次

咽壁自内向外,由黏膜、黏膜下层、肌层(图 5-1-22、5-1-24)和外膜构成。

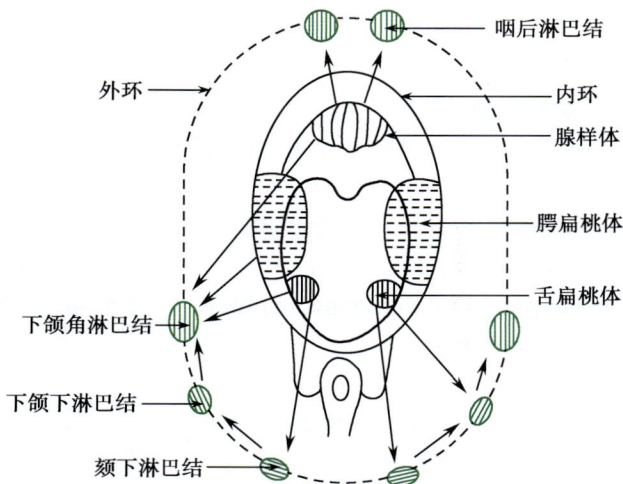

图 5-1-24　咽淋巴环

(三)咽淋巴环

咽部淋巴组织丰富,包括扁桃体、淋巴结和淋巴滤泡。淋巴组织在黏膜下互相通连,其淋巴结和淋巴管相连,系构成咽的淋巴环(图 5-1-24)即瓦尔代尔扁桃体环。咽淋巴环由内环和外环构成。内环由咽扁桃体、腭扁桃体、舌扁桃体、咽鼓管扁桃体、咽侧索、咽后壁淋巴滤泡等构成,位于呼吸道和消化道的入口处;外环由咽后淋巴结、下颌角淋巴结、下颌下淋巴结、颏下淋巴结组成。两环内淋巴组织互相通连,且内环淋巴流向外环,外环淋巴流向颈外侧淋巴结。

(四)咽的血液供应、神经支配及淋巴回流

咽部的动脉由颈外动脉的分支供应,包括:

(1)咽升动脉:咽支分布于咽上缩肌、咽中缩肌、茎突咽肌;腭支分布于软腭、扁桃体和咽鼓管。

(2)甲状腺上动脉:咽支分布于下咽部。

(3)面动脉:腭升动脉分布于软腭、扁桃体及咽鼓管;扁桃体动脉分布于扁桃体中部及其附近咽壁。

(4)舌背动脉:舌背动脉分布于腭舌弓、扁桃体、软腭和会厌。

(5)上颌动脉:腭降动脉分布于口腔黏膜、软腭和扁桃体;翼管动脉分布至鼻咽上部。

腭扁桃体的血液供应丰富,均来自颈外动脉分支:①咽升动脉扁桃体支;②面动脉扁桃体支;③面动脉的腭升动脉;④舌动脉的舌背动脉;⑤上颌动脉的腭降动脉。

咽部静脉在咽后壁形成咽静脉丛,一部分与翼丛交通,一部分与甲状腺上静脉联系,最终汇入上腔静脉。

咽的神经支配来自咽神经丛,该丛由舌咽神经咽支、迷走神经咽支及颈交感干咽支组成。上述主要血管神经均循咽侧壁走行,故咽后壁组织瓣手术时不易伤及。其中运动神经主要来自副神经,而鼻咽上部、软腭及扁桃体上端的感觉为三叉神经的上颌神经所支配,扁桃体下端的感觉直接由舌咽神经未经咽丛的分支所支配。

咽的淋巴经咽后淋巴结注入颈深淋巴结。鼻咽黏膜固有层中有丰富的淋巴管,淋巴液经咽后

淋巴结,或直接回流到颈深上淋巴结。鼻咽癌可经这一途径转移至颈淋巴结。

（皮　昕　李春芳）

第二节　面部局部解剖

面部又称颜面部,其范围上起发际,下达下颌骨下缘,两侧至外耳。面部位于人体头端的前面,是个人特征和外形美的代表区域,个人的各种情感变化均可表现于面部。同时主要的感觉器官和消化与呼吸道的开口都集中于此。

一、表面解剖

（一）面部表面解剖标志和测量点

面部具有许多临床常用的表面解剖标志和体表投影（图 5-2-1）:

1. **睑裂（palpebral fissure）** 为上睑和下睑之间的裂隙,正常睑裂的宽度约 3.5cm,高度约 1.0~1.2cm。

2. **睑内侧联合（medial palpebral commissure）和睑外侧联合（lateral palpebral commissure）** 为上、下睑在内侧和外侧的结合处。

3. **内眦（medial angle of eye）和外眦（lateral angle of eye）** 分别为睑内侧联合和睑外侧联合处所成的角点;面部垂直比例作垂线时经过这两个点。外眦较内眦约高 3~4mm。

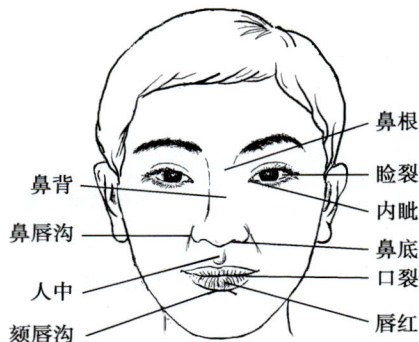

图 5-2-1　面部表面解剖标志

4. **鼻根（radix nasi）、鼻尖（apex nasi）和鼻背（dorsum nasi）** 外鼻上端连于额部处称为鼻根;下端隆起处称鼻尖;两者之间称为鼻背。

5. **鼻小柱（columella nasi）、鼻翼（alae nasi）、鼻孔（nostril）和鼻底（base of the nose）** 鼻小柱为鼻中隔下端,两侧鼻孔之间的隆嵴;鼻尖向两侧扩展的隆起称鼻翼;鼻孔为鼻腔向前的开口,位于鼻翼与鼻小柱之间;锥形外鼻之底称鼻底。

6. **鼻面沟（nasofacial sulcus）** 为鼻外侧之长形凹陷。

7. **唇面沟（labiofacial sulcus）** 唇面沟为上唇与颊部之间的斜行凹陷。在矫治修复时,唇面沟常用以作为判断面容恢复情况的指征。

鼻面沟与唇面沟合称为鼻唇沟（nasolabial sulcus）。

8. **口裂（oral fissure）** 为上唇与下唇之间的横形裂隙。

9. **口角（angle of mouth）** 口裂两端为口角,其正常位置约相当于尖牙与第一前磨牙之间,施行口角开大或缩小术时,应注意此关系。

10. **唇红（vermilion）** 为上、下唇皮肤与黏膜的移行区,呈朱红色。

11. **唇红缘（vermilion border）** 为唇红与皮肤之交界处。

12. **人中（philtrum）** 位于上唇皮肤正中,由鼻小柱向下至唇红缘的纵行浅沟。

13. **人中嵴（philtrum crest）** 人中的两侧各有一条与其平行的皮肤嵴,自鼻底伸延至唇峰,称为人中嵴。

14. **颏唇沟（mentolabial sulcus）** 为下唇与颏部之间的横形凹陷。

15. **耳屏（tragus）** 为外耳道前方之结节状突起。

16. **眶下孔（infraorbital foramen）** 位于眶下缘中点下约 0.5cm,其体表投影为从鼻尖至睑外侧联合连线的中点。眶下孔是眶下神经阻滞麻醉的部位。

17. **颏孔（mental foramen）** 成人颏孔多位于下颌第二前磨牙或下颌第一、第二前磨牙之间的下方,下颌体上、下缘中点微上方。颏孔为颏神经阻滞麻醉的部位。

18. **腮腺管** 投影从屏间切迹至鼻翼与口角间中点的连线中 1/3 段。闭口时在颧弓下方一横指咬肌表面走行。颊部手术时,了解腮腺管的体表投影,将有助于避免腮腺管的损伤或寻找到受损的腮腺管断端。

面部常用测量点及体表投影主要包括:

1. **眉间点**(glabella) 为左右眉头间的正中点。

2. **鼻根点**(nasion) 为额鼻缝(额骨与鼻骨相交之处)与正中矢状面的交点,位于鼻根最凹处的稍上方。

3. **鼻尖点**(pronasale) 为鼻尖部的最突点。

4. **鼻下点**(subnasale) 为鼻小柱与上唇的连接点。

5. **鼻翼点**(alare) 为鼻翼外缘的最突点。

6. **颏上点**(supramental) 为颏唇沟与正中矢状面之交点。

7. **颏前点**(pogonion) 为颏部正中的最前点。

8. **颏下点**(menton) 为颏部正中的最低点,常用以作为测量面部距离的标志。

(二)面部分区

根据面部形态及解剖特点,可将其分为以下各区(图5-2-2)。

1. **眶区**(orbital region) 为眶缘以内的区域。

2. **鼻区**(nasal region) 上界为鼻根,下界鼻底,两侧界为内眦至鼻翼点的连线。

3. **唇区**(lip region) 上界为鼻底,下界颏唇沟,两侧界为唇面沟。

4. **眶下区**(infraorbital region) 上界为眶下缘,下界为唇面沟中点至上颌骨颧突根部下缘的连线,内邻鼻区,外侧界为上颌骨颧突根部的垂线。

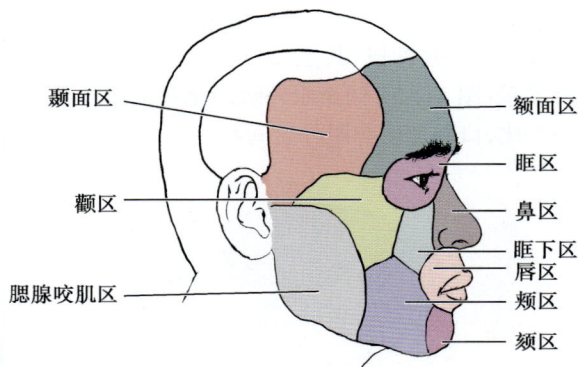

图 5-2-2 面部的分区

5. **颧区**(zygomatic region) 上界为颧弓上缘,下界为颧骨下缘,前界为上颌骨颧突根部,后界为颧弓后端。

6. **颊区**(buccal region) 前接唇区,后界咬肌前缘,上邻眶下区和颧区,下界为下颌下缘。

7. **颏区**(mental region) 上起颏唇沟,下达下颌下缘,两侧界为口角的垂线。

8. **腮腺咬肌区**(parotideomasseteric region) 上界为颧弓及外耳道,下界为下颌下缘,前界为咬肌前缘,后界为乳突、胸锁乳突肌上份前缘和二腹肌后腹。

9. **额面区**(frontofacial region) 上界为发际,下界为眶上缘,两侧为上颞线。

10. **颞面区**(temporofacial region) 后界为发际,下界为颧弓上缘,前上界为上颞线。

11. **颞下区**(deep region of lateral face) 为面侧深区的上部,位于颧弓和下颌支的深面,前界为上颌骨的后面,后界为茎突及其诸肌,内为翼外板,外为下颌支。该区也是颞下间隙及翼下颌间隙的范围。

(三)面部比例及器官间关系

最简明又符合国人面部五官分布的一般规律者仍属画论中的"三停五眼"之说,这一精辟的概括沿用至今仍不失其参考和实用价值。

1. **面部水平比例** 是指面部长度的比例,即三停,又细分为大三停、小三停和侧三停。

(1)大三停:分别沿眉间点、鼻下点作横线,可将面部正面分成水平三等分(图5-2-3)。发际至眉间点为面上1/3,眉

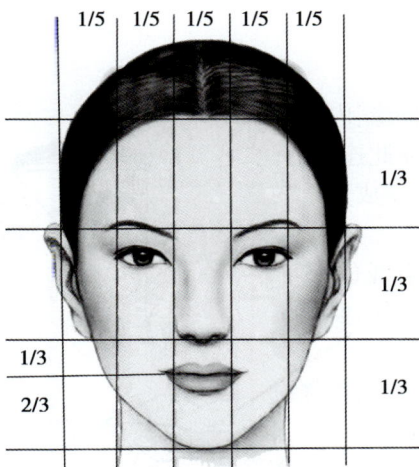

图 5-2-3 三停五眼

间点至鼻下点为面中 1/3,鼻下点至颏点为面下 1/3。颅面畸形主要表现为面上 1/3 及面中 1/3 比例失调,牙颌面畸形主要为面中 1/3 及面下 1/3 比例异常。

(2) 小三停:是指将鼻下点至颏点间分为三个基本相等的部分,其中上 1/3 为上唇高度,下 2/3 为下唇及颏的高度(图 5-2-3)。男性上唇高度约为 24mm,下唇及颏高度约为 50mm。女性略短。

(3) 侧三停:从面部正侧面,以外耳道口为原点,分别向发际中点、眉间点、鼻尖点和颏前点做连线,形成 3 个角度接近的夹角(图 5-2-4),其夹角差小于 10° 则符合颜面美的要求。

2. 面部垂直比例　是指面部宽度的比例。分别沿两眼内、外眦作垂线,可将面部在眼裂水平分为五等份,每一等份的宽度与一个睑裂的宽度相等,即两眼内眦间距,两睑裂宽度和左右外眦至耳轮间距相等(图 5-2-3),称为"五眼"。正常睑裂宽度平均为 30~35mm,两眼外眦之间的距离平均为 95mm。此外,鼻翼的宽度与两眼内眦间的距离相等。鼻的长度和宽度比例约为 1:0.7。闭口时口角的大小与眼平视时角膜内缘之间的距离相等。

3. 面部黄金比　黄金比(golden proportion)是公元前 6 世纪古希腊哲学家、数学家毕达哥拉斯(Pythagoras)发现的。后来,古希腊美学家柏拉图(Plato)将此比称为黄金分割。此后,欧洲人将此比例关系广泛应用于建筑和生活等领域中。其实质是一个数字比例 1.618:1= 1:0.618,即将一条线分为长短两段,其全长与长段之比等于长段与短段之比。头面部各器官和部位间也存在着这种关系(图 5-2-5):颏至眼外眦距比颏至发际距;颏至口裂距比颏至鼻翼间距;眼外眦间距与面宽度间距比,口裂宽度与眼外眦间距比,鼻底宽度与口裂宽度比等。

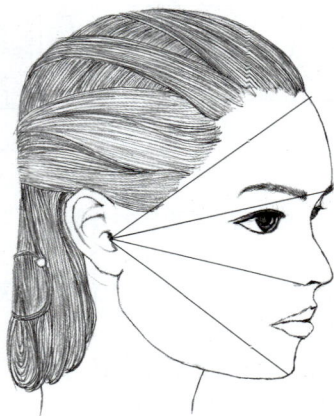

图 5-2-4　侧三停

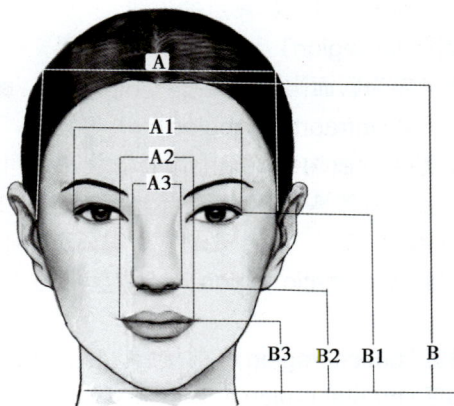

图 5-2-5　面部的黄金分割比例
A. 面宽度;A1. 眼外眦间宽;A2. 口裂宽;A3. 鼻底宽;B. 发际至颏;B1. 颏至眼外眦;B2. 颏至鼻翼;B3. 颏至口裂

4. 其他关系

(1) 鼻、眼、眉关系:通过内眦所作的垂线,可见鼻翼的外侧缘、内眦和眉头内侧缘,在同一直线上;通过鼻翼点与眉梢的连线,外眦在此连线上;通过眉头与眉梢的连线,该线通常呈一水平线,与上述两线相交成直角三角形(图 5-2-6)。

(2) 鼻、唇、颏关系:连接鼻尖与颏点所构成的 Ricketts 美容线(图 5-2-7),以确定下唇是否位于该线上。若超前或后退,则视为容貌欠佳,但存在种族差异。

(3) 颏唇沟深度:为颏唇沟至下唇突点与颏点连线的垂线距离,正常约为 4mm(图 5-2-7)。下颌前份根尖截骨术可影响颏唇沟的形态。

5. 对称和协调　在面部,对称系指以面部中线为准,面部左右两部分在形态、大小为一一对应的关系。以面部中线为轴的左右对称是颜面美的

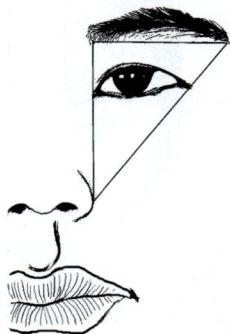

图 5-2-6　鼻眼眉关系

重要标志之一,也常作为颌面外科和整形外科手术前诊断和手术后评价的标准。

　　协调系指面部与其局部之间,或面部局部与器官之间配合适当的和谐关系。如上所述,无论是三停五眼及其他关系,还是对称或美容角,均集中体现在协调的关系上。无论种族或民族的不同、性别的差异以及个体的特点,颜面美均不能离开协调这一准则。有的人五官若分开观察是美的,但构成面部整体并不一定美;反之,某一面部器官可能欠美,但面部整体布局在其他结构的衬托下,却显示出颜面美,这充分说明面部各因素之间的协调在颜面美中的重要性。

(四)美容角

　　从侧面观察面部,在额、鼻、唇和颏等部位之间,形成一定的角度,这些角度与颜面美的关系密切,故称为美容角(图5-2-8)。

　　1. **鼻额角**(nasofrontal angle)　由鼻根点分别与眉间点和鼻尖点作连线,两线相交构成鼻额角(图5-2-8A),正常为125°~135°。鼻额角的大小决定于额部形态和鼻尖突度。

　　2. **鼻唇角**(nasolabial angle)　为鼻小柱与上唇构成的夹角(图5-2-8A),正常为90°~100°。上颌骨手术对鼻唇角的影响较明显。

　　3. **鼻颏角**(nasomental angle)　由鼻尖分别至鼻根点和颏前点连线,两线相交构成鼻颏角(图5-2-8B),正常为120°~132°。上、下颌骨手术均可影响该角度变化。

　　4. **鼻面角**(nasofacial angle)　沿眉间点至颏前点画线,沿鼻尖至鼻根点画线,两线相交构成鼻面角(图5-2-8A)。鼻面角的正常范围为35°~40°。颏部、下颌骨的正颌手术常可造成该角度的变化。

　　5. **颏颈角**(mentocervical angle)　测量时由颈点(位于颈前区上部中线皮肤平舌骨体上缘中点处)至颏下点作连线,再沿眉间点向颏前点作连线,两线相交成颏颈角(图5-2-8B),正常约为85°。下颌骨、颏部的正颌手术、面颈部皮下脂肪吸除术等可改变颏颈角的角度。

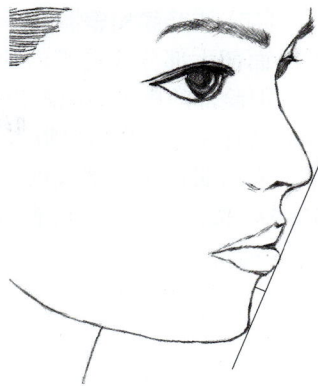

图 5-2-7　Ricketts 美容线

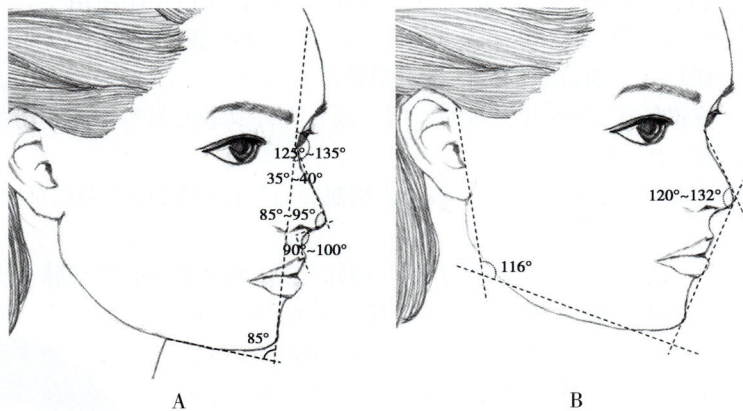

图 5-2-8　鼻额角和鼻唇角

二、面部浅层结构

(一)皮肤

　　面部皮肤薄而柔软,真皮内含有大量胶原纤维和弹性纤维,故富于韧性和弹性。真皮下血管丰富,面色红润,含有较多的毛囊、皮脂腺和汗腺,是皮脂腺囊肿与疖肿的好发部位。面部皮下组织疏松,皮肤易于伸展移动,较易剥离。但鼻尖和鼻翼处皮肤被致密结缔组织束固定于深面的软骨膜,不易剥离。面部皮肤深面有表情肌和皮肤支持韧带附着,在外伤或术中切口时,皮肤创缘易向内卷。

学习笔记

（二）浅筋膜和表情肌

面部大部分浅筋膜内的弹力纤维及表情肌纤维与皮肤的真皮层相连,故一般无皮下间隙存在。但睑部的皮下组织疏松而不含脂肪,因而易出现水肿或血肿。颊部浅筋膜的脂肪在颊肌表面形成具有完整包膜的颊脂体,延伸至其相邻的多个筋膜间隙。

表情肌位于面部浅筋膜内,配布在面部的自然孔裂周围,以环形和辐射状两种形式排列(图5-2-9)。按位置深浅可将表情肌分为三层:

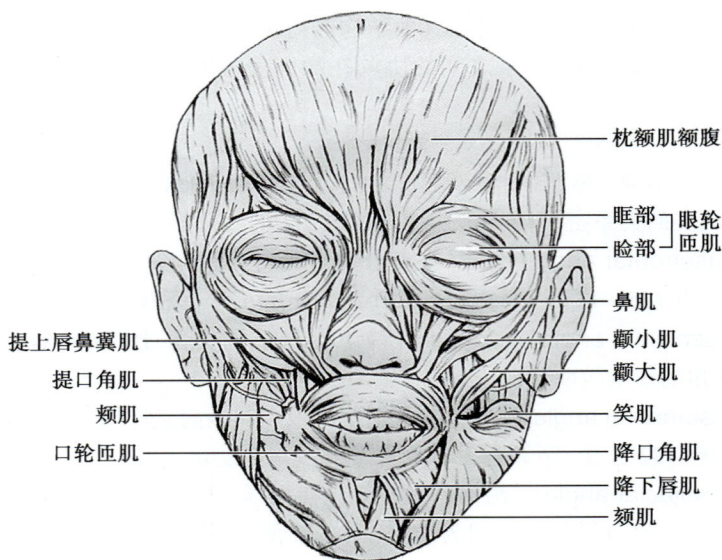

图 5-2-9　表情肌

1. **环形肌**　位置表浅,起到括约肌的作用。其中眼轮匝肌由于睑部的皮下组织疏松,没有辐射状的肌穿过其间附着于眼睑皮肤,因此纹理清晰,易于显露;而口轮匝肌由于其深面有大量的辐射状肌纤维穿行其间,止于唇部皮肤,因此肌束较为分散,同时,部分辐射状的肌纤维在口角处加入口轮匝肌,故环形肌层次和肌纤维的方向没有眼轮匝肌清楚。

2. **辐射状肌**　位置较深,起到开大肌的作用。除止点外其表面具有厚度不等的脂肪覆盖。面动脉和面静脉于该层肌中交织穿行。

3. **提口角肌和颊肌**　位置最深,位于有其他表情肌和血管神经深面,表面都有增厚的筋膜覆盖。

（三）脉管

面部浅层的血管丰富。动脉主要来源于颈外动脉分支,颈内动脉的眼动脉分支也可分布到眼睑及额部皮肤等处,同侧和两侧动脉分支之间均有丰富的吻合。因此,面部的创口出血较多,需压迫或缝合止血;同时损伤后的组织易于存活,清创缝合时间可以比身体其他部位延长;愈合也较快,除张力较大的部位外,拆线时间可以提前1~2天。静脉与同名动脉伴行,分别向颅外和颅内引流。由于面部静脉在口角以上瓣膜功能不全,面静脉与眼静脉的属支间吻合也很丰富。故当口角以上面部,尤其是鼻根至两侧口角间的三角区,发生感染且处理不当,病菌可经上述途径传入颅内,临床上称此区为危险三角(图5-2-10)。

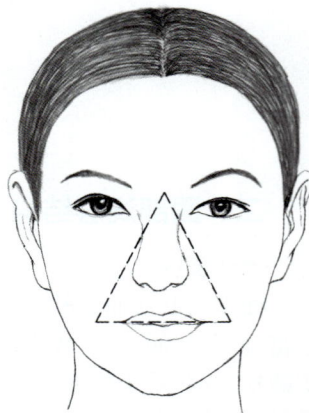

图 5-2-10　面部"危险三角"

1. **面动脉**　为面部的主要动脉,在咬肌止点前缘绕过下颌骨下缘进入面部。继而斜向上前内,经口角外侧1cm到鼻翼外侧行向内眦。面动脉在口角附近的行程迂曲,位于笑肌和上唇多数辐射状肌的深面,沿途发出的向前分支有:

（1）下唇动脉:多数在口角下发出,偶尔与上唇动脉共干。可与

学习笔记

对侧同名动脉、颏动脉吻合。管径多在 1mm 以上。

（2）上唇动脉：在口角稍上发起，可与对侧同名动脉、鼻翼动脉吻合。

（3）鼻外侧动脉（lateral nasal artery）：多起于面动脉，在鼻翼上端后外发出，进入鼻背后在鼻外侧软骨与鼻翼软骨之间行至鼻尖。

（4）内眦动脉：为面动脉在发出以上分支后的末段，沿鼻侧向上行至内眦处与眼动脉的分支鼻背动脉吻合。该动脉或可缺如，其分布区的血液供应由相邻动脉代偿。

2. 眶下动脉　为上颌动脉的终末支，从眶下孔浅出后位于提上唇肌与提口角肌之间，分支供应上唇诸肌和眶下面颊的皮肤。其分支与面动脉及眼动脉的分支有吻合。

3. 颏动脉（mental artery）　为下牙槽动脉的终支之一，从颏孔浅出后位于降口角肌后份的深面，分支供应颏部和下唇，并与下唇动脉及颏下动脉吻合。

4. 颞浅动脉　进入面部浅层的主要分支有：

（1）面横动脉：管径 >1mm，与面动脉及眶下动脉等有吻合。

（2）颧眶动脉（zygomaticoorbital artery）：在颧弓上方起始于颞浅动脉，在颞筋膜的两层间沿颧弓上缘前行至眶区，分布于眼轮匝肌，并与眼动脉的泪腺动脉有吻合。主干管径平均 >1mm。

（3）额支（frontal branch）：迂曲行于额部皮下，与眶上动脉分支有吻合。

5. 眼动脉（ophthalmic artery）　为颈内动脉的分支，除分支分布到眶内的结构之外，还发出以下分支浅出到皮下，分布于面部。

（1）眶上动脉（supraorbital artery）：从眶上缘中内 1/3 交界处的眶上孔 / 切迹浅出，转向上行，分布于额部。

（2）滑车上动脉（supratrochlear artery）：从眶内上角浅出，向上内分布于眉间。

（3）鼻背动脉（dorsal nasal artery）：在内眦韧带上穿出，向内下分布于鼻背。

面部淋巴管非常丰富，连接成网。面前部和额部的淋巴管注入下颌下淋巴结；面外侧部和耳廓前面的淋巴管注入腮腺浅淋巴结。

（四）神经

面部浅层的感觉主要由三叉神经支配；表情肌的运动受面神经支配。感觉神经在面部浅层的分支分布如下（图 5-2-11）：

1. 眼神经皮支

（1）眶上神经（supraorbital nerve）：为额神经的分支，由眶上孔（或切迹）浅出，向上行于额肌深面，分支支配额部皮肤。

（2）滑车上神经（supratrochlear nerve）：为额神经的分支，由眶内上角浅出，分布于眉间的皮肤。

ER5-2-5

图片:ER5-2-5
眼动脉在面部的分支

学习笔记

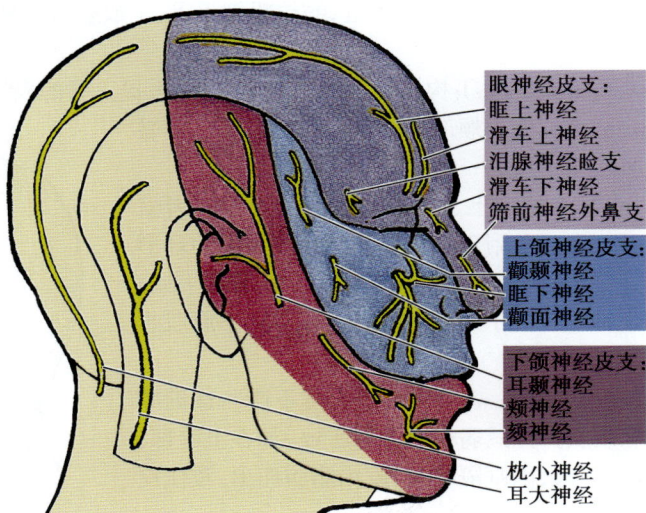

图 5-2-11　面部皮神经分布

（3）滑车下神经（infratrochlear nerve）：为鼻睫神经的分支，由内眦韧带下方浅出，支配上睑内侧和鼻根的皮肤。

（4）筛前神经鼻外支：为鼻睫神经的分支，由鼻骨下缘浅出，支配鼻背到鼻尖的皮肤。

（5）泪腺神经睑支：为泪腺神经的分支，由眼眶上外侧浅出，支配上睑外侧皮肤。

2. 上颌神经皮支

（1）眶下神经：经眶下孔浅出，支配睑裂和口裂之间的皮肤和上唇黏膜。

（2）颧面神经：经颧骨前面的浅出，支配颧部的皮肤。

（3）颧颞神经：经颧骨后面的颧颞孔浅出，支配颞区前份的皮肤。

3. 下颌神经皮支

（1）耳颞神经：在耳屏前方越过颧弓进入颞区，支配颧颞神经分布区以后、颅顶点到外耳门连线以前的颞区皮肤。

（2）颊神经：从颞下区向前下行于颊肌表面，分支支配颊部的皮肤和黏膜。

（3）颏神经：从颏孔浅出后分支分布到颏部以及下唇的皮肤和黏膜。

4. 耳大神经　为颈丛皮支，从下颌角下缘进入面部，支配下颌角表面的皮肤。

（五）面部皮肤皱纹线和面部 Langer 皮肤裂线

面部皮肤皱纹线与面部 Langer 皮肤裂线为两种不同的结构，现分述如下：

1. 面部皮肤皱纹线　按照皱纹产生的原因，面部皱纹线主要分为两类（图 5-2-12）。

（1）动力性皱纹线（dynamic wrinkles）：系面部表情肌收缩时其浅面皮肤未能相应收缩的结果。表情肌收缩时肌纤维缩短，牵引皮肤形成与肌纤维长轴相垂直的皮肤皱纹线。该线一旦形成，即使此部表情肌不收缩，皱纹线亦不会完全消失。因此，动力性皱纹线为老化的征象。面部主要的动力性皱纹线如下：

1）额纹（frontal wrinkles）：俗称抬头纹，位于额部，横向排列，与额肌纤维方向垂直，为额肌收缩所致。

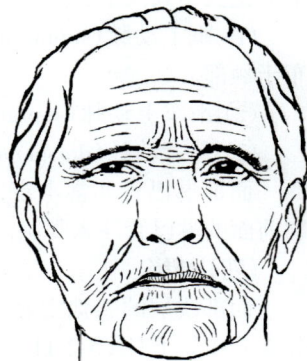

图 5-2-12　面部皮肤皱纹线

2）眉间纹（glabellar wrinkles）：位于两眉之间，垂直走向，下部皱纹常向两侧略呈"八"字形展开，与皱眉肌纤维方向垂直，为该肌收缩所致。

3）鼻根纹（nasion wrinkles）：位于鼻根部，横向排列，为纵行降眉间肌收缩所致。

4）眼睑纹（palpebral wrinkles）：上睑纹中部垂直，内、外侧部辐射；下睑纹垂直方向或稍斜向外下，为环形眼轮匝肌收缩所致。

5）鱼尾纹（fish tail wrinkles）：位于外眦附近，皱纹粗细不等，呈放射状排列，为环形眼轮匝肌收缩所致。

6）鼻唇沟纹（nasolabial wrinkles）：构成鼻唇沟外侧缘，该纹系提上唇的表情肌收缩所致。

7）颊纹（buccal wrinkles）：位于颊部，鼻唇沟纹外侧，略与鼻唇沟纹平行。颊纹为颊肌收缩所致。

8）唇纹（labial wrinkles）：位于上、下唇皮肤表面，唇中部者呈垂直状，两侧者向外斜行，在口角附近呈放射状排列。唇纹为环形口轮匝肌收缩所致。

9）颏纹（mental wrinkles）：位于颏部，横向排列，为降下唇肌收缩所致。

（2）重力性皱纹线（gravitation wrinkles）：系因皮下脂肪逐渐减少，肌肉松弛、骨萎缩和皮肤弹性减弱松弛下垂所致。如在上睑部，皮肤下垂形成肿眼泡；在下睑，因眶隔萎缩，眶内脂肪疝出，致使皮肤臃肿下垂，形成眼袋。

2. Langer 皮肤裂线（Langer cleavage lines）（图 5-2-13）

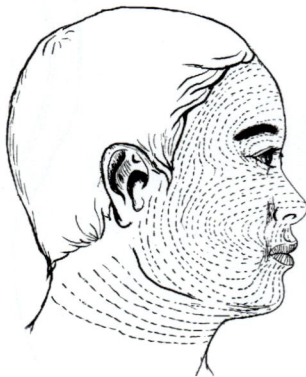

图 5-2-13　面部皮肤 Langer 线

1934 年,Duputren 用圆锥穿刺尸体皮肤时,其穿刺口不呈圆形,而呈宽窄不一的线状裂缝,且身体不同部位其裂缝排列方向亦不相同。尔后,Langer 重复了 Duputren 的试验,绘出第一张人体皮肤裂线图,并指出皮肤裂线的排列方向是与皮肤真皮内胶原纤维和弹性纤维的排列方向一致的,故称此线为 Langer 皮肤裂线,简称 Langer 线。

3. **面部皱纹线与 Langer 皮肤裂线的主要区别**　见表 5-2-1。

表 5-2-1　皱纹线与 Langer 皮肤裂线的主要区别

	肉眼观	与活体、尸体关系	与年龄关系	与皮肤老化关系	与骨、肌肉关系
皱纹线	可见	活体上的动力线	随年龄增长而明显	密切相关	密切相关
Langer 皮肤裂线	不可见	尸体上的静止线	终生不变	无关	无关

4. **关于面部手术皮肤切口的选择**　皱纹线与 Langer 线虽其形成的原因不同,但在面部的大部分范围内,两者的走向基本是相似的,仅在下列两处有所差异:①眉间:皮肤皱纹线为垂直向,Langer 线为水平向;②外眦:皮肤皱纹线呈放射状,Langer 线为斜行。因此,目前认为面部皮肤皱纹线明显时,则为首选切口方向;不明显时,则按 Langer 线切口。至于眉间、外眦等处皱纹,术者可根据具体情况选择最佳切口方向。

三、腮腺咬肌区

腮腺咬肌区的层次不很分明,由浅入深大致为皮肤、浅筋膜、浅层的血管神经和腮腺管、腮腺咬肌筋膜、腮腺浅部及其深面的血管神经、咬肌、下颌支以及腮腺深部等(图 5-2-14)。

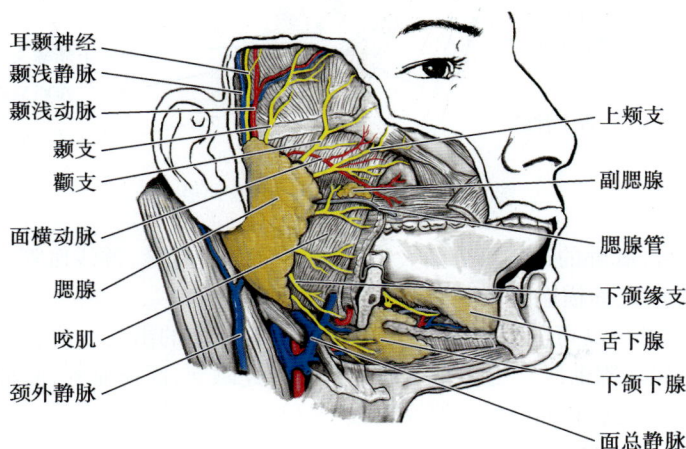

图 5-2-14　腮腺咬肌区

(一)腮腺咬肌筋膜

腮腺咬肌筋膜(parotideomasseteric fascia)为颈深筋膜浅层向上的延续,在腮腺后缘分为浅、深两层,包绕腮腺形成腮腺鞘。在腮腺前缘,两层又合为一层,延续为咬肌筋膜,覆盖于咬肌表面。腮腺鞘浅层较致密,覆盖腮腺并向深面发出纤维束分隔腺实质,向上附于颧弓和外耳道软骨,向前越过咬肌表面,在其前缘处向深部与颊咽筋膜相续。深层不完整,可达茎突和颞骨鼓部。腮腺咬肌筋膜在茎突与下颌角之间浅深两层增厚,形成茎突下颌韧带,分隔腮腺和下颌下腺。由于腮腺鞘的特点,当腮腺感染肿胀时,囊的伸展性小,不但引起剧痛,并可因腮腺鞘内压力增高,导致腮腺小叶受压缺血坏死;化脓时脓液一般不易向浅层穿破,而是通过深层薄弱部位,形成咽旁脓肿。

(二)腮腺

腮腺略呈楔形,底向上与颧弓根和外耳道;尖向下至下颌角平面;外面浅表;前内侧面与咬肌、下颌支后缘和翼内肌相邻;后内侧面与乳突、胸锁乳突肌、二腹肌后腹、茎突及茎突诸肌、颈动脉鞘及其内的颈内、静动脉,以及第IX～XII对脑神经相邻,这些结构共同构成容纳腮腺深部的腮腺床。临床常以面神经分支平面为界,将腮腺分为浅、深两叶,分别位于面神经分支平面的浅面和深面。此种分法的实用意义在于,当临床作腮腺切除术时,通常是按面神经分支平面,分离腮腺浅、深两叶,以保留面神经,避免术后面瘫。腮腺深叶位于下颌支深面,呈锥体状突向咽侧壁。因此,当腮腺深叶肿瘤肿大时可在咽旁观察到突入咽腔的肿胀。

腮腺管为腮腺腺泡分泌小管的集纳总管,经由腮腺浅叶前缘浅出(图5-2-14),在颧弓下约1.5cm处穿出腮腺鞘,向前走行于腮腺咬肌筋膜浅面,与颧弓平行,在咬肌前缘穿入颊肌,开口于上颌第二磨牙牙冠颊面相对的颊黏膜上。在颧弓与腮腺管之间或有形态大小不同的孤立小腺体,为副腮腺(图5-2-14),其腺管汇入腮腺管。

(三) 穿经腮腺的结构

穿行在腮腺内的血管神经(图5-2-15)按位置深浅大致分为:面神经由后向前横过深面的血管;下颌后静脉与颈外动脉纵向并行,静脉位于动脉浅面。因此,腮腺手术时可循下颌后静脉找到面神经。

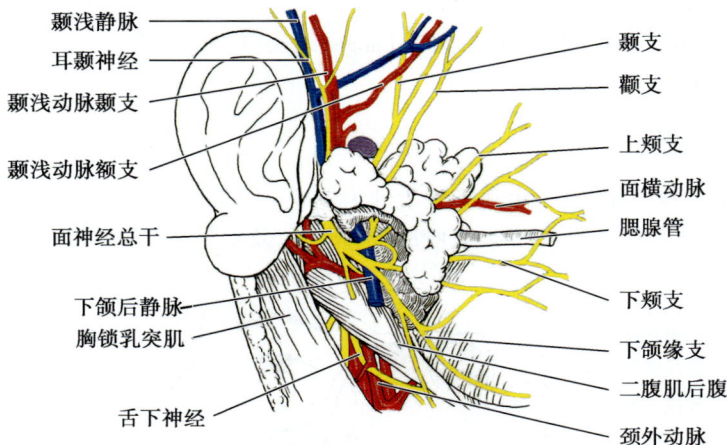

图 5-2-15　穿经腮腺的血管神经

根据走行方向穿经腮腺的结构可分两大组:纵行的有颈外动脉、颞浅血管、下颌后静脉和耳颞神经;横行的为上颌血管、面横血管及面神经诸分支。

根据穿出腮腺的部位又可分为三组:由腮腺浅叶上缘穿出的由后向前有耳颞神经、颞浅血管和面神经颞支;由腮腺浅部前缘穿出的自上而下有面神经颧支、面横血管,面神经颊支和腮腺管;由腮腺下端穿出的由前向后有面神经下颌缘支、颈支和下颌后静脉。

1. 面神经　面神经出颅后因穿腮腺而分为三段:腮腺前段是面神经从茎乳孔到进入腮腺以前的部分,长约1～1.5cm,向前行越过茎突根部浅面,此处虽被腮腺覆盖,但并未进入腮腺实质,可于此处显露神经干;腮腺内段是面神经行于腮腺内的部分,首先分为上、下两干,两干再分支交织形成腮腺丛(parotid plexus),行于颈外动脉的浅面;腮腺后段是面神经在腮腺内的五组分支,经腮腺上缘、前缘、下端浅出后的部分,五组分支呈放射状,分布至相应的区域,支配表情肌。腮腺手术时,应注意区分腺体内走行的血管、腺管与面神经,保护呈网状的面神经细小分支,尽量避免牵拉损伤该段面神经分支。

面神经干穿腮腺的行程可用横过耳垂上部的一段短水平线表示。面神经出茎乳孔后的损伤如腮腺肿瘤压迫或手术损伤,可造成暂时性或永久性面瘫,所以面部或腮腺手术时,需注意切口的方向和深浅。

2. 颈外动脉　为颈总动脉的终支之一,在下颌支的中、下1/3交界处进入腮腺,上行至髁突颈高度分为颞浅动脉和上颌动脉两终支。

3. 下颌后静脉　由颞浅静脉和上颌后静脉在腮腺内汇合而成。下行于颈外动脉浅面和面神经深面,在腮腺下端穿出后分为前、后两支。前支行向前下与面静脉汇合后,注入颈内静脉;后支行向后下,与耳后静脉汇成颈外静脉。

(四) 腮腺深面的神经血管

腮腺深叶的深面由前内向后外,分别与茎突舌肌、茎突咽肌及茎突舌骨肌相邻,再向后外则与颈动脉鞘及其内血管神经相邻。颈鞘的内容由浅入深包括颈内静脉、舌咽神经、迷走神经、副神经和颈内动脉(图5-2-16)。

(五) 咬肌

咬肌后上部为腮腺浅叶所覆盖,前下部覆以咬肌筋膜,该筋膜浅面自上而下有面横动脉分支、面神经上颊支、腮腺管、面神经下颊支和面神经下颌缘支横过。

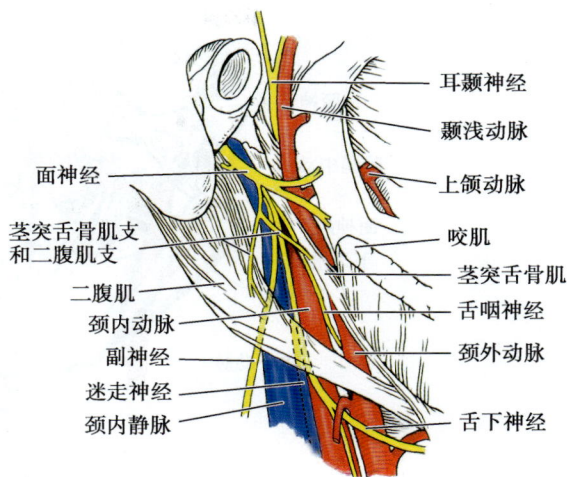

图 5-2-16　腮腺深面的血管神经

四、颞下区

颞下区(图5-2-17)位于颧弓和下颌支的深面。前为上颌骨的后面;后界为颈动脉鞘;外为下颌支;内为翼外板,并可借上颌骨与翼外板之间的翼上颌裂通向翼腭窝;顶为蝶骨大翼颞下面;底为翼外肌下面。此区集中了分布于口腔的多数血管神经,以及翼内、外肌。由于血管神经走向复杂,层次排列不很明显,由浅入深,大致分层如下:

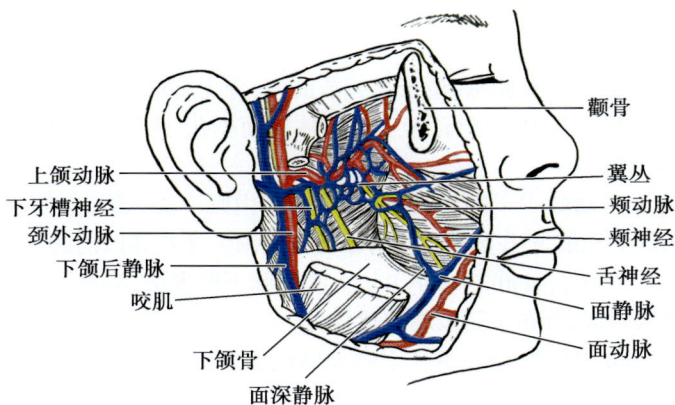

图 5-2-17　颞下区

(一) 翼静脉丛及上颌静脉

翼静脉丛主要位于翼外肌浅面,也有部分还深入到翼内、翼外两肌之间。该静脉丛主要由上颌动脉分支的伴行静脉汇合、交织而成,其输出静脉为上颌静脉。翼静脉丛向前经面深静脉通面静脉,亦可向上通过卵圆孔和破裂孔的导静脉与海绵窦相通。故口腔颌面部的感染可循此途径扩散蔓延至海绵窦。

(二) 上颌动脉

上颌动脉(图5-2-18)在下颌髁突颈处由颈外动脉发出后,经髁突颈内侧面入颞下区,横行向前上,达翼外肌下缘中部转向上,经翼外肌的浅面或深面入翼腭窝。上颌动脉经颞下窝时,以翼外肌为标志,分为三段:

1. 第一段　从发起至翼外肌下缘,位于髁突颈的内侧,分别越过深面的耳颞神经和下牙槽神经。临床上行颞下颌关节成形术或髁突切除术时,应注意保护髁突颈部深面通行之上颌动脉。当下颌骨髁突颈部骨折时,亦可能伤及上颌动脉。此段主要分支有:

(1) 脑膜中动脉:在髁突颈的内侧发出,沿翼外肌内面上升,穿耳颞神经两根之间,经棘孔至颅中窝,分前、后两支。前支较大,向前上经翼点内面的骨沟内,分布于顶骨内面的前部;后支沿颞鳞

图片:ER5-2-10
颞下区内侧壁

画廊:ER5-2-11
颞下区血管神经

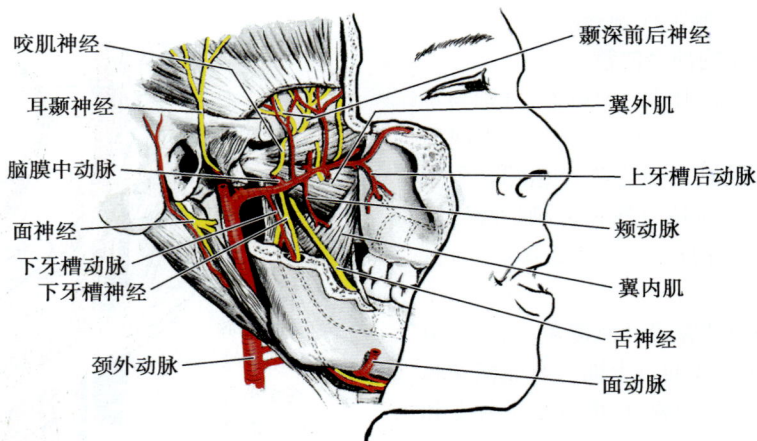

图 5-2-18　上颌动脉

内面弯曲向后,分布于顶骨内面的后部及相邻的枕鳞区域。

(2) 下牙槽动脉:向前下与下牙槽神经伴行,入下颌孔后行于下颌管内,末支出颏孔后叫颏动脉,营养下颌骨、下颌牙、牙龈及下唇等。

2. **第二段**　最长,多向前上越过翼外肌下头浅面,也可行经其深面,继而穿经翼外肌两头之间移行为第三段。行上颌骨切除时,可在翼外肌两头之间显露和结扎上颌动脉,以代替结扎颈外动脉。主要分支为动脉肌支,分布到四块咀嚼肌。此外还有颊动脉与同名神经伴行,分布于颊肌、口腔黏膜和上颌牙龈等。

3. **第三段**　经翼上颌裂入翼腭窝,位于翼腭节前方,分支有:

(1) 上牙槽后动脉:与同名神经伴行,经上颌骨体后面小孔,入骨质内小管达上牙槽后部,营养上颌前磨牙、磨牙和上颌窦。

(2) 眶下动脉:为上颌动脉主干的延续,伴眶下神经由眶下裂入眶,经眶下沟、眶下管,出眶下孔到面部。该动脉出眶下孔前发出上牙槽前动脉营养上颌尖牙及其以前的牙和牙龈。

(3) 腭降动脉(descending palatine artery):从上颌动脉下壁发出,沿翼腭管下降,与腭大、小神经伴行,经腭大、小孔进入腭部,分布于腭及腭扁桃体。

(4) 蝶腭动脉(sphenopalatine artery):从上颌动脉内侧发出,经蝶腭孔到鼻腔和腭,营养鼻侧壁和鼻中隔。

上颌动脉进入翼腭窝时,距翼上颌缝甚近(约 5~10mm),有关手术(如上颌骨截断前徒术)分离该缝时,慎勿伤及上颌动脉。

(三) 翼内肌与翼外肌

1. **翼内肌**　位于下颌支深面,呈四边形。其浅面由前向后分别有舌神经、下牙槽血管与神经越过。

2. **翼外肌**　为颞下区的中心结构。其浅面有上颌动脉及其分支,深面有下颌神经及其分支。其上缘有颞深神经和咬肌神经浅出;上、下头之间有颊神经穿出;下缘有舌神经和下牙槽神经穿出。

(四) 下颌神经

下颌神经从卵圆孔出颅后位于翼外肌深面,很快分为前、后两干;前干较细,主要包含运动纤维,支配咀嚼肌;后干粗大,主要包含感觉纤维。在下颌神经主干的内侧有耳神经节(图 5-2-19)与之紧密相连,舌咽神经支配腮腺的副交感纤维于该节交换神经元,经耳颞神经布于腮腺。下颌神经的分支均在翼外肌深面发出,经其上缘、两头之间、下缘浅出后,分别行向各自的支配区。

1. **颞深神经**　一般有前、后两支,均经翼外肌上缘,绕过蝶骨大翼的颞下嵴上升,进入颞窝,从深面进入颞肌。

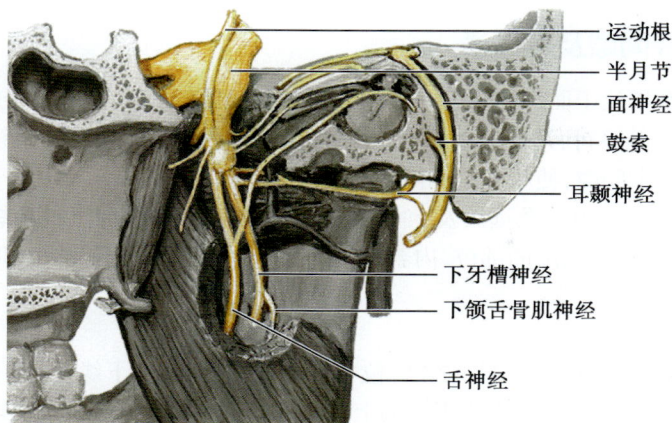

图 5-2-19　下颌神经内面观

2. **咬肌神经**　常与颞深后神经共干发出,越过翼外肌上缘后与咬肌动脉伴行,穿经下颌切迹,抵达咬肌深面。

3. **颊神经**　经翼外肌两头之间转向前下,紧贴颞肌腱深面,或穿经颞肌腱向下降,并稍向外前方行进,在咬肌前缘到达颊肌表面,与面神经颊支交织,发出小支部分分布到颊部皮肤;部分穿过颊肌,分布于颊黏膜。

4. **耳颞神经**　以两个根发出,夹持脑膜中动脉,在该动脉后方合为一干,位于翼外肌与腭帆张肌之间向后行,继而经蝶下颌韧带与髁突颈之间绕向外到达腮腺深面,在颞下颌关节与外耳道之间转向上行,在颞浅动脉、静脉后方,一同从腮腺上缘浅出。

5. **下牙槽神经**　在翼内肌外面下降,行经蝶下颌韧带和下颌支之间,与下牙槽血管伴行,经下颌孔进入下颌管,末支从颏孔浅出名颏神经。在进入下颌管前发出下颌舌骨肌神经,向前下行于下颌骨内侧的下颌舌骨沟内。

6. **舌神经**　位于下牙槽神经的前内侧,略呈弓状下降,经翼外肌与腭帆提肌之间,继而经翼内肌与下颌支之间,至下颌内斜线后部转向前。舌神经在此位置表浅,位于下颌最后磨牙稍后的内侧,仅被口腔黏膜覆盖。在翼外肌深面,舌神经接受由后上方下降的面神经鼓索加入。

(五) 鼓索

鼓索(图 5-2-18)为面神经分支,包含副交感节前纤维和舌前 2/3 的味觉纤维,从岩鼓裂穿出,位于翼外肌深面,向前下方行至翼外肌下缘附近加入舌神经。

(六) 翼腭窝

翼腭窝(图 5-2-20)位于颞下区深面,鼻腔后份外侧,为不规则的窄隙。前方为上颌骨体,向前借眶下裂通眼眶;后方为翼突,其根部有翼管向后达颅底的破裂孔处;内侧为腭骨的垂直板、眶突和蝶突,上端有蝶腭孔与鼻腔相通;外侧经翼上颌裂通颞下窝;上方为蝶骨大翼,有圆孔通向颅中窝;下部移行为翼腭管,借腭大孔、腭小孔开口于口腔。三叉神经第二支上颌神经从后方的圆孔进入翼腭窝,主干发出颧神经、翼腭神经和上牙槽后神经,再经眶下裂入眶,更名为眶下神经。上颌动脉第三段经翼上颌裂进入翼腭窝。来自面神经的岩大神经与攀附于颈内动脉壁上的交感神经节后纤维汇合成翼管神经,由翼突根的翼管进入翼腭窝,岩大神经内的副交感节前纤维到蝶腭神经节内换元。

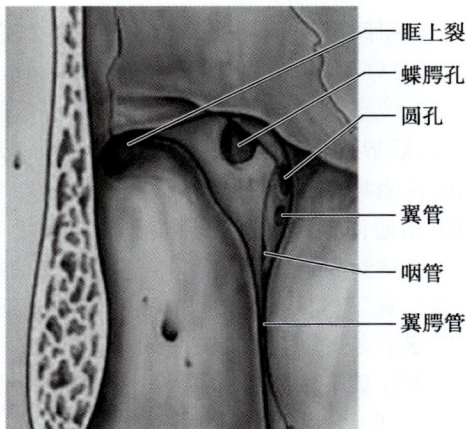

图 5-2-20　翼腭窝外面观

五、面部筋膜间隙及其连通

面部筋膜间隙系指位于面部的骨膜、肌及筋膜之间的潜在间隙。各间隙均为疏松结缔组织所充满，并有血管、神经等穿行，某些间隙尚含有唾液腺及淋巴结。疏松结缔组织伴随血管神经束，从一个间隙进入另一个间隙，使相邻的间隙彼此通连。间隙感染时，可局限于一个间隙，也可循上述途径或破坏邻近的组织由近及远波及一个或数个间隙，有时还可向下侵及纵隔，甚或向上进入颅内。因此，了解面部筋膜间隙的部位、内容及其互相通连关系，是正确诊断和治疗间隙感染的重要基础。

（一）眶下间隙

眶下间隙（infraorbital space）（图 5-2-21）位于面部前方，上界眶下缘，下界上颌骨牙槽突，内侧界鼻侧缘，外侧界颧大肌。以尖牙窝为中心的上颌骨前壁形成眶下间隙的底，浅面有上唇的表情肌覆盖。该间隙内有出入眶下孔的眶下血管、神经，有时还有眶下淋巴结，面动、静脉也行经此间隙。该间隙向下外侧通颊间隙，向后经眶下管通眶。眶下间隙邻近上颌前牙及前磨牙、鼻侧部及上唇，上述部位的感染，可侵及眶下间隙。

（二）颊间隙

颊间隙（buccal space）（图 5-2-22）位于颊部皮肤与颊黏膜之间，颊肌所在的部位；前达口角，后至咬肌前缘和翼下颌韧带，上界上颌骨颧突和颧大肌，下界下颌体下缘。间隙内有颊神经、面横动静脉、面动静脉及颊脂体。颊间隙向上通眶下间隙，向后与翼下颌、咬肌、颞下及咽旁诸间隙相通，成为感染相互扩散的途径。颊间隙与磨牙邻近，磨牙根尖的炎症可累及颊间隙。

学习笔记

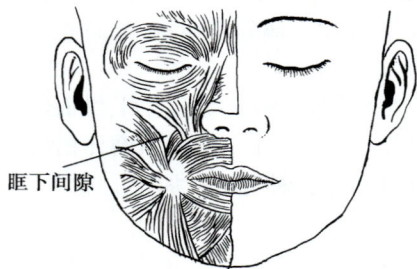

图 5-2-21 眶下间隙

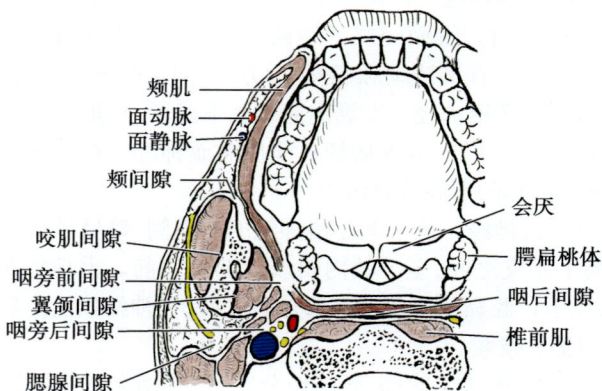

图 5-2-22 面部间隙（水平面观）

（三）咬肌间隙

咬肌间隙（masseteric space）（图 5-2-22，图 5-2-23）又称咬肌下间隙（submasseteric space），位于咬肌与下颌支之间。前界咬肌前缘，后界腮腺，上达颧弓，下至下颌下缘。间隙内有咬肌血管神经。该间隙向前与颊间隙相通；向后与腮腺间隙相通；向内沿咬肌血管神经束通颞下间隙，绕过下颌支前缘可通至翼下颌间隙；向上与颞浅间隙相通。间隙感染多来自下颌第三磨牙。

（四）翼下颌间隙

翼下颌间隙（pterygomandibular space）（图 5-2-22，图 5-2-23），位于下颌支与翼内肌之间。前为颊间隙后缘，后为腮腺，上界翼

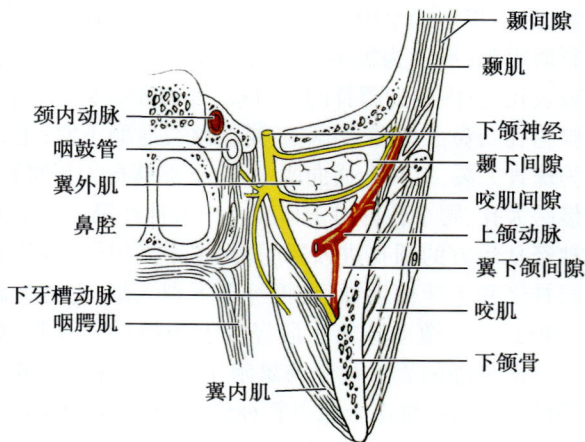

图 5-2-23 面部间隙（冠状面观）

194

外肌下缘,下至下颌下缘。该间隙在冠状面呈一底朝上、尖向下的倒三角形。间隙内主要有舌神经、下牙槽神经血管及蝶下颌韧带。该间隙向前通颊间隙;向后通腮腺间隙;向上与颞下间隙及颞深间隙通连;向下与舌下、下颌下间隙相通;向内与咽旁间隙连通;向外通咬肌间隙。翼下颌间隙的感染尚可经颅底神经血管束通入颅内。

（五）颞间隙

颞间隙(temporal space)(图 5-2-23)位于颞区,借颧弓和颞下嵴的平面与颞下间隙分界。颞间隙可分为两部,即颞浅间隙和颞深间隙。

1. **颞浅间隙**　位于颞深筋膜与颞肌之间。

2. **颞深间隙**　位于颞肌与颞窝之间。

颞间隙的解剖结构特点:①颞深筋膜致密;②颞肌坚厚;③颞窝骨质以颞鳞处最薄,其内、外骨板间板障很少。因此,颞部脓肿形成后,难以自行穿破,脓液过久积存于颞鳞表面,压迫骨皮质,使其坏死,发生骨髓炎,感染由此可直接向颅内或通过邻近脑膜的血管蔓延,导致脑膜炎、脑脓肿等并发症。颞间隙与颊、咬肌、翼下颌及颞下诸间隙相通。

（六）腮腺间隙

腮腺间隙(parotid space)(图 5-2-24)位于腮腺鞘内,该间隙为腮腺及通行于腺体内的血管、神经及淋巴结所充满。腮腺间隙内侧面未封闭,直接通咽旁前间隙和翼下颌间隙。

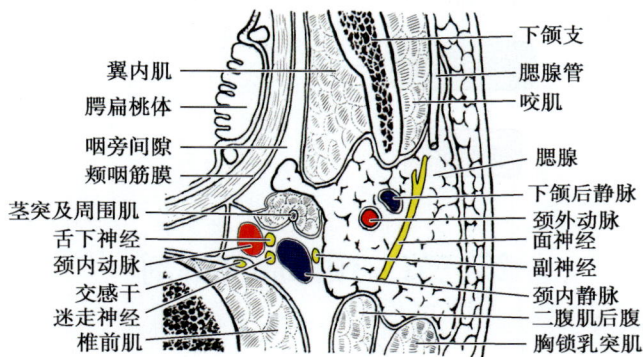

图 5-2-24　腮腺间隙

（七）颞下间隙

颞下间隙(infratemporal space)(图 5-2-22)位于颞下区。前界上颌骨的后面;后界腮腺深叶;内界蝶骨翼突外侧板、部分翼内肌及咽侧壁;外界下颌支上份及颧弓,上界为蝶骨大翼的颞下面和颞下嵴,下以翼外肌下缘平面为界。此间隙在解剖上有两个特点:①颞下间隙处于颌面深部诸间隙的中央;②间隙中有翼静脉丛、上颌动脉及其分支和上、下颌神经的分支通过。间隙中的疏松结缔组织伴随上述血管神经伸入邻近诸间隙,使颞下间隙与颞、翼下颌、颊、翼腭及咽旁诸间隙相通,并借眶下裂与眶通连、经卵圆孔和棘孔与颅腔通连,借翼静脉丛与海绵窦相通。因此颞下间隙的感染很少单独存在,常与相邻间隙感染同时存在。

（八）舌下间隙

舌下间隙(sublingual space)(图 5-2-25)呈马蹄形,上界为口底黏膜,下界为下颌舌骨肌及舌骨

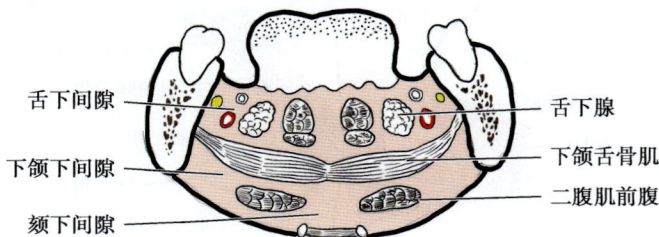

图 5-2-25　舌下间隙

舌肌,前外侧为内斜线以上的下颌骨体内侧面,后界止于舌根。舌下间隙被颏舌肌及颏舌骨肌平分为左右对称的两部分,该两部分亦称颌舌沟间隙,两者在舌系带深面相交通。舌下间隙内有舌下腺、下颌下腺深部及其导管、舌神经、舌下神经及舌下动、静脉等。舌下间隙向后下通下颌下间隙及颏舌肌间间隙,往后上通翼下颌间隙,向后通咽旁间隙。

附:面部及口腔筋膜间隙通连示意图

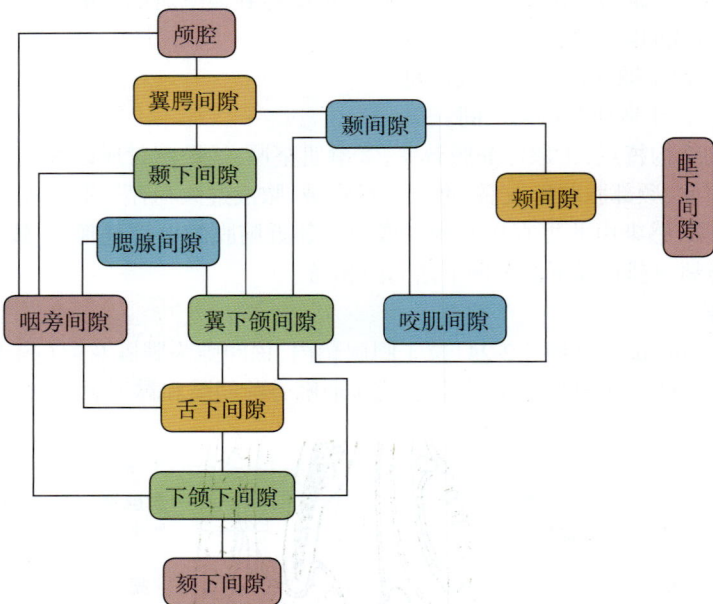

第三节　颈部局部解剖

一、概述

颈部位于头部与上肢和胸部之间,其前面正中有呼吸和消化管道的颈段;两侧有纵行排列的大血管和神经。甲状腺位于喉及气管颈段上部的两侧;颈根部有胸膜顶、肺尖突入其间;在颈后部正中有脊柱颈段,为支撑头部的骨性支架。颈部诸结构之间有疏松结缔组织填充,并形成筋膜鞘和筋膜间隙。颈部淋巴结较多,多沿血管、神经排列。全身的淋巴经颈根部的胸导管和右淋巴导管汇入静脉系统。

(一) 颈部的境界和分区

颈部的上界由前向后以下颌骨下缘、乳突尖、上项线及枕外隆突的连线与头部连接;下界借胸骨颈静脉切迹、胸锁关节、锁骨上缘、肩峰和第 7 颈椎棘突的连线与胸部和上肢相邻。

颈部又以斜方肌前缘为界,将颈分为前方的固有颈部和后面的项区(图 5-3-1);前者与口腔临

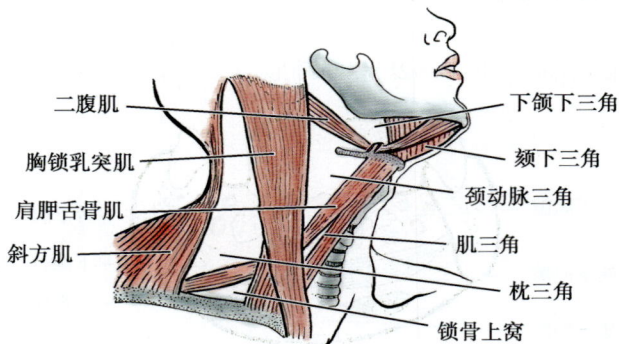

图 5-3-1　颈部的分区

床关系密切,又以胸锁乳突肌的前、后缘为界,将每侧分为三部:由前向后依次为颈前区、胸锁乳突肌区和颈后区。

1. **颈前区(anterior region of neck)** 也称颈前三角。上界为下颌骨下缘,内侧界为颈前正中线,外侧界为胸锁乳突肌前缘。该区以舌骨为界,进一步分为舌骨上、下区。舌骨上区被二腹肌前、后腹分为单一的颏下三角(submental triangle)和左、右成对的下颌下三角(submandibular triangle);舌骨下区被肩胛舌骨肌上腹分为成对的颈动脉三角(carotid triangle)和肌三角(muscular triangle)。

2. **胸锁乳突肌区(sternocleidomastoid region)** 相当于胸锁乳突肌及其浅面和覆盖的部位。

3. **颈外侧区(lateral region of neck)** 也称颈后三角,介于胸锁乳突肌后缘、斜方肌前缘与锁骨中 1/3 之间。此区又被肩胛舌骨肌下腹分为后上方较大的枕三角(occipital triangle)和前下方较小的锁骨上三角(supraclavicular triangle),又称锁骨上窝。

(二) 表面解剖

颈部的外形可因性别、年龄及个人而有所差异,颈部可粗而短,亦可细而长。男性在颈前部正中可见明显的喉结;儿童和妇女颈部皮下脂肪较多,故其外形较圆。颈部可以触及到以下标志(图 5-3-2)。

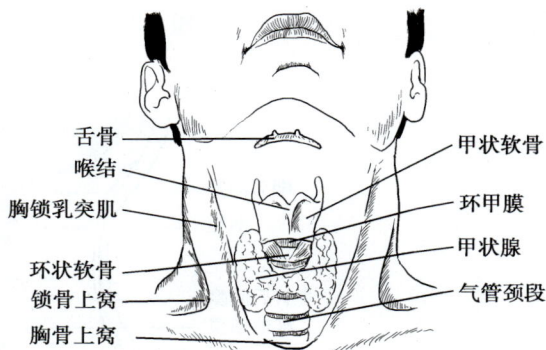

图 5-3-2 颈部解剖标志

1. **舌骨** 位于颏隆凸后下的颈前区软组织内,其高度约相当于第 3 颈椎下缘平面。其两侧的舌骨大角是寻找舌动脉的重要标志。

2. **甲状软骨(thyroid cartilage)** 位于舌骨之下,平第 4、第 5 颈椎高度,在前正中线上突起为喉结,在成人男性明显,儿童和女性不明显。颈总动脉分叉处约平其上缘。

3. **环状软骨(cricoid cartilage)** 位于甲状软骨的下方,环状软骨弓两侧平对第 6 颈椎横突,是计数气管软骨环的标志。

甲状软骨下缘与环状软骨之间有环甲膜相连,在某些紧急的喉性呼吸困难(如喉阻塞),而又来不及行气管切开术时,可用粗针头自环甲膜刺入,或横行切开环甲膜插管进入声门下区,作为抢救窒息的紧急措施之一。

4. **颈动脉结节(carotid tubercle)** 为第 6 颈椎横突前结节。颈总动脉行经其前方。屈颈时,在环状软骨与胸锁乳突肌前缘之间可触及颈总动脉的搏动。

5. **气管颈段(cervical segment of trachea)** 可在环状软骨下缘至胸骨颈静脉切迹之间触及,其正常位居正中。

6. **胸骨上窝(suprasternal fossa)** 位于胸骨颈静脉切迹上方的凹陷,为气管触诊的部位。

7. **胸锁乳突肌** 为颈部分区和某些手术切口的重要肌性标志,当头面向对侧旋转时,该肌更加明显。

8. **锁骨上窝(supraclavicular fossa)** 位于锁骨上方。在此窝的锁骨上缘处,可扪及锁骨下动脉的搏动。

9. **颈总动脉及颈外动脉** 投影于下颌角与乳突尖连线的中点至右侧胸锁关节的连线,或至左侧胸锁乳突肌下端两头间的连线。该线于甲状软骨上缘的水平线以下为颈总动脉的投影;以上为颈外动脉的投影。

(三) 颈部筋膜

颈部结构关系复杂,若按筋膜层的分布进行观察则较易理解。在临床上,筋膜是手术分层的标志。颈部筋膜由浅入深可分为四层(图 5-3-3,图 5-3-4):

1. **颈浅筋膜(superficial cervical fascia)** 为全身浅筋膜的一部分,呈一薄层,包绕颈部。其内有颈阔肌、颈丛皮神经、颈外静脉和颈浅淋巴结。缝合切口时,应将切断的颈阔肌及其筋膜对位缝合,以免瘢痕明显。

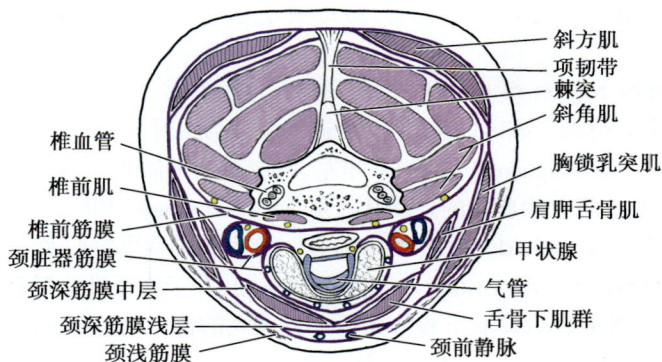

图 5-3-3　颈筋膜(平第 7 颈椎水平切面)

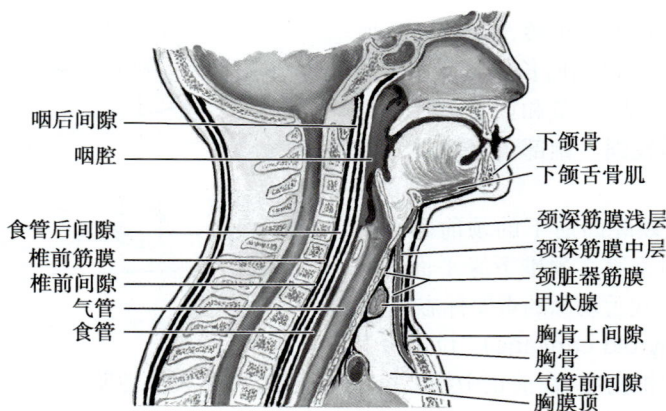

图 5-3-4　颈筋膜及颈筋膜间隙(正中矢状切面)

2. **颈深筋膜(deep cervical fascia)**　简称颈筋膜(cervical fascia),位于颈浅筋膜和颈阔肌深面,围绕在颈、项部诸肌、器官和血管神经束的周围,形成筋膜鞘和筋膜间隙。颈筋膜可分为浅、中、深三层:

(1) 浅层:围绕整个颈部,几乎包被着颈部全部结构,又名封套筋膜(investing fascia)。上方附着于下颌骨下缘、下颌角、乳突尖、上项线及枕外隆突;下方附着于胸骨颈静脉切迹、胸锁关节、锁骨上缘、肩峰及第 7 颈椎棘突;后方附着于项韧带和第 7 颈椎棘突,向前两侧于颈前正中线是相互延续。此层筋膜分为两层包绕斜方肌和胸锁乳突肌,向下覆盖舌骨下肌群,在胸骨颈静脉切迹上 3~4cm 处分为两层,形成胸骨上间隙;在下颌下三角和腮腺区也分两层包绕下颌下腺和腮腺,并在二者间增厚形成茎突下颌韧带。

(2) 中层:又称为名气管前筋膜(pretracheal fascia),该层包绕颈部脏器如喉、气管、甲状腺、咽及食管等,也被称为内脏筋膜。该筋膜紧贴于舌骨下肌群的深面,上方附着于舌骨、甲状软骨和环状软骨,向下包绕甲状腺,形成甲状腺鞘(sheath of thyroid gland),使甲状腺随喉上下移动,并继续经气管之前及两侧入胸腔,续连心包;向两侧包绕颈总动脉、颈内动脉、颈内静脉和迷走神经,形成颈动脉鞘(carotid sheath)。

颈筋膜浅、中两层在前正中线结合形成 2~3mm 宽的颈白线。颈白线处血管较少,颈部有关手术,可经此分离舌骨下肌群。

(3) 深层:又名椎前筋膜(prevertebral fascia),覆盖于椎前肌、斜角肌、交感干及膈神经颈段的浅面,上达颅底,下续胸内筋膜。在锁骨上大窝处,椎前筋膜从斜角肌表面向外延续,覆盖锁骨下动脉和臂丛,并进入腋窝形成腋鞘。由于该筋膜位于颈深淋巴结、颈鞘及其内血管神经深面,颈淋巴清扫时,手术即在椎前筋膜的浅面进行,只要不切开此层筋膜,就不致伤及该筋膜深面重要的神经和血管。

二、浅层结构

颈部浅层结构包括皮肤、浅筋膜及位于浅筋膜内的颈阔肌、浅静脉、皮神经和淋巴结等。

(一)皮肤

颈部皮肤薄而柔软,移动度较大,皮纹呈横行,手术时宜行横切口以利愈合。

(二)浅筋膜

浅筋膜富含脂肪,厚薄个体差异大,并与邻近部位的浅筋膜相连续。浅筋膜内含有以下结构:

1. 颈阔肌　是薄而宽阔的皮肌,位于颈前外侧部。该肌覆盖着颈前三角的上部和颈后三角的前下部,肌三角内侧部和枕三角上部未被该肌覆盖。手术切开此肌缝合时注意将其断端对合,以免术后形成瘢痕(图见颈部肌章节)。

2. 浅静脉

(1) 颈前静脉(图 5-3-5):从颏下沿正中线两侧下行,至胸锁乳突肌下份前缘处,穿颈筋膜浅层入胸骨上间隙,转向外行经该肌深面汇入颈外静脉末端或直接注入锁骨下静脉。两侧颈前静脉在胸骨上间隙内的吻合支,形成横行的颈静脉弓(jugular venous arch),行气管切开术时注意避免伤及此静脉弓。该静脉内无瓣膜,距心脏较近,受胸腔负压影响较大,故颈部手术时注意防止空气进入静脉引起气栓。颈前静脉有时仅一条,位居中线。

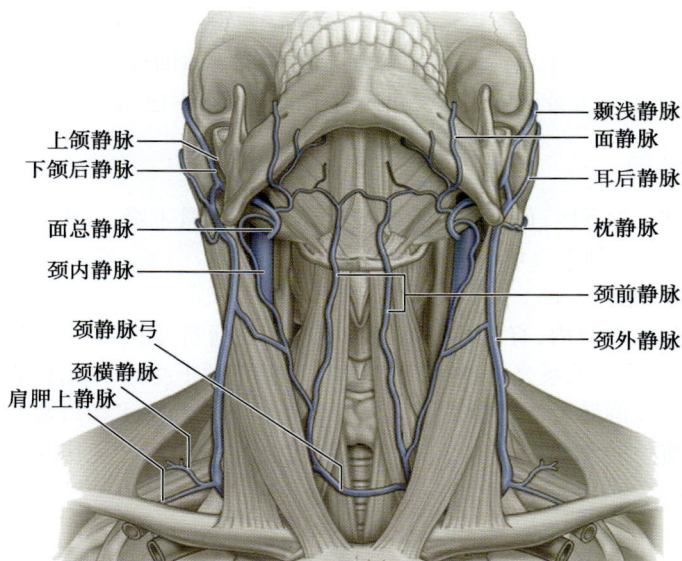

图 5-3-5　颈部浅静脉

上颌静脉　—　颞浅静脉
下颌后静脉　—　面静脉
　　　　　　　—　耳后静脉
面总静脉　—　枕静脉
颈内静脉　—　颈前静脉
颈静脉弓　—　颈外静脉
颈横静脉
肩胛上静脉

(2) 颈外静脉(图 5-3-5):位置表浅,垂直下行,在耳大神经后方越过胸锁乳突肌表面,经胸锁乳突肌后缘中点处进入颈后三角,在锁骨上缘中点上方约 2.5cm 处穿颈筋膜,汇入锁骨下静脉,偶有汇入颈内静脉。其浅面由浅入深依次为皮肤、浅筋膜和颈阔肌,与胸锁乳突肌之间隔有颈筋膜浅层。颈外静脉位置表浅而恒定,体表投影位于下颌角与锁骨中点的连线上。该静脉穿深筋膜处,静脉壁与筋膜紧密愈着,当静脉受伤破裂时,管腔不易闭合,受胸腔负压影响可引起气栓。

3. 浅淋巴结　颈部的浅淋巴结主要位于浅静脉周围,可分为两组:

(1) 颈前浅淋巴结(superficial anterior cervical lymph nodes):沿颈前静脉排列,收纳舌骨下区的浅淋巴,其输出管注入颈深下淋巴结,或直接注入锁骨上淋巴结。

(2) 颈浅淋巴结(superficial cervical lymph nodes):位于胸锁乳突肌表面及其后缘处,沿颈外静脉排列,收纳枕、耳后及腮腺淋巴结引流的淋巴,其输出管注入颈深淋巴结。

4. 神经　包括颈丛皮支和面神经颈支。

(1) 颈丛皮支(图 5-3-6):在胸锁乳突肌后缘的中点附近浅出 4 支皮神经,分布于头颈及肩胸部

图片:ER5-3-4 颈部浅层静脉和淋巴结

皮肤。①枕小神经从颈丛发出后,勾绕副神经,沿胸锁乳突后缘上行,到达颅底部附近穿出颈筋膜浅层;②耳大神经绕过胸锁乳突肌后缘,沿该肌浅面伴颈外静脉上行至下颌角处;③颈横神经于胸锁乳突肌后缘中点处浅出,横行向前,位于颈外静脉深面,越过胸锁乳突肌后穿出颈筋膜浅层;④锁骨上神经从胸锁乳突肌后缘穿出,于颈筋膜浅层和颈阔肌深面下行,分为锁骨上内侧、中间和外侧神经,分别在锁骨稍上方穿出颈筋膜浅层。所有上述皮神经,几乎先集中于胸锁乳突肌后缘中点附近而后分散。因此,在颈部手术和腮腺手术时,可在此点进行阻滞麻醉。当面神经缺损时,可利用耳大神经作为供体材料。

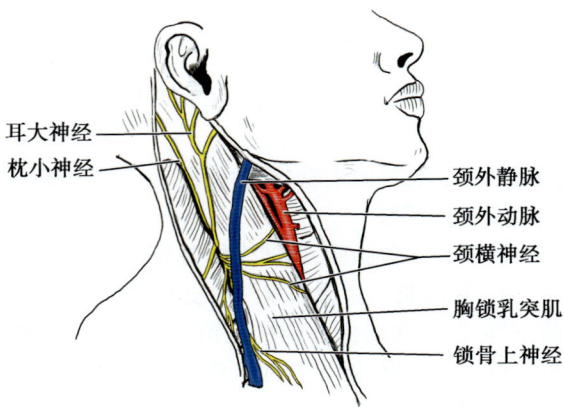

图 5-3-6　胸锁乳突肌区浅层

（2）面神经颈支自腮腺下端穿出,在下颌角下方入颈阔肌深面,行向前下方。施行腮腺手术时,可作为追踪面神经干的标志。

三、颏下三角

颏下三角位于舌骨上区内。由左、右二腹肌前腹与舌骨体围成。该三角浅面为皮肤、浅筋膜及颈筋膜浅层;深面由下颌舌骨肌构成。三角内有 1~4 个颏下淋巴结。

四、下颌下三角

下颌下三角又称下颌下区,位于舌骨上区的后部,由下颌骨下缘、二腹肌前腹和二腹肌后腹围成。下面所述的结构为下颌下三角内重要的解剖内容。

（一）面神经下颌缘支

在颈阔肌深面的浅筋膜内,有面神经下颌缘支及颈支通行(图 5-3-7)。下颌缘支约有 20% 出现于下颌下区,其具体位置关系是:在咬肌前下角以后距下颌下缘约 1cm,但在咬肌前下角以前则多平下颌下缘并越过面静脉及面动脉的浅面。因而下颌下区的手术切口常低于下颌角及下颌下缘 1.5~2.0cm 处,以避免损伤下颌缘支。术中处理上述血管时,亦应避免伤及该神经。

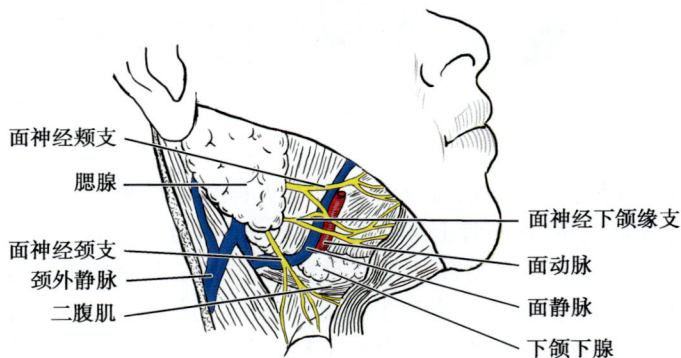

图 5-3-7　下颌下三角(浅层)

（二）下颌下腺

下颌下腺(图 5-3-8)为下颌下三角的主要内容物,腺与鞘之间连以疏松结缔组织,易于分离。腺体的浅面,上部与下颌体内侧面的下颌下腺窝及翼内肌下部邻接,下部位于下颌骨下缘内侧,居下颌下腺鞘浅层的深面。腺体深面与下颌舌骨肌、舌骨舌肌等相邻。腺体内侧有一深部(延长部)绕过下颌舌骨肌后缘,进入舌下区,并发出下颌下腺管,向前上行于舌骨舌肌浅面。

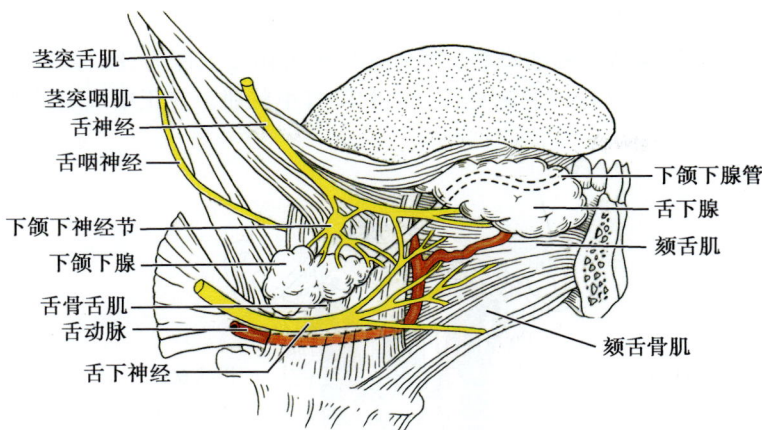

图 5-3-8　下颌下三角（深层）

（三）下颌下淋巴结

下颌下淋巴结一般有 3~6 个，主要位于下颌下腺与下颌下缘之间，或下颌下腺鞘内。其中有一淋巴结位于腺体前极；另有两个分居面动脉之前后。此外，也有淋巴结潜居腺体内或腺鞘之浅面。由于下颌下淋巴结与下颌下腺关系密切，故在口腔颌面部恶性肿瘤转移时，常将下颌下淋巴结连同下颌下腺一并摘除。

（四）面静脉

面静脉在面动脉的稍后方与该动脉并列于咬肌附着端的前缘，越过下颌下缘，向后下方走行于下颌下腺后部的浅面，经二腹肌后腹的浅面，进入颈动脉三角。

（五）面动脉

面动脉经茎突舌骨肌及二腹肌后腹深面进入下颌下三角，穿入下颌下腺鞘，经下颌下腺的深面和上面（有时行于腺体内）的沟中上行，绕过下颌下腺后，再下行于下颌骨体内侧面与下颌下腺之间，出腺鞘后，在咬肌附着端的前缘，绕下颌骨下缘至面部。下颌下腺手术分离腺体后界，显露面动脉近心端时，应注意处理，以免引起出血。面动脉发出腺支滋养下颌下腺。

（六）舌神经、下颌下腺管及舌下神经

舌神经、下颌下腺管及舌下神经均位于下颌下腺的深面，在舌骨舌肌浅面，自后向前经下颌舌骨肌的后缘进入舌下区。在舌骨舌肌浅面，自上而下依次排列为：舌神经、下颌下腺管及舌下神经（图 5-3-8）。舌下神经位于二腹肌中间腱的上方，手术分离下颌下腺下缘时，应注意避免损伤其深面的舌下神经。舌神经与下颌下腺管的关系密切，但从以下三点可以区分二者：①从联系上看：舌神经下方连下颌下神经节，再以节后纤维与下颌下腺相连，而下颌下腺管则直接发自下颌下腺深部；②从位置关系上看：在舌骨舌肌表面，舌神经位于下颌下腺管的上方，若将下颌舌骨肌的后缘向前拉开，则可见舌下区之舌神经，自外上勾绕下颌下腺管，经其下方转至其内侧和上方；③从形态上看：舌神经较下颌下腺管为粗而略扁且坚韧。

五、肌三角

肌三角位于舌骨下区，由颈前正中线、胸锁乳突肌前缘和肩胛舌骨肌上腹围成。其浅面由浅入深依次为皮肤、浅筋膜和颈阔肌以及颈筋膜浅层，其深面为椎前筋膜。

（一）舌骨下肌组

舌骨下肌群位于颈筋膜浅层与中层之间，舌骨下方正中线的两侧，居喉、气管和甲状腺的前方（详见第四章）。

（二）气管颈段

气管颈段上平第 6 颈椎下缘水平接环状软骨，下平胸骨颈静脉切迹与气管胸段相延续，成人长约 6.5cm，有 6~8 个气管软骨环。气管颈段正常位于舌骨下区下部的正中，由于颈部或纵隔内器

官病变的牵引或推挤,气管或可偏向一侧。

1. 气管颈段前方层次及周围的毗邻　气管颈段前方由浅入深为(图 5-3-9):皮肤、颈浅筋膜、颈筋膜浅层、颈筋膜中层及其包被的胸骨舌骨肌和胸骨甲状肌。在正中线上颈筋膜浅、中两层结合形成颈白线。

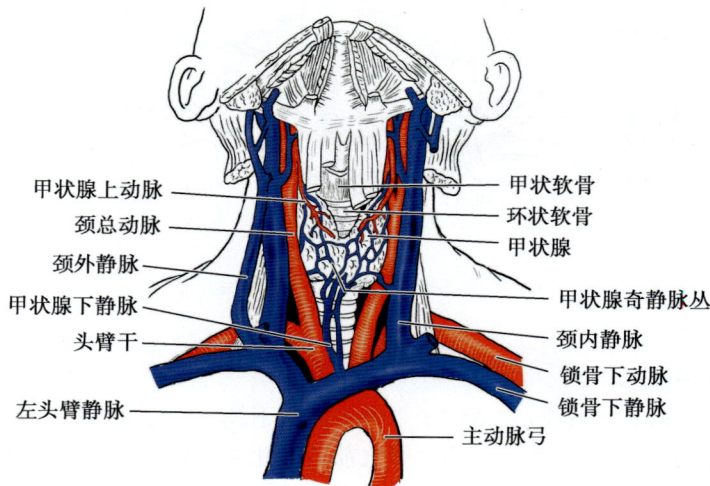

图 5-3-9　气管颈段前方的血管

在颈筋膜中层与气管颈段前面之间,有由颈脏器筋膜壁、脏两层形成的气管前间隙,其中主要有甲状腺奇静脉丛、甲状腺下静脉,有时还有甲状腺最下动脉。在小儿,胸腺、头臂干、左头臂静脉甚至主动脉弓均可于胸骨颈静脉切迹的稍上方越过气管前方,故施行小儿气管切开术时,更应注意上述解剖关系。在气管颈段第 2~4 气管软骨环的前方,有甲状腺峡部横过,此处因有左、右甲状腺上、下动脉的分支吻合,故切断后易引起出血。

气管颈段的两侧,上部有甲状腺侧叶覆盖,下部与颈总动脉相邻。愈近胸骨上缘,颈总动脉与气管的距离愈近。因此,在进行气管切开时,应强调切口的正中位。气管后方紧邻食管。在气管与食管之间的沟内尚有喉返神经通行。

2. 气管颈段位置的移动性　气管颈段周围有疏松结缔组织,具有一定的移动性。气管颈段的正常位置在近环状软骨处最浅,距皮肤仅 1~2cm;近胸骨颈静脉切迹处则可深达 3~4cm。但其深、浅、长、短与头的俯仰有密切关系:即头俯时,气管颈段位置深而较短;头仰时,其位置浅而较长。故气管切开术多采用仰卧位,使头后仰,以利于显露气管。当头向一侧旋转时,气管即移向该侧,不利于显露。

六、颈动脉三角

颈动脉三角位于胸锁乳突肌上部的前方,由二腹肌后腹、肩胛舌骨肌上腹和胸锁乳突肌围成。颈筋膜浅层形成该三角的顶,其底由咽中、下缩肌、甲状舌骨肌及舌骨大角之各一部分构成。

(一)面总静脉

面总静脉(图 5-3-5)由面静脉与下颌后静脉前支于下颌角下后方合成,越过舌下神经及颈外、内动脉的浅面,约平舌骨高度,注入颈内静脉。

(二)颈内静脉

颈内静脉位于颈内动脉和颈总动脉的外侧,在颈动脉三角内,仅在甲状软骨上缘平面以上,从胸锁乳突肌前缘露出少许。颈内静脉接受面总静脉和舌静脉等属支。

(三)颈深上淋巴结

颈深上淋巴结位于胸锁乳突肌深面、颈内静脉上段周围。较重要的淋巴结有颈内静脉二腹肌淋巴结(jugulodigastric lymph nodes),位于二腹肌后腹下方,面总静脉汇入颈内静脉的交角处,临床上又称角淋巴结,鼻咽癌及舌根部癌常首先转移至此。

（四）颈总动脉

颈总动脉在颈动脉三角的下部,从胸锁乳突肌的前缘露出,沿气管及喉的外侧上行,约平甲状软骨上缘处,分为颈内动脉和颈外动脉(图 5-3-10)。

（五）颈内动脉和颈外动脉

颈内、外动脉从颈总动脉分出后,二者均上行进入二腹肌后腹的深面。

1. 颈内、外动脉的鉴别

（1）颈内动脉初在颈外动脉的后外侧,继而转至其后内侧。

（2）颈内动脉在颈部无分支,颈外动脉在颈部发出甲状腺上动脉、舌动脉、面动脉、枕动脉及咽升动脉 5 个分支。

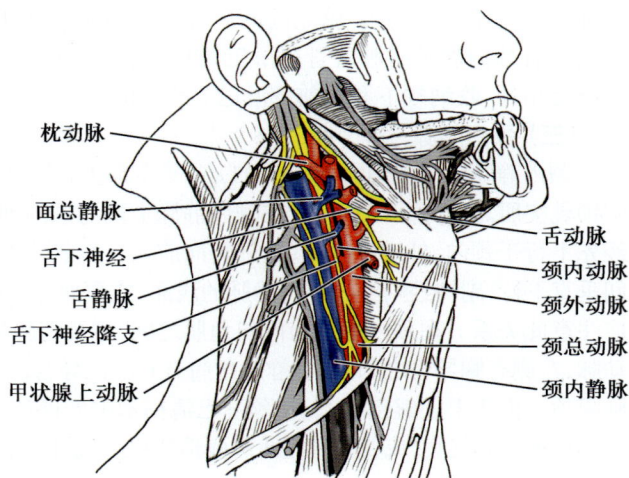

图 5-3-10　颈动脉三角

枕动脉
面总静脉
舌下神经
舌静脉
舌下神经降支
甲状腺上动脉
舌动脉
颈内动脉
颈外动脉
颈总动脉
颈内静脉

图片:ER5-3-5
颈总动脉分支

（3）暂时阻断颈外动脉,同时触摸颞浅动脉或面动脉,如无搏动,即可证实被阻断的动脉即颈外动脉。临床上施行颈外动脉结扎的主要危险之一,在于误将颈内动脉结扎。误扎后可能引起同侧脑部血液循环障碍,导致偏瘫,甚至死亡,其死亡率可接近一半。

2. 颈外动脉的毗邻　在颈动脉三角内,颈外动脉的浅面自上而下有舌下神经、面总静脉和舌静脉越过;内侧为咽侧壁及喉上神经的内、外侧支;后有颈袢下根。

3. 颈内动脉的毗邻　在颈动脉三角内,颈内动脉浅面有枕动脉、舌下神经、面总静脉及舌静脉;后外侧邻近迷走神经;外侧有颈内静脉;内侧为咽侧壁及喉上神经内、外侧支。

（六）舌下神经

舌下神经经二腹肌后腹深面进入颈动脉三角,呈弓形跨过颈内、外动脉的表面,于舌骨大角上方,再次经二腹肌后腹的深面进入下颌下三角。

（七）喉上神经

喉上神经(superior laryngeal nerve)发自迷走神经,在颈内动脉内侧下行,在舌骨大角处分为内、外两支。外支沿咽下缩肌表面下降,支配该肌和环甲肌;内支与喉上动脉一起穿甲状舌骨膜入喉,司声门裂以上的喉黏膜的感觉。

（八）二腹肌后腹

二腹肌后腹的后下缘,为颈动脉三角之上界,但其位置与颈动脉三角的血管神经关系密切。在二腹肌后腹深面至该肌下缘,有一排重要血管、神经行经颈动脉三角,自后向前依次排列为:副神经、颈内静脉、舌下神经、颈内动脉、颈外动脉及面动脉。在二腹肌后腹附近及其深面进行手术时,慎勿伤及上述重要血管神经。

七、胸锁乳突肌区

胸锁乳突肌区相当于胸锁乳突肌及其浅面和被该肌覆盖的部位。上界乳突,下界胸骨和锁骨胸骨端的上缘,前内界和后外界分别为胸锁乳突肌的前后缘。颈筋膜浅层在本区形成胸锁乳突肌鞘包被该肌。

（一）颈袢

随舌下神经走行的第 1 颈神经前支部分纤维在颈动脉三角内离开舌下神经,沿颈动脉鞘浅面下行,形成颈袢上根;第 2、第 3 颈神经前支的纤维经过颈丛联合后发出降支,称为颈袢下根,沿颈内静脉浅面(或深面)下行。颈袢上、下两根在肩胛舌骨肌中间腱上缘,适平环状软骨弓处合成颈袢。

（二）颈鞘及颈深淋巴结

颈鞘位于胸锁乳突肌鞘深面,鞘内有颈内静脉居前外侧,颈内动脉或颈总动脉位于后内侧,迷走神经走行于上述动、静脉之间的后方。沿颈鞘外排列的淋巴结为颈深淋巴结的主链。较重要的淋巴结有颈内静脉肩胛舌骨肌淋巴结（juguloomohyoid lymph node），位于肩胛舌骨肌中间腱与颈内静脉交角处，收纳颏下和舌前部淋巴。舌癌时可首先转移至该淋巴结。

（三）颈内静脉

颈内静脉位于颈鞘内（图5-3-11），几乎全部为胸锁乳突肌之前缘所覆盖，唯在颈动脉三角之上部，胸锁乳突肌之前缘露出少许。在颈内静脉上端与颈内动脉之间，有第Ⅸ~Ⅺ对脑神经。其中，舌咽神经先下行于颈内、外动脉之间，然后转向前入二腹肌后腹深面至下颌下区；迷走神经在颈内动静脉之间垂直下行；副神经则经过颈内静脉的浅面（或深面）行向后外。颈淋巴清扫术处理颈内静脉上端时，应注意此关系。在颈内静脉与前斜角肌之间，主要有膈神经及横过膈神经浅面之颈横动脉及肩胛上动脉，左侧有胸导管之末段，右静脉角尚有右淋巴导管注入。颈内静脉下端后邻锁骨下动脉第一段及胸膜顶。由于上述解剖关系，在颈淋巴清扫术中处理颈内静脉下端时，应避免过分向下剥离，以防误伤胸膜顶引起气胸，或使空气进入纵隔造成纵隔气肿；也应避免伤及胸导管或右淋巴导管。

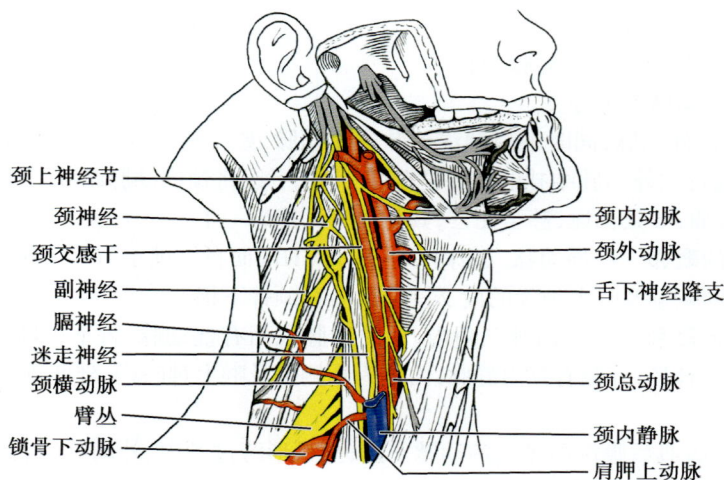

颈上神经节 — 颈内动脉
颈神经 — 颈外动脉
颈交感干
副神经 — 舌下神经降支
膈神经
迷走神经
颈横动脉 — 颈总动脉
臂丛
锁骨下动脉 — 颈内静脉
— 肩胛上动脉

图5-3-11 胸锁乳突肌区深层

颈内静脉与颈鞘结合紧密，使管腔经常保持扩张状态，颈鞘周围有颈深淋巴结围绕。在颈部肿瘤或淋巴结核病变时，颈内静脉常与颈鞘及其周围受累的淋巴结粘连紧密，手术时极易撕破并可能发生空气栓塞。因此，可做预防性的颈内静脉结扎。结扎一侧颈内静脉，对脑的血液回流影响不大。

（四）颈总动脉

颈总动脉位于颈鞘内（图5-3-11）。左、右颈总动脉均经胸锁关节后方进入胸锁乳突肌前缘的深面与喉、气管之间上行。颈总动脉上段位置较浅，位于颈动脉三角。下段较深，位于本区内，浅面有胸锁乳突肌、胸骨舌骨肌、胸骨甲状肌及肩胛舌骨肌上腹覆盖。颈总动脉外侧有颈内静脉，后外有迷走神经。

（五）迷走神经

迷走神经位于颈鞘内（图5-3-11）。居颈内静脉和颈内动脉或颈总动脉之间的后方。在其颈上部和颈下部分别发出颈上心支和颈下心支两支，进入胸腔后与来自交感干的心支共同组成心丛。

（六）副神经

副神经从二腹肌后腹后份深面穿出后，在乳突尖下约3.5cm处，进入胸锁乳突肌上份前缘的深面，在胸锁乳突肌覆盖下，自该肌后缘中点稍上方进入颈后三角。

八、颈后三角

颈后三角（posterior cervical triangle）位于胸锁乳突肌区的后方。其前界为胸锁乳突肌后缘，后界为斜方肌前缘,下以锁骨上缘中 1/3 为界。该三角的顶为颈筋膜浅层,其底由上向下依次为头夹肌、肩胛提肌、后斜角肌及中斜角肌所构成。

(一) 副神经

副神经自胸锁乳突肌后缘中点稍上方穿出,经颈筋膜浅层的深面斜向外下,穿过颈后三角上部的疏松结缔组织,至斜方肌前缘中、下 1/3 交界处(或斜方肌前缘与锁骨上缘的夹角上方二横指),进入斜方肌的深面(图 5-3-12),因而手术时可在胸锁乳突肌后缘或斜方肌前缘寻找副神经。沿副神经有副神经淋巴结排列,行颈淋巴结清扫术或摘除术时,应注意保护副神经。在副神经下方约一指宽处,有与副神经并行的第 3~4 脊神经前支进入斜方肌深面,应加以识别。

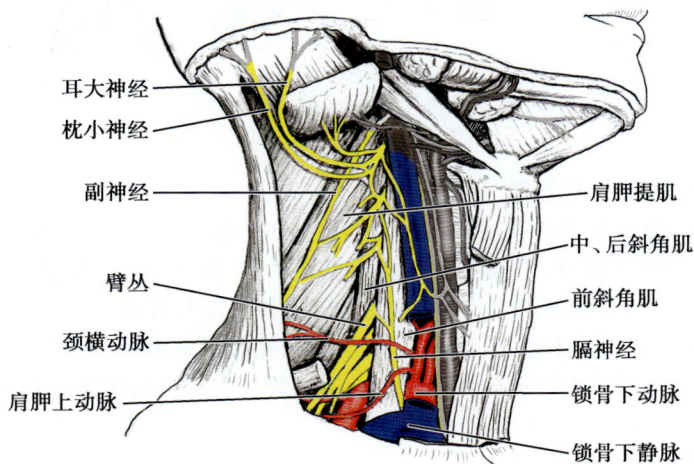

图 5-3-12　颈后三角

(二) 颈横动脉及锁骨上淋巴结

颈横动脉(transverse cervical artery)(图 5-3-12)起于甲状颈干,于胸锁乳突肌下部的后缘进入颈后三角,横行向外进入斜方肌深面,沿颈横动脉排列有锁骨上淋巴结,颈淋巴清扫术时,要注意切除颈横动脉及其下前方的肩胛上动脉附近的淋巴组织。

(三) 椎前筋膜

椎前筋膜覆盖颈后三角的底。

(四) 臂丛及锁骨下动、静脉

臂丛(brachial plexus)于胸锁乳突肌下部的后缘进入颈后三角,经锁骨中点后方进入腋窝,臂丛的前、内下方为锁骨下动、静脉。上述神经血管由椎前筋膜包被,颈淋巴清扫术时,椎前筋膜通常作为该手术的底界而不予切开,故不致伤及上述血管神经。

九、颈根部

颈根部(root of neck)是指颈部与胸部的连接区域,由进出胸廓上口的诸结构占据。其前界为胸骨柄,后界为第 1 胸椎体,两侧为第 1 肋。前斜角肌是颈根部的重要标志。

(一) 锁骨下静脉

锁骨下静脉(图 5-3-13)在第 1 肋上面位于锁骨与前斜角肌之间,其管壁与第 1 肋、锁骨下肌和前斜角肌的筋膜相愈着,故伤后易致气栓,常用于深静脉置管。

(二) 锁骨下动脉

锁骨下动脉(图 5-3-13)左侧起自主动脉弓,右侧是头臂干的分支;两侧均呈弓形绕过胸膜顶的前上方外行,经斜角肌间隙至第 1 肋外缘处,移行为腋动脉。前斜角肌将锁骨下动脉分为 3 段:第 1 段经胸膜顶前方,第 2 段在前斜角肌后方,第 3 段是从前斜角肌外缘至第 1 肋外缘的一段。其第一段的后方为胸膜顶,前面除被胸锁乳突肌覆盖外,右侧者其前面尚有右颈内静脉及右迷走神经和右膈神经等,左侧者其前尚有左颈内静脉、左头臂静脉、胸导管、左迷走神经及左膈神经。

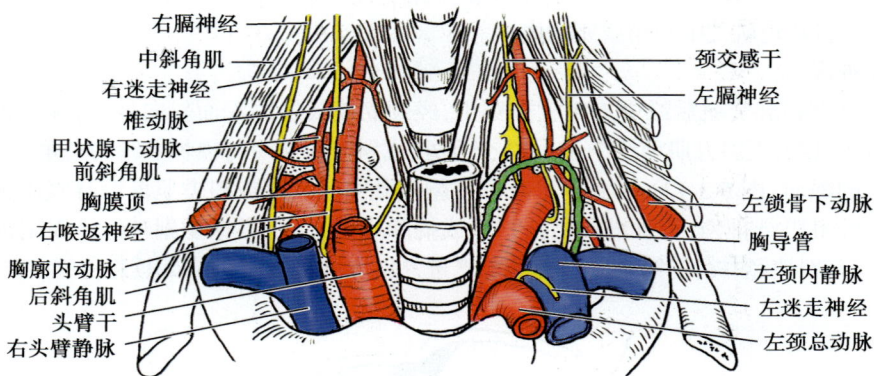

图 5-3-13　颈根部

（三）胸导管颈段和右淋巴导管

1. 胸导管颈段（图 5-3-13）　先沿食管左缘上行，约平第 7 颈椎高度（即距锁骨上 3~4cm 处），则弯向外呈凸向上的胸导管弓，于颈鞘之后及胸膜顶之上、前斜角肌内侧缘注入左静脉角。胸导管在左静脉角附近，接纳左颈淋巴干、左锁骨下淋巴干和左支气管纵隔干。胸导管颈段毗邻关系较复杂，在左侧颈根部施行手术时，应避免损伤，否则可造成乳糜漏。由于胸导管各段之间及其与右淋巴导管之间存在广泛的淋巴侧副通道，因此，胸导管任何部位的损伤只要予以结扎，不会影响淋巴引流。

2. 右淋巴导管　为一短干，长约 1cm，由右颈干、右锁骨下干和右支气管纵隔干汇合而成，注入右静脉角。有时各淋巴干可直接注入右颈内静脉或右锁骨下静脉。

（四）胸膜顶与肺尖

胸膜顶（cupula of pleura）（图 5-3-13）是突入颈根部的壁胸膜，覆盖肺尖部，高出锁骨内侧 1/3 上缘 2~3cm，相当于第 7 颈椎的高度。胸膜顶前方有锁骨下动脉及其分支、前斜角肌、膈神经、迷走神经、锁骨下静脉，左侧有胸导管颈部跨越；后方有交感干和第 1 胸神经前支；外侧有中斜角肌和臂丛；内侧左、右不同，左侧有锁骨下静脉和左头臂静脉，右侧有头臂干、右头臂静脉和气管。在颈根部做手术时应注意这些关系。

（五）膈神经颈段

膈神经颈段（图 5-3-13）位于椎前筋膜的深面，沿前斜角肌的表面，自上外行向下内，经锁骨下动、静脉之间进入胸腔。因颈淋巴清扫术系在椎前筋膜浅面进行，故一般不至伤及，但在切断由深面穿出的颈丛分支时，慎勿伤及近旁的膈神经。

（六）交感干颈段

交感干颈段（图 5-3-13）位于颈鞘后方、椎前筋膜的深面，垂直纵列于颈椎横突的前方。颈部手术只要不切开椎前筋膜，就不致伤及颈交感干。

（七）前斜角肌

前斜角肌（scalenus anterior）（图 5-3-13）位于胸锁乳突肌下部深面，为颈根部的重要标志。在胸锁乳突肌与前斜角肌之间有颈内静脉及膈神经等，其下半部的浅面自上而下有颈横动脉、肩胛上动脉及锁骨下静脉横行跨越；其内侧有锁骨下动脉第一段，左侧尚有胸导管；其后方有臂丛及锁骨下动脉第二段；其外侧有臂丛及锁骨下动脉第三段；其内后侧有胸膜顶。

十、颈部筋膜间隙及其交通

在颈筋膜各层之间，存在着潜在的筋膜间隙（图 5-3-4），主要有下列数处：

（一）下颌下间隙

下颌下间隙（submandibular space）主要位于下颌下三角内，由颈筋膜浅层在下颌下腺处分为浅、深两层。浅、深两层向上分别附丽于下颌骨下缘和内斜线。因此，下颌下间隙的上界较下颌下三角为高。深层筋膜在下颌舌骨肌与舌骨舌肌的裂隙处变为疏松,下颌下间隙借此与舌下间隙相通。下颌下间隙内含有下颌下腺、下颌下淋巴结、面动脉及面静脉。下颌下间隙与舌下、颏下、翼颌及咽旁诸间隙相交通。由于下颌磨牙及下颌第二前磨牙的根尖多位于内斜线的下方,因此,上述诸牙根尖的炎症,若穿破下颌骨舌侧骨板,可累及下颌下间隙。

（二）颏下间隙

颏下间隙(submental space)系位于舌骨与两侧二腹肌前腹之间的颏下三角内的间隙。下颌舌骨肌形成此间隙的底,借此与舌下间隙分隔,颈筋膜浅层形成此间隙的顶,该间隙内主要有颏下淋巴结。因下颌舌骨肌在下颌体前部的附着处位于下颌前牙及第一前磨牙根尖之下,故颏下间隙牙源性感染较少,但颏下淋巴结收集下唇中部、颏部、下颌前牙及舌尖等处引流的淋巴,上述部位的感染可侵及颏下淋巴结,故腺源性的间隙感染较多见。

（三）内脏周围间隙

内脏周围间隙包括咽旁间隙、内脏旁间隙、气管前间隙、咽后间隙及食管后间隙等。

1. 咽旁间隙(parapharyngeal space)（图 5-3-14,图 5-3-15）　或称咽侧间隙、翼咽或咽翼间隙等。它位于翼内肌、腮腺深叶与咽侧壁之间,呈倒立的锥体形,上达颅底,下至舌骨平面。前界翼下颌韧带,后界椎前筋膜的外侧份。舌骨舌肌将它与下颌下腺及其鞘分开。咽旁间隙由茎突及茎突诸肌将其分为前后两部:前部称咽旁前间隙(或称茎突前间隙);后部称咽旁后间隙(或称茎突后间隙)。

(1) 咽旁前间隙:较小,内含疏松结缔组织,隔咽上缩肌与腭扁桃体相邻。腭扁桃体周围脓肿可向外直接穿破咽侧壁,进入咽旁前间隙。

(2) 咽旁后间隙:较大,内有颈内动、静脉及第Ⅸ~Ⅻ对脑神经和颈深上淋巴结,手术时应避免伤及上述重要血管神经。

咽旁间隙与翼颌、颞下、舌下、下颌下、腮腺和咽后诸间隙相通,血管神经束上通颅内,下经内脏旁间隙等连通纵隔,成为炎症蔓延的途径。

2. 咽后间隙(retropharyngeal space)（图 5-3-15）　位于咽后壁与椎前筋膜之间,该间隙上起颅底;下通食管后间隙;外侧以颈鞘为界。咽后间隙感染因易于扩散至纵隔而特别危险,故又称"危险地带"。

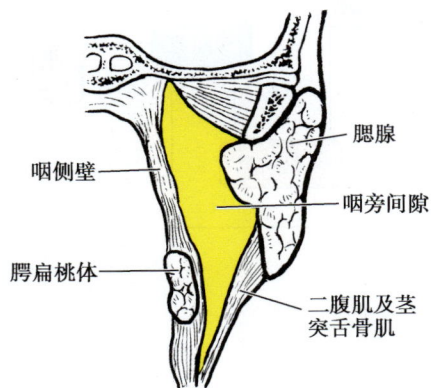
图 5-3-14　咽旁间隙

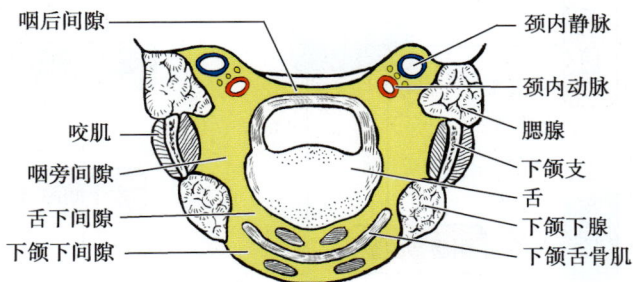
图 5-3-15　咽周间隙

3. 内脏旁间隙(paravisceral space)　为咽旁间隙向下的延续,该间隙前连气管前间隙,后通食管后间隙。

4. 气管前间隙(pretracheal space)（图 5-3-4）　为颈脏器筋膜脏、壁两层在气管前方围成的潜在间隙,内含淋巴结及血管等(见气管颈段)。此间隙向下通前纵隔,该间隙内的感染,可沿气管和颈鞘的前面蔓延至前纵隔;前纵隔的气肿亦可上行扩散至颈部。

5. 食管后间隙(retroesophageal space)（图 5-3-4）　位于食管后壁与椎前筋膜之间,上续咽后间隙,向下延续后纵隔。

207

（四）椎前间隙

椎前间隙（prevertebral space）（见图 5-3-4）位于椎前筋膜与脊柱颈部及椎前肌之间。颈椎结核脓肿多积于此间隙,向两侧可至颈外侧区,并经腋鞘扩散至腋窝。

附1:颈部疏松结缔组织间隙连通示意图

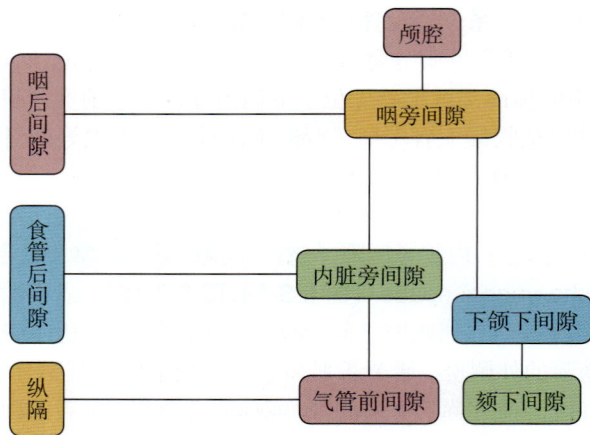

附2:头颈部疏松结缔组织间隙连通示意图

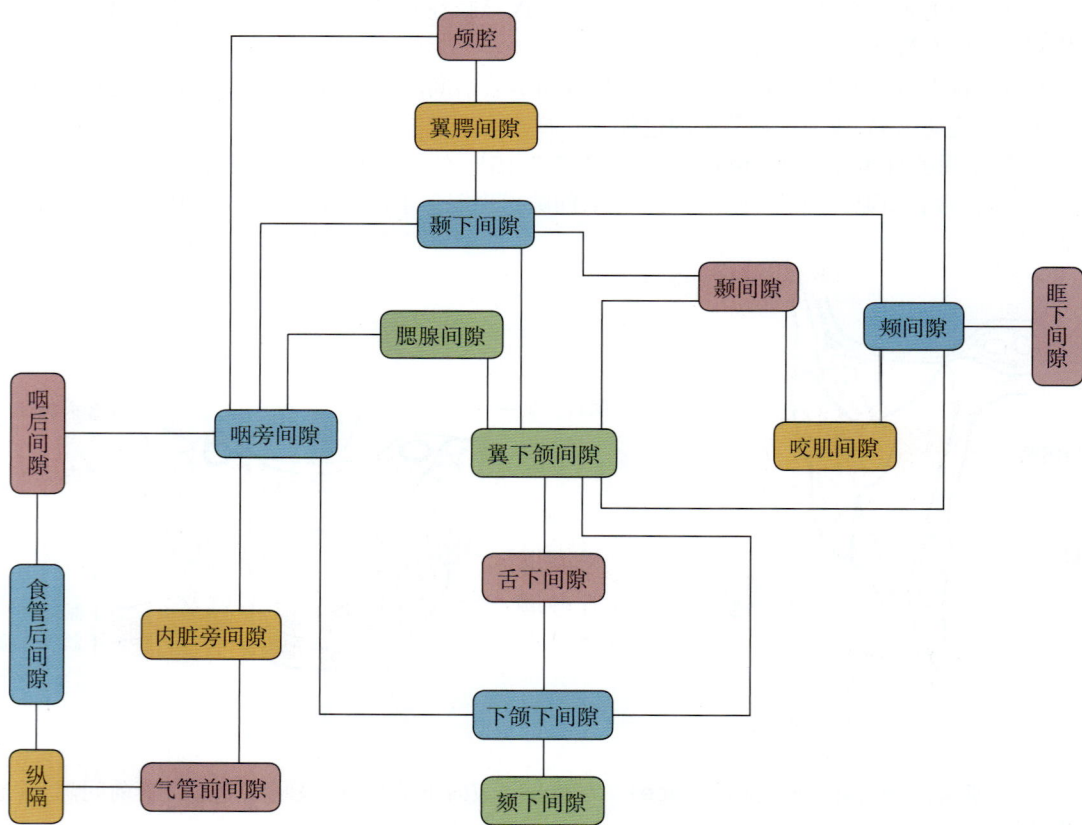

（项　涛）

思考题

1. 试述口腔的境界及交通、口腔的分部及关系。

2. 试述口腔前庭表面解剖标志及临床意义。

3. 试述唇的境界和分部、表面解剖标志及层次结构内容。

4. 试述唇的血液供应、淋巴回流及神经支配。

5. 试述颊的境界和分部、表面解剖标志及层次结构内容。

6. 试述颊的血液供应、淋巴回流及神经支配。

7. 试述腭的境界和分部、表面解剖标志、层次结构内容及其临床意义。

8. 试述腭的血液供应、淋巴回流及神经支配。

9. 试述舌下区的境界、表面解剖标志、层次结构内容及其临床意义。

10. 试述舌下区的血液供应、淋巴回流及神经支配。

11. 试述舌的分部、表面解剖标志、层次结构内容及其临床意义。

12. 试述舌的血液供应、淋巴回流及神经支配。

13. 试述咽腔的分部。

14. 面颈部有哪些重要的蜂窝组织间隙？试述它们的位置和交通。

15. 颞下区中下颌神经与翼外肌的关系如何？

16. 试述穿经腮腺的主要神经血管及其相互之间的排列关系。

17. 下颌下三角中有哪些重要结构？怎样区分舌神经与下颌下腺管？

18. 试述气管颈段的层次及周围结构。临床行气管切开术时应注意什么？

19. 在颈动脉三角，怎样区分颈内动脉与颈外动脉？

20. 于颈动脉三角的上边，在二腹肌后腹的深面都有哪些重要血管神经？

21. 腮腺囊有何解剖特点？

22. 试述面神经干及分支的走行规律和寻找方法。

23. 试述颈深筋膜如何分层？

参考文献

1. SICHER H.Oral Anatomy. 7th ed.St Louis：Mosby Co.，1980

2. HOLLINSHEAD W H.Anatomy for surgeons.Vol.1. The head and neck.Philadelphia：Harper & Row Publisher，1982

3. BERKOVITZ B K B，MOXHAM B J. A textbook of head and neck anatomy. Spain：Year Book Medical Publishers，INC，1988

4. BRADLEY R M.Essentials of oral physiology.Mosby：Baltimore，1988

5. JOHNSON D R，MOORE W J. Anatomy for Dental Students. 3rd ed. Oxford，New York，Tokyo：Oxford University Press，1997

6. MOORE K L，DALLEY A F. Clinically oriented anatomy.4th ed. Philadelphi：Lippincott Williams & Wilkins，1999

7. REINHARD P，PABST R，ANDRESS H W. Sobotta Atlas of human anatomy. 13th ed. Munich：Urban and Fischer，2000

8. CHAURASIA B D. Human Anatomy：Vol 3，Head，Neck & Brain. 4th ed.New Delhi，Bangalore：CBS Publishers & Distributors，2004

9. SUSAN S. Gray's anatomy. 39th ed. New York：Elsevier Churchill Livingstone，2005

10. SPITZER V M，WHITLOCK D G. 人体断层解剖学彩色图谱.汪培山，刘亚华，刘淑红，译. 天津：天津科学技术出版社，2002

11. 张为龙，钟世镇.临床解剖学丛书·头颈部分册.北京：人民卫生出版社，1988

12. 邱蔚六.口腔颌面外科学.4版.北京：人民卫生出版社，2000

13. 王翰章.中华口腔科学.北京：人民卫生出版社，2001

14. 张震康，邱蔚六，皮昕.口腔颌面外科临床解剖学.济南：山东科学技术出版社，2001

15. 皮昕.口腔解剖学彩色图谱.武汉：湖北科学技术出版社，2002

16. 皮昕.口腔解剖生理学.6版.北京：人民卫生出版社，2011

17. 皮昕.口腔解剖生理学.5版.北京：人民卫生出版社，2003

18. MOORE K L，AGUR A M R，Dalley II AF. Essential clinical Anatomy. 5th ed. Philadephia：Wolters Kluwer，2015

19. 王美青．口腔解剖生理学．7 版．北京：人民卫生出版社，2012

20. HERRING S W, FEHRENBACH M J. Illustrated Anatomy of the Head and Neck. Elsevier, 2012

21. DRAKE R L, VOGL A W, MITCHELL A W M. Gray's Anatomy for Students. 2nd ed. Philadephia：Churchill Livingstone, 2010

22. LANGER K. On the anatomy and physiology of the skin. British Journal of Plastic Surgery, 1978, 31（1）：3-8

23. NETTER F H. 奈特人体解剖彩色图谱．6 版．张卫光，译．北京：人民卫生出版社，2015

24. 郭光文．人体解剖彩色图谱．2 版．北京：人民卫生出版社，2008

25. RICHARD L D. Gray's Anatomy for Students. 3rd ed. Philadephia：Churchill Livingstone, 2014

学习笔记

第六章 颅部局部解剖

视频:ER6-0-1
颅顶和颅底分界

>>**【内容提要】**

随着口腔医学的迅速发展,其临床应用范围已由口腔、颌面、颈部向面上 1/3 和颅部扩展,如颅颌根治术、颅面整形术等,主要涉及额部、颞部和颅底的外面。颅部分为颅顶和颅底两部分,本章重点描述颅顶部皮肤层次、颅内窝、颅底外面的结构、通达于颅底内外的孔裂,以及穿行于其中的神经血管等重要解剖结构。

第一节 颅 顶

颅顶以眶上缘、颞下嵴、乳突基底、上项线和枕外隆突的连线与颅底分界,由软组织和颅顶骨组成。根据颅顶各层次结构特点,可将其分为额顶枕区和颞区两部分。

一、额、顶、枕区

额、顶、枕区的边界为眶上缘、颞上线、上项线和枕外隆突连线。该区的软组织由浅入深分为五层,即皮肤、皮下组织、枕额肌、腱膜下疏松结缔组织和颅骨外膜(图 6-1-1),合称为头皮(scalp)。软组织深面为颅骨。

1. **皮肤** 此区的皮肤厚而致密,含有大量的毛囊,汗腺和皮脂腺,是疖肿和皮脂腺囊肿好发的部位。由于血管和淋巴管极为丰富,外伤时出血多,但再生能力很强,损伤后容易修复。临床上可将此区皮肤作为供皮区,扩张头皮或切取表层皮片用于覆盖创面,是一个良好的供皮区。

2. **浅筋膜** 主要由致密的结缔组织和脂肪组织构成,结缔组织形成许多垂直的小束,将其浅面的皮肤与其深面的帽状腱膜紧密相

图 6-1-1 颅顶层次

连,并形成许多纤维隔,其中含有脂肪、血管、淋巴管及神经。当此层感染时,渗出物不易扩散,红肿限于局部,轮廓清楚,张力较大,压迫神经,故炎症早期即感剧痛。

头皮的血管、神经和淋巴管主要位于此层内。它们由前、后和两侧自下而上趋向颅顶中部,额区主要有眶上动、静脉和眶上神经;颞区主要有颞浅动、静脉和耳颞神经;枕区主要有枕动、静脉和枕大神经。

由于上述血管、神经在行程上的特点,在行头皮单纯切开术时,应考虑切口的方向,以免损伤血管及神经主干。开颅术作皮瓣时,蒂应朝下,并保留入蒂的血管、神经主干在内,以保证皮瓣的存活及原有的感觉。

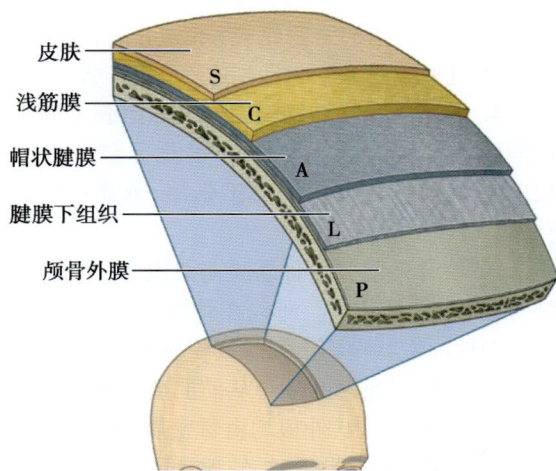

图片:ER6-1-1
头皮动脉和神经

头皮动脉的特点是吻合丰富,血管壁被其周围的结缔组织紧密固定,断裂后不易回缩,因而裂伤后出血较多,须及时施行压迫、缝合等方法止血。

头皮静脉一般与同名动脉伴行,其特点是借导血管(emissary veins)(顶导血管和乳突导血管等)与板障静脉或颅内硬膜静脉窦相通(图6-1-2),头皮感染可通过导血管蔓延至颅内,反之亦然。

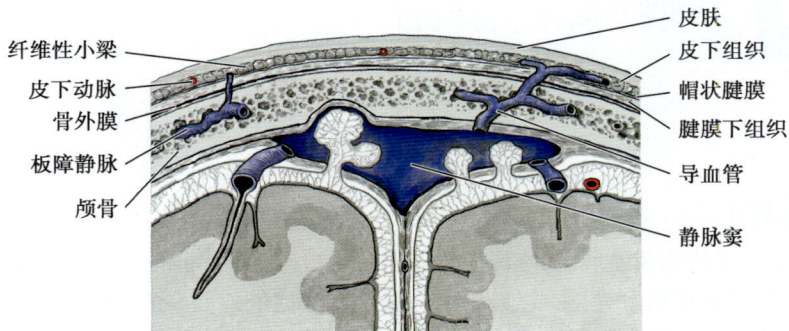

图 6-1-2　顶导血管

头皮神经分布的特点是相邻区域有重叠,因此,单纯的阻滞麻醉常不能得到满意的效果,在切口部位作局部浸润麻醉时,药物应注入皮下层内。

头皮内无淋巴结。淋巴管主要位于此层内,吻合丰富,分区不很严格。淋巴引流大致如下:额区淋巴引流至下颌下淋巴结,顶区引流至耳后淋巴结,枕区引流至枕淋巴结。

3. 枕额肌及帽状腱膜　帽状腱膜坚韧致密,位于此区中部,属额枕肌的中间腱膜,前连该肌额腹,后接枕腹,两侧至颞区逐渐变薄,形成颞浅筋膜。头皮裂伤如未伤及帽状腱膜,伤口并不裂开;若伤口裂开,说明裂伤至少深达帽状腱膜,特别是横向裂伤,由于枕额肌收缩,裂口更大。帽状腱膜能经受较大的张力,故此层对修复广泛性头皮裂伤具有重要意义。

上述三层结构紧密结合,不易分离,宛如一层,当外伤头皮撕脱或开颅术翻转皮瓣时均成一片,临床上所称头皮,即指此三层而言。

4. 腱膜下疏松结缔组织　又称腱膜下间隙,与颅骨外膜疏松结合,头皮撕脱即自此层分离。该间隙范围较大,发生血肿可蔓延至整个颅顶,甚至可出现于上睑皮下。头皮扩张技术是在疏松的帽状腱膜下置入头皮扩张器,依靠颅骨作衬垫,扩张其浅面的有发头皮,用于供皮或治疗秃发。

5. 颅骨外膜　颅骨外膜薄而致密,与颅顶各骨外表面借疏松结缔组织相连,唯在骨缝处与缝结合紧密,不易分开。所以在骨膜下积血或积脓时,因受骨缝限制,常局限于一块骨的范围内,可与弥漫性的帽状腱膜下积脓或积血加以鉴别。

6. 颅骨　此区的颅骨从前向后由额、顶、枕骨的一部分组成。颅骨可分为三层,即外板、内板及其间的板障。内、外板均由骨密质构成。外板厚,具有一定的弹性,内板则较薄而脆弱。当一定限度的外力作用于颅顶时,外板可暂下陷,尔后由于其弹性作用随即恢复原状。但内板则往往在外板下陷时发生骨折。颅骨骨折后,骨折片可能向内刺破脑膜、脑血管或脑实质而引发相应的症状。

板障由骨松质构成,内有板障静脉穿行的管道,板障静脉通过导血管与颅外的皮下静脉及颅内的静脉窦相通。颅顶骨的血液供应主要来自颅顶软组织,因而在处理创伤或手术时应尽可能保存软组织和颅骨的联系。

二、颞区

颞区前为额骨颧突及颧骨额突的后缘,后为乳突基底和外耳门,上为颞上线,下以颧弓上缘为界。由浅入深由以下结构组成(图6-1-3):

1. 皮肤　前部皮肤与面部者相同,较薄且可移动,后部与额、顶、枕区相似。

2. 浅筋膜　膜内脂肪较少,其中主要有颞浅动、静脉及耳颞神经穿行。在此进行开颅术时,所作皮瓣蒂应朝下,且需将上述动、静脉和神经包括在内,以保证皮瓣的存活及原有的感觉。

3. 颞浅筋膜　为帽状腱膜的延续部分,向下逐渐变薄后消失。

4. 颞深筋膜　致密坚韧,起于上颞线,向下分为浅、深两层,附着于颧弓上缘的外、内面。两层之间夹有脂肪。深层光亮坚韧,为颞肌浅层的起点。

5. 颞肌　强大肥厚,它和颞筋膜一起对颅骨有很好的保护作用。颞区开颅手术切除其深面的颞鳞和蝶骨大翼后,由于有颞肌和颞深筋膜的存在,其深面的脑组织也暂时能得到足够的保护。

6. 颅骨外膜　较薄,在颞鳞处与骨质结合紧密,故此处很少发生骨膜下血肿。

7. 颅骨　此区颅骨主要由颞鳞、蝶骨大翼、额骨和顶骨组成。四者相连的缝呈"H"型,称为翼点(pterion),为颅骨的薄弱点。其内面的骨沟(极少数为骨管)有脑膜中动脉前支走行,颞部外伤骨折易损伤脑膜中动脉形成脑膜外血肿。

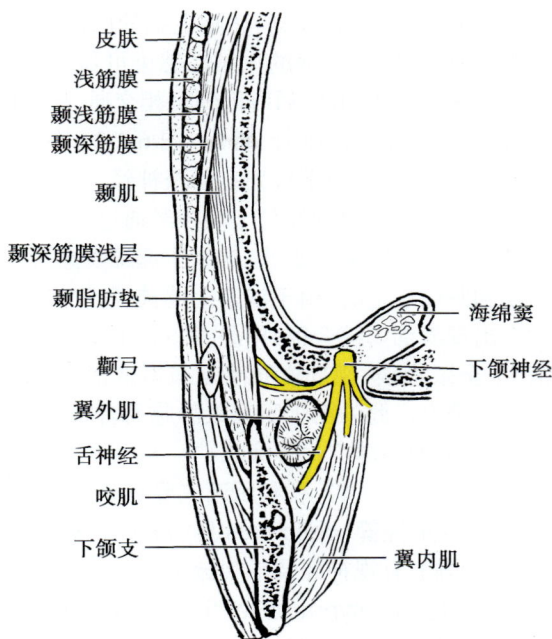

图 6-1-3　颞区层次结构(右冠状断面)

第二节　颅　　底

颅底(base of the skull)由额骨、筛骨、蝶骨、颞骨及枕骨等连接而成。颅底分为内、外两面。

一、颅底内面

颅底内面起伏不平,承托脑组织,并与脑底外形相适应。由前向后,可见呈阶梯状的颅前窝、颅中窝和颅后窝(图 6-2-1)。

(一) 颅前窝

颅前窝(anterior cranial fossa)由额骨眶部、筛骨筛板、蝶骨小翼和体的一部分构成,承托大脑半球额叶。借蝶骨小翼的后缘及交叉前沟前缘与颅中窝分界。颅前窝内筛板位居中央,形势低洼,中线上有突起的鸡冠(crista galli),两侧有筛孔,通过嗅神经根丝。

颅前窝位于鼻腔和眼眶的上方,其间仅隔以薄层骨板,颅面部损伤波及颅前窝发生骨折时,常引起鼻腔和眼周围出血;如伤及嗅丝,可出现嗅觉障碍;若脑膜同时撕裂,可出现脑脊液鼻漏。

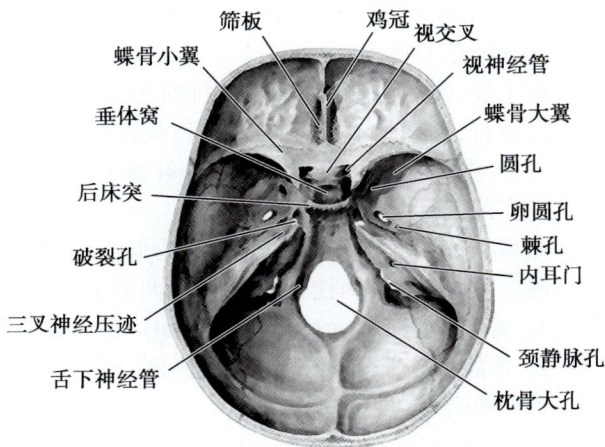

图 6-2-1　颅底内面

(二) 颅中窝

颅中窝(middle cranial fossa)较颅前窝为低,由蝶骨体和大翼、颞骨岩部的前面及鳞部构成。借颞骨岩部的上缘和蝶骨体后缘的鞍背与颅后窝分界。颅中窝两侧部容纳大脑半球的颞叶。窝中央高起,由蝶骨体构成。体上面有蝶鞍,鞍上面的凹陷为垂体窝,容纳脑垂体。

蝶鞍两侧为海绵窦,由硬脑膜两层间的腔隙构成,窦内有许多结缔组织小梁,将窦腔分隔成多数小的间隙。海绵窦向前达眶上裂的内侧部,向后至颞骨岩部的尖端。海绵窦经眼静脉、翼丛与面部静脉相交通,面部的化脓性感染可借上述通道扩散至海绵窦,引起海绵窦炎与血栓形成。两侧海绵窦经鞍膈的前、后海绵间窦相交通,故一侧海绵窦的感染可蔓延到对侧。

穿经海绵窦的血管、神经(图 6-2-2):在窦的外侧壁内,自上而下排列有动眼神经、滑车神经和三叉神经的眼神经与上颌神经通过。窦内有颈内动脉和展神经通过。当发生海绵窦感染、损伤和肿瘤压迫时,由于波及上述神经,患者通常会出现海绵窦综合征,即患者眼睑下垂、瞳孔散大、全眼瘫痪、额部皮肤感觉减退或消失,角膜反射消失。此外由于阻塞眼静脉而有眼结膜水肿、淤血及眼球突出等症状。

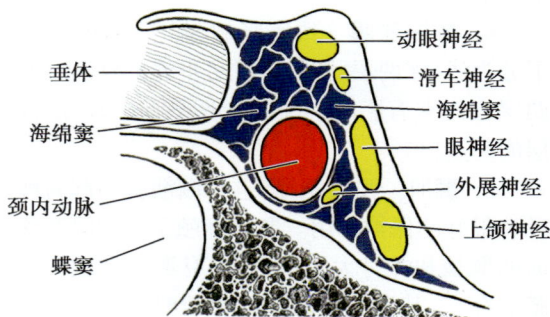

图 6-2-2　海绵窦的局部解剖

颅中窝的孔、管、裂和压迹主要有 8 对:

1. **视神经管**(optic canal)　位于蝶鞍前交叉沟的两侧,有视神经及眼动脉通过。

2. **眶上裂**(sypraorbital fissure,superior orbital fissure)　位于蝶骨大翼和小翼之间,向前通眼眶,有动眼神经、滑车神经、展神经、眼神经及眼上静脉通过。眶上裂骨折时,若伤及上述神经,则发生损伤侧眼球完全固定、上睑下垂、瞳孔散大、额部皮肤感觉和角膜反射消失,此即眶上裂综合征。

3. **圆孔**(foramen rotundum)　位于眶上裂内侧端之后方,上颌神经经此向前达翼腭窝。

4. **卵圆孔**(foramen ovale)　位于圆孔的后外方,有下颌神经及导血管经此向下达颞下窝,脑膜副动脉经此入颅。

5. **棘孔**(foramen spinosum)　位于卵圆孔的后外方,有脑膜中动脉及下颌神经返支经此孔入颅腔,向前外走行,分为前、后两支,布于硬脑膜。

6. **三叉神经压迹**(trigeminal impression)　位于颞骨岩部前面近尖端处,承托三叉神经节。

7. **破裂孔**(foramen lacerum)　位于颞骨岩部尖端和蝶骨体之间,活体时被软骨封闭,仅有静脉导血管穿过。

8. **颈动脉管内口**(internal opening of the carotid canal)　位于颞骨岩部尖端,开口朝向前内。颈内动脉经此入颅。

眶上裂、圆孔、卵圆孔和棘孔,排列在一条弧形线上,颅颌面切除术中,颅中窝截骨线即循上述弧形线进行,切割时不应越过此线,以免损伤海绵窦内及相邻血管神经。严重的颌骨骨折常伴有颅底骨折,多波及颅中窝,若同脑膜一并撕裂,会出现脑脊液鼻漏与脑脊液耳漏。

(三) 颅后窝

颅后窝(posterior cranial fossa)最为低洼,主要由枕骨和颞骨岩部的后面构成,容纳小脑、脑桥和延髓。颅后窝中央为枕骨大孔,该孔两旁主要有 3 对孔:

1. **舌下神经管**(hypoglossal canal)　位于枕骨大孔的前外侧缘上方,有舌下神经通过。

2. **颈静脉孔**(jugular foramen)　位于舌下神经管内口的上外方,孔内有颈内静脉、舌咽神经、迷走神经和副神经通过。

3. **内耳门**(internal acoustic pore)　位于颞骨岩部的后面,颈静脉孔的上前方,孔内有面神经、前庭蜗神经及迷路动脉通过。

颅底骨折波及颈静脉孔伤及第Ⅸ~Ⅺ对脑神经时,患者出现喝水发呛、吞咽固体食物困难、声音嘶哑、胸锁乳突肌及斜方肌麻痹,此即颈静脉孔综合征。

枕骨大孔的后上方有小脑,当颅内压增高或小脑肿瘤时,可被压迫而嵌入枕骨大孔,形成枕骨大孔疝。枕骨大孔疝压迫延髓生命中枢时,可危及生命。

颅底的孔裂均为神经血管出入颅的通道。颅底在结构和毗邻关系上具有下列特点及临床意义:

(1)颅底各部骨质厚薄相差悬殊,其中以颅前窝骨质最薄,颅中窝次之,颅后窝最厚。骨质薄弱处为颅底骨折的好发部位。颅底(特别是颅中窝)有许多血管和脑神经穿行的孔、裂和管道,并含有某些腔窦(如鼓室、蝶窦等),成为结构上的薄弱点。因此,外伤时易发生骨折,并可能伴随相应部位的脑神经和血管损伤。

(2) 颅底各骨与相应部位的硬脑膜结合紧密,外伤后两者之间不易形成硬膜外血肿,却容易在颅底骨折的同时,伴随硬脑膜和蛛网膜撕裂,导致脑脊液漏。

(3) 颅底内面与脑底面仅隔以脑膜,外面紧邻翼腭窝、颞下窝和咽旁间隙等处,上述部位的炎症或肿瘤可经邻近的孔、裂侵入颅内。颅底骨折时,有时亦可伤及脑实质而产生相应的症状。

二、颅底外面

颅底外面高低不平,结构复杂。通过两侧颞下颌关节窝前界的连线,将颅底外面分为前、后两部(图 6-2-3)。

(一) 前部

颅底外面前部包括下列内容:

1. 硬腭　由上颌骨腭突及腭骨水平板构成,其周缘为牙槽骨弓。

2. 蝶骨翼突　分为内侧板和外侧板,两板间夹有翼突窝。翼内板下端尖锐,弯向外侧即翼钩。

3. 颞下窝顶部　由颞骨和蝶骨大翼的颞下面构成。颞下窝向上越过蝶骨大翼颞下嵴通颞窝,经卵圆孔、棘孔通颅中窝;向前经眶下裂通眼眶;向内经翼上颌裂通翼腭窝。

图 6-2-3　颅底外面

上颌骨腭突　切牙孔　腭中缝　腭大孔　腭骨水平板　翼内板　翼外板　蝶骨　卵圆孔　犁骨　棘孔　关节窝　破裂孔　茎突　颈动脉管　茎乳孔　颈静脉窝　颞骨　枕骨大孔　枕骨

(二) 后部

茎突为颅底后部的重要解剖标志,正常长约 25mm。以茎突为中心,其浅面有面神经主干及颈外动脉越过,深面邻近颈内动、静脉和第Ⅸ～Ⅺ对脑神经。

茎突后外方有茎乳孔,面神经自此出颅。茎乳孔的后外方为乳突。茎突根部的内方有颈静脉孔,颈内静脉和第Ⅸ～Ⅺ对脑神经自该孔出颅。颈静脉孔前有颈动脉管外口,分隔两者间的骨板下缘厚约 1.8mm。

无论是颈内动、静脉还是舌咽神经、迷走神经和副神经,它们均位于茎突深面,茎突有标志其浅面和掩护其深面大血管和神经的作用。颈静脉孔和颈动脉管外口的外侧,有鼓板向前内延伸。在咽旁、颞下间隙进行手术时,可以茎突或鼓板下缘为标志,来判定重要血管神经的所处位置,从而有助于手术的顺利进行。

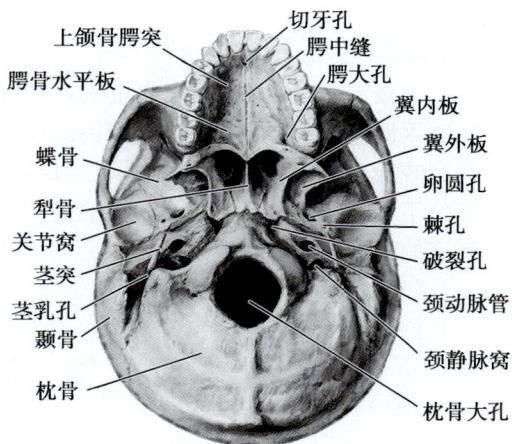

思考题

1. 简述头皮层次的名称及其临床意义。
2. 简述颅底的孔裂及其通过的结构。

(项　涛)

参考文献

1. MOORE K L, AGUR A M R, DALLEY II A F. Essential clinical Anatomy. 5th ed. Wolters Kluwer, 2015
2. 王美青. 口腔解剖生理学 . 7 版 . 北京: 人民卫生出版社, 2012
3. HERRING S W, FEHRENBACH M J. Illustrated Anatomy of the Head and Neck. Elsevier, 2012
4. DRAKE R L, VOGL A W, MITCHELL A W M. Gray's Anatomy for Students. 2nd ed. Churchill Livingstone, 2010

画廊:ER6-2-5 颅底内面的孔裂

图片:ER6-2-6 颅底外面的孔裂

学习笔记

第七章 口腔颌面部断面解剖

>>>【内容提要】

　　本章简述了口腔颌面部断面解剖的概念及其三个发展阶段，重点描述了断面解剖常用的三维平面和解剖基线。在口腔颌面部横断面上，叙述了平颞下颌关节窝、下颌乙状切迹、下颌牙列咬合平面、下颌骨颏孔下方及舌骨平面的解剖结构；在口腔颌面部冠状断面上，简要介绍了经下颌第二磨牙和下颌骨髁突的冠状面上的解剖结构；最后介绍了经正中矢状面和经下颌髁突的矢状断面上的解剖结构。

第一节　概　　述

　　断面解剖不仅可以为人体某特定部位的组织结构提供直观的层面视野，而且可以为 X 线断层影像的解读提供帮助。临床上根据断面解剖的层次关系，可以推测病变可能累及的区域，预先做好手术径路的设计，尽可能地避免伤及术区附近重要的血管和神经，并最大限度地保留重要的生理功能和保持外形美观。

　　由于口腔颌面部存在诸多腔隙、软硬组织毗邻，制作头颈部的断面时易发生形变。为了比较准确地记录口腔颌面部不同部位断面的形态以及不同组织之间的解剖关系，必须尽量保持头颈部组织结构的位置不变，切制出更精确的断面和更薄的断层，继而借助媒介翔实、连续地记录断面与断面、断层与断层之间的结构与形态变化，通过三维重建还原出整体，在尽可能减少失真的情况下，再现断面形态与切制断面前组织器官的立体解剖之间的点面关系，为头颈部可视化的构建和疾患定位提供正常的解剖素材，为头、面、颈疾病的诊治提供所需要的口腔颌面部结构断面解剖。

一、概念

　　人体断面解剖学（human sectional anatomy）是通过各种手段切制出尸体或活体断面及断层的方法，来研究正常人体器官、组织结构在不同断面上的位置、形态、相互关系及其连续变化规律的一门学科。

　　口腔颌面部断面解剖为头颈部断面解剖的一部分，主要描述和显示口腔颌面部及其相邻区域组织器官的断面解剖。

二、口腔颌面部断面解剖的发展阶段

　　口腔颌面部断面解剖与全身断面解剖学的发展进程一致，大约可分为三个阶段：

　　第一阶段为原始阶段：相当于从 16 世纪初到 18 世纪，解剖突破宗教教义的禁锢，把作为某种图腾象征的头颅作为解剖研究的对象；应用简陋的刀锯和绘画技巧，真实地再现了脑、眼等器官的断层解剖。

　　第二阶段为经典阶段：主要是广泛采用冷冻和低浓度的甲醛液体进行尸体固定和保存的方法，使得同一断面上的软硬组织基本保持在原有的位置关系上。这个阶段的成果集中涌现于 19 世纪初到 20 世纪初，其代表人物是俄国学者皮罗戈夫（Pirogoff），他采用自然冰冻法制作出较为全面

图片:ER7-1-1
层面与层厚

图片:ER7-1-2
颌外牙所处的空间位置

画廊:ER7-1-3
鱼鳍异物的定位

学习笔记

216

的断面标本,其出版物成为断面解剖学领域内颇有影响力的杰作。

第三阶段即新技术阶段:主要是指 20 世纪 70 年代后,X 射线电脑断层扫描(CT)、磁共振成像(MRI)和超声波技术为断面解剖提供了无损伤的断层切制工具,加上电脑储存与模拟重建技术的发展,使断面解剖进入了腾飞阶段。X 线影像的解译是建立在正确的断面解剖结构识别基础之上,从而推动了断面解剖的发展。在深低温冷冻技术、冰冻超薄切片技术和电脑三维合成技术的支持下,断面解剖进行了连续人体断面切制、扫描和三维重建,完成了虚拟人体的构建工作,使得解剖断面不仅可以再现、多维、VR 和无损伤,而且还可以用于开发新的计算机人体模拟系统、数字解剖学系统、外科手术规划系统、虚拟内镜系统和医学虚拟仿真系统。

三、断面解剖常用的三维平面和解剖基线

(一) 常用的三维平面

根据不同解剖区域的特点,将头颅标本制作成水平的、矢状的、冠状的或三维状的断面,以显示正常组织器官在断面上的层次、毗邻关系及不同断面间形态与位置的变化。一般常用横断面、冠状面和矢状面来描述头颅的三维空间:

1. 矢状面　是指由前向后沿矢状轴方向,将处于正常解剖体位的头颅分为左右两部分的剖面;当切面经过前后正中线时,则为正中矢状面。

2. 冠状面　也称额状面,指沿冠状轴方向将头颅分为前、后两部分的剖面。

3. 水平面　是指与水平面平行并垂直于矢状面和冠状面,将头颅分为上、下两部分的剖面。由于面颅与脑颅分界呈前高后低阶梯状,与水平面成一定的角度,故多用横断面或斜面代替水平面来记录此区域的断面解剖。

(二) 常用的解剖基线

1. 眶耳平面　又称 Frankfort 平面或人类学平面(见图 3-2-17),当头颅处于标准解剖体位时,连接两侧外耳门上缘点与眶下缘点时所形成的平面。该平面是国际人类学家普遍接受的标准平面,主要用于颅骨和头面部的测量及比较研究(图 7-1-1)。

ER7-1-4

画廊:ER7-1-4
矢状面、横断
面和冠状面

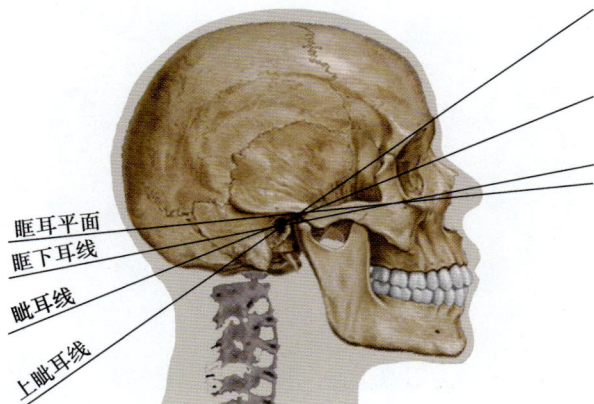

图 7-1-1　头面部常用的四种解剖基线

2. 眶下耳线　为眶下缘至骨性外耳道中点的一条连线。制作尸体标本时常用此线作为基线,冠状面 X 线定位时,其扫描基线可参照眶下耳线,并与此线垂直。

3. 眦耳线　为连接外眦与外耳道中点的基线。颅脑的横断面 X 线扫描时,常用眦耳线作为定位基线。

4. 上眦耳线　系眶上缘中点至外耳道中点的一条连线。此线几乎与颅底平面相一致,因此,当 X 线以此基线定位扫描大脑时,能充分显示颅后窝内的结构,并能避开颅骨所形成的伪影。

四、口腔颌面部断面解剖的学习方法

1. 断面图的观察方法　观察断面标本时通常有一定的方向性,如横断面在制作图片时,多从

学习笔记

断面下方绘制,因此,横断面多从下面观图。冠状断面一般从前方观图;矢状断面多从右侧观图。

2. **学习方法** 学好口腔颌面部断面解剖,掌握形态学基础知识是关键。只有在系统学习人体解剖学和局部解剖学的基础上,认真钻研方能有所获益。以下几点仅供参考:

(1)由断层向整体过渡:观察断面上的组织结构截面,开始可能是猜图识画,随着认识的深入和经验的积累,逐步上升到形成整体结构的立体形象水平,实现由标本向活体的过渡。

(2)三结合到三会:采用图谱-标本-影像三结合的学习方法,达到会找、会识和会说的目的。

(3)活学活用:根据结构特点采用辅助记忆和应用实践的方法,将会事半功倍。在逐步掌握各个解剖结构形态学特点的基础上,将该结构所涉及的临床表现、病理特征与影像资料有机地结合起来学习,效率高,提高快,知识掌握也更牢固。

第二节 口腔颌面颈部横断面解剖

本节横断面的解剖以眶下耳线为参考基线,选取平颞下颌关节窝、下颌骨乙状切迹、下牙列咬合面、下颌骨颏孔下方和舌骨平面的横断面加以介绍,简要描述颌面颈部横断面上的解剖结构。

一、平颞下颌关节窝的横断面

本断面稍低于眶下耳线,横过眶底下方、上颌窦、翼腭窝、颧弓下缘、颞下颌关节窝、关节盘、鼓室、乳突小房、脑桥基底部、小脑半球、枕叶和枕内隆凸(图 7-2-1)。

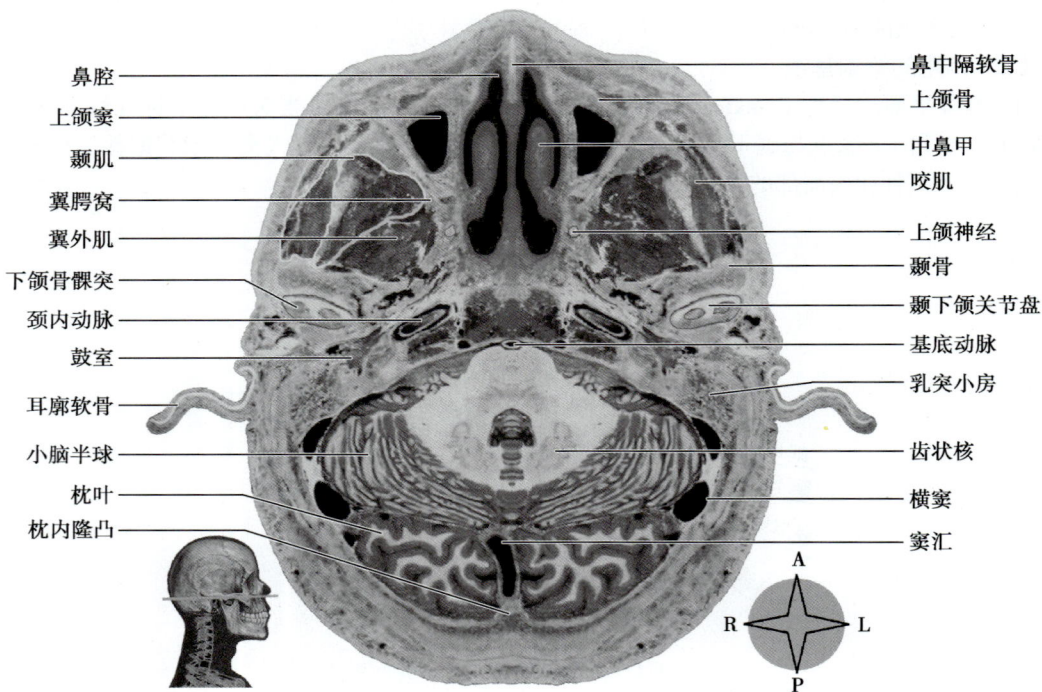

图 7-2-1 平颞下颌关节窝的横断面

上颌窦的断面正处于其上部顶端,呈尖向外底向鼻腔面的三角形,位于断面前部正中线的两侧。位于正中线上的鼻中隔断面前端,可见鼻中隔软骨及其两侧的鼻外侧软骨;鼻中隔后份由犁骨断面构成;鼻中隔的两侧为窄缝状的鼻腔断面,中鼻甲断面位于其中。

上颌骨内侧后方与蝶骨大翼断面之间的缝隙为翼腭窝断面,内有翼腭动脉和上颌神经的断面,外侧是颞下窝,肌肉占据其中的大部。断面上可见内侧的翼外肌,稍外侧的颞肌和颞肌筋膜,在颞肌筋膜外侧的是咬肌及颧弓断面。

颞下颌关节盘和髁突正好位于前后断面的中份,后内侧为颞骨岩部的横断面。颞骨岩部的断面内侧由外至内分别可见外耳道、鼓室、听小骨及半规管断面。髁突的外侧浅面有颞浅动、静脉的断面。蝶骨体与枕骨基底部构成的蝶枕软骨结合部的侧方,可见颈内动脉的断面。

上颌神经出圆孔进入翼腭窝,此处是上颌神经阻滞麻醉的常用注射点,穿刺由外至内分别经过皮肤、皮下组织、咬肌和翼肌,深度约为47mm。针头若朝前上方可能穿过颞肌碰到上颌骨颞下面,若朝后下方可能触及翼突和损伤翼丛,如果太深则有可能进入鼻咽腔。

二、平下颌乙状切迹的横断面

断面部位下移,横过上颌牙槽突、硬腭、喙突、翼突内侧板、翼突外侧板、髁突颈部、枕骨基底部、延髓、小脑蚓部、小脑半球和枕内隆凸(图7-2-2)。

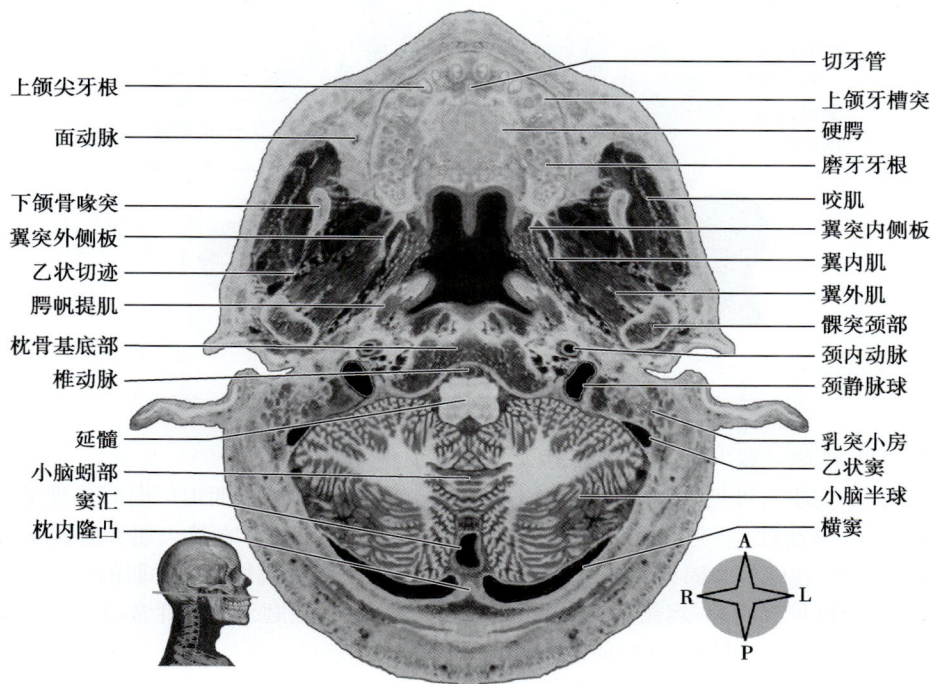

图 7-2-2　平下颌骨乙状切迹的横断面

断面前面有呈马蹄状的上颌牙槽骨及其所包含的牙根断面,其内侧可见腭大孔及向前走行的腭大血管和腭前神经;外侧可见面动脉的断面。

在喙突外侧为咬肌断面,内侧为颞肌断面。在颞肌深面肌纤维附丽于髁突颈部与翼突外侧板浅面之间的是翼外肌;翼突内、外侧板之间的肌肉断面是翼内肌。在翼内肌内侧与咽腔之间的是细条状的腭帆张肌,其后方肌肉断面是腭帆提肌;在腭帆提肌内侧的前后方向可见咽鼓管软骨和咽隐窝的断面。

在髁突颈的前方,翼外肌外侧与乙状切迹内侧之间有上颌动、静脉的断面;髁突颈的后方与外耳道软骨之间可见颞浅动、静脉的断面。在髁突外伤手术开放复位时,应注意保护颞浅动脉和上颌动脉的分支,不慎伤之易引起出血而干扰手术视野。

枕骨基底部与颞骨岩部之间有呈圆形的颈内动脉断面,后外侧是颈静脉球和乙状窦,乙状窦外侧颞骨乳突小房的断面呈现大小不一的骨腔剖面。在小脑半球的后面与枕骨之间是横窦的断面。在枕骨基底部与枕内隆凸之间,椎动脉、延髓、小脑蚓部和窦汇的断面由前向后排列在中线上。

三、平下颌牙列咬合面的横断面

该断面横过下颌牙列的咬合面、舌背、下颌支、腮腺、寰椎、枢椎齿突和枕髁(图7-2-3)。断面前面呈弧形排列的牙齿为下牙列,其内侧舌内肌的断面位于固有口腔的中央。在下颌支的外侧是咬

学习笔记

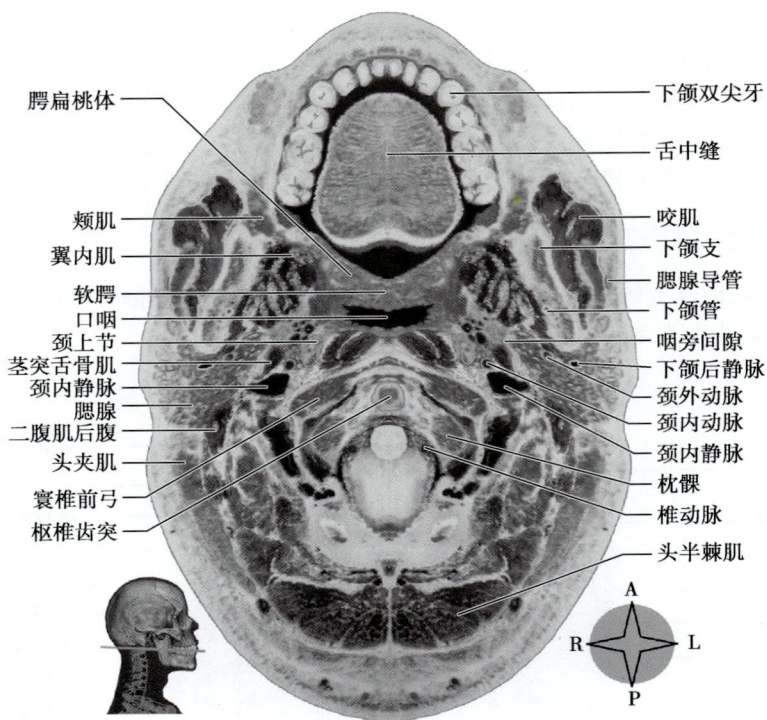

图 7-2-3　平下颌牙列咬合面的横断面

肌,前方是颊肌,内侧是翼内肌,后方为腮腺。

在腮腺腺体实质内可见下颌后静脉和颈外动脉的断面,在腮腺深面由后向前分别是二腹肌后腹、颈内静脉、颈内动脉、茎突舌骨肌、茎突舌肌和茎突咽肌的断面。在翼内肌和腮腺与茎突诸肌之间是咽旁间隙。在咽腔与固有口腔之间是腭舌肌、腭咽肌、腭扁桃体及腭垂肌的断面。

在此断面上可见颊间隙、翼颌间隙、咬肌间隙相邻,下颌第三磨牙的炎症常可引起以上间隙的肿胀;而腮腺深叶肿瘤则易累及咽旁间隙。

四、平下颌骨颏孔下方的横断面

此断面(图 7-2-4)横向切过下颌骨体部下份、下颌下腺、舌根、会厌、颈鞘和第三颈椎。断面截于下颌骨体部前份少许,外侧有降口角肌和颊肌,内侧可见颏棘和下颌骨内斜线的前份,并有附丽其上的颏舌肌和下颌舌骨肌的断面。

在下颌下腺外下方的是细长的颈阔肌断面,两者之间有面动脉和面静脉;下颌下腺内侧是舌骨舌肌和茎突舌骨肌。断面中央是咽腔,其前面有呈几字形的会厌软骨断面。会厌前面是舌根断面,可见舌扁桃体。

在颈阔肌与胸锁乳突肌浅面之间有颈外静脉;在腮腺与胸锁乳突肌深面之间则分别有颈深上淋巴结、颈内静脉和颈内、外动脉的断面。

此断面与下颌骨水平截骨颏成形术的平面相近,截骨线位于下颌骨颏孔下方,需保护颏神经和下牙槽神经,同时应避免伤及舌侧骨膜和口底软组织。

五、平舌骨的横断面

断面下移至横断面的最下一层,平过舌骨体下份、会厌、咽腔、甲状软骨、颈鞘、第 3 颈椎椎间盘及颈项肌肉(图 7-2-5)。在舌骨体的前外侧是胸骨舌骨肌和甲状舌骨肌,后面是会厌谷和会厌软骨。颈阔肌的深面是下颌下腺,腺体深面依次是舌动脉、甲状舌骨膜、梨状隐窝和咽腔。

在下颌下腺与胸锁乳突肌之间由浅入深分别是面静脉属支、颈深上淋巴结、颈内静脉和颈内、外动脉、甲状软骨上角和咽缩肌的断面。

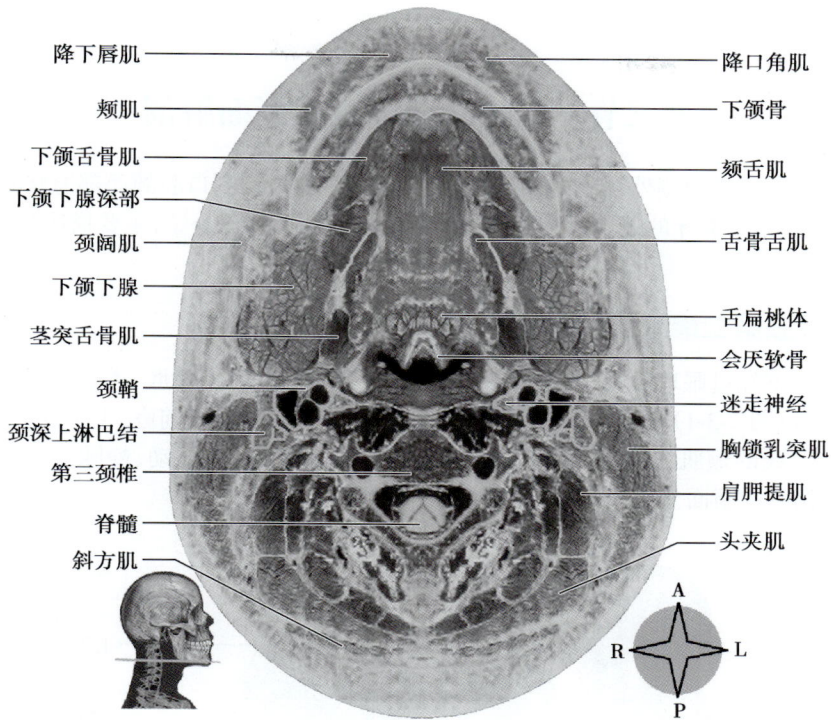

降下唇肌 —— 降口角肌
颊肌 —— 下颌骨
下颌舌骨肌 —— 颏舌肌
下颌下腺深部
颈阔肌 —— 舌骨舌肌
下颌下腺
茎突舌骨肌 —— 舌扁桃体
—— 会厌软骨
颈鞘 —— 迷走神经
颈深上淋巴结 —— 胸锁乳突肌
第三颈椎 —— 肩胛提肌
脊髓
斜方肌 —— 头夹肌

图 7-2-4　平下颌骨颏孔下方的横断面

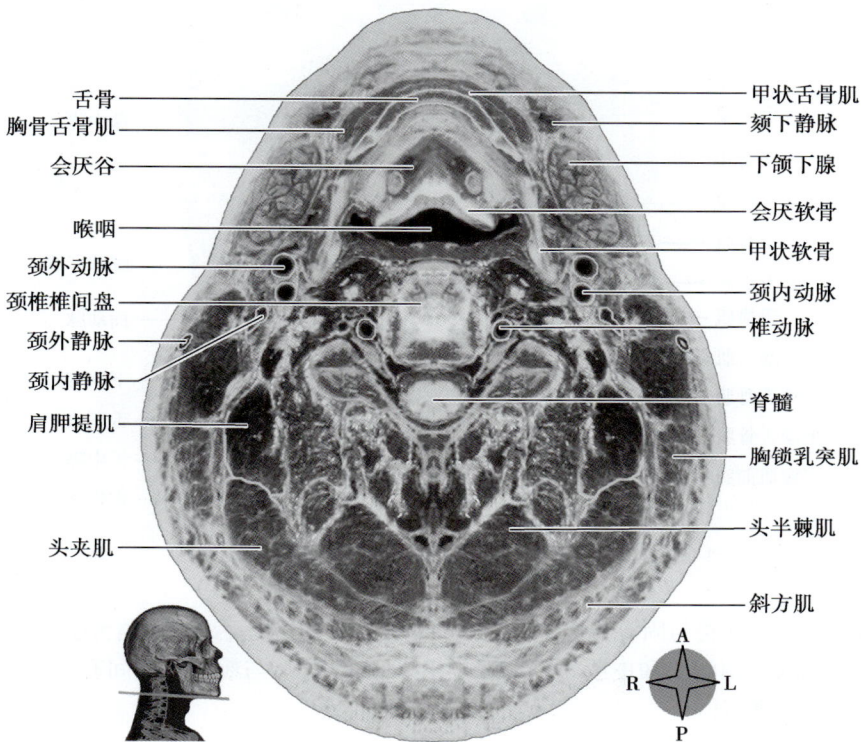

舌骨 —— 甲状舌骨肌
胸骨舌骨肌 —— 颏下静脉
会厌谷 —— 下颌下腺
喉咽 —— 会厌软骨
颈外动脉 —— 甲状软骨
颈椎椎间盘 —— 颈内动脉
颈外静脉 —— 椎动脉
颈内静脉
肩胛提肌 —— 脊髓
—— 胸锁乳突肌
—— 头半棘肌
头夹肌 —— 斜方肌

图 7-2-5　平舌骨的横断面

舌骨是面颈部手术的重要参考标志,如舌动脉结扎、甲状舌管囊肿切除、舌根部和喉部手术等,了解舌骨平面的解剖有利于更好地完成颈部血管手术、颈淋巴清扫术、舌和口底以及颈部缺损的修复术。

第三节　口腔颌面部冠状断面解剖

沿冠状轴方向连接两侧外耳门上缘点并与眶下耳线垂直,切制口腔颌面部冠状断面。参考此基线,选取经下颌第二磨牙的冠状面和经下颌骨髁突的冠状面加以介绍,主要描述断面下 1/3 的口腔颌面部结构。

一、经下颌第二磨牙的冠状面

断面由上至下经过眼球后视神经起始处、泪腺、上颌骨、上颌窦、鼻腔、舌、下颌第二磨牙、下颌骨和舌骨体前缘(图 7-3-1)。在断面下 1/3 处由外到内分别是颊、口腔前庭、上下颌磨牙、固有口腔和舌。在平咬合线的颊肌之外有腮腺管的断面,颊肌断面的下端有面动、静脉。下颌骨的断面下份偏内侧有下颌管的断面。

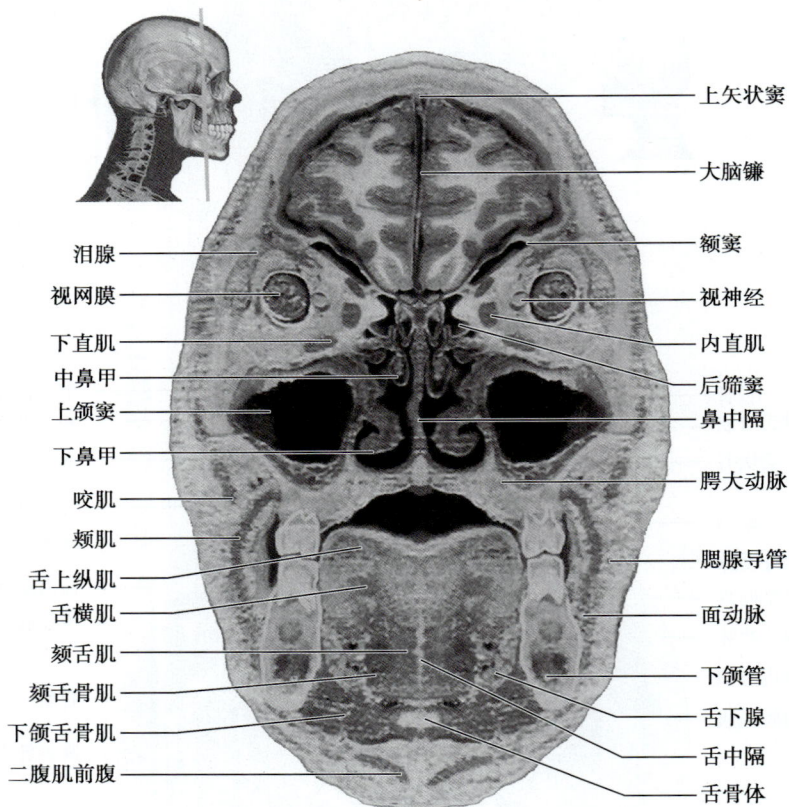

图 7-3-1　经下颌第二磨牙的冠状面

鼻腔和上颌窦借硬腭与固有口腔分隔。从舌体到颏下分别是舌内肌、颏舌肌、颏舌骨肌、下颌舌骨肌、二腹肌前腹、颈阔肌和皮肤。舌下腺位于下颌骨内侧,与颏舌肌之间有下颌下腺管、舌神经和舌下动、静脉的断面。

二、经下颌骨髁突的冠状面

该断面选取从下颌骨髁突前份到下颌角的不规则冠状切面,经过脑颅、蝶窦、鼻腔、翼外肌、翼内肌、软腭、舌盲孔、舌根和下颌下腺(图 7-3-2)。在断面下半部分可见下颌骨髁突和髁突颈与翼外

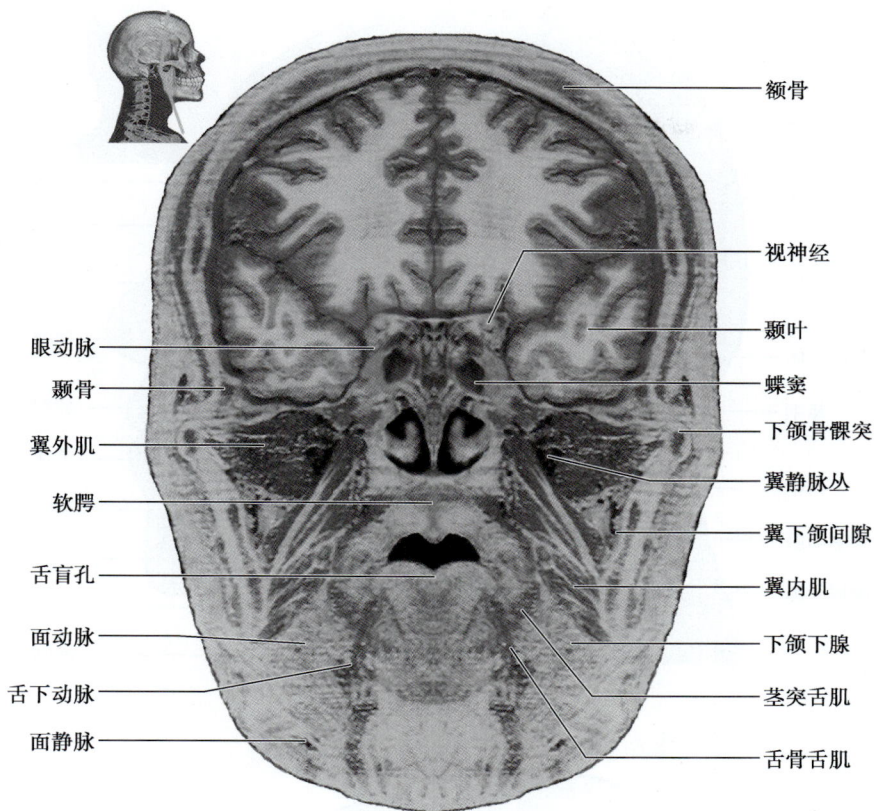

图 7-3-2 经下颌骨髁突的冠状面

肌相连,下颌骨角内侧面和翼肌粗隆与翼内肌相连。在翼内肌内上附丽处与翼外肌之间有翼丛,翼内肌、翼外肌与下颌支之间构成翼颌间隙。在正中,鼻腔与口腔之间是软腭断面。

下颌下腺后份的断面中可见面动脉的断面,腺体下方是颈阔肌、颈深筋膜浅层和面静脉的断面;腺体深面是舌骨舌肌、茎突舌肌和舌下动、静脉的断面。

第四节 口腔颌面部矢状断面解剖

经中线由前向后的矢状轴方向切制口腔颌面部,制成正中矢状断面;再平行于此面,制成经下颌骨髁突的矢状面。本节简要介绍这两个矢状面。

一、正中矢状断面

正中矢状面比较直观(图 7-4-1),主要体现唇、舌、腭的剖面,显示鼻咽、口咽和喉咽腔的分界。正中矢状断面上的一些结构如鼻中隔、额窦、蝶窦、舌骨、会厌与会厌谷、咽扁桃体和部分颈椎也能清楚地显示。

二、经下颌髁突的矢状断面

该矢状面切过顶骨、颞叶、颞肌、颧骨、颞下颌关节窝、关节盘、下颌髁突、咬肌、颈阔肌、腮腺浅叶和胸锁乳突肌(图 7-4-2)。在颞下颌关节盘的前方,可见翼外肌的断面。下颌骨的后方与颞骨乳突之间是腮腺的断面,中间有下颌后静脉;在髁突颈部与外耳道之间有颞浅动、静脉的断面。

由于颞下颌关节窝较薄,下颌骨受伤时可致下颌骨髁突进入颅中窝内。髁突颈部弯曲的角度使其在受到外力作用时,易引起髁突颈部和髁突"帽状"骨折,骨折部分被翼外肌牵引向其前内侧移位。

画廊:ER7-4-1
正中矢状断面

画廊:ER7-4-2
经下颌髁突的矢状断面

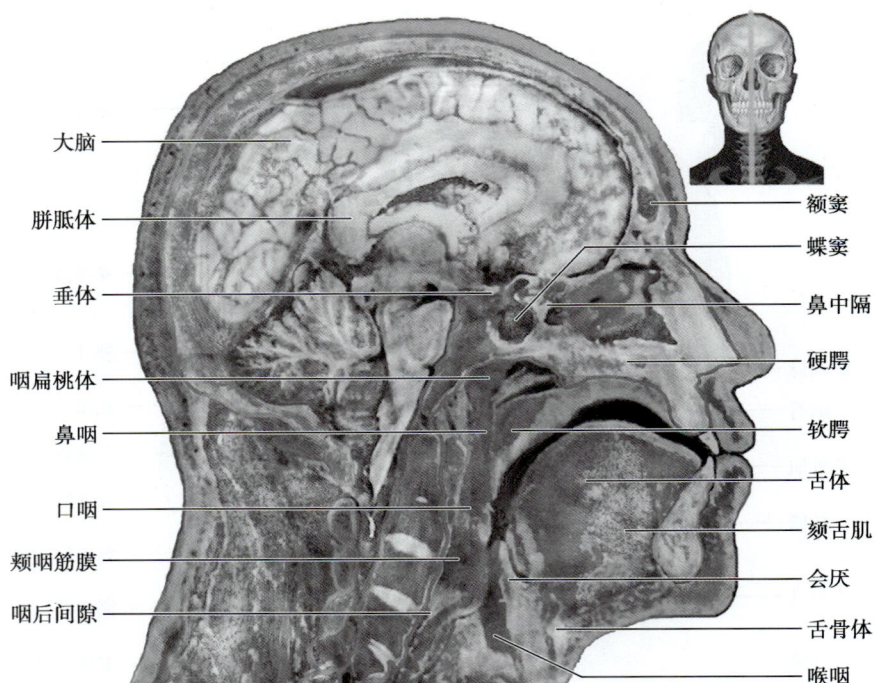

图 7-4-1 正中矢状断面

大脑
胼胝体
垂体
咽扁桃体
鼻咽
口咽
颊咽筋膜
咽后间隙

额窦
蝶窦
鼻中隔
硬腭
软腭
舌体
颏舌肌
会厌
舌骨体
喉咽

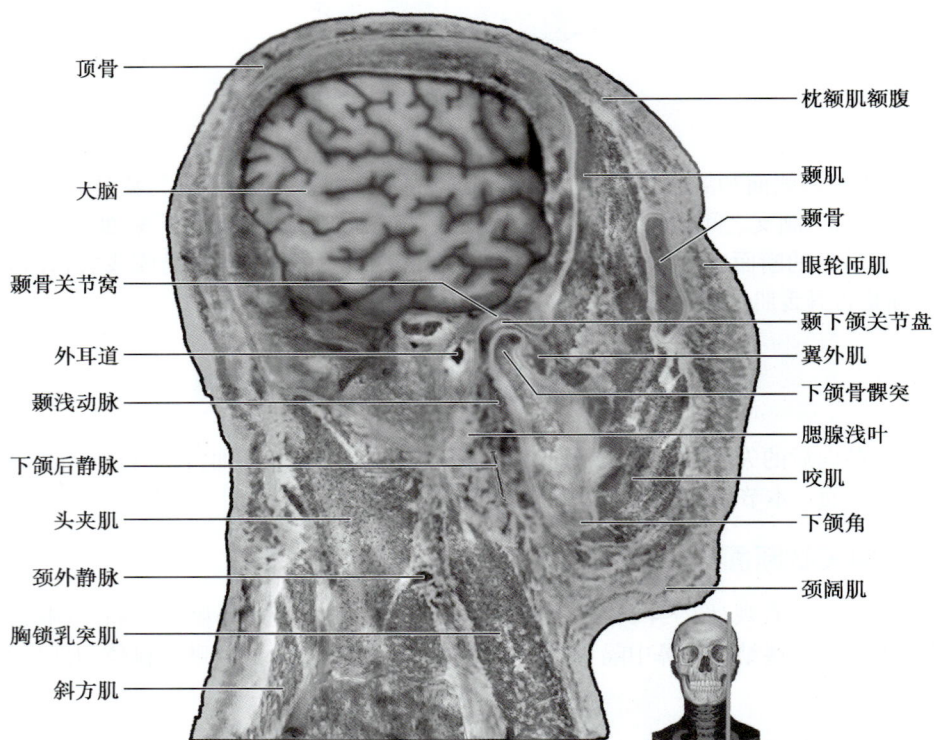

图 7-4-2 经下颌髁突的矢状断面

顶骨
大脑
颞骨关节窝
外耳道
颞浅动脉
下颌后静脉
头夹肌
颈外静脉
胸锁乳突肌
斜方肌

枕额肌额腹
颞肌
颞骨
眼轮匝肌
颞下颌关节盘
翼外肌
下颌骨髁突
腮腺浅叶
咬肌
下颌角
颈阔肌

思考题

1. 断面解剖常用的解剖基线有哪些？眶下耳线的定位标志是什么？

2. 了解下颌牙列咬合平面上的横断面解剖结构,此断面上可见哪些与下颌第三磨牙炎症扩散相关的间隙结构？

3. 了解经下颌骨髁突矢状面上的解剖结构,解释髁突骨折后向前内侧移位的解剖因素。

(何三纲)

参考文献

1. 吴德昌.人体断层解剖学.北京:科学技术出版社,1994
2. 刘树伟.人体断层解剖学图谱.济南:山东科学技术出版社,2003
3. 皮昕.口腔解剖学彩色图谱.武汉:湖北科学技术出版社,2002
4. SPITZER V M,WHITLOCK D G.人体断层解剖学彩色图谱.汪培山,刘亚华,刘淑红,译.天津:天津科学技术出版社,2002
5. 金连弘.人体断面解剖图谱.北京:人民卫生出版社,2005
6. 张绍祥,王平安,刘正津.中国数字化可视人体图谱.北京:科学出版社,2004
7. 钟世镇.数字化虚拟人体研究现状和展望.解放军医学杂志,2003,28(5):385-388

学习笔记

第八章　口 腔 功 能

>> 【内容提要】

口腔集合了牙、颌骨、唇、颊、舌、腭、颞下颌关节、唾液腺、咽等组织器官,由神经系统控制与协调下,借助相关的肌肉的收缩、韧带的保护、下颌的运动,以及软硬组织的位移来行使其生理功能,达到分工合作的效果。牙颌面系统有多种口腔功能,本章仅对下颌运动、咀嚼、吮吸、吞咽、呕吐、唾液、言语、感觉、呼吸和面部表情等功能加以描述,结合其生理和病理的研究,为临床诊治口腔颌面部疾病提供基础的理论参考。

口腔功能比较复杂,有主要依赖口腔进行的,也有作为分系统的一部分参与的,归纳起来有下颌运动、咀嚼、吮吸、吞咽、呕吐、言语、感觉、呼吸等,其中还有唾液的参与和面部的表情功能。

第一节　下 颌 运 动

下颌运动是下颌骨在神经系统的支配下,在颞下颌关节与𬌗的协同作用下,通过作用于下颌的肌肉使下颌骨发生的位移。上述诸部分的关系协调,则下颌运动正常,也是完成口颌系统功能的重要保证;若上述任何一部分异常则下颌运动可出现异常。掌握正常的下颌运动,借以区别异常下颌运动,将有助于诊断咀嚼系统功能紊乱。

一、下颌运动的神经传导通路

下颌运动的神经控制具有随意的和反射的双重性质。下颌运动是由随意肌收缩而实现的,属于可由意识精确控制的随意运动,某些频繁重复的功能性运动(如咀嚼运动等)常形成个体习惯运动型。同时亦有一些下颌运动具有反射性质(如伤害保护反射)。

下颌运动的神经传导路径可分为传入路径、中枢控制和传出路径。脑干的三叉神经系统具有联系密切的感觉与运动两部分功能纤维,是下颌运动神经传导的结构基础。

1. **下颌运动的感觉传入路径**　与下颌运动有关的感觉大都通过三叉神经传入纤维进入脑髓。三叉神经感觉核由脑桥至脊髓上颈髓段,分为中脑核、脑桥核(主感觉核)和脊束核。来自舌、唇、口腔黏膜与口周围组织的感受器接受的浅感觉,经三叉神经半月神经节、三叉神经感觉核(脑桥核和脊束核)、对侧丘脑外侧核三级神经元,最后投射到中央后回下部(图 8-1-1)。

牙周膜中本体感觉冲动向中枢的传递途经有两条,其一是通过半月神经节投射到三叉神经脑桥核;另一条投射到三叉神经的中脑核,在这两个核团换元后,再向丘脑传递,直至皮层感觉区,形成被人意识到的感觉。但在上述两个感觉通路上的核团与三叉神经运动核之间存在侧支联系,从而能形成单突触反射来调节咀嚼肌的活动,迅速地、下意识地对咀嚼系统功能进行控制。

2. **运动的传出路径**　由中央前回下部的巨型锥体细胞和其他锥体细胞的轴突组成皮质脑干束,经内囊膝部、中脑、脑桥终止于两侧的三叉神经运动核。由三叉神经运动核细胞的轴突组成三叉神经运动纤维支配咀嚼肌;三叉神经运动核尚接受来自三叉神经中脑核的纤维(图 8-1-2)。

下颌运动的协调受锥体外系纹状体的苍白球和小脑的影响。三叉神经的感觉信息传入小脑,

226

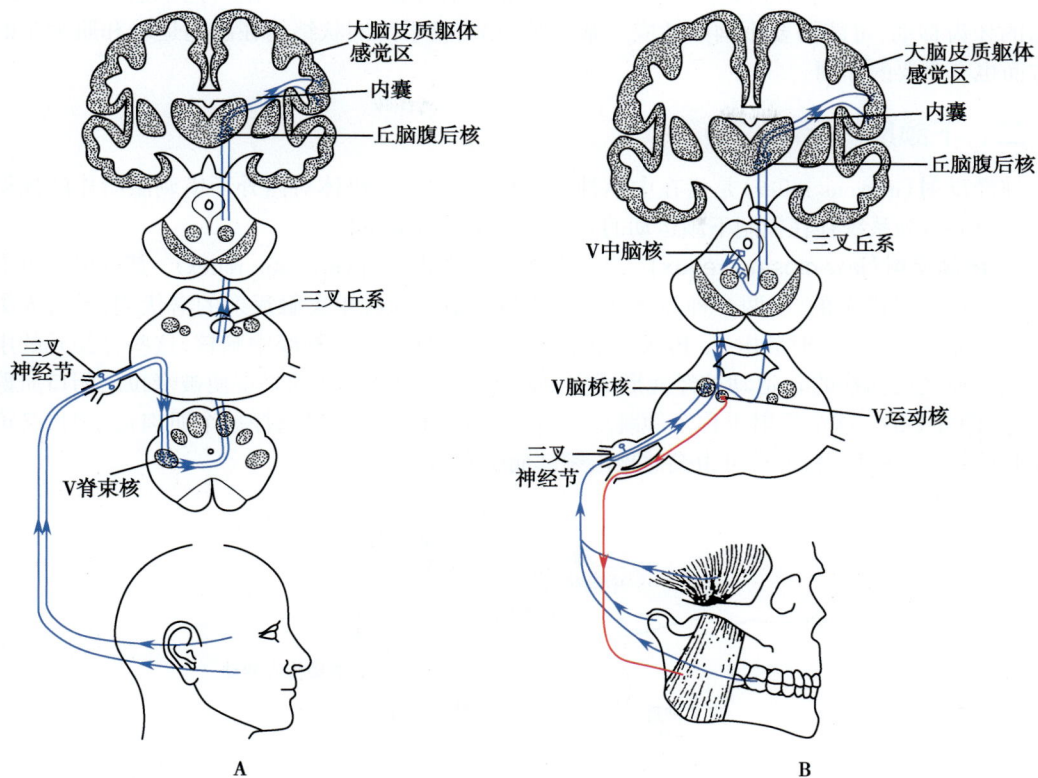

图 8-1-1　三叉神经感觉传导通路
A. 三叉神经痛觉和温度觉传导通路　B. 三叉神经本体感觉和触觉传导通路
本体感觉与三叉神经运动核的神经元相接触形成反射弧,支配咀嚼肌

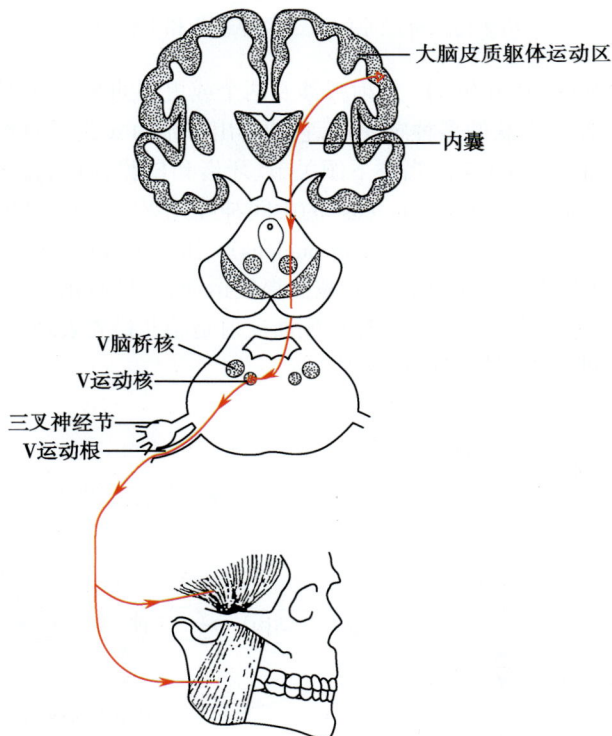

图 8-1-2　三叉神经运动传导通路

227

可能在引导下颌由不同的开口位到达牙尖交错位的过程中起重要的作用。牙尖交错位的改变,如正畸的牙齿移动,可能需要小脑的适应。基底神经节、脑干的网状结构在肌肉运动和肌紧张的调节方面也有重要的作用。

二、下颌反射活动

神经反射(nervous reflex)是指在中枢神经系统的参与下,机体对内外环境刺激所作的规律性应答反应。口颌系统存在控制下颌运动的几种下颌反射(jaw reflex)。

1. **闭颌反射(jaw-closing reflex)** 是指升颌肌的牵张反射(myotatic reflex)。其反射弧可能是下颌反射活动最简单的,由两个神经元和一个突触组成。这种单突触反射的潜伏期很短,人类只有6ms。肌梭受到牵拉时放电,Ia传入纤维活动,兴奋传导至三叉神经中脑核,这些神经元的中枢突与三叉神经运动核的α运动神经元形成突触联系,α运动神经元的兴奋使被牵拉的闭口肌群发生收缩(图8-1-3)。这个反射也称为颌跳反射(jaw-jerk reflex)。如果选择单个肌肉记录时,又可称为咬肌反射或颞肌反射,通常可由突然敲击颏部而引发出来。

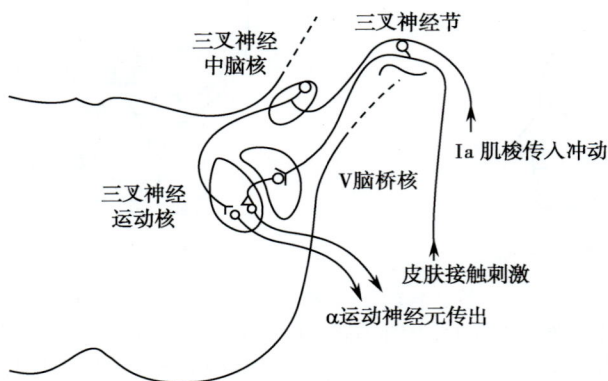

图8-1-3 开颌反射与闭颌反射的神经传导通路
初级传入神经原位于三叉神经节和中脑核

2. **开颌反射(jaw-opening reflex)** 反射弧涉及两个或更多的突触,其传入纤维分布到颞下颌关节、牙周、口腔黏膜和面部皮肤的多种感受器,它的传出纤维由α运动神经元组成,支配二腹肌、翼外肌下头和其他开口肌(图8-1-4)。当颞下颌关节、牙齿和口腔黏膜的感受器受到刺激时,位于三叉神经脊束核(trigeminal spinal tract nucleus)的中间神经元兴奋;当舌、咽、喉的感受器受到刺激时,兴奋的中间神经元位于孤束核(solitary tract nucleus)。初级传入神经末梢兴奋不但可抑制中间神经元,从而抑制支配升颌肌的α运动神经元减少提颌运动,而且活化了其他神经元,兴奋降颌肌(二腹肌)的运动神经元,整合作用是开颌。这种颅面反射是胎儿最先表现出的反射活动,轻微地刺激口腔黏膜机械感受器就可以引发出这种反射。

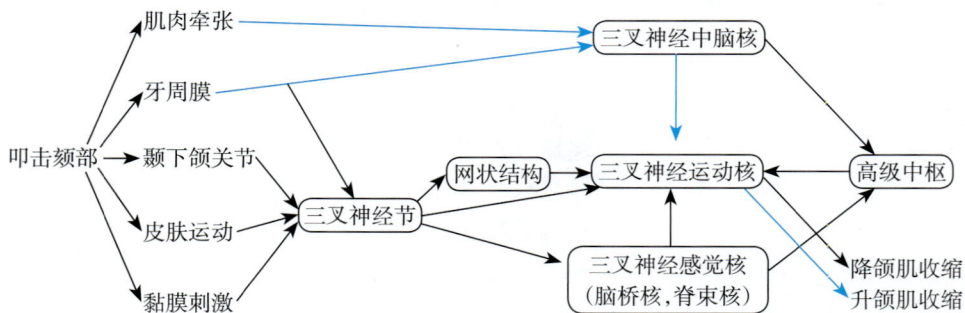

图8-1-4 下颌反射活动

叩击颏部激活了几种感受器,不但引起肌肉收缩,引起闭颌动作,而且传导至高级中枢通过传出通路影响运动神经元,主要是抑制运动神经元活动。当颞下颌关节、口腔黏膜等受到刺激时,通过三叉神经节到三叉神经脊束核,通过 α 传出纤维支配降颌肌收缩。

3. 下颌卸载反射(jaw-unloading reflex) 是由于升颌肌活动的突然降低和降颌肌活动升高产生的一种保护性反射。它可以防止牙齿突然咬碎硬物造成上下颌牙齿相互有力的撞击。生活中最常见的是用牙咬碎硬壳果,果壳突然破碎,升颌肌的阻力瞬间消失,这时升颌肌的活动急剧降低,而降颌肌(特别是二腹肌)活动升高,下颌反射性地迅速下降张开,因此牙齿不会撞击到一起。咀嚼食物时,如果牙齿和牙周组织遇到有害刺激等,下颌也会反射性迅速下降,使牙齿脱离有害刺激的物体。

4. 水平颌反射(horizontal jaw reflexes) 是指下颌向外侧或水平方向运动的反射。这一反射涉及侧方𬌗接触以及牙引导(dental guidance)对下颌运动的影响,其临床意义很重要。水平颌反射还可能与肌功能的变化引起的结构改变有关,如某些错𬌗及颞下颌关节疾病有关。感受器多数涉及牙和牙周膜。

5. 牵张反射(stretch reflex) 是指肌肉在受到外力牵拉时,该肌肉出现收缩现象。牵张反射分为两种:①腱反射:是快速牵拉肌腱时发生的反射,又称作位相牵张反射;②肌紧张(muscle tone):是持续缓慢牵拉肌肉时发生的反射(紧张性牵张反射)。下颌在姿势位由于重力的作用使下颌向下,为了维持下颌姿势位的需要,闭颌肌保持一定程度的持续紧张。肌紧张是由单突触反射产生,感受器为闭颌肌中的肌梭。

三、下颌运动的制约因素

(一) 下颌运动的制约因素

1. 控制下颌运动的因素 分两类,共有四个因素。解剖性控制因素:①和②左右侧颞下颌关节,③咬合接触;生理性控制因素:④神经肌肉系统。颞下颌关节作为下颌运动的转动轴和滑动轴,机械地限定了下颌的运动范围。咬合关系限定了下颌运动的上界和有牙接触时的下颌运动的轨迹。神经肌肉活动是下颌行使功能(如咀嚼、吞咽、言语、歌唱等)不可或缺的。牙周组织、关节囊、关节韧带及运动下颌的肌梭内等多种类型感受器反馈性地调节着下颌运动。

2. 相互关系 控制因素中的双侧颞下颌关节是相对固定的,不易改变;咬合接触能够修改,甚至重建。通过修改𬌗面形态,可以改变牙的受力情况,从而改变牙周韧带的应力分布,进而改变本体感受器的传入信号,间接地调节神经、肌肉的反应;双侧颞下颌关节虽无法直接改变,但可在一定范围内进行调整,通过神经肌肉系统的反应,可以达到改变的目的;咬合改变可以影响颞下颌关节和神经肌肉功能,如牙尖交错位的变化可以改变髁突在关节窝内的位置;而颞下颌关节结构紊乱也可导致咬合异常,咀嚼肌功能紊乱亦可影响到咬合和颞下颌关节。

(二) 个体下颌运动型

1. 个体下颌运动型 𬌗面形态决定着牙支持组织受力的方向,支持组织的本体感受器受到应力的刺激,传到神经中枢,经过信息整合作用,通过传出神经支配相关的肌肉活动,形成对个体消耗能量少、避免疼痛与不适、能发挥最大效能的个体下颌运动型(individual pattern of mandibular movement)。

牙周韧带的本体感觉只是口颌系统传入信息的一部分,从肌梭、肌腱、筋膜、韧带、颞下颌关节等处传入的信息也参与形成个体下颌运动型的过程。例如,𬌗面已磨耗成平面者,牙尖斜度很小,咀嚼末期往往呈水平向运动,结果牙支持组织的受力就比垂直向咀嚼受力小。具有这种类型𬌗的人,其神经系统就会发出作水平向运动的指令,通过咀嚼肌活动来调节下颌运动方式;反之,当牙尖斜度大时,在咀嚼末期,如做水平向运动,就会形成创伤性的侧向力,在这种情况下,神经肌肉就会调节成范围狭小的垂直向杵臼式咀嚼运动。

2. 𬌗程序(occlusal program) 是指𬌗对神经肌肉功能程序的影响。𬌗程序形成始于乳牙萌出,是一个长期的咬合与神经肌肉系统适应的过程。乳牙萌出后,婴儿开始探索上下颌牙齿接触所需要的下颌位置,并开始做咬合接触运动。最初运动是不协调的,随着更多的牙齿萌出在功能位置,通过牙周韧带和颞下颌关节本体感觉与舌及黏膜的触觉,逐渐诱导形成个体特定的下颌运动型。

四、下颌运动的形式范围和意义

(一)下颌运动基本形式

下颌运动形式极为复杂,通常将运动归纳为开闭口运动、前后运动及侧方运动。

1. 开闭口运动　包括下颌所做的开口运动和闭口运动。

(1) 开口运动(opening movement):一般指从牙尖交错位做开口的动作。正常开口时,双侧髁突运动顺畅、对称和协调,下颌开口直向下,颏部无偏斜,开口度为40mm以上。以开口度的状态,可将开口运动分为:小开口、大开口及最大开口运动三个阶段。

1) 小开口运动:从RCP下颌切牙切缘向下向后运动开口18~25mm,此时髁突围绕水平横轴旋转,关节盘静止不移动,又称为铰链运动。

2) 大开口运动:下颌继续做开口运动,上下颌切缘之间为37~45mm的开口度为大开口运动;髁突带动关节盘沿关节结节的后斜面向前下方滑动,在盘-突复合体滑行过程中,髁突继续向前方旋转,关节盘则稍向后方旋转,因此大开口运动同时发生在关节上下腔,是旋转和平移相结合的复杂运动。髁突向前下方移动约10mm,髁突与颏部运动距离之比约为1∶3(非线性)。

3) 最大开口运动:是指在用力状态下的最大极限张口运动,如在打哈欠时的下颌运动就是最大开口运动,髁突只在关节下腔作旋转而不作滑动。开口运动也可起自下颌姿势位或后退接触位。

一般来讲,从牙尖交错位或下颌姿势位张口至大开口位,这是习惯性开口运动,髁突的运动一开始就是滑动兼转动,运动至关节结节的前下,若继续开口,则为单纯转动。

开口运动的动力主要来自舌骨上肌群和翼外肌下头。舌骨上肌群牵拉下颌向下向后,翼外肌下头收缩牵拉盘-突复合体沿关节结节后斜面向前下方滑行。颞下颌韧带、蝶下颌韧带和茎突下颌韧带起到限制髁突过度移动的作用。

(2) 闭口运动(closing movement):是指下颌循开口运动路径作相反方向的回位活动。舌骨上肌群和翼外肌下头放松,颞肌、咬肌、翼内肌收缩,牵引下颌向上向前运动回到RCP或ICP。

2. 前伸后退运动　是指下颌所做的前伸运动和后退运动。

(1) 前伸运动(protrusive movement):是指下颌向前的运动,通常是指下颌从牙尖交错位,下颌前牙切缘沿上颌前牙舌面滑动至切牙切缘相对的对刃位置(切位);下颌也可超过此位做最大前伸运动。前伸运动时,主要是双侧翼外肌下头同时协调收缩,牵引双侧髁突及关节盘同步协调地沿关节结节后斜面向前下方滑动,运动主要发生在关节上腔。在正常情况下,该运动为双侧关节对称运动,下颌前伸无偏斜。咀嚼运动中通过下颌前伸切咬食物。

(2) 后退运动(retruding movement):是指下颌循前伸运动路径作相反方向运动,回到牙尖交错位。此时双侧翼外肌下头放松、颞肌后束和二腹肌前腹收缩,下颌后退,盘-突复合体沿关节结节后斜面向后上方滑回。正常情况下,从牙齿紧密嵌合的牙尖交错位还可做0.5~1.0mm后退运动,上下颌牙列间形成后退接触位。

3. 侧方运动(lateral movement)　是指下颌从牙尖交错位向一侧滑动,通常指不脱离上下颌牙之间的接触,至上下颌尖牙牙尖顶相对的位置;也可超过此位做最大侧方运动。向左侧运动时,左侧为工作侧(working side),而右侧为非工作侧(non-working side);向右侧运动时,右侧为工作侧,左侧为非工作侧。侧方运动是一种不对称运动,两侧髁突的运动有很大差异,工作侧髁突以旋转为主,非工作侧髁突以滑动为主。咀嚼中通过下颌侧方运动达到侧方咬合,嚼碎食物。

(二)下颌功能运动

1. 功能运动(functional movement)　下颌功能运动包括咀嚼、吞咽及语言等活动,此处仅叙述咀嚼运动。咀嚼运动是人类赖以生存的最重要的下颌功能运动。咀嚼运动轨迹存在个体差异,与个体的咀嚼习惯、牙列形态和𬌗面形态有关,即使同一个体,由于咀嚼不同性质、不同数量的食物以及咀嚼的不同阶段,其轨迹的形态均有差异。咀嚼运动包含在下颌边缘运动轨迹的范围内,依食物大小决定其开口的范围、前后左右的运动范围,以上下颌牙列𬌗面间自由滑动为界。

2. 叩齿运动(tapping movement) 即习惯性小开闭运动,为一种无意识的开闭口运动,与下颌运动中神经肌肉的记忆型有关。从水平面看,该位置位于下颌边缘运动的后界前 0.5~1mm 范围内。下颌通过这一运动回到肌肉和颞下颌关节张力最小的习惯性咬合位置,这个位置可以作为恢复上下颌关系的依据。测定时应注意使患者精神放松,头位姿势自然,开口度大小和开闭口速度适中。在严格控制上述因素的前提下,习惯性开闭口能相当准确地闭合于牙尖交错位。叩齿运动也可用以判断𬌗功能的稳定性。

(三)下颌边缘运动

边缘运动(border movement)是指下颌向各个方向所能作的最大限度运动,代表了颞下颌关节、肌肉、韧带等组织结构在下颌运动方面的功能潜力。一般认为,下颌由牙尖交错位可以向侧方运动约 10mm,开口约 50~60mm,前伸约 9mm,后退约 1mm。日常生活中的咀嚼、言语等功能运动,均包含在下颌边缘运动轨迹的范围内。

边缘运动轨迹虽有个体差异,但在同一个体具有高度的可重复性。临床上利用边缘运动轨迹的对称性、稳定性、流畅性和范围大小等特点,作为判断颞下颌关节功能状态的指标。

五、下颌运动的记录

通常在下颌前端切点(incisor point,下颌中切牙近中接触点)或 / 和双侧髁突部位的髁点(condylar point)观测下颌运动;并且按解剖学惯例从三个面观测,即额面(frontal plane)(以往也称为冠状面)、矢状面(sagittal plane)和水平面(horizontal plane)观察描记下颌运动轨迹。

(一)直接观察测量法

1. 开口度与开口型 开口度是指受检者大张口时,上下颌中切牙近中切角间的垂直距离,正常约 40~60mm,小于 40mm 疑有张口受限。正常开口时下颌运动顺畅,额面观下颌直向下,开口型记录为"↓",下颌无偏斜、震颤或弹跳等异常。

2. 前伸和侧方运动 前伸运动时,下颌切牙可以向前超过上颌切牙,切缘的运动距离为 8~10mm。侧方运动时,下颌左右侧运动的范围基本相等,下颌切牙近中切点偏离中线的距离大致为 8~10mm。小于 8~10mm 为下颌前伸和侧方运动受限。若下颌前伸运动受限或偏离中线,侧向运动的幅度变小或不对称,均为异常。如果下颌前伸或侧方运动范围过大,可能与颞下颌关节功能结构异常有关。

(二)机械和电子仪器描记下颌运动轨迹

1. 切点轨迹图

(1)边缘运动的正中矢状面切点轨迹:即 Posselt 图形(图 8-1-5)。该图代表下颌中切牙相对上

ER8-1-1

图片:ER8-1-1
颅面三维坐标系

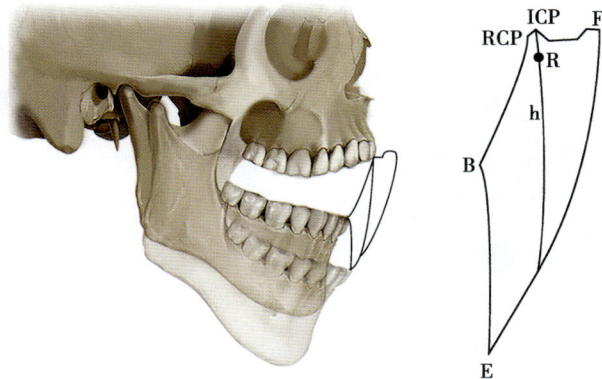

图 8-1-5 Posselt 图形(下颌边缘运动中切点在矢状面上有投影)
RCP:下颌后退接触位;ICP:牙尖交错位;F:最前伸位;R:下颌姿势位;
E:最大张口位;h:习惯性开闭运动轨迹;B:正中关系界;
RCP → B → E:边缘运动的后缘;RCP → ICP → F:边缘运动的上缘;F → E:边缘运动的前缘

颌牙所作的最大垂直向及前后向运动。

图 8-1-5 中 ICP 为牙尖交错位。牙尖交错位是咀嚼循环的末端,也是多数人吞咽时上下颌牙牙尖交错咬合的位置。这是由牙齿决定的下颌上边缘位置,是长期伴随生长发育、功能适应而形成的。通过修复和正畸手段改变了牙齿形态和位置后有可能改变这个位置。

从 ICP 开始下颌后退,牙齿轻轻接触,前牙通常分开(一般在磨牙区牙尖斜面有少量接触),切点轨迹向下后,到达 RCP。RCP 为后退接触位又称正中关系位(CRP),在此位置时,双侧髁突处于正中关系位,是生理性后位;解剖位置是髁突位于关节窝中的前一上位;此位表明下颌的后方功能范围。

92% 的人群 ICP 和 RCP 为两个不同的位置,由 RCP(正中关系位)的牙尖斜面接触能直向前伸滑行约 0.5~1mm 到 ICP,如果此前伸过程中无干扰,即有长正中(long centric)。

从 RCP 至 B 之间的一段弧线被认为是当髁突处于正中关系位并依铰链轴原地旋转,下颌作小开口运动时的切点轨迹。从 B 点向下,髁突不但转动且出现滑动。E 表示最大开口点,健康人的开口幅度约为 (48.0 ± 15.5) mm。

从 ICP 直向前到最大前伸位 F。该运动路线受牙齿形态影响。典型的运动是下颌切牙向前下滑动,与上颌切牙舌面接触,下颌切牙运动的角度受切牙覆𬌗覆盖的影响。一般下颌前伸时后牙脱离接触。健康人的前伸距离约为 (10.5 ± 4.5) mm,下颌运动幅度过大过小都是不正常的表现,临床上称为运动过度和运动受限。

从最大开口位闭合到 ICP 称其为习惯闭合路,期间 R 为下颌姿势位(或称下颌休息位)。其中 h 为习惯性开闭口轨迹。

从边缘运动的矢状面来看,在边缘运动的不同阶段受不同因素的影响。从 RCP 到 B 到 E 是边缘运动的后缘,受关节韧带的影响。从 RCP 到 ICP 到 F 是边缘运动的上缘,受牙齿形态的影响。

(2) 边缘运动的水平剖面切点轨迹:呈四边形(图 8-1-6),此四边形后方的两边构成哥特式弓(Gothic arch)。哥特式弓画线的顶点 RCP 即后退接触位,在临床上可用哥特式弓描记法获取下颌 RCP。牙尖交错位通常在 RCP 前 1mm。图中的 L 和 R 分别为左、右侧方边缘运动轨迹顶点,在正常情况下,双侧的边缘运动基本上应是对称的。F 为边缘性前伸运动的顶点,从理论上讲 F 点应在 RCP 的正前方,但从实际测量到的轨迹上看,有半数以上的受测者作最大前伸运动时切点偏离中线。

(3) 边缘运动的额状剖面切点轨迹:呈盾形,在正常情况下应双侧对称。实测正常人的结果表明 70% 的图像是对称的(图 8-1-7),有的测量者作最大限度开口时切点偏离中线。与矢状面相同,下颌运动最顶端的限制因素是牙齿,因此,额状面的上界受牙齿解剖形态、咬合类型及牙齿磨耗程度的影响。

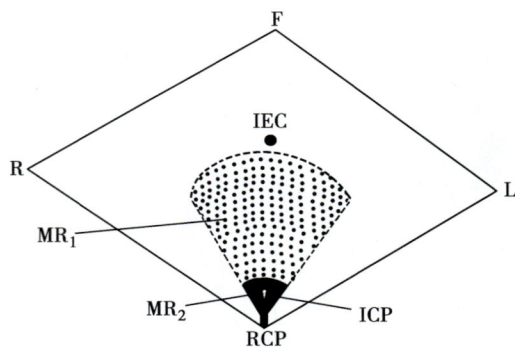

图 8-1-6 下颌边缘运动及咀嚼运动中切点轨迹在水平面上的投影
RCP:下颌后退接触位;L、R:左、右侧方运动最大限度;ICP:牙尖交错位;
MR_1:咀嚼运动初期;MR_2:咀嚼运动后期;IEC:切牙对刃位;F:最大前伸位

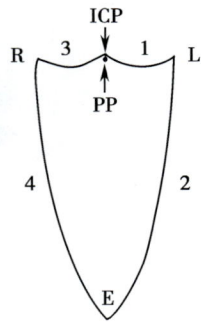

图 8-1-7 下颌边缘运动切点在额状面上的投影
ICR:牙尖交错𬌗;L、R:左右侧方运动最大限度;E:边缘运动的最下缘

一般认为个体的下颌边缘运动具有可重复性。一些口腔医师用边缘运动轨迹作为判断下颌功能状况的指征。

（4）习惯性开闭运动矢状面切点轨迹：当观察习惯性开闭运动切点在矢状面的轨迹时，可见开口较小时的轨迹呈椭圆形（图8-1-8），开口路位于闭口路的前方，当开口较大再闭口时，整个切点轨迹呈"8"字形，闭口路的始段位于开口路的前方，然后与开口路交叉，末段又位于开口路的后方。

2. 髁点运动轨迹 早期对髁点运动轨迹的描述，绝大多数来自采用机械描记仪测定的结果。而机械描记仪的发明及使用建立在McCollum铰链轴学说基础之上的。

（1）铰链轴学说：颞下颌关节曾被看作一个铰链关节，下颌可以关节髁突为轴旋转而进行开闭动作。随着对下颌运动的研究不断深入，人们认识到颞下颌关节的运动是由关节上腔发生的滑行和关节下腔发生的旋转合成的，并且假想下颌做小开合运动时，是以通过两侧髁突的旋转轴做单纯的旋转。铰链轴点没有任何解剖特征，需通过反复调整运动面弓的描针寻找它的具体位置——下颌作铰链开闭口运动时描针应在一点上旋转而不应有任何位移。如果描针的位置移动，则说明描针未对准铰链轴，也或是下颌未作铰链运动。

（2）铰链轴运动轨迹：以铰链轴位为准，用描记仪可以绘出下颌运动中的髁突运动轨迹。

3. 髁点运动轨迹的水平面观

（1）前伸与侧方运动髁道在水平面的投影：用针动式描记仪记录髁突运动轨迹的水平面投影（描板水平放置）；下颌处于正中关系位时，针尖停留在描板上的C点（图8-1-9）。为避免下颌运动中牙尖斜面的导引作用，用一口内正中支撑螺栓将上下颌牙列稍稍分开，这样描记仪画出的轨迹记录就排除了牙合因素的影响，反映出颞下颌关节运动的轨迹特点。

从图8-1-9中可看到，下颌作前伸运动时髁突沿C-P直向前方移动，描针在描板上记录下相应的轨迹；下颌向右侧方运动时，左侧髁突沿C-N弧滑行；当左侧为工作侧髁突则在旋转的同时沿C-W向外侧移动。C-N是非工作侧髁突的运动轨迹，称为非工作侧髁道；C-W是工作侧髁突的运动轨迹，称为工作侧髁道。同样，右侧分别作为工作侧和非工作侧运动时，描记仪也记录下相应的轨迹。

（2）侧移：从图8-1-10中可看到，工作侧髁突并非在W_1原地旋转，而是向W_2点即整个下颌

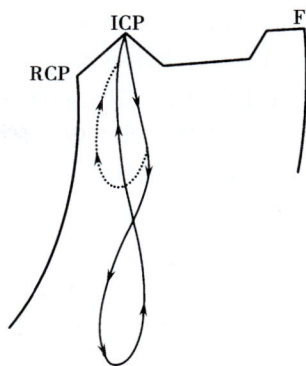

图8-1-8 下颌习惯性开闭运动中切点在矢状面上的投影

RCP：下颌后退接触位；ICP：牙尖交错位；F：最前伸位

---▶：为开口较小时的轨迹；——▶：为开口较大时的轨迹

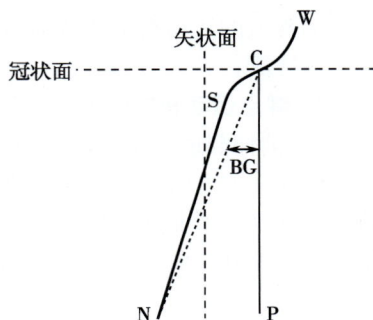

图8-1-9 工作侧髁道（C-W）与非工作侧髁道（C-N）在水平面上的投影

C-P：前伸髁道（正常时直向前，轨迹与矢状面重合）；BG：Bennett角

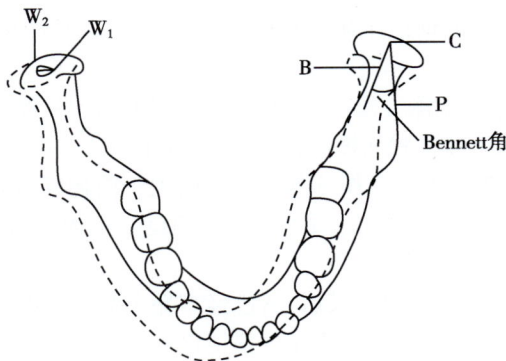

图8-1-10 工作侧髁突与非工作侧髁突的运动

所趋的方向移动。下颌在侧方运动时整体地向工作侧方向滑行的现象称为侧移(side shift),又称 Bennett 运动。侧移运动时非工作侧髁点轨迹与矢状面之间的夹角称为 Bennett 角(Bennett angle),即为非工作侧侧方髁道斜度,一般不超过 20°(图 8-1-9)。侧移的量一般不超过 3mm,多在 2mm 以内。

1)非工作侧髁点侧移在水平面轨迹投影表现:在 C-N 一段弧线上,非工作侧髁突从牙尖交错位 C 向 N 滑行时并非沿一条直线,而是在开始时(C-S)有一定程度地向中线方向偏移,这与工作侧髁突向外侧方移动的一段(C-W)有对应关系。非工作侧髁突侧移,大部分发生在从正中关系位向前方移动的最初 4mm 一段过程之中,分为迅即侧移、早期侧移、散布侧移和渐进侧移四种类型。

2)工作侧髁突运动范围:以髁突 W 为顶点,向外侧运动约 3mm 的 60°圆锥体(图 8-1-11),在此范围内,髁突可作任何方向的运动。此圆锥在前后方向是不对称的,略向后倾斜。对个体而言,工作侧髁突的运动在上述范围内有一定差异,具有个体特征。

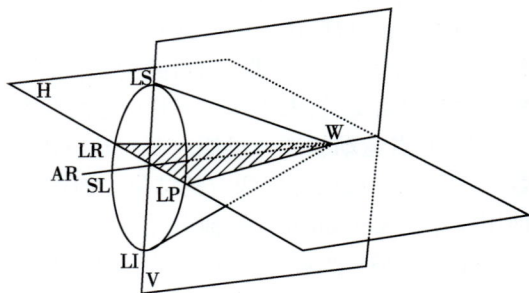

图 8-1-11 工作侧髁突的运动范围

下颌向右侧方运动时,右侧工作侧髁突可在以 W 为顶点直向外的最大限度约 3mm,60°圆锥体范围内作任何方向的运动

SL:直向外;LP:外前;LR:外后;LS:外上;LI:外下;AR:铰链转动轴

4. 髁点运动轨迹的矢状面观

(1)前伸髁道:描板沿矢状方向垂直放置,描针对准受检者的铰链轴,嘱其由牙尖交错位开始,下颌作向正前方的前伸边缘运动。在运动过程中,描针即可在描板上描记出相应的髁突前伸运动轨迹 C-P,为前伸髁道(图 8-1-12)。前伸髁道在矢状面上的投影通常呈向下弯曲的弧,向前下方倾斜。前伸髁道与水平基准面的交角 a 称为前伸髁道斜度。

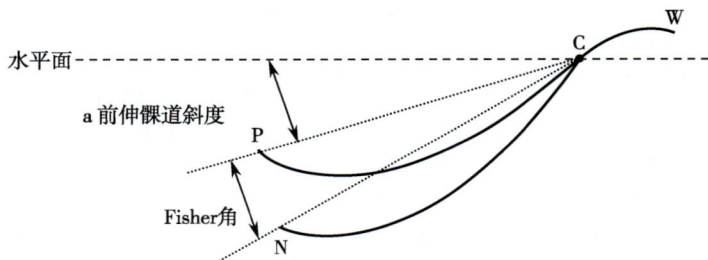

图 8-1-12 髁突前伸和侧方运动轨迹的矢状面观

前伸髁道斜度 a 和 Fisher 角;C-N:非工作侧髁突运动轨迹;C-W:工作侧髁突运动轨迹

髁道并不单纯取决于颞下颌关节结节后斜面骨壁的形态,而是由关节窝、关节盘、髁突顶面的形状、关节囊和韧带的紧张度及弹性、下颌运动肌群的收缩牵引、𬌗的接触状况等因素的相互作用而决定的。

(2)非工作侧髁道:当下颌作侧方运动时,非工作侧髁道从前伸髁道的内侧(近中线侧)通过,其向前下方的倾斜角度更大。在矢状面投影,非工作侧髁道(C-N)在前伸髁道的下方,二者之间的夹角称为 Fisher 角(图 8-1-12)。当非工作侧髁道倾斜度大于前伸髁道倾斜角度时(即从矢状面观前者居于后者下方),Fisher 角称为正角度,反之称为负角度。正常人的 Fisher 角是正角度,据统计约为 2.7° ± 2.77°。

取得髁突运动的水平面和矢状面记录后,就已经掌握了髁突三维运动轨迹的数据,并可以用这些数据组合再现额面轨迹的投影。临床常用的描记仪一般不作额面轨迹记录。

记录髁突运动轨迹不仅可用于研究下颌运动的特征,而且其记录的数据可在𬌗架上重现个体的髁道特征,有利于修复体与颞下颌关节的互相协调。

（三）运动中心轨迹

近年来的研究认为,下颌运动不单纯存在铰链运动,髁突运动是一个既有转动又有滑动的复合运动。髁突上不同参考点,其转动的成分也不同,导致不同的参考点均有不同的运动轨迹。因此以往采用的研究髁突运动轨迹的方法,由于不同的测试者、不同的仪器所选取的髁突区参考点的不同,得到不同的髁突运动轨迹图形;或者同一仪器、同一测试者、不同时间进行测试,也会造成髁突运动轨迹的改变,从而影响对髁突运动轨迹认识的一致性和对患者颞下颌关节状态和功能的评判。

1968年,Kohno提出髁突运动中心(kinematic center of condyle)或髁突运动轴(kinematic axis of condyle)的概念,认为运动轴是受下颌运动中转动成分影响最小的髁突运动参考点。20世纪90年代Proeschel和Yatabe等分别利用计算机编程将多点下颌运动轨迹重新分析,根据矢状面大张口及前伸运动轨迹重叠宽度最小原则确定下颌运动中心,并分析该中心的轨迹(图8-1-13)。目前认为运动中心就像一个滑动着的旋转轴,开闭口时其运动轨迹形态与关节凹的轮廓相一致,可看作是沿关节凹滑动的盘-突复合体的中心,其个体轨迹稳定,受其他因素影响小,最能代表髁突的运动。

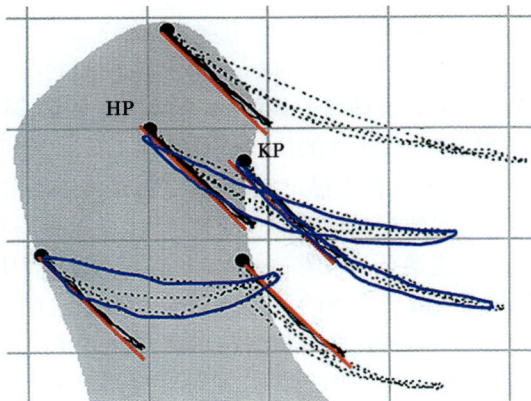

图8-1-13　右侧髁突运动中心轨迹图
KP:运动中心轨迹,开闭口(蓝色)与前伸(红色)运动轨迹重合较好;HP:铰链轴轨迹

（四）记录下颌运动轨迹的仪器

记录下颌运动轨迹的仪器分为两大类,机械描记仪与电子描记仪。

1. 机械描记仪　是研究髁突运动轨迹最常用的一种手段。1921年,美国Dr. McCollum研制了一种机械式下颌运动描记仪(pantography),又称运动面弓(kinematic face bow)。该仪器主要由描板和面弓两部分组成(图8-1-14)。描板固定在外耳孔前方,面弓固定于下颌,面弓对着描板处设有描针。首先确定铰链轴点,描针对准铰链轴点与描板轻微接触,当下颌运动时描针在描板上描绘出相应的髁突运动轨迹。在研究髁突的运动轨迹时,一般描针需经过多次调整才能对准选定的髁突标志点(如铰链轴点),铰链轴点是下颌铰链运动的旋转中心。

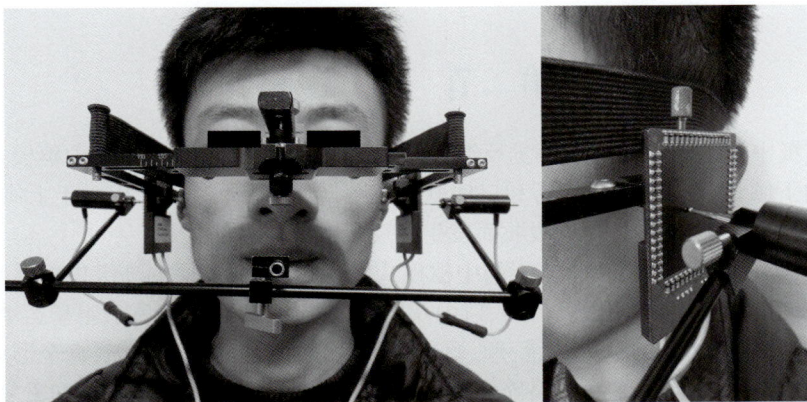

图8-1-14　面弓式髁突运动轨迹描记系统

使用双板双针描记仪,可以记录髁突在水平面和矢状面两个平面上的运动轨迹。这种由水平、垂直两组描计针和描板构成的描记仪可同时记录髁突在水平和矢状两平面上的运动轨迹投影,轨迹记录中包含了前后、上下、左右三维方向上的运动分量。描记仪可以达到较高的测量精度,但由于操作技术比较复杂,测量结果易受到使用者熟练程度这一因素的影响。

还有使用哥特式弓描记(Gothic arch tracing),利用分别固定在上、下颌牙列上的记录板和描记

画廊:ER8-1-2
哥特式弓描记
(口外法)

235

针,当受试者作前伸、后退及侧方运动时,描绘针可在记录板上描画出相应的轨迹。记录板和描记针可以固定在口内或者口外。由于该方法固定在口腔内的装置附件较多,对下颌的生理活动有一定影响。

2. 电子描记仪　电子测量方法是利用各种传感器系统,将信号源固定在下颌,将接收器固定于头颅部,下颌运动时,固定于下颌的信号源连续发出信号,固定于头颅部的接收器接收信号,最终将接收的信号转换为电信号和数字信号,在各种电子仪器上显示下颌的运动轨迹。这种测量方法消除了由于描记针和描记板之间的接触造成对下颌三维空间运动的制约,描记结果更接近生理状态。电测法主要有以下几类:

(1) 电子描记仪(electronic pantography):与机械描记仪相似,但克服了机械描记仪的不足,由压电感应装置代替描记装置,不影响咬合关系,且下颌运动不再受描记针板的制约,能显示三维空间运动轨迹。代表性的仪器是 CADIAX Ⅲ 计算机辅助轴图描记仪。

(2) 磁电技术描记仪:该类仪器是将磁场源固定于下颌,磁敏元件固定于头颅,当下颌运动时,二者之间的相对位置发生变化,产生微量磁场变化,经磁敏传感器将磁场变化信号转化为电信号,通过导线送至示波器,放大显示在屏幕上,表明下颌运动时切点的运动轨迹情况。这类无接触型的仪器可减少下颌的负担,使下颌运动轨迹的测量更接近于生理状态下进行的情景。

(3) 超声波技术描记仪:1985 年出现了下颌三维六自由度运动轨迹描记仪。该仪器的原理为:固定于下颌的三组超声波发射器与固定于上颌的超声波接收器布置成阵,下颌运动时,通过与之相连的计算机及配套软件计算得出相应的下颌空间位置变化,并描绘出下颌运动轨迹。固定于下颌前牙唇面的发射器重量很轻,仅重 21g,且不影响正常的咬合关系,可在接近正常的生理状态下测试下颌运动,也能测试咀嚼运动。新一代的超声波下颌运动轨迹描记仪,下颌固定架上四个发声器发出的超声脉冲,埋于头部固定架内的接收装置随着时间的变化测量出下颌的空间位置。这类系统的独特优势是,直接获得设置𬌗架的参数,更方便临床使用。检查者通过一个咬合板可将受试者头颅的座标参数转移到配套的𬌗架上,再将测量的下颌运动参数直接用于调节𬌗架。用这种𬌗架关系转移法取代通常采用的面弓转移法,使得上𬌗架后的模型可以模拟个体的下颌运动。采用这种技术转移颌位关系较面弓转移法精度高,产生的非牙尖交错𬌗误差小,可以用于临床提高模拟下颌运动及咬合接触的准确度。

近年来,下颌运动记录系统得以扩展,除了记录下颌运动轨迹,还可同步记录运动下颌的肌肉活动(表面肌电图),所获得的信息能更好地分析研究下颌的运动过程。

(谢秋菲)

第二节　咀　嚼

咀嚼受高级中枢的影响与周围感觉反馈作用的调控,由位于脑干的咀嚼中枢模式发生器支配神经肌肉运动下颌骨,在唇、颊、舌、腭和口底软组织参与下,下牙槽及牙相对于上颌做出切割、捣碎和磨细的动作,使食物更易吞咽或吸收而发生的反复或节律性的运动。

咀嚼的基本节律运动型由位于脑干的中枢模式发生器产生,皮层的高级中枢活动能发动咀嚼运动,并且调节咀嚼运动的协调性。口周、口内及肌肉的感觉传入,反馈调节咀嚼运动。

咀嚼食物时,前牙切咬的食物由舌、颊、唇运送到后牙,反复捣碎和磨细,直至形成食团吞咽入胃,然后又开始下一次切咬和多次的捣碎磨细过程。咀嚼运动有其一定的程序和重复性。开口时,降颌肌活动明显;闭口时,升颌肌的活动随着咬合接触程度增加而增强。咀嚼运动能够单侧、双侧、或双侧交替进行。

咀嚼肌收缩产生的肌力受牙周膜本体感受器的调节,最终形成适宜的咀嚼压力。咀嚼效率被用来衡量咀嚼能力的一种生理指标,可以用称重法、吸光度法和比色法测定。咀嚼中牙面与牙面之间,或牙面与食物之间的摩擦,使牙齿硬组织缓慢地、渐进性消耗。牙齿的磨耗随年龄的增长而逐渐明显。咀嚼时牙齿有不易察觉的轻微动度,能增进受力区牙槽骨和牙髓的血液循环。咀嚼促进和维持着𬌗、颌、面的正常生长发育。

咀嚼活动（masticatory movement）是在神经系统的支配下，通过咀嚼肌的收缩，使颞下颌关节、颌骨、牙齿及牙周组织产生节律性运动，将口腔内的大块食物切割成碎末，与唾液混合形成食团，便于吞咽和吸收。唇、颊、舌、腭参与和协助完成咀嚼过程。

一、咀嚼的形成与神经控制

（一）咀嚼的形成

下颌与舌的运动始于子宫内的胎儿，协调的咀嚼运动出生后才出现。虽然大多数哺乳类动物能在早期进行咀嚼活动，但多数新生的哺乳动物靠吮吸进食。随着牙齿的萌出，吮吸活动型逐渐转变为咀嚼运动型。其控制转变的机制还不清楚，有的认为咀嚼是吮吸的改进和扩展，另一种则认为咀嚼的发育独立于吮吸。

新生儿从出生时已具备了进行吮吸活动所必需的神经肌肉协调活动，吮吸是其最初的进食需求。吮吸功能涉及节律的下颌运动，与唇颊、舌、面部运动相协调。吮吸扩展理论的支持者认为中枢模式发生器提供了新生儿下颌、舌的定时活动，以后随着牙齿的萌出和感觉反馈的出现，咀嚼功能得以发育。由此看，牙齿的萌出和𬌗的建立，是咀嚼学习的必需条件。然而，先天无牙的儿童也能学会咀嚼，说明牙齿不是绝对必需。其他的理论认为，咀嚼与吮吸是根本不同的功能行为，咀嚼的发育独立于吮吸。婴儿学会咀嚼后，仍保持吮吸功能，成人也保持吮吸功能，提示这或是两个相关但又独立的行为。

（二）咀嚼运动的发生理论

脑干中的运动和感觉神经核在咀嚼运动控制中起关键作用。有证据提示咀嚼运动下颌基本摆动型（basic oscillatory pattern）起源于脑干的神经模式发生器（neural pattern generator），而到达脑干神经核的感觉传入影响咀嚼序列的形式，较高级大脑中枢影响脑干咀嚼协调系统。这三个相互联系的系统，即中枢模式发生器、到达脑干发生器的感觉传入以及高级中枢对模式发生器的影响，共同控制着咀嚼活动。

1. **中枢模式发生器理论** 脑干是进行咀嚼的基本中枢。脑干存在咀嚼活动的节律（模式）发生器，类似脑干的呼吸和吞咽活动的模式发生器。动物脑干横切实验证明，将脑干与高级中枢分离，咀嚼与吞咽仍能进行；在无任何口腔感觉传入的情况下（如肌肉活动或来自肌肉、关节、牙周或黏膜的合成感觉反馈），咀嚼的基本节律运动仍存在。以上实验说明咀嚼的基本节律运动型是由脑干模式发生器产生。脑干模式发生器能被高级中枢下行的冲动驱动，也可由周围感觉传入冲动激活（图8-2-1）。

中枢模式发生器对咀嚼控制分为两个过程：①产生咀嚼周期节律；②激活驱动发生器。驱动发生器是一组控制运动神经元活动的神经元。控制节律神经元位于延髓中部的网状结构，驱动发生器位于与三叉神经运动核交界处的三叉上核。开口相关的驱动发生器和闭口相关的驱动发生器的交替活动，控制升、降颌肌的收缩，产生开闭口的交替活动。在闭口时，开口运动神经元不受到抑制，可能是控制开口的肌肉较控制闭口的肌肉弱得多。同时，中枢模式发生器还能轮流驱动颌面部的其他运动神经核团，如运动舌骨、运动舌和运动面颊的神经核团，产生不同的咀嚼活动。当排除了中枢和周围传入，发生器产生的下颌运动型是非常规律的，代表了基本的咀嚼运动型。

2. **反射理论** 早期研究咀嚼的生理学家认为咀嚼的控制机制以反射为基础。1917年Sherrington提出的反射理论是基于去脑的动物实验所展示的口内刺激引起张口反射。下颌张口反射与闭口反射一同维持咀嚼运动。在去大脑的动物模型上，当食团刺激牙周、牙龈和硬腭等处的感受器，引起开颌反射，开颌运动牵拉升颌肌，刺激其肌梭而引起闭颌反射，使上下颌牙列咬合，咀嚼食团，咬合力及食物接触给予牙周及口腔黏膜机械性刺激，又一次引起开颌反射。开颌反射与闭颌反射交替发生、重复进行，产生周期性咀嚼运动。

（三）高级中枢对咀嚼的影响

有研究表明皮层的电刺激能引发咀嚼活动。动物皮层咀嚼区切除会导致严重的进食困难，但通过细心照顾，它们最终可以恢复进食能力。这些实验说明皮层咀嚼区的作用是发动咀嚼。另一方面，由于被切除这一区域的动物最终能恢复随意咀嚼运动的能力，证实皮层不是发动咀嚼活动

视频：ER8-2-1 婴儿吮吸

动画：ER8-2-2 中枢模式发生器理论和反射理论

视频：ER8-2-3 高级中枢及周围反馈对咀嚼的影响

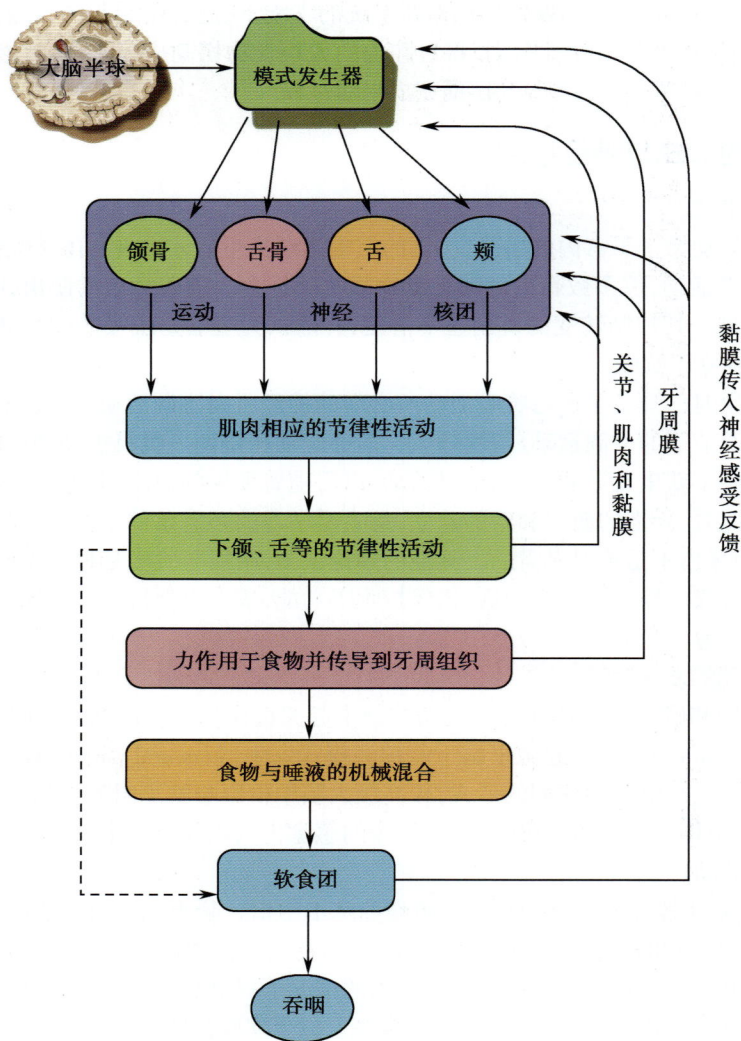

图 8-2-1 咀嚼活动的中枢神经系统控制

的基本结构。

　　靠近皮层咀嚼区的电刺激可以引起舌和其他口面运动。由于在咀嚼过程中舌和下颌运动必须协调,提示除了咀嚼的发动,皮层咀嚼区协调咀嚼涉及不同肌肉系统的活动,并且根据口面部感觉反馈调整它们的活动。

　　(四)咀嚼运动的反馈控制

　　虽然咀嚼的基本节律由脑干模式发生器产生,但外周刺激对于咀嚼活动有相当大的影响,例如,意外咬到坚硬物体能迅速中断咀嚼循环。一般认为这种反射是对于疼痛刺激的快速反射性张口反应。最近的研究表明,在这种情况下闭口肌肉活动被中断,但反射性张口并没有发生。许多感受器参与咀嚼模式发生器的反馈,包括牙周机械感受器,口内广泛分布的痛、温、触觉感受器,Golgi腱器官和肌梭。

　　随进入口内食物的大小、类型和质地以及在口内位置的变化,咀嚼受到精细的调节,引发不同的咀嚼型(chewing pattern)。这种控制需要大量的感觉信息传送到咀嚼中枢模式发生器,反馈调节肌肉的收缩力和方向,以获得较高的咀嚼效率。因此,在正常咀嚼活动时,不仅有高级脑中枢的输入,还有来自周围的感觉传入,实时修改模式发生器的基本活动,最终产生了所见到的咀嚼运动类型。

二、咀嚼运动

（一）咀嚼运动的过程

咀嚼运动是下颌复杂而有规律的运动,分析咀嚼的过程可以将咀嚼运动分为前牙切割和后牙的捣碎、磨细三个基本动作。在咀嚼的过程中,三个动作连续顺畅、重复进行,完成整个进食过程。

1. 前牙切割运动　切割功能主要通过下颌前伸咬合实现。开始时,下颌从牙尖交错位或姿势位向下、向前伸出,继则上升,使上下颌前牙咬住食物,用力切割。在穿透食物后,下颌切牙的切缘顺沿上颌切牙舌面的方向到达牙尖交错𬌗(下颌位于牙尖交错位)。由对刃𬌗滑到牙尖交错𬌗(下颌由切牙对刃位滑到牙尖交错位)过程,是发挥功能的阶段。一次切咬运动过程,以下颌牙弓离开牙尖交错位开始,经过前伸、对刃、滑回牙尖交错位为止,为前牙咀嚼运动的一个周期(图 8-2-2)。其中下颌向下和前伸是准备阶段,切咬、对刃与滑回才是咀嚼运动。前牙切割的水平运动范围约 1~2mm,但这取决于前牙覆盖与覆𬌗的程度。一般深覆盖者前伸距离大,深覆𬌗者下颌向下运动距离大;反之则小。垂直运动范围视被切割食物的大小而定。

2. 后牙捣碎和磨细运动　后牙捣碎和磨细食物分别由前磨牙和磨牙执行。开始时,上下颌牙弓从牙尖交错𬌗状态分开,下颌牙弓随下颌向一侧运动到上下颌牙颊尖相对位即行向上,使上下颌牙的颊尖相咬合,而后下颌牙颊尖的颊斜面即依上颌牙颊尖的舌斜面滑行,返回牙尖交错𬌗。在返回过程中,受到食物的性质影响,如咀嚼韧性食物,则下颌牙颊尖舌斜面往往需要从中央窝依上颌牙舌尖颊斜面向舌侧再滑行约至一半(此时磨细作用最大,牙齿受力亦最大),上下颌牙即行分开,重复上述咀嚼运动,如此周而复始,食物被嚼碎,称为后牙的𬌗运循环(图 8-2-3)。在此循环中,从上下颌牙颊尖相对到颊舌尖分开这一过程中才是真正的咀嚼运动,其余为准备动作。其运动范围约 2~4mm,此运动距离受后牙牙尖斜度的影响。捣碎运动以下颌的上下运动为主,而磨细食物则下颌侧方运动的幅度较大。咀嚼一侧称为工作侧,对侧称为非工作侧。

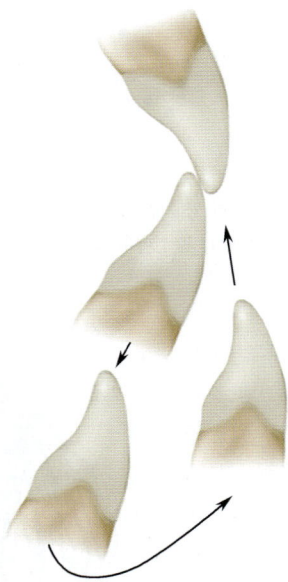

ER8-2-4
动画:ER8-2-4
前牙切割

ER8-2-5
动画:ER8-2-5
后牙捣碎

ER8-2-6
动画:ER8-2-6
后牙磨细

图 8-2-2　前牙切割运动

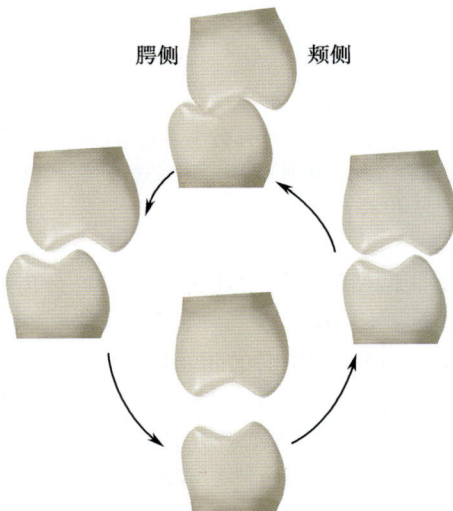

腭侧　　　颊侧

图 8-2-3　后牙的𬌗运循环

在实际咀嚼食物时,前牙切割食物与后牙嚼碎食物是连续、重复的过程。前牙切咬下的食物由舌、颊、唇运送到后牙反复的捣碎和磨细,直至形成食团吞咽入胃,然后又开始下一次切咬和多次的捣碎磨细的过程。

（二）咀嚼周期

咀嚼运动是复杂的综合性运动,但下颌运动有其一定的程序和重复性,此种程序和重复性称为咀嚼周期(chewing cycle)。咀嚼周期具有运动路径和时间序列的变化,每个周期运动有一定的路

径,并由几个时相组成,可利用下颌运动轨迹描记仪记录个体咀嚼时下颌运动的轨迹图形。咀嚼食物时,下颌每一开闭即代表一个咀嚼击(chewing stroke)。

正常咀嚼轨迹图形与时间变化:成人的典型咀嚼轨迹图形在冠状面呈滴泪状(teardrop shape)。正常时最大咀嚼的垂直和侧方运动是边缘垂直和侧方运动的一半。咀嚼时,下颌运动轨迹图形有时间和形态的变化,个体的咀嚼型相对一致,受到食物的性质、食团的形状大小、𬌗型的变化(或者牙齿数目)、个体的健康状态、饥饿情况及咀嚼习惯的影响。一般的咀嚼速度是 70~80 次 /min。图 8-2-4A 为一个咀嚼周期正常轨迹图形和运动时间分配,其特征有:

(1)轨迹图具有似滴泪水的形态,开口相靠中线,闭口相偏侧方。

(2)自牙尖交错位开口时相,运动速度较快。

(3)近最大开口位时运动速度缓慢,但闭口运动始,速度又加快。

(4)闭口运动将近咬合接触时,运动速度缓慢,近牙尖交错𬌗时运动速度急速减缓趋于静止不动,产生力的效应(图 8-2-4B)。咀嚼运动的速度在整个开口和闭口运动之间,左侧方和右侧方运动之间,大体上差别不大。

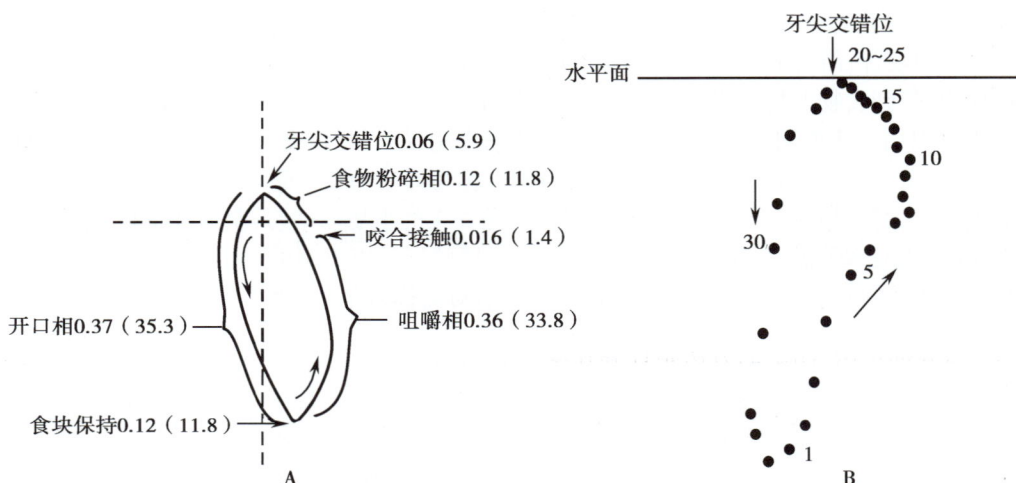

图 8-2-4 咀嚼周期

A. 正常咀嚼周期各相:括号外数字表示咀嚼周期各期所需时间(秒),括号内数字表示咀嚼周期各期所需时间的百分比 B. 咀嚼周期正常速度特征:黑点间隔距离远表示速度快,间隔距离近表示速度慢(1 秒分为 30 点)

一个咀嚼周期所需时间平均为 0.875 秒,牙齿接触的时间平均为 0.2 秒。

从图 8-2-5 可以看到咀嚼的闭颌运动常与牙尖交错位附近边缘运动一致。下颌闭合至牙尖交错位时,牙齿之间时常发生滑动接触,牙齿间常有薄层食团。当侧方运动较大时,滑动接触也较大。当咀嚼硬韧性食物时,滑动较大。闭颌轨迹与开颌轨迹间角度总是小于或等于牙尖斜面角。一般开颌过程的牙齿接触滑动少。

吞咽前咀嚼次数因人而异,如果有急事需尽快吃完,咀嚼次数可以改变。咀嚼频率(下颌运动速度)、咀嚼力和咀嚼击间隔也有个体差异。

乳牙列儿童咀嚼运动型与典型成人的不同。在侧方运动开口时,儿童有较大侧方滑动接触。直到 10~12 岁,儿童的咀嚼型才变成典型的成人运动型。这一阶段恒前牙萌出,是他们采用成人咀嚼型的原因。乳牙的前导角度较小,而恒牙的前导角度一般较大。这种较大的前导降低侧方运动的幅度。前牙开𬌗成人的咀嚼型与乳牙列儿童的非常近似。

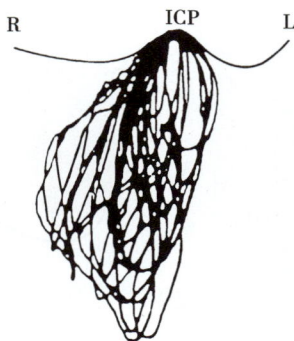

图 8-2-5 咀嚼周期与左右侧方边缘运动轨迹

(三) 咀嚼运动的类型

咀嚼运动能够单侧、双侧或双侧交替地进行。个体的咀嚼类型受很多因素影响,不能仅根据牙列的完整、𬌗关系及颞下颌关节有无功能障碍来确定。

1. 双侧交替咀嚼 双侧咀嚼运动常为多向、双侧交替的咀嚼运动,其中有主次之分。这对全部牙齿支持组织起到功能刺激作用,对𬌗的稳定及牙齿的自洁作用都是有利的。研究证明,当牙列两侧牙尖协调、功能潜力相似、咀嚼运动无障碍时,多为双侧交替地咀嚼运动,即规律地将食团由一侧换到另一侧咀嚼,此类约占 78%。

2. 单侧及前伸咀嚼 单侧或前伸咀嚼运动,常是对𬌗障碍适应的结果。以软食为主的人或由于正常𬌗型为牙齿、牙周异常所干扰者,多属此类。这是不正常的咀嚼运动,此类约占 12%。

患者常常用牙接触多、较舒适的一侧咀嚼。这一侧也可能是咀嚼效率高的一侧。目前认为喜爱单侧咀嚼与偏爱侧肌梭敏感性增高有关。单侧咀嚼运动亦可因颞下颌关节功能紊乱引起,假如牙齿情况允许,该患者常用患侧咀嚼。因咀嚼时,非工作侧髁突滑动幅度大且受力大,这也是咀嚼肌对关节的一种保护性机制。

1985 年 Christensen 和 Radue 提出咀嚼惯用侧的概念,即咀嚼运动经常或主要发生在牙列的一侧进行。有研究表明,大多数健康的成年人(45%~78%)都有咀嚼惯用侧。

3. 双侧(同时性)咀嚼 这一类型的咀嚼运动,往往出现在咀嚼食物的末期,即吞咽之前。研究显示,10%~20% 的个体属此类型。全口义齿患者常有这种咀嚼方式。

(四) 咀嚼效率

咀嚼的主要功能之一是粉碎食物,使其能被吞咽和消化。机体在一定时间内,对定量食物嚼细的程度,称为咀嚼效率(masticatory efficiency)。咀嚼效率是咀嚼作用的实际效果,也是衡量咀嚼能力大小的一个重要生理指标。

1. 测定咀嚼效率的方法

(1) 筛分称重法:测定的方法是计算在单位时间内嚼碎食物的量占所嚼食物总量的百分率。其方法是给被试者花生米 4g,咀嚼 20 秒,然后全部吐在盛器内,并漱净口内咀嚼物残渣,过筛(筛孔径为 2.0mm),将未过筛的残渣烤干,若称其重量为 0.7g,则对该试物的咀嚼效率按如下进行计算:

$$\frac{总量 - 余量}{总量} \times 100\% = \frac{4-0.7}{4} \times 100\% = 82.5\%$$

测定时如考虑到烘干的咀嚼残渣与试物的干燥程度的差异,则乘以干燥系数 a,计算结果更为准确。a 为咀嚼试物烘干后重量与其鲜重的比值。注意要将咀嚼残渣与计算干燥系数的咀嚼试物一同烤干。

$$\frac{a \times 咀嚼前总量 - 剩余量}{a \times 咀嚼前总量} \times 100\%$$

(2) 吸光度法:1987 年宋兆俊等提出了吸光度法测定咀嚼效能的方法。采用光栅分光光度计,以其可见光对咀嚼后的试物(如花生米、烤杏仁)悬浊液进行测定。咀嚼效能高者,咀嚼得细,悬浊度高,测得的吸光度值大,反之则小。其测定步骤如下:每次给受试者 2g 烤杏仁,咀嚼 20 秒后吐在盛器内并漱净口内咀嚼物残渣,用水将吐出的咀嚼物稀释到 1 000ml,经充分搅拌 1 分钟,静置 2 分钟以后,采样放入 722 型光栅分光光度计,在光谱波长 590nm 处测定其吸光度值。本法简便、准确,全过程仅需 10 分钟。日本的增田元三郎还设计了一种以 ATP 颗粒剂为试物的 ATP-G 紫外吸光度咀嚼效能测定法,测得的精确度较高。

有的学者认为吸光度法只能反映咀嚼物总的破碎程度,而不能估计出颗粒大小的情况。

(3) 比色法(Gume 法):1983 年瑞典学者 Gume 提出,将明胶经甲醛硬化处理制备成一定体积的试块,这种试块破碎后成颗粒状,不发生粘连,对生物染料具有特殊的吸附作用。将咀嚼后的明胶放入苋菜红溶液中,由于明胶对染色液的吸附,溶液的浓度降低。明胶被嚼得越碎,表面积越大,吸附的苋菜红越多,溶液的浓度也就越低。通过对溶液浓度的测定,即可确定咀嚼效能的大小。

研究表明 Gume 法测定咀嚼效能具有精度高、可靠性强等优点,但临床操作较复杂,环境和测试条件要求较高,而筛分称重法仍不失为一种简便易行的方法。

动画:ER8-2-8
双侧咀嚼运动轨迹

学习笔记

视频:ER8-2-9
筛分称重法

视频:ER8-2-10
吸光度法测定咀嚼效率

（4）混合测定法：通过测定食物经咀嚼后混合食物程度来间接评估咀嚼效率。1995年Liedberg和Owall发明了双色胶姆糖混合试验，用仪器分析咀嚼后双色胶姆糖颜色混合的程度与形状，评估咀嚼效率。2003年Sato等研发了双色石蜡混合试，在标准LED光源下，采用CCD彩色照相机拍照，对图片用图像分析软件测量分析。有的学者使用双色石蜡混合试验，发现混合能力指数适用于可摘局部义齿修复后咀嚼效率的测定，新旧可摘局部义齿咀嚼效率存在明显的差异；混合能力指数能精确测定下颌骨切除术后修复患者的咀嚼效率。2007年Schimmel改进了双色胶姆糖混合试验的数据分析过程，使用Adobe Photoshop分析咀嚼后的测试物，通过测得未混合部分的像素值计算混合率，试验证实测量效果精确且可重复。

2. 影响咀嚼效率的因素

（1）缺牙的数量与位置：前牙缺失对咀嚼效率的影响小于后牙缺失。有学者将前磨牙作为一个殆单位数，磨牙为两个殆单位数。当两侧后牙对称存在，殆单位数大于4时，咀嚼效率无明显减少；殆单位数小于4时，咀嚼效率快速减少；当不对称分布时，殆单位数小于6时，则出现咀嚼效率低。

世界卫生组织提出"8020"的概念，即80岁的老年人保持20颗以上的天然牙（每个牙弓至少10颗牙），以满足咀嚼功能的需要。"8020"已成为衡量老年人健康的指标之一。

（2）牙的功能性接触面积：在咀嚼系统功能正常的情况下，上下颌牙齿的功能性接触面积可以代表牙齿分裂或咀嚼食物的潜在能力，接触面积越大，咀嚼效率越高。殆面解剖的完整性（尖、凹、沟、嵴等）被破坏、牙体缺损、牙齿缺失等均可减少接触面积，导致咀嚼效率降低。牙齿的大小、形状、数目、排列等不正常，殆关系异常，也可导致咀嚼效率降低。

年龄大的男性比年轻男性咀嚼效率高，这可能是由于牙齿有一定的磨耗后殆接触面积增加的缘故。

（3）牙周组织：任何疾病或原因使牙周组织受损，均可导致牙周组织耐受力下降，从而使咀嚼效率降低。

（4）颞下颌关节疾患：由于影响了咀嚼运动，导致咀嚼功能不能充分发挥，使咀嚼效率降低。

（5）口腔内软组织缺损、炎症、外伤后遗症：可影响咀嚼效率。

（6）全身的健康状态：全身性疾患或老年体弱者，可引起肌肉的退行性改变，从而影响咀嚼效率。

（7）其他因素：过度疲劳、精神紧张和不良咀嚼习惯等，也可影响咀嚼效率。

咀嚼效率实际上是咀嚼过程中各种因素作用的综合体现。咀嚼效率的高低不仅代表咀嚼功能的大小，也为口腔、颌面部某些疾患的影响提供线索，而且可用来评定口腔修复治疗的效果，为制定治疗计划提供依据。

咀嚼效率随着牙齿缺失而降低，一般使用全口义齿的个体咀嚼效率较低。当牙齿缺失后没有及时修复，则咀嚼效率降低。当殆接触面积降低时，患者并不是通过增加咀嚼时间来补偿，而是吞咽较大块的食物。对戴用义齿和多数牙缺失的患者更多是选择避免咀嚼坚韧的食物。一般情况，戴义齿的患者需要一定时间适应义齿，改善咀嚼活动。

三、咀嚼运动的生物力学与肌肉活动

咀嚼系统行使功能时，有很大的作用力加于牙周支持组织、颌面颅骨和颞下颌关节。在一些情况下，这种作用力对咀嚼系统有生理性刺激作用，促进该系统的生长发育和生理性改建。而在另一些情况下，这种作用力却能对咀嚼系统构成创伤性的破坏作用。不同的作用效果一方面取决于个体的解剖学、组织学形态特点，另一方面取决于个体咀嚼方式、咀嚼力大小等功能特点。应用物理学中的力学基本原理，结合生物学特点，对咀嚼系统中形态学因素与功能因素之间的平衡等问题进行分析，有助于口腔医师进行治疗设计和临床处置。

（一）咀嚼运动的生物杠杆作用

1. 切割运动中生物力学杠杆作用 在切割运动中，以前牙切咬的食物为重点（W），颞下颌关节为支点（O），升颌肌群以咬肌和颞肌为主要动力点（F），形成第Ⅲ类杠杆（图8-2-6），阻力臂长于动力臂,属费力杠杆,机械效能较低,但前牙所承受的咀嚼力较小,有利于维护狭小的单根前牙和其牙周组织的健康。

2. 后牙𬌗运循环中生物力学杠杆作用 在后牙𬌗运循环中非工作侧髁突虽向工作侧移动,但仍为翼外肌、颞肌、舌骨上下肌群所稳定,作为支点,工作侧的升颌肌群以咬肌与翼内肌收缩为力点,研磨食物处为重点,构成第Ⅱ类杠杆(图8-2-7)。此时动力臂长于阻力臂,可使机械效能增加。当研磨食物的后阶段,下颌接近牙尖交错𬌗时,则同时存在第Ⅱ类与第Ⅲ类杠杆作用(图8-2-8)。在此运动中,工作侧咬肌、颞肌、翼内肌皆用较大力量参与,而翼外肌则起着平衡作用,防止髁突使其不致向后上猛力冲撞,以免关节受损。

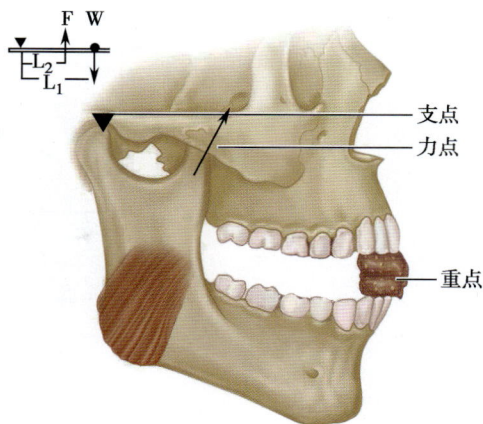

图 8-2-6 咀嚼运动的第Ⅲ类杠杆
F:力点;W:重点;O:支点

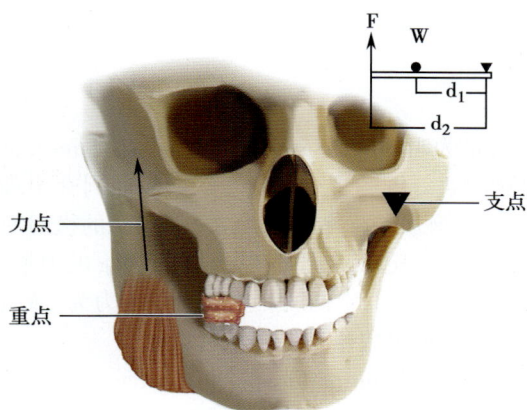

图 8-2-7 咀嚼运动的第Ⅱ类杠杆
F:力点;W:重点

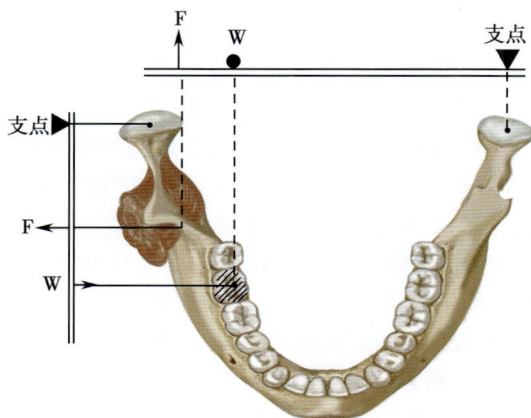

图 8-2-8 咀嚼运动的第Ⅱ与Ⅲ类杠杆
F:力点;W:重点

(二) 咀嚼中牙齿的受力分析

咀嚼肌群收缩所产生的咬合力(bite force),通过牙体传导,到达牙根周围的支持组织。在传导过程中,由于牙尖斜面的作用,将力分解成轴向力(axial stress)和侧向力(lateral stress)。轴向力受到了强大的牙槽斜纤维的对抗,纤维束将压挤性质的力转化为牵拉性质的力。牙周组织因受到拉力,激发了其生理活性,促进了组织的代偿性改建,以适应所受的压力,促使组织更健壮的发展。

侧向力施加于牙齿后,只有一部分牙槽横纤维的越隔纤维承受,其他纤维束松散无力。侧向力的作用,主要是以第Ⅱ类杠杆作用的方式,作用到牙槽骨上,这往往因压迫牙槽嵴而引起破坏吸收反应(图8-2-9)。

单根牙齿受到侧向力时,其受力方式是第Ⅱ类杠杆,即以重点在中间,根端为支点(图8-2-9B),牙槽骨受到压挤力,过大的侧向力导致牙周膜和牙槽骨的损害,引起组织的坏死或吸收。在单根牙上也可能产生第Ⅰ类杠杆作用,但因支点周围的牙槽斜纤维不能给予有力的支持,没有负荷能力,它不能产生真实的杠杆效应,因而也不会造成实际的损害,它只是一个位置概念,而无实际的临床意义。Ⅱ类杠杆是造成损害的根源。因创伤而松动的牙齿,在X线像上显示清晰的牙槽骨楔形破坏,或一侧牙周膜增宽。但在根尖部没有明显的Ⅰ类杠杆相应位置的损害反应。

图8-2-9A显示双根牙齿的近远中向侧方受力,是以旋转力为主加上一部分Ⅱ类杠杆作用。旋转的中心点在根分歧骨嵴处。当牙受到侧向压力后,产生以E点为中心的转动,在a根形成朝根方的轴向力,在b根形成朝冠方的轴向力。这种转动在牙槽骨的M点产生较大的挤压骨嵴力量,

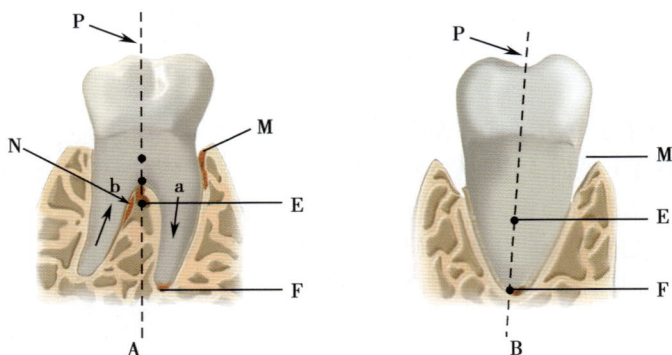

图 8-2-9 牙齿的受力分析
A. 显示双根牙齿的近远中向侧方受力 B. 颊舌向侧方受力
a. 近中根；b. 远中根；P. 侧向力；E. 转动中心；F. 支点；M、F 和 N. 牙槽
骨受挤压的区域

引起该部骨质的破坏吸收。同时在 b 根一侧的 N 点位置也发生压迫吸收，但程度较轻。双根牙颊舌向侧方受力的情况与单根牙相同。可见无论在单根牙或多根牙，造成牙周破坏的外力主要是侧向力，牙周组织结构不适于耐受水平向力。

（三）咀嚼运动中的生物力

1. 咀嚼肌力 参与咀嚼的肌肉所能发挥的最大力量为咀嚼肌力（masticatory muscle force），也称咀嚼力（masticatory force）。力量的大小，视参与咀嚼的肌纤维的多少而定。一般以肌肉在生理状态下的横断面积的大小来衡量。就升颌肌而论，成年人颞肌的横断面积约 8cm²，咬肌的横断面约 7.5cm²，翼内肌的横断面约 4cm²，共 19.5cm²。按照生理学测定法，每平方厘米具有 10kg 的力量，则三肌的合力应为 195kg。根据肌纤维附着部位与其方向的不同，它们所产生的垂直向力为：颞肌 80kg，咬肌 70kg，翼内肌 30kg，三肌的合力为 180kg。这些是理论数据，仅供临床参考。

2. 𬌗力 上下颌牙咬合时，牙周组织所承受之力称为𬌗力（biting force or bite force）。在咀嚼时，咀嚼肌收缩力量若超过牙周膜的耐受阈，产生痛觉，通过反射而减少升颌肌群收缩力量，肌肉仅发挥部分的力量，并未用其全力。这种牙齿所承受的实际咀嚼力量，临床上称为咀嚼压力，亦称𬌗力。𬌗力的大小，因人而异，同一个体，也依其年龄、健康状况及牙周膜的耐受阈大小而有所不同。𬌗力的情况是反映口颌系统及全身健康状态的一个有力指征。因此，对口颌系统某些疾患的诊断、治疗和矫治效果，可通过𬌗力的增减而有所了解。

（1）正常人的最大𬌗力：1963 年王毓英（北京大学口腔医学院），应用应变电阻仪对 462 例 19~40 岁正常男女𬌗力进行了测量，最大𬌗力均数见表 8-2-1。

表 8-2-1 462 例 19~40 岁正常男女各牙最大𬌗力均数

性别	部位	右								左							
		8	7	6	5	4	3	2	1	1	2	3	4	5	6	7	8
男性	上颌	45.5	48.2	49.4	35.1	26.8	19.3	11.5	12.2	12.1	11.5	19.7	27.3	35.0	50.4	46.3	45.8
	下颌	47.4	48.3	48.3	36.7	28.0	21.5	13.8	13.0	13.2	11.6	20.8	29.0	36.4	48.0	47.9	46.7
女性	上颌	33.7	41.9	42.4	30.4	22.2	16.7	9.7	10.3	10.2	9.9	16.1	22.2	29.7	42.6	40.4	35.7
	下颌	35.2	41.9	42.3	30.9	24.7	17.7	11.6	11.4	11.4	11.4	17.5	24.8	30.9	41.3	42.3	36.2

注：最大𬌗力均数的单位为 kg。

正常人的𬌗力平均为 22.4~68.3kg。

（2）𬌗力大小顺序为：第一磨牙＞第二磨牙＞第三磨牙＞第二前磨牙＞第一前磨牙＞尖牙＞中切牙＞侧切牙，其中第一、第二磨牙差别有时不明显。上述𬌗力次序不受性别、年龄的影响。

（3）影响𬌗力的因素：

1）性别：一般男性𬌗力较女性的大。有人报道女性最大𬌗力为 35.8~44.9kg，男性最大𬌗力为

53.6~64.4kg。

2）年龄：最大殆力随年龄增加直到青春期。有报道显示 6~7 岁时平均殆力为 25kg，7~17 岁间每年平均增加 2.3kg，平均达到 55kg 为止。

3）咀嚼习惯：咀嚼习惯对殆力有很大影响。例如因纽特人，因习惯于坚硬食物，其平均殆力为 136.4kg，最大者为 176.4kg。咀嚼侧较非咀嚼侧的殆力大。吃韧性食物时，咀嚼明显发生在第一磨牙和第二前磨牙区。

4）殆力线的方向：牙齿承受轴向力较侧向殆力为大，因为轴向殆力可使全部牙周膜纤维都参与承担力量，侧向力则集中作用于局限区域的牙周膜纤维，故所承受的殆力小。例如下颌切牙的殆力较上颌切牙的殆力大，因上切牙多向唇侧倾斜，故在咬合时，受舌向力影响殆力较小；下颌切牙较直立，因而受力多为轴向，故能承担较大的殆力。

5）张口的距离：有人认为殆力在牙尖交错殆时为最大值。有实验指出，10~18 岁时，最大殆力发生在上下颌牙相距 18~20mm 处。颌间距离过大过小，皆可影响殆力，使之下降。

在无牙颌修复时，恢复面部下 1/3 的适当高度，非常重要。这不仅有助于恢复面容，而且有利于殆力的发挥。

6）其他：殆力的大小与面部肌骨有关。肌电图研究显示强大的咬肌和颞肌前束的肌力与较大的面后部高度、平坦的下颌平面及较小的下颌角均相关。具有较大殆力的人下颌角较小。下颌偏斜的人则不能像上下颌骨相对平行的人产生较大的殆力。参与测量的牙数与所示殆力的大小有关，多数牙齿同时参加比单个牙的殆力大，但不等于牙齿殆力的总和。

3. 最大殆力与牙周潜力 最大殆力（maximal biting force）是指牙周膜的最大耐受力。有人曾用阻滞麻醉法消除牙周组织的反射作用后测量殆力，结果原来 35kg 的殆力水平增加到 60kg。也有人报告，当龈组织浸润麻醉后，牙所能担负的侧向力较正常者增加一倍，轴向力增加 30%，而在阻滞麻醉下轴向力可增加 50%~70%。

牙周潜力（periodontal potential）是指在咀嚼各种食物时，并不需要很大的殆力，而牙齿及牙周支持组织，尚有很大的潜力。实验表明，一般日常食物所需要的咀嚼压力为 3~30kg。由此可以推知，肌肉、牙及其支持组织，尚有相当大的储备力量。这种储备力量的多少，有赖于牙及其支持组织的健康状况，这在临床上称为牙周潜力或牙周储备力。牙周潜力的存在是牙缺失后义齿修复的生理基础。义齿修复时利用基牙的牙周潜力，承担义齿人工牙所受到的殆力。

目前国内外多使用计算机辅助的咬合检测仪器。数字咬合分析系统的传感片由纵向和横向排列的导线组成，厚度为 68μm；置于上下颌牙列间咬合后，导线受压接触产生电流回路，通过计算机分析能够显示各个接触点、每颗牙力的相对比值和殆力中心的位置，但不能精确测出殆力值和接触面积（图 8-2-10）。此类系统突出特点是，可以动态记录和显示殆接触发生的时间顺序，可以较为

动画：ER8-2-18
最大殆力和牙周潜力

视频：ER8-2-19
数字咬合分析系统

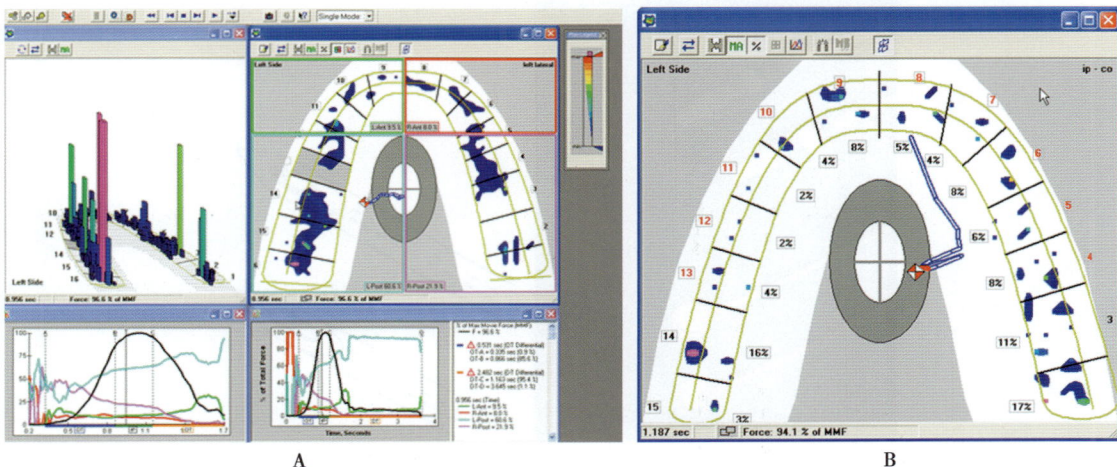

图 8-2-10　数字咬合分析仪记录的咬合情况
A. 殆力分布及殆力中心的位置（红宝石标志）　B. 每颗牙殆力的相对比值

确切的查出早接触点，计算出达到最大𬌗力所需要的时间和侧方运动𬌗分离（disclusion）的时间。另一种数字咬合分析系统是利用一种厚度98μm、对压力敏感的咬合膜，在𬌗力作用下受压处变色，颜色深度与压强对应，通过专用扫描仪采集图像及计算机分析，得出𬌗接触点的数目、位置，各点的面积，𬌗力大小，以及全牙列的𬌗力分布中心和𬌗平衡情况。可测压强范围根据咬合膜的型号有3~15MPa（30H）和5~120MPa（50H）两种。

（四）咀嚼运动中的肌肉活动

肌电描记法（electromyography）是用来研究肌肉和神经生物电活动的方法，能反映出神经肌肉系统的功能状态和一定的形态学变化。肌肉兴奋时产生生物电活动，通过电极导入肌电图仪，肌电信号放大后，在示波屏上或记录纸上描记的图像称为肌电图（electromyogram，EMG）。肌肉运动是受神经系统支配的，肌电图所表现的不仅是该肌肉本身的兴奋活动，同时也反映出支配该肌肉下位运动神经元的活动，而且也反映中枢神经系统（包括上位运动神经元）对肌肉协调活动的控制。所以，肌电图不仅是检查和记录整块肌肉或其组成——运动单位的动作电位变化，而且对研究和诊断神经、肌肉系统的生理和病理情况均具有重要意义。1949年Moysrs首次利用肌电图仪检查了正常人和错𬌗畸形患者的颌面部肌肉活动，迄今为止，肌电图在口腔科学领域内的应用非常广泛。

EMG检查方法有：下颌肌群活动、静息期、运动单位电位、运动神经传导等，可以对肌电图的波幅、时限、电位相数进行测定等，还可以进行积分和频谱分析，使肌电图的测量更加定量化。EMG在口腔研究中应用于咀嚼肌的生理功能检查、义齿修复的效果、矫正效果的判断，协助测定下颌姿势位、牙尖交错位、咬合干扰、下颌运动异常检查、咀嚼肌痉挛的诊断等等。因此，掌握正常肌电图，以便区别异常肌电图，从而对口腔科有关疾病的检查、诊断、病因探讨及治疗均具有实用意义。

1. 肌电图检查方法

（1）下颌肌群活动的肌电检查：下颌运动具有多种方式，每一种运动都是多块肌肉协调活动的结果。因此，下颌运动肌群（颞肌、咬肌、二腹肌、翼内肌、翼外肌等）的活动需要使用多导示波器显示两侧肌群协调活动。对颞肌、咬肌、二腹肌前腹可用表面电极，翼外肌、翼内肌位置较深需用针电极经皮肤插到肌肉内（图8-2-11）。检测内容一般有：下颌姿势位，牙尖交错位最大用力咬合，开闭颌，侧方、前伸及后退运动，以及咀嚼和吞咽运动。

（2）运动单位电位检查：一个脊髓α-运动神经元或脑干运动神经元和受其支配的全部肌纤维所组成的肌肉收缩最基本的单位称为运动单位（motor unit）。骨骼肌的运动单位电位常用同心针电极，外径为0.5~0.6mm，主极斜面积为0.07mm^2（图8-2-11），电极垂直于肌纤维走行进针。为求得运动单位标准指标，在一块肌肉内最少应测20个电位。对一块肌肉通过移动针的方向和深度探查。检查项目有插入电位，自发电活动，小力收缩时电位时限、波幅、多相波百分比、用最大力收缩时电位模式、波幅等。

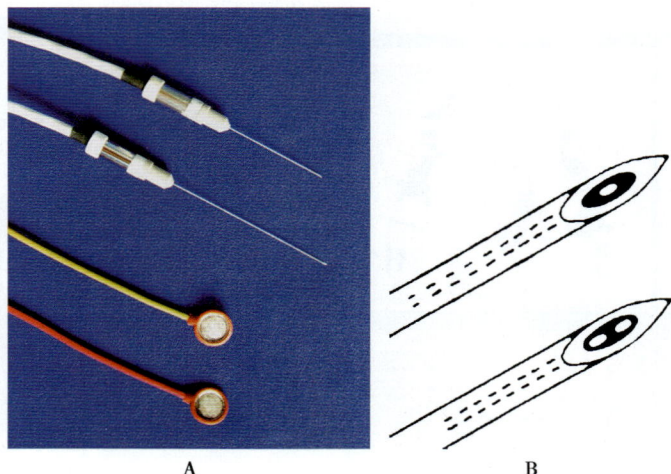

图 8-2-11　表面电极与针电极
A. 表面电极与针电极　B. 0.6mm同心针电极（上）和双极针电极（下）

骨骼肌在松弛状态时,肌电图表现一条直的扫描线,称为电静息。表明电极下的肌纤维无活动。肌肉在用轻力收缩时,可记录到来自运动单位的电位。它是一个运动神经元所支配肌纤维的总和电位。在一块肌肉中能记录到不同时限、不同波幅和不同形状的电位(图 8-2-12)。

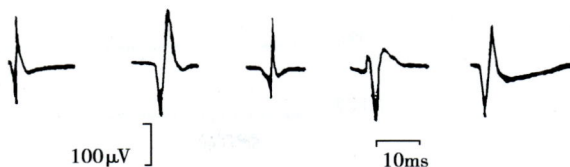

100μV　　10ms

图 8-2-12　几种运动单位电位

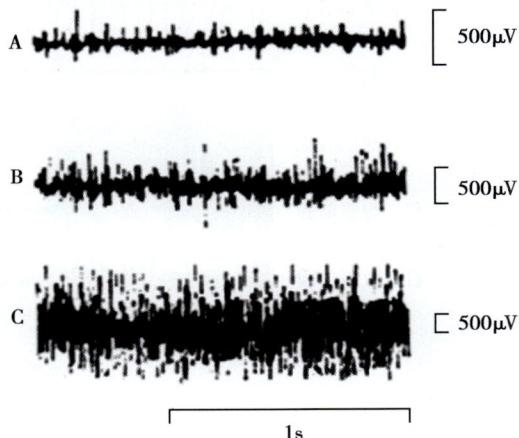

A　500μV

B　500μV

C　500μV

1s

图 8-2-13　正常肌肉不同用力收缩时的肌电图型

A. 轻用力的单纯型　B. 中等用力混合型　C. 重用力的干扰型

肌肉产生的力量与放电频率和参加活动的运动单位数目有关。随着用力的增加,放电的运动单位增多,图形由单纯型、混合型到重用力时的干扰型(图 8-2-13)。干扰型的波幅和各运动单位电位的波幅一样,在健康人因肌肉不同变化很大。

2. 咀嚼系统功能性肌电图　正常的下颌运动是通过有关的神经肌肉协调作用而实现的;观察下颌运动中的肌电图,可了解各部分神经肌肉作用的特点。现就颞肌前中束、颞肌后束、咬肌、二腹肌前腹、翼内肌及翼外肌在下颌各种咬合、颌位运动中的作用概述如下:

1) 下颌在姿势位时肌电不明显,说明有关肌肉活动很小。

2) 在牙尖交错位用力咬合时,颞肌前中束、咬肌及翼内肌活动明显,有密集和高波幅电位波形,呈干扰型。颞肌前中束、咬肌活动大致相同并为同期。颞肌后束及二腹肌活动较小。双侧咀嚼肌活动协调、收缩力(肌电幅值)相当(图 8-2-14)。

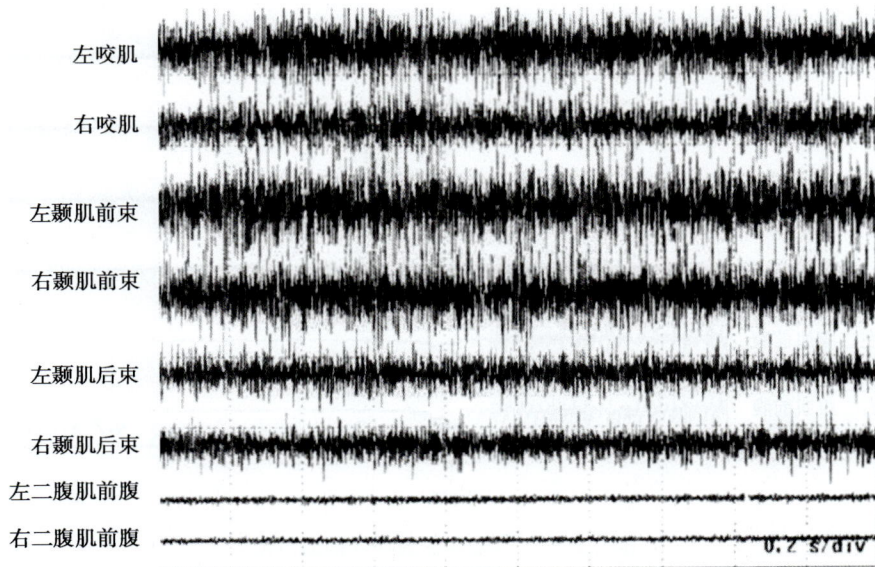

左咬肌

右咬肌

左颞肌前束

右颞肌前束

左颞肌后束

右颞肌后束

左二腹肌前腹

右二腹肌前腹

0.2 s/div

图 8-2-14　牙尖交错位用力咬合时的肌电图

3) 下颌侧方运动:工作侧翼外肌下头有少量电活动,非工作侧翼外肌下头活动明显。行侧方咬合时,工作侧颞肌前中束、咬肌及翼内肌均有明显电活动;非工作侧颞肌前中束、咬肌和翼内肌活动也明显,较工作侧活动水平稍低(图 8-2-15)。

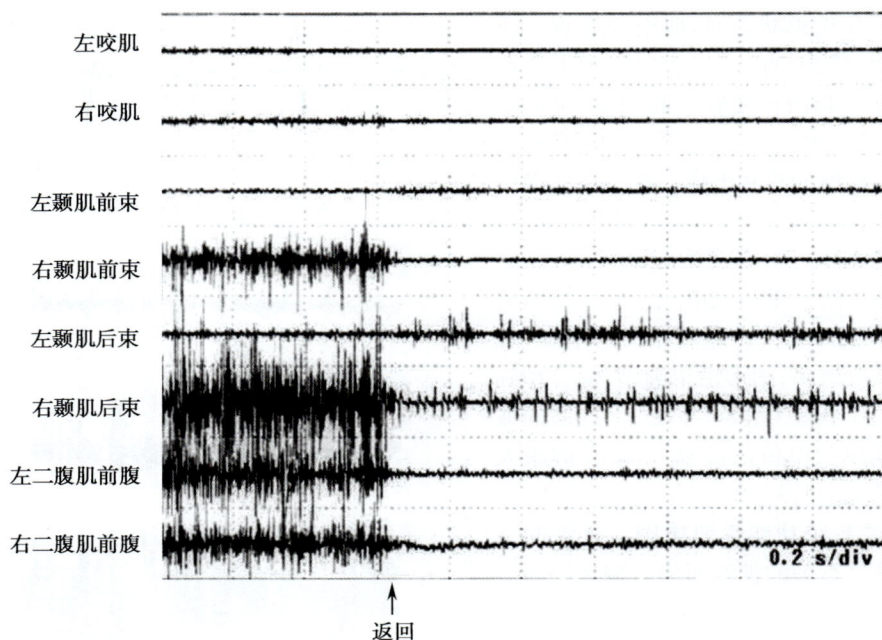

图 8-2-15　下颌右侧方运动的肌电图

学习笔记

4）下颌前后运动：下颌前伸时，翼外肌活动最明显。在后退到后退接触位时，颞肌前中束、后束活动较明显，翼外肌下头也有少量电活动。

5）下颌开闭运动：开口时翼外肌下头及二腹肌前腹活动明显，其活动度随张口度增加而加大，二腹肌前腹在大张口的后期活动最明显（图 8-2-16）。

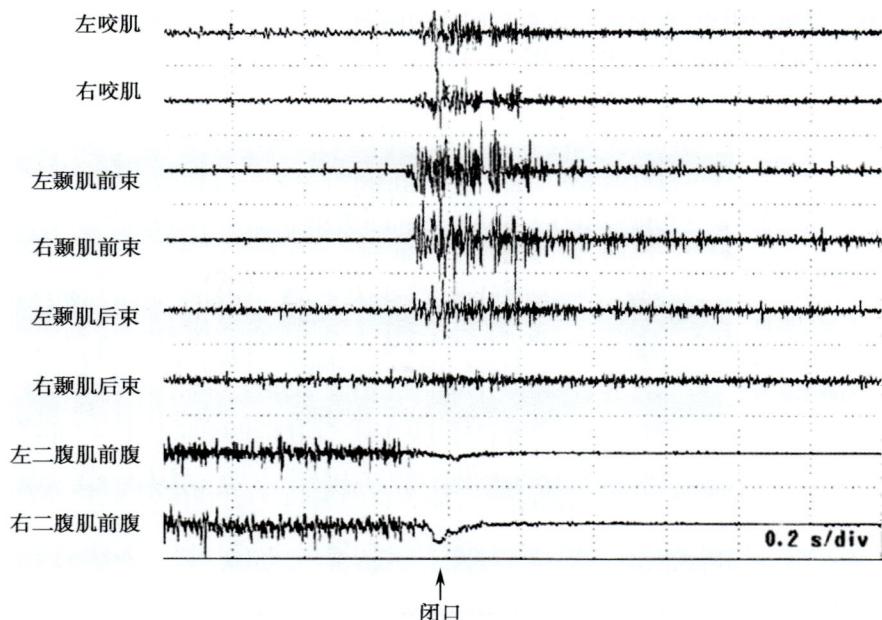

图 8-2-16　下颌开闭口运动的肌电图

下颌在到达各种颌位的运行过程中，颞肌、咬肌、二腹肌及翼外肌各自发挥着不同的作用，以保持正常的功能活动。翼外肌下头在下颌各种运动中，几乎都积极参与，它是维护口颌系统正常功能不可缺少的动力。

由于口颌系统功能的持续性与复杂性，功能过度、精神紧张或异常等原因，都将影响正常的神经肌肉活动，导致功能失调，使所涉及的肌肉出现不适、疼痛或扣压痛，颞下颌关节痛、头痛、磨牙或咬牙症以及下颌运动失常等症状。其在肌电图的表现,亦会有各式各样的异常现象。

3. 咀嚼活动的肌电图 咀嚼运动表现为下颌节律性运动,是下颌三个基本运动(开闭、前伸后退、侧方运动)的综合性运动。参与活动的肌肉有颞肌、咬肌、翼内肌、翼外肌、二腹肌等。在不同咀嚼时相,有不同的肌肉发挥作用(图8-2-17)。

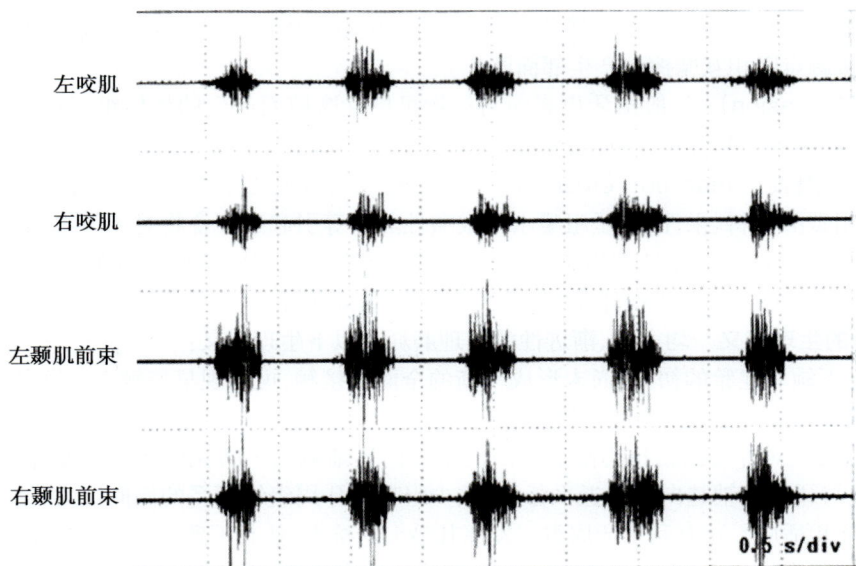

图 8-2-17 正常咀嚼运动的肌电图

正常咀嚼活动与异常咀嚼活动肌电图的区别:

(1) 正常咀嚼肌 EMG 的放电期与静息期分期明显,异常 EMG 分期不明显,且有静息期的波幅小的爆发放电。

(2) 正常咀嚼肌 EMG 的规则性和周期性保持时间长(数十秒),异常的 EMG 则不能保持一定的时间。

(3) 正常咀嚼肌 EMG 无论在牙尖交错𬌗还是侧方𬌗状态,左右两侧同名咀嚼肌电活动协调。异常者则不协调,甚至同一侧咀嚼肌表现为放电增强或减弱,甚或迅速减弱而至电活动消失。

四、咀嚼时牙的动度与磨耗

(一) 咀嚼时牙的动度

牙齿通过牙周膜被悬挂在牙槽窝内,咀嚼时牙齿具有极轻微的垂直和水平向生理动度。具有健康牙周组织的牙齿,其生理动度是由牙槽骨的高度、牙根的形状、牙周膜的厚度和性质以及所施加力的大小决定的,如单根牙和多根牙的垂直向及水平向的生理动度有差异。牙的生理动度有一定范围,在 1N 力的作用下(较小的力),垂直方向的位移量是 0.02mm。在健康的状况下,500g 的水平力所致的牙齿动度为:切牙 0.1~0.12mm;尖牙 0.05~0.09mm;前磨牙 0.08~0.1mm;磨牙 0.04~0.08mm。牙齿动度也可以用牙动度仪 Periotest 来测定,这是一种测量牙周膜对一定大小叩击力反应的电测仪。用仪器测量松动度重复性好,较为客观。受到比较大的咬合力时,力会被传导到骨组织,从而导致牙槽突的微小形变。咬合力也会经相邻接触传到邻牙上。牙周膜具有各向异性的黏弹性组织特性。研究表明,后牙受到长轴方向的压力(19.6N)后,需要约 1 分钟的时间才能恢复,恢复的过程是非线性的。近期研究表明,后牙受力恢复短期是弹性反应,1 分钟后只能恢复82%;长期是黏性反应,30 分钟后又恢复 6%。这说明在咀嚼后牙齿动度降低,牙的位置被压向更接近根尖的部位。

牙齿的轻微动度,对出入牙髓的血液循环具有调节作用。牙齿具有受力轻微动度,能缓冲突如其来的压力。如果受力后牙动度明显增大达病理性动度,临床则表现为牙松动。

（二）磨耗与磨损

1. 磨耗（attrition）　是指在咀嚼过程中，由于牙面与牙面之间或牙面与食物之间的摩擦，使牙齿硬组织缓慢地、渐进性消耗的生理现象。牙的磨耗随年龄的增长而逐渐明显，多发生在牙的𬌗面、切嵴及邻面。侧方咬合时，由于上颌磨牙的舌尖及下颌磨牙的颊尖，在工作侧有接触或非工作侧时也有接触，所以上述牙尖磨耗较多。前伸咬合时，上下颌前牙对刃后，下颌前牙切嵴即沿上颌前牙舌面向后上滑行回归至牙尖交错位，故下颌前牙切嵴磨耗较多。咀嚼时，各牙均有生理动度，相邻牙齿的接触点因相互摩擦而产生邻面磨耗。

2. 磨损（abrasion）　一般指牙齿表面与外物机械性摩擦而产生的牙体组织损耗。如刷牙引起的前后牙唇、颊面的非生理性损耗；嗑瓜子造成的上下颌中切牙切缘的楔形缺损。

3. 酸蚀性磨损（Wear form erosion）　由于受酸侵蚀引起的牙硬组织进行性丧失。饮食酸，大量频繁饮用碳酸饮料、果汁，大量咀嚼水果或酸性药物等引起酸性食物对牙硬组织的脱矿，导致牙酸蚀症（dental erosion），此种磨损临床患病率明显增高。长期胃液反流或呕吐，胃液中的盐酸（pH3.8）造成釉质的分解，这类损坏发生在后牙舌面和腭面，有的呈点状凹坑。

4. 磨耗的生理意义　均衡的、渐进性的生理磨耗有以下生理意义：

（1）在上下颌牙建𬌗的初期，尚未形成平衡的全面𬌗接触，可出现早接触点。这种早接触点可通过磨耗而消除，从而建立广泛的𬌗接触。

（2）牙周组织对外力的抵抗力随着年龄的增长而逐渐减弱。磨耗使牙尖高度降低、𬌗面的嵴磨平，𬌗力线与牙体长轴趋向于接近平行，可减少咀嚼时牙周组织所受的侧向压力，使牙尖形态与牙周组织功能相适应。这有利于牙周组织发挥其最大的抗力，使其不致负担过重。𬌗面的尖、嵴因磨耗而有不同程度的消失，咀嚼效能随之减低，咀嚼力必然有代偿性的加强。

（3）高龄者的牙周组织发生老年性退缩，甚至牙根部分暴露，临床牙冠增长。这等于加长了牙齿在牙槽外的杠杆力臂，使𬌗力的力矩增加，因而加重了牙周组织的负担，有可能造成创伤。牙冠磨耗可减少临床牙冠的长度，保持根冠比例协调，从而不致由于杠杆作用而使牙周组织负担过重。

（4）全牙列邻面持续地磨耗，可代偿牙弓连续地向前移动，使前牙不致于因后牙的推动而拥挤。

5. 过度磨耗（重度磨耗）引起的问题　当牙齿过快过多磨耗或者不均匀的磨耗，超出牙齿的生理性磨耗程度，不仅使牙体形态明显改变、𬌗曲线异常，而且上下颌牙弓的关系亦受到影响，以致形成各种病理状态。牙的磨耗程度与食物的性质、牙体组织的结构、咀嚼习惯和咀嚼力的强弱有关。

（1）𬌗面重度磨耗引起的问题

1）在后牙牙尖磨耗的同时，前牙切缘亦发生磨耗。故后牙牙尖低时，前牙磨耗重覆𬌗减小，至后牙牙尖磨平时，前牙覆𬌗即行消失。伴随磨耗的发展，下颌牙弓逐渐向前移位，致使前牙成对刃𬌗，后牙偏向近中。这种情况常见于咀嚼运动范围比较广泛的患者。

2）随着后牙𬌗面的磨损，前牙切缘并无相应的磨损，结果在前牙间形成重度的深覆𬌗。由于下颌前牙切缘沿上颌前牙舌面向后滑行，致使髁突后移，颞下颌关节受到创伤。

3）由于侧方运动幅度较小，或咀嚼运动受限，而造成颊舌尖的磨损程度不均。一般支持尖，如上颌后牙的舌尖及下颌后牙的颊尖磨损较多，结果形成与正常的横𬌗曲线相反的反横𬌗曲线（图8-2-18）。由于上颌后牙颊尖及下颌后牙舌尖过于突出，咀嚼时易为侧向力所撞击，而引起牙冠纵裂及牙周组织的创伤，故应及时予以调𬌗。

（2）邻面磨耗引起的问题

1）咀嚼过程中，由于各个牙齿的生理性活动，产生了

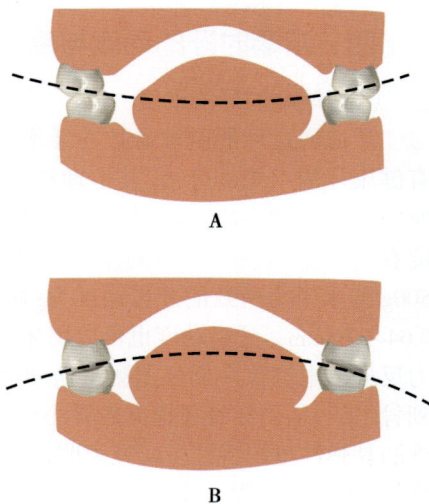

图8-2-18　后牙重度磨耗形成的反横𬌗曲线

A. 磨耗前正常的下颌牙列的横𬌗曲线
B. 磨耗后的反横𬌗曲线

邻面磨耗。邻面接触点被磨成小平面,失去正常的接触关系,容易造成食物嵌塞、邻面龋及牙周病。

2)全牙列持续的邻面磨耗与后牙的向前推动不相适应,前牙尤其下颌前牙就会出现拥挤现象。

(三)磨耗(磨损)的评价

牙齿磨耗的检测方法主要分为定性评价与定量测量。定性评价方法国际上尚未统一,利用指数分级来记录牙的磨耗程度。这些指标有的以磨耗面的大小与面积来确定,例如 Woda 磨耗指数。有的以牙釉质、牙本质的磨耗、暴露的程度来确定。定量测量方法可以采用立体显微镜观察测量,立体照相测量,三维数字分析等,这些方法更适于研究工作。表 8-2-2 为临床常用的𬌗面磨耗(磨损)分级方法:

图片:ER8-2-26 ordinal scale 磨耗指数

表 8-2-2　临床常用的𬌗面磨耗(磨损)分级及磨耗情况

分级	临床磨耗情况
0	牙釉质无磨耗,𬌗面 / 切缘形态完整
1	牙尖部的牙釉质出现磨耗,牙本质未暴露
2	牙尖部的牙釉质消失,牙本质出现磨耗
3	牙尖全部磨耗,继发性牙本质暴露,𬌗面失去原形,成光滑平面
4	继发性牙本质磨耗,髓腔暴露,但为继发性牙本质所充满,牙髓活力减低或消失

五、舌、唇、颊和腭在咀嚼运动中的作用

(一)舌的作用

在咀嚼活动中,舌的形状多变,动作复杂,作用亦非常重要。咀嚼中舌的主要作用有:

1. **传送食物**　舌传送食物包括从舌侧推送并保持食物在上下颌牙列间,以便对其切割、捣碎和磨细。将食物从牙弓的一个部位转送至另一个部位,以便全牙弓得以均匀使用,避免造成局部负担过重。

2. **搅拌食物**　舌使嚼碎的食物与唾液混合,形成食团以利吞咽与消化。

3. **选择食物和辨认异物**　舌和口腔后部的感觉末梢,能选择咀嚼完善的食团,以备吞咽;同时也能选择食团中有待咀嚼的部分以便进一步咀嚼。这种选择不仅在口腔也可在咽和食管上段继续进行,因该处肌肉为随意肌,在吞咽 1~2 秒后,如感觉食团未被充分咀嚼或有异物,仍可将其吐出,辨认食物中有无可致创伤的物质。

4. **压挤食物**　舌背前 2/3 黏膜粗糙。咀嚼时,可将食物压于硬腭表面或牙弓舌面,帮助压碎。这种作用对于无牙患者更为显著。

5. **清洁作用**　舌可清除食物残渣,保持口腔清洁。

(二)唇、颊、腭的作用

1. **唇在咀嚼中的作用**

(1)唇有丰富的感受器,对温度和触压敏感,可防止不适宜的食物进入口腔。

(2)唇推送并保持食物在上下颌牙列间,以便对其切割;唇帮助摄取和转运食物。

(3)上下唇闭合可防止食物或饮料从口腔溢出。

2. **颊在咀嚼中的作用**　当颊松弛时口腔前庭内可容纳更多已经初步咀嚼的食物,颊部收缩,可将其推送至上下颌牙列间进行咀嚼。

3. **腭在咀嚼中的作用**　腭除与舌共同压挤食物外,硬腭的触觉甚为敏感,能辨别食物粗糙的程度。

六、咀嚼的作用与影响

(一)咀嚼的作用

1. 咀嚼的消化作用　咀嚼食物是消化过程的第一步。

视频:ER8-2-27 舌、唇、颊和腭在咀嚼运动中的作用

学习笔记

（1）食物进入口腔，经过上下颌牙的机械加工，将食物粉碎。粉碎的食物表面积增加，使消化酶有效的活动，并且使食物中的物质易溶解到唾液中刺激味觉感受器。

（2）食物的刺激能反射性地使唾液分泌，唾液不但能滑润食物，便于咀嚼，而且唾液中的酶，特别是淀粉酶，能对食物进行部分消化。

（3）食物的刺激还能使胃肠道消化腺的分泌及蠕动增加，为接纳食物做好准备。

2. 咀嚼食物对牙齿和牙龈起摩擦和按摩作用　食物被咬碎后，从牙冠表面滑过，随后与牙龈接触，这一过程可清洁牙齿和按摩牙龈。

3. 咀嚼时牙齿有轻微的生理性动度，能调节进出牙槽骨和牙髓的血液循环。

（二）咀嚼对𬌗、颌、面生长发育的影响

咀嚼过程产生的生物力，促进和维持𬌗、颌、面的正常生长发育，其作用大致如下：

1. 咀嚼磨耗能够消除建𬌗初期少数牙的早接触或𬌗干扰，从而建立正常的𬌗关系。

2. 咀嚼肌大部分附丽于上、下颌骨，因此，咀嚼运动对颌骨结构及发育，均有一定的功能性刺激。

（1）强而有力的咀嚼肌附丽于下颌骨，因而比上颌骨发育更粗壮。下颌角由于咀嚼肌的牵引，向后下突起，其角度由婴儿的钝角至成年逐渐变小。

（2）上、下颌骨为了适应咀嚼力，上颌骨有尖牙支柱、颧突支柱和翼突支柱与颅底相连。各支柱间有骨嵴，以增强结构。三个支柱与对侧形成眶弓、鼻骨弓、颌弓等，加强对咀嚼压力的承受，且各窦腔能将力量加以缓冲和分散。

（3）牙槽骨内骨小梁排列方向和外力作用相协调形成了牙力轨道和肌力轨道，能耐受外力和咀嚼肌力相适应。

（4）颌骨表层因咀嚼肌的附丽，使骨密质坚厚，肌肉附丽处突起成嵴，如粗隆、内斜嵴、外斜嵴等。

3. 咀嚼肌的功能性收缩对牙列、颌、面、颅底的组织有功能性刺激，可以促进其血液循环和淋巴回流，增强代谢，促进和维持𬌗、颌、面的正常生长发育。对原始人的𬌗、颌、面观察发现，他们的颌骨粗大，牙排列整齐，错𬌗畸形与龋病的患病率低，分析与原始人的食物粗糙、硬韧，需要强大的咀嚼功能有关。现代人，由于食物加工精细，无需较大的咬合力，使咀嚼功能逐渐减弱，出现颌骨退化。但是，牙的退化较颌骨退化慢，出现牙量与骨量不调，错𬌗畸形及龋病的患病率增加。习惯单侧咀嚼的个体，其惯用侧一般发育较另一侧好。这些都说明咀嚼在𬌗、颌、面的生长发育中起着重要作用。因此，要增强咀嚼功能，刺激𬌗、颌、面的正常发育，婴幼儿乳牙萌出后应给予富有纤维的、粗糙和耐嚼的食物咀嚼；儿童时期，也予以粗糙食物为好。

（谢秋菲）

第三节　吮　　吸

吮吸（sucking）是使流质进入口腔的一种反射性活动，其反射中枢在延髓。吮吸的前提是口腔内的气压低于大气压，口腔局部内形成负压。新生儿吮吸功能是先天性的，成人一直保持有这种吮吸功能。

婴儿吮吸母乳时，唇部口轮匝肌封闭并固定乳头，舌顶着腭（舌根顶着软腭，舌背顶着硬腭），舌尖压住下颌前部，形成口腔内负压，此时约 $2\sim4$ mmHg。乳头此时处于口腔内软硬腭交界处。在吮吸母乳时，舌外肌将舌移动向后方并降低，舌内肌将平展舌中央部位，口腔局部内负压进一步加大，进行乳汁吮吸。随之吸气，口腔局部内负压更进一步加大，约 $20\sim30$ mmHg，吮吸中婴儿提升下颌和舌，相对腭部挤压乳头，助使乳汁排出，婴儿从乳头吸出乳汁，此时口腔内局部负压可达 $40\sim60$ mmHg。其吮吸频率可高达 $40\sim90$ 次 /min。

吮吸乳汁后，进行吞咽。吞咽与吮吸有关。新生儿的软腭占据上咽部较大的空间，会厌引导喉在软腭后方向上，呼吸时保持在这个位置。经过发育，会厌下降，承担起成熟期吞咽的功能作用。

学习笔记

参与吮吸活动的肌肉较多,如口轮匝肌、舌骨上肌群、颊肌和咀嚼肌等,完成有效的吮吸动作需要有协调的呼吸、吞咽活动的支持。新生儿随月龄的增大,舌骨上肌群的活动显著增强。积极有力的降舌和降颌运动在增加吮吸强度方面起到重要的作用。

正常的吮吸有利于营养的消化和吸收;有利于口腔颌面部的正常发育和牙齿的正常萌出。维持吮吸活动的基本条件是口腔组织完整,以形成负压。唇、腭裂患儿因上唇或腭部裂开,口腔内不能形成有效负压,虽有吮吸动作,仍出现吸乳困难,或致营养缺乏,影响正常发育。

(李春芳)

第四节　吞咽和呕吐

一、吞咽功能

吞咽(deglutition,swallowing)是将食团从口腔经咽、食管输入胃内过程的复杂反射活动,为吞咽中枢所控制。吞咽过程以自主运动开始,随后为非自主运动,其全过程平均仅几秒钟,可因食物性状和体位不同而有所不同。每人每天吞咽约 2 400 次,是消化系统功能活动的重要组成部分。

(一)吞咽的反射控制

吞咽的反射控制中枢位于延髓网状结构内,为多个具有相同的功能(即调节吞咽活动)且相互联络的神经细胞群所构成。吞咽中枢接受由软腭(经三叉神经)、咽后壁(经舌咽神经)、会厌(经迷走神经)和脑中枢的传入冲动。吞咽中枢的传出冲动至三叉神经运动核、面神经核、疑核和舌下神经核,各运动核的轴突组成神经支配与吞咽有关的肌肉。与吞咽中枢有关的传入和传出途径见图 8-4-1。

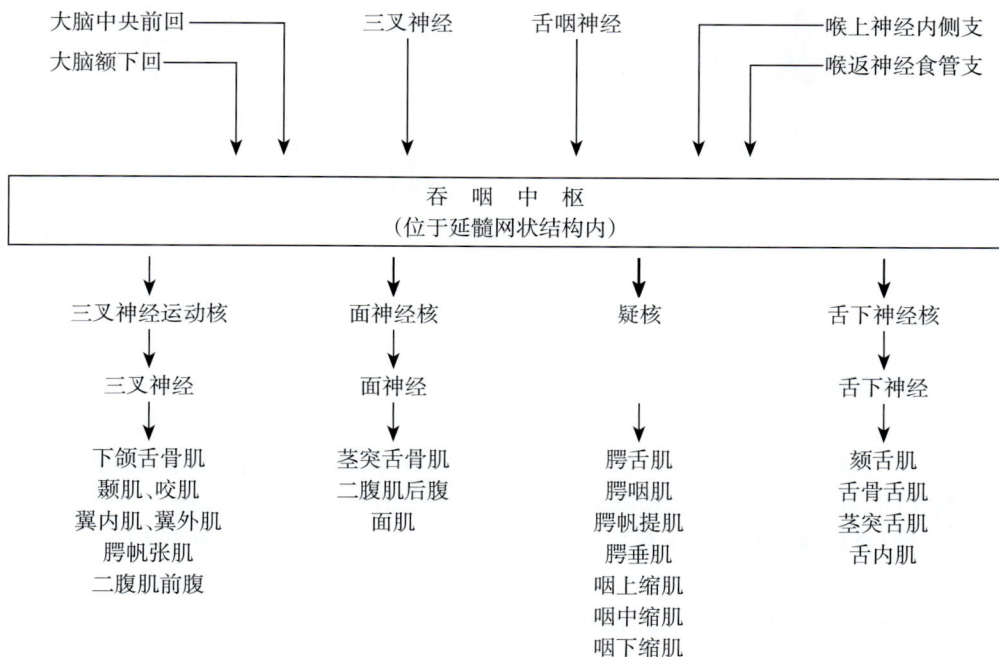

图 8-4-1　吞咽中枢的传入和传出途径

吞咽中枢能根据传入冲动的模式,对传出冲动产生不同的影响。来自上消化道的感觉冲动对吞咽活动并不重要,损伤一部分与吞咽活动有关的运动细胞群虽可导致其支配肌肉瘫痪,但并不影响吞咽肌肉的收缩顺序。吞咽中枢对吞咽肌肉的收缩时间及顺序起控制作用。吞咽一旦开始,即按一定的肌肉收缩顺序完成。虽然参与吞咽活动的肌肉也与咀嚼、言语和呼吸活动有关,但吞咽一经开始,其他活动均暂行停止,直至吞咽完成,其他活动方能继续。

（二）吞咽过程

吞咽为一连续过程,虽然包括一连串按顺序发生的环节,但极为迅速。从吞咽开始至食物到达贲门所需的时间与食物的性状与人的体位有关,液体食物约需 3~4 秒,糊状食物约需 5 秒,固体食物较慢,约需 6~8 秒,通常不超过 15 秒。身体倒置时,固体食物从口腔至胃的时间较正常者为长,而正常范围内的体位改变,对吞咽时间无明显影响。

为便于理解吞咽过程,根据食团在吞咽时所经过的解剖部位,将吞咽过程分为三期(图 8-4-2)。

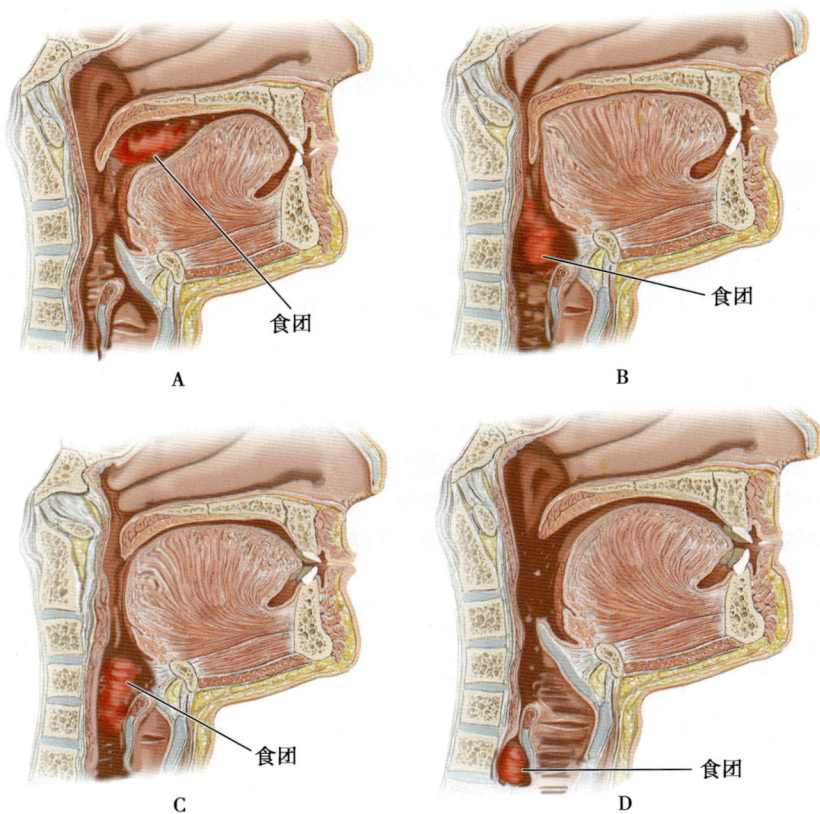

图 8-4-2　吞咽过程
A. 口腔阶段　B. 咽腔阶段　C. 吞咽反射　D. 食管阶段

1. **第一期（食团由口腔至咽）** 这是在大脑皮质冲动影响下开始的随意动作。首先由舌挑选咀嚼完善的食物形成食团,将其置于舌背并轻抵硬腭,同时舌尖置于上颌切牙腭侧及硬腭,上下颌牙列咬合于牙尖交错位,上下唇紧闭,然后由下颌舌骨肌收缩,使舌背上抬,将食物向后方推送。同时由于气管关闭,舌肌及咽肌松弛,使咽腔形成负压,食团便从口腔被吸入咽腔。

2. **第二期（食团由咽至食管上段）** 这是通过一系列的急速反射动作而完成的。食团刺激软腭的感受器,引起一系列肌肉的反射性收缩。腭舌肌收缩,可使舌根上抬,从而关闭口腔与咽腔的通道;腭帆提肌、腭帆张肌和腭垂肌的收缩,可使软腭上提,咽后壁向前突出,封闭口咽腔与鼻咽腔的通道,声带内收,喉上升并向前紧贴会厌,封闭咽与气管的通道,此时呼吸暂停,由于喉上升前移,使食管上口张开,食团就从咽腔挤入食管。此期为时约 0.1 秒。上述肌肉活动的作用是使食团降入食管而不反涌入鼻咽腔、口腔和气管。

3. **第三期（食团由食管下行至胃）** 本期是食管肌肉按顺序收缩完成的,是蠕动波作用的结果。蠕动波在食团下端为一舒张波,上端为一收缩波,从而使食团沿食管全长下降。蠕动波到达贲门时,使其松弛,如此食团便挤入胃内。蠕动波周期约 6~7 秒。食团沿食管下降的速度在各段并不相同,因食管上段为随意肌,下段主要或全部为不随意肌,故食团在食管上段下降速度较下段快。食团在食管上段时,可随意将其经咽返回口腔。吞咽液体时,其下降过程与固体略为不同,由于重力作用,使液体下行于蠕动波之前,但贲门须待蠕动波到达方能开放。除液体外,食物的重量对吞咽的影响甚微。

(三) 吞咽对殆、颌、面生长发育的影响

吞咽除了是消化系统功能活动的重要组成部分外,对儿童殆、颌、面的生长发育亦起着不可缺少的作用。正常吞咽对生长发育的作用如下:

1. 有利于促进牙弓及颌面部的生长发育　吞咽时,舌体从内侧向牙弓及颌骨施加向前方和侧方的压力。与此同时,唇、颊肌及咽上缩肌构成的水平肌链,与括约肌的作用相似,从外侧向牙弓及颌骨施加压力,其结果使牙弓及颌骨内外侧的生长压力趋于平衡,从而保持了牙弓及颌面部的生长发育。当唇部或腭部不能闭合,牙弓及颌骨的内外失去正常的动力平衡;此时,唇舌处于帮助形成负压的补偿状态,其施加于牙弓及颌骨的压力,可渐渐造成颌弓狭窄及腭盖高拱,此畸形又可导致继发性的异常吞咽习惯。

2. 有利于刺激下颌的生长发育　吞咽时,升颌肌群将下颌固定于牙尖交错位,降颌肌群收缩牵引舌骨向上,这种牵引力能刺激下颌的生长发育。异常吞咽时,由于上下颌牙未咬合,下颌被降颌肌群向后下牵引,久之可发展为下颌后缩畸形。

3. 有助于鼻腔的发育　吞咽时,口腔、咽腔与鼻腔的交通隔绝,口腔内产生暂时性负压,负压可刺激硬腭下降及向前和侧方增长,有助于鼻腔的发育。

吞咽活动是在神经系统支配下,由口、咽、喉、颌面颈诸部肌肉共同参与的协调活动,如此种协调失去平衡,则可导致殆、颌、面的发育畸形。

二、呕吐

呕吐(vomit)是使食管、胃甚至一部分小肠内容物通过食管逆流到口腔而吐出的反射活动。呕吐时,伴有食管、胃肠道的逆蠕动,并伴有腹肌、膈肌的强力收缩。

呕吐可以是一种保护性的防御反射,能将食管、胃甚至一部分小肠肠内有害的或多余的物质排出体外。某些特殊情况下,呕吐是一些病情变化的标志,如喷射状呕吐可能是颅内压增高、应激反应或胃肠受到刺激的表现,应予高度重视。

呕吐时使人难受,但通常呕吐后,人的感觉会稍有好转。但若长期剧烈的呕吐,失去大量消化液,易造成体内水、电解质以及酸碱平衡的紊乱。反复呕吐影响进食,导致营养障碍。新生儿和婴儿易因吸入呕吐物而发生吸入性肺炎。

1. 呕吐反射　呕吐可由机械和化学的刺激作用于有关的感受器而引起。呕吐的反射中枢位于延髓。舌、软腭、咽、胃及小肠等处黏膜感受异常刺激所引起的神经冲动,经第 V、Ⅶ、Ⅸ、Ⅹ 等神经的传入纤维至延髓内相应的感觉神经核与呕吐中枢联系,或其他原因兴奋了呕吐中枢,再经网状结构的下行纤维传至有关效应器官,产生呕吐活动。

2. 呕吐前兆　在呕吐前常出现的现象有:恶心、大量分泌唾液、呼吸急迫等自主神经兴奋现象,有时也出现脸色苍白、冷感、出汗等。

3. 呕吐过程　呕吐时首先出现一次深呼吸,继而舌骨和喉抬高,使食管环行括约肌开放,随后声门关闭,软腭抬起,关闭鼻咽腔。其次,膈肌强烈地向下收缩,同时伴有腹部全部肌肉的收缩。通过两方面的肌肉挤压胃,使胃内压升高。最后,贲门括约肌舒张,使胃内容物向上通过食管,经口腔而被吐出。

(皮　昕　李春芳)

第五节　唾液分泌及功能

唾液(saliva)是口腔三对大唾液腺和许多小唾液腺所分泌的混合液的总称。

一、唾液的性质和成分

唾液为泡沫状、稍浑浊,微呈乳光色的黏稠液体,比重为 1.004~1.009。pH 约在 6.0~7.9,平均

为 6.75,但存在个体和分泌时间的差异。唾液的渗透压随分泌率的变化而有所不同,唾液的渗透压在 100~200mOsm/L,较血浆渗透压(300mOsm/L)低。唾液中电解质成分也随分泌率的变化而异,其原因是分泌液在流经导管时,导管上皮细胞对电解质的吸收不同所致。

唾液中水分约占 99.4%,固体物质约占 0.6%(有机物约占 0.4%,无机物约占 0.2%)。唾液中的有机物主要黏蛋白,还有球蛋白、尿酸和唾液淀粉酶、溶菌酶、麦芽糖酶等。唾液中的无机物主要有钾、钠、钙、氯化物、碳酸氢盐和无机磷酸盐等,还有镁、硫酸盐、氰酸盐、碘化物和氟化物等。唾液中的黏液主要是黏蛋白,具有黏稠性质。唾液中还可混有脱落的上皮细胞、细菌和龈沟液等。

二、唾液的分泌和调节

正常成人每天的唾液分泌量为 1 000~1 500mL,其中的绝大多数来自三对大唾液腺。在无任何刺激的情况下,唾液的基础分泌为每分钟 0.5mL。下颌下腺静止时分泌量最大,占 60%~65%;腮腺占 22%~30%,但对于进食等刺激的反应大于下颌下腺;舌下腺约占 2%~4%;小唾液腺约占 7%~8%。影响唾液分泌的因素很多,如情绪、气候、年龄、食物、药物及健康状况等。精神紧张、心理恐惧,会抑制唾液的分泌;季节寒冷,分泌量较多;气候炎热,由于出汗,唾液分泌量较少。美味食物、酸类食物能引起唾液分泌量增多;无味食物难以引起唾液分泌。药物如毛果芸香碱可促进唾液分泌;而阿托品则抑制唾液分泌。

唾液腺的分泌作用直接受大脑皮质的控制,分泌的初级中枢位于脑桥上泌涎核和延脑的下泌涎核;高级中枢位于下丘脑和大脑皮质。支配唾液腺的传入神经为鼓索、舌咽神经和迷走神经;支配唾液腺的传出神经包括交感神经和副交感神经。交感神经从胸部脊髓发出,在颈上神经节交换神经元后,发出节后纤维,分布到唾液腺。副交感神经经舌咽神经至耳神经节,节后纤维经耳颞神经分布于腮腺;面神经的鼓索经舌神经至下颌下神经节,节后纤维至下颌下腺和舌下腺。

唾液分泌的调节完全是神经反射性的,包括非条件反射和条件反射两种。

1. 引起非条件反射性唾液分泌的正常刺激,包括食物对口腔的机械、化学和温度等刺激。在这些不同的刺激下,口腔黏膜和舌的神经感受器发生兴奋,冲动沿上述传入神经到达中枢,再由传出神经传至唾液腺,引起唾液分泌。副交感神经对唾液的作用是通过其末梢释放乙酰胆碱来实现的,因此,使用乙酰胆碱类药物(如毛果芸香碱)能引起唾液的大量分泌,临床上可作为催唾剂;而使用抗乙酰胆碱药物(如阿托品)则能抑制唾液分泌。支配唾液腺的交感神经受刺激时,能引起少而浓稠的唾液分泌。但交感神经与副交感神经对唾液的分泌作用并非相互拮抗,因为同时刺激两者时,唾液分泌量大为增加,说明两者协同作用。

2. 引起条件反射性唾液分泌为后天所获得,即通过视、听、嗅觉等产生。食物的形状、颜色、气味以及进食的环境都能形成条件反射而引起唾液分泌,望梅止渴就是条件反射性唾液分泌的典型例证。在日常生活中,当嗅到或者尝到酸味时能引起唾液的大量分泌,每分钟常多达 5mL 或为基础分泌量的 8~20 倍。婴儿的唾液分泌大都属于非条件反射;成人的唾液分泌通常包括条件反射和非条件反射。

三、唾液的作用

1. **消化作用** 唾液中的淀粉酶,属于 α 淀粉酶,主要由腮腺产生,能分解淀粉或麦芽糖。由于唾液淀粉酶作用的适合 pH 为 6~8,在食团与胃酸接触作用后,唾液淀粉酶迅速失活。

2. **咀嚼的辅助作用** 唾液使食物湿润,易于嚼碎,并易于形成食团。

3. **溶媒作用** 唾液可溶解食物中的有味物质,使之弥散与味蕾接触而产生味觉,尤其是在含水分少的食物中发挥重要作用。

4. **润滑作用** 唾液可保持口腔组织的湿润、柔软、润滑,使咀嚼、吞咽、言语功能顺利进行。

5. **保护作用** 唾液中的黏蛋白吸附至口腔黏膜表面,形成一层薄膜。该膜既可防止组织脱水,又可阻止外源性刺激物进入黏膜内。唾液黏蛋白或者糖蛋白吸附至牙面形成生物膜,称为获得性膜,能够修复和保护釉质表面,影响口腔微生物对牙面的附着。

6. **缓冲和稀释作用** 唾液可以缓冲口腔内的酸碱度;当刺激性强的物质进入口腔时,唾液分泌增多以稀释其浓度;过冷或者过热的刺激可通过唾液缓冲,使口腔组织得到保护。

7. 清洁作用 唾液具有流动性,并且有一定的流量与流速,可清洁口腔内的食物残渣、细菌、脱落上皮等。如唾液分泌量明显降低时,可致龋患率增高。

8. 杀菌抗菌作用 唾液中含的溶菌酶和分泌性免疫球蛋白等具有杀菌和抗菌作用。

9. 黏附和固位作用 唾液具有吸附性,可在口腔黏膜表面扩散成薄膜,有利于修复体的固位。

10. 缩短凝血时间作用 血液与唾液混合,则凝血时间缩短。该作用程度与混合的比例有关,当血液与唾液之比为1:2时,凝血时间缩短最多。

11. 排泄作用 血液中异常或者过量的成分常可通过唾液排出。如过量的汞、铅等重金属元素,碘也可由唾液排出。腮腺炎、狂犬病、脊髓灰质炎、乙肝的病毒也可从唾液中排出。重症糖尿病、慢性肾炎患者唾液中葡萄糖、尿素的排泄率增高。

12. 体液的调节作用 当出汗、腹泻时,体内水分减少,血浆渗透压升高,此时唾液的分泌量则减少,以调节体液量。唾液的分泌还与季节变化有关,夏季较少,冬季较多。

13. 内分泌作用 下颌下腺分泌唾液腺激素,腮腺分泌腮腺素,除具有维持腺体的正常分泌活动外,还与无机物代谢及糖代谢有关,可促进骨和牙齿硬组织的发育。

唾液的成分复杂,其功能是多方面的,唾液分泌的流率和成分的改变皆与口腔相关疾病的发生发展有关,其具体机制有待进一步研究。

(韩正学)

第六节 言 语

人类最基本的交流方式是言语,它是个体间交往表达意识活动和思维过程的方式,包括言语的产生和言语的识别;本节主要介绍口腔参与言语功能中的语音和发音等活动。言语的产生需要发音和构音共同完成;言语功能可因外伤或疾病而延缓发育,亦可由口腔部分组织的缺损或畸形而发生障碍。

言语(speech)与语言(language)不同,语言是人与人之间用来交流信息的一种符号化的工具。语言的表达有人的肢体行为和符号,如文字、口述声音和手势等。一般各个民族都有自己的语言。言语是人们运用语言进行交际的过程,包括人的说和写的过程(言语行为),以及说出的话和写出东西(言语作品)。婴儿出生时已具有识别声音的能力,与言语和语言功能相关的大脑皮质区已经发育,并且显示出成人大脑的典型不对称性。

一、发音器官与发音的调节

(一)发音器官

1. 声带(vocal cords) 为两条弹性带,是喉黏膜覆盖声韧带肌形成。两侧声带之间的裂隙叫声门裂或声门。声门裂是喉腔中最狭窄的部分,成年男性长约23mm,女性长约17mm。

2. 前庭襞(vestibular fold) 或称为假声带,居声带上方,为两条与声带平行的皱襞,含有许多黏液腺,分泌黏液,以湿润声带。当吞咽时,左右假声带相对合拢关闭喉门。

3. 喉肌(laryngeal muscles) 为横纹肌,肌腹小,分为喉外肌和喉内肌。喉外肌包括提喉肌和降喉肌。喉内肌可归纳为控制声门、控制声带、控制喉口的三组肌。

(二)发音的调节机制

1. 发音与共振

(1)发音(pronunciation):以元音为例,发音是由肺中气压上升,迫使气体流过声门造成声带振动。声门开口变化一般在0~20mm^2。声门下方的压力变化对控制喉振动程度也很重要。通过肋间肌、腹肌和背阔肌活动,造成适当的声门下压力。

(2)共振(resonance):弱声能通过共振(共鸣)增强。声带所发之音,要经过加工才能成为语音。加工是指通过改变共鸣腔的形态,或于共鸣腔的某些部位对气流加以阻挡,使声带发出的音波发生改变。

2. 音调　声带的振动频率决定音调(tone)的高低,振动的频率高者音调高;反之则低。振动频率又与声带的紧张度、声带的形状、声带颤动部分的长短及声门的大小有关。成年男性声带平均长约15mm,女性声带平均长约11mm,男音低于女音。儿童声带较短,故音调较高。人类发出的声音,男性最低频率为80Hz,女性最高频率为1 024Hz,言语的频率范围约为100~600Hz。

3. 音质(音色)(tamber)　与共鸣关系较大而与声带关系较小。人的共鸣腔,如咽腔、喉腔、口腔和鼻窦等,各有其不同形状与特性,因此每人的音质也各具特点。年龄和性别不同,其音色差异更为显著。共鸣腔可以通过长期训练产生一定变化。其中口腔器官的运动大部分都为随意肌控制,因此灵活性较大。

4. 音强(音量)(volume)　由声波的振幅而定,振动频率相同的声波,振幅大者音强;反之则弱。振幅的大小与呼出的气流压力大小有关,共鸣可以加强声音。

正常的声音须具备符合性别、年龄的音调,悦耳的音质和足够的音强。

二、语音

语音(voice or sounds)是由音素(phoneme)和音节(syllable)组成。音素是构成音节的最小单位,音节是由一个或几个音素组成的语音单位,是最自然的言语单位。

1. 音　是最小的语音单位,由元音和辅音组成。例如,wǒ 是由"w"和"o"两个音素组成。

声音根据气流通过声门时是否引起声带振动而分为清音(无声音,voiceless sound)和浊音(有声音,voiced sound)。气流通过声门后进入上声道(上咽腔、口腔、鼻腔)。在上声道,由于发音器官的运动控制了气流的方向,使清音和部分浊音得以加工,形成不同的辅音;同时由于咽腔、口腔不断变化的形态产生不同的共鸣腔,使浊音成形而产生不同元音。

(1) 元音(vowel):是声带发出之音,不受阻挡,不遭间断,仅随口腔、咽腔形态的变化而有改变,如汉语拼音中的"a""e""i""o""u"等。在发元音时,口腔器官的活动约有三种状况:①软腭上举与向前的咽壁接触,形成腭咽闭合,封闭咽腔和鼻腔的通道,以免气流进入鼻腔;②舌尖保持相对静止的状态;③口腔形成不同的形状。如发"i"时,上下唇微开,上下前牙相对,舌前部略向上抬,舌保持原形而舌尖稍向前抵下前牙。发"a"时,则口张开,舌平放,使舌腭之间形成较大的空间,以便气流顺利地通过口腔。

(2) 辅音(consonant):是气流出声门后,在咽腔或口腔的某些部分受到阻挡而发出的声音。其特征是音短促而间断,如汉语拼音中的"b""p""m""v"等。根据气流在口腔内受阻的部位不同,可将辅音分为8种(表8-6-1)即齿音、舌齿音、唇齿音、双唇音、舌音、上腭音、喉音和出气音;根据发音方式,辅音又可分为4类,即爆发音(plosive sounds)、鼻音、舌边音和摩擦音(fricative sounds),其相互关系见表8-6-1。发不同种类的辅音时,舌与口腔有关器官的接触关系,每人不同,但其基本型相同。

表8-6-1　按照发音方式和气流受阻部位的辅音分类

发音方式	气流受阻部位							
	齿音	舌齿音	唇齿音	双唇音	舌音	上腭音	喉音	出气音
爆发音	d,t			b,p			k,g	
鼻音	n			m				
舌边音					l			
摩擦音	s,z		f,v	w	r	q,x		h

摩擦音和爆破音是两种基本无声的音。摩擦音,例如,"s""sh""f""th",当气道的某一处被部分关闭时,受压的气体以足够高的速度通过缩狭部,产生了摩擦音。发摩擦辅音时,需要非常精细地调节发音器官,在错𬌗和戴用义齿的病例可察觉到发这些音的缺陷。典型的爆破音是"p""t""k"。当声道完全关闭(一般用唇或舌),在闭合后方产生气压,然后突然打开产生了爆破音。当释放气流产生尖锐的声音时,经常伴有摩擦音和送气音(aspiration)。有声音和无声音不相互排除,某些声音,如有声的摩擦辅音"v"和"z",是两种声源结合产生的。

学习笔记

动画:ER8-6-2
元音的产生

2. 音节 是语音结构的基本单位,是说话时自然发出的、听觉自然感受到的最小语音片段,由一个或几个音素按一定规律组合而成。不同的言语其音节结构各不相同。

三、言语的神经控制

1. 言语控制中枢 言语属于高级神经第二信号系统活动范围,其兴奋直接来自大脑皮质,受言语中枢的支配。言语区域只在人类大脑皮质中独有。言语运动中枢在左侧大脑半球额下回的后部,相当于 Brodmann 44 区和 45 区的一部分,以及与言语有关的听觉性言语中枢(40 区)及视觉性言语中枢(39 区)等。但也有人言语运动中枢位于右侧大脑半球的相应部位。

2. 周围感觉信息的反馈调节 言语运动需要来自肌内感受器和分布在口、喉、呼吸系统和面部皮肤的机械感受器的感觉信息反馈性调节。传入信息调整运动程序中某些参数(这些参数与周围状态的变化有关),对实际运动产生一套更特殊和详细运动指令。例如,发双唇音时,下唇提升出现紊乱,上唇和下颌出现补偿性调节。感觉信息不但用于纠正个体运动中的错误,而且调整言语中多个运动。

3. 单侧大脑优势 两侧大脑皮质并非完全对称地参与和控制言语活动,而是以一侧为主,即所谓言语中枢的优势半球。善用右手者(右利者)其言语中枢位于左半球,即优势半球,善用左手者则反之。儿童 12 岁以前,左侧优势尚未完全建立,若伤及左侧大脑半球的有关部位,虽可造成严重的运动性失语症,但尚有可能在对侧半球建立起此种优势,言语功能得以恢复。如果已成年,由于左侧优势已经建立,损伤后则难以在右侧大脑半球重新建立言语机能。

4. 与言语有关的神经分布 三叉神经、面神经、迷走神经和舌下神经与言语活动有关。

四、言语与呼吸

由于产生言语的所有器官又具有其他功能,如与言语功能有关的唇、齿、舌和颌骨是咀嚼器官,肺、鼻腔、软腭和声襞是呼吸系统的一部分,因此言语要与其他功能相适应。

正常呼吸时,声门处于自然外展状态,空气通过时无振动。言语时,有规律的呼吸受到阻碍,在句末和句首,吸气迅速产生,呼气则延续在言语进行之中,肺的压力慢慢释出。在言语时,不同组肌肉按照非常精确顺序的活动。通过呼气和发声,膈肌放松;肋间肌、腹肌和背阔肌的活动,造成适当的声门下压力。呼吸可控制声音的响度,呼气的压力增加时,声音的响度亦增加。

五、口腔的形态异常对语音的影响

口腔参与发音,也是语音的共鸣器官,因此口腔的形态异常对语音有显著影响。在口腔各组织中,舌对言语的功能贡献最重要,其次为软腭、上下唇、牙齿及硬腭。如果这些部分受到损伤或出现畸形时,言语必然受到或多或少的影响。口腔组织的部分缺损或畸形、戴用义齿,对言语功能的影响归类如下:

1. 舌的缺失或畸形 如因外伤或手术致使舌的前部缺失,则发元音、辅音都受到影响。特别是辅音,如齿音(舌尖前音"s""z")(图 8-6-1)、舌齿音(舌尖中音"d""t")与喉音(舌后音"g""k")等,舌音("l""r")则完全消失。有大舌畸形者,则舌尖前、中、后音,均受影响,在发音时则杂以"sh"音。舌系带过短影响发"r""s"和"z"音。

2. 腭裂 由于腭裂使口腔、鼻腔互相交通,不能获得正常的腭咽闭合功能,致使一切语音都带有鼻音成分

3. 唇裂或唇缺损 唇裂或唇缺损使双唇音改变,而夹杂有"s"音。

4. 下颌后缩或过小 下颌后缩或过小使上颌相对的突出,而形成深覆盖与深覆𬌗,上下唇闭合困难,因而不易发出双唇音。舌

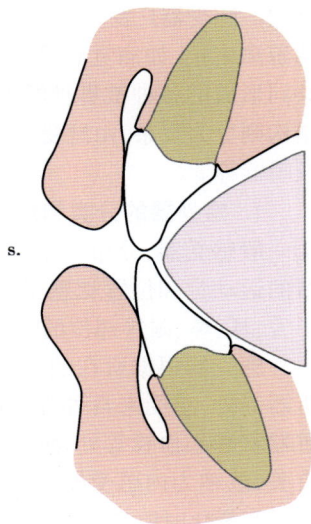

图 8-6-1 发 "s" 音时唇、齿和舌的位置关系

常覆盖于下颌前牙之上,影响发音。

5. 下颌前突或过大 齿音与唇音都受影响。

6. 牙齿缺失 前牙缺失影响最大,尤其是上颌前牙。齿音("s""z")和唇齿音("f""v")(图8-6-2)都受影响。

7. 配戴修复体 可影响发音的清晰度。

口腔部分缺损或畸形虽在不同程度上影响发音,但健存的组织具有的一定代偿功能。如果正畸正颌或修复治疗改变了患者的口腔形状,其发声方式在某种程度上而被迫改变;但许多患者能利用不同的音素,直至言语正常。错𬌗治疗和软腭修补常可使患者的言语显著改善,通过训练能使发音接近正常。一个人在义齿修复后,也需要适应和改变发声,才能发出同样的声音;义齿的形状常决定了需要作多大的改变。因此,制作局部义齿和全口义齿时,应注意唇齿和舌齿关系。义齿最常影响的是需要舌做精细的调整,尤其是与声道的其他运动相协调发出的声音,如"s""r"和"th"音。义齿治疗造成的言语变化一般会随着神经肌肉的适应而消失。因此,多数戴用义齿的人少有言语的缺陷。

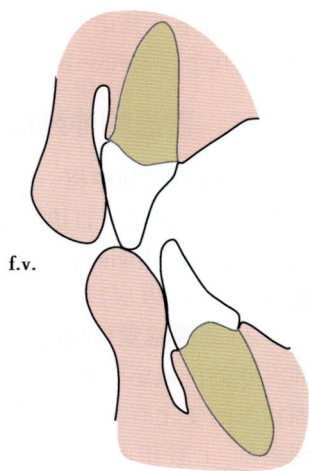

图8-6-2 发"f""v"音时唇齿位置关系

(谢秋菲)

第七节 口腔感觉

感觉(sensation)是人体感受器接受外界或体内器官、组织的刺激或信息,经传入神经到中枢神经系统而产生的一种行为和情感体验。这种对内、外环境变化的感知既客观又带有明显的主观意识,存在个体差异。

口腔感觉主要包括痛觉、温度觉(冷觉、热觉)、触压觉、本体感觉和味觉。口腔一般感觉的敏感性依次为:痛觉>压觉>冷觉>温觉。口腔前部感觉点较密,口腔后部感觉点较稀,因此,口腔前部的一般感觉较口腔后部敏感。

一、口腔颌面部感觉的感受器和传导通路

(一)口腔颌面部感受器

感受器(sensory receptor)是将相应的刺激转化为电信号,成为神经系统可理解的一种语言的结构。感受器广泛分布于全身各部,种类繁多、形态功能各异。有的结构非常简单,仅是感觉神经的游离末梢,如痛觉感受器;有的结构较为复杂,除了感觉神经末梢外,还有一些细胞或数层结构共同形成的各种被囊神经末梢,如接受触觉、压觉等刺激的触觉小体、环层小体等(图8-7-1);有的结构则更为复杂,由感受器及其辅助装置共同构成的特殊感觉器官,此类为特殊感觉器官,如味器及嗅器等。

1. 感受器的分类和结构特征 感受器分类方法较多,感受器根据其特化的程度可分为两类:①一般感受器,分布于全身各部,如皮肤黏膜的痛觉、温觉、触觉、压觉感受器;分布于肌、肌腱、关节的运动觉和位置觉感受器;分布于内脏器官和心血管等处各种感受器。②特殊感受器:如分布于舌、耳、鼻、眼等部位的味、听、平衡、嗅、视等感受器。

感受器根据所在的部位和接受刺激的来源分为三类:①外感受器:分布于皮肤、黏膜、视器和听器等处,感受来自外界环境的刺激,如痛、温、触、压、光波和声波等刺激;②内感受器:分布于内脏器官和心血管等处,感受如压力、温度、化合物浓度的刺激,味蕾及嗅觉感受器因为与内脏活动有关,故纳为内感受器;③本体感受器:分布于肌、肌腱、关节和内耳的位觉器等处,接受机体运动和平衡变化时所产生的刺激。

感受器亦可根据其特异的敏感特性分为四类:①机械感受器:如口腔皮肤和黏膜的触觉、压觉感受器,肌肉和肌腱的牵张感受器,结缔组织的震荡感受器,大血管的压力感受器等;②化学感受

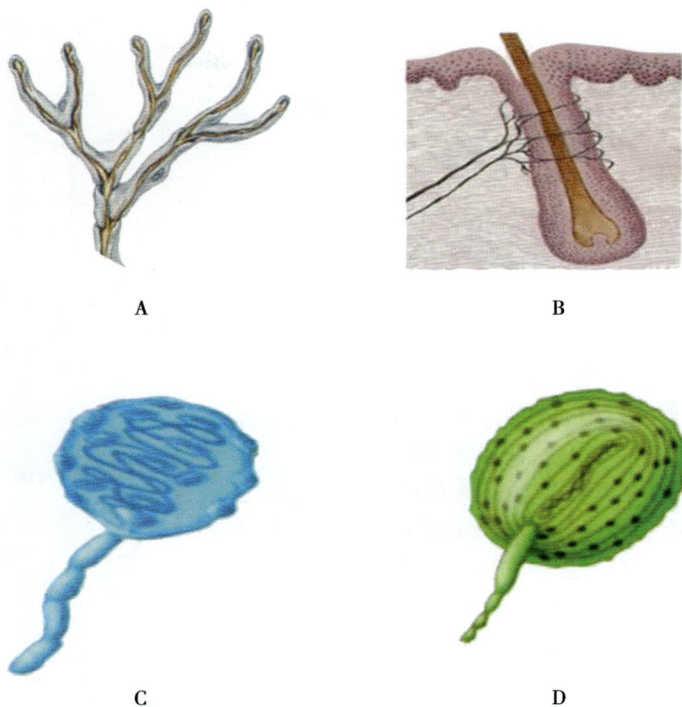

图 8-7-1　口腔皮肤感受器
A. 游离神经末梢　B. 环绕毛囊的游离神经末梢　C. 触觉小体　D. 环形小体

器:如嗅觉细胞、味蕾以及中枢神经系统的有关感受器;③温度感受器:如口腔皮肤、黏膜中的热、冷感受器,脑的温度敏感细胞;④光感受器:如视网膜的视觉细胞。

感受器的结构特征各异,而特定系统的感受器对一种特殊类型的刺激(适宜刺激)特别敏感。

2. 感受器的功能特点

(1) 感受器的换能作用:感受器在感受刺激活动过程中,所有感受性神经末梢和感受器细胞出现电位变化,即细胞膜电位去极化,通过跨膜信号转换,把不同能量形式的外界刺激转换成跨膜电位化。激活细胞膜上的 Ca^{2+} 通道,使细胞内外钾钠钙等离子发生交换和变化,产生细胞膜的动作电位。而这种动作电位具有信息编码特征,并沿着神经元和神经主干纤维扩散到轴突,达到阈值,即产生兴奋。

感受器对刺激的感觉能力称为感受性。感受性可用感觉阈值的大小来度量。感觉阈值(sensation threshold)是指刺激感受器信息的强度或强度的变化需要达的最小的量值,使机体感觉刺激的存在,而此时的临界值称为感觉阈值。

(2) 感受器的适应现象:当刺激作用于感觉器时,虽然刺激仍在继续作用,但传入神经纤维的冲动频率已开始下降,这一现象称为感受器的适应(adaptation)。适应是所有感受器的一个功能特点。感受器对恒定刺激的反应能力通常有快适应和慢适应两大类:快适应感受器在刺激开始时发生短暂放电,随后即平静。刺激停止时,通常发放 1、2 个冲动。此类感受器主要包括机械性感受器:如巴氏小体、毛囊周围的感觉神经末梢、皮肤的快适应触觉感受器等。慢适应终末器官的感觉模式互不相同,有化学感受器、温度感受器、疼痛觉感受器、机械感受器等。

(3) 感受器的适宜刺激:感受器的适宜刺激是各种感受器的共同特点,是指感受器都有各自最敏感、最容易接受的刺激形式。如果某种能量形式的刺激作用于某种感受器时,只需要极小的强度(即感觉阈值)就能引起相应的感觉,此种刺激形式称为该感受器的适宜刺激。

(二) 口腔颌面部痛、温、触、压觉传导通路

每一个感觉系统都具有从感受器到大脑皮质的通路,无论传入冲动始于该通路的哪个部位,所产生的感觉都相似。

ER8-7-1

图片:ER8-7-1
感受器快适应
和慢适应

口腔颌面部的痛、温、触、压觉传导通路，即头面部浅感觉传导通路(又称三叉感觉传导通路)，由三级神经元组成(图 8-7-2)。第一级神经元主要位于三叉神经节，也有部分位于舌咽神经上神经节、迷走神经上神经节、膝神经节细胞；第二级神经元位于三叉神经脊束核和三叉神经脑桥核；第三级神经元位于背侧丘脑腹后内侧核。

1. **口腔颌面部痛温觉传导通路**　第一级神经元为三叉神经节内假单极神经元，其周围突经三叉神经眼支、上颌支和下颌支分别分布于头面部睑裂以上、睑裂与口裂之间和口裂以下皮肤及口鼻黏膜的痛温觉感受器，此外，部分外耳道和耳后等皮肤感觉经舌咽神经、迷走神经、面神经传导。中枢突经三叉神经中枢根进入脑干，其纤维下行，更名为三叉神经脊束，连同舌咽神经、迷走神经、面神经的痛觉、温度觉纤维共同止于三叉神经脊束核(spinal tract nucleus)。三叉神经各支的痛觉纤维终止于三叉神经脊束核，有一定的局部定位关系：其中来自眼神经的纤维终止于核的尾侧部(尾侧亚核)，来自上颌神经的纤维终止于核的中部(极间亚核)，而来自下颌神经的纤维终止于核的颅侧部(口侧亚核)。

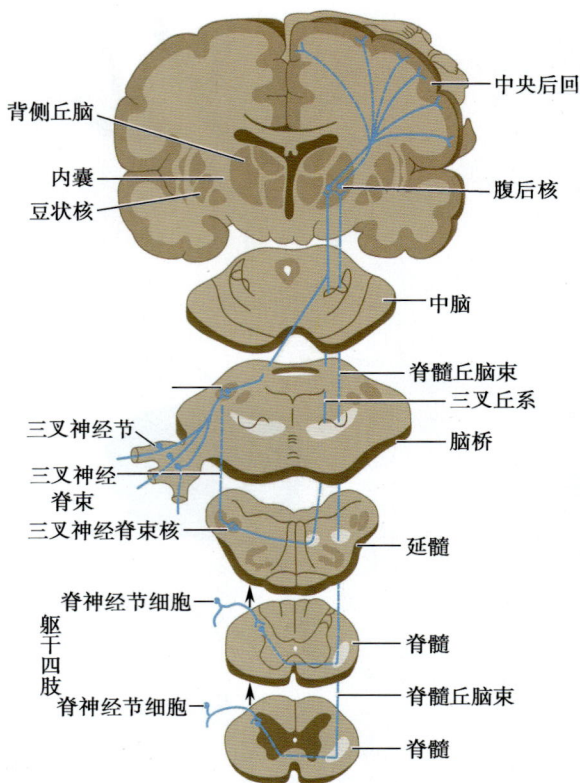

图 8-7-2　口腔颌面部痛、温、触、压觉传导通路

第二级神经元的胞体在三叉神经脊束核内，它们发出纤维交叉到对侧，组成三叉丘脑束，止于背侧丘脑的腹后内侧核。

第三级神经元的胞体在背侧丘脑的腹后内侧核，发出纤维经内囊后肢，投射到中央后回下部。在此通路中，若三叉丘脑束以上受损，则导致对侧头面部痛温觉障碍；若三叉丘脑束以下受损，则同侧头面部痛温觉发生障碍。

2. **口腔颌面部触压觉传导通路**　第一级神经元为三叉神经节内假单极神经元，其周围突经相应的三叉神经分支分布于头面部皮肤及口鼻黏膜的触压觉感受器，中枢突经三叉神经中枢根入脑桥，其纤维上升终止于三叉神经脑桥核。第二级神经元的胞体三叉神经脑桥核内，它们发出纤维大部分交叉到对侧，加入三叉丘脑束，有小部分纤维于同侧上升，同侧和对侧纤维一起止于背侧丘脑的腹后内侧核。第三级神经元的胞体在背侧丘脑的腹后内侧核，发出纤维经内囊后肢，投射到中央后回下部。此通路一侧三叉丘脑束以上受损，不会导致同侧或对侧触压觉障碍。

二、口腔颌面部痛觉

国际疼痛学会将疼痛定义为"由于事实上或潜在的组织损伤所引起的不愉快感觉和情绪体验"。疼痛是许多疾病的一种共同症状，是生命中不可缺少的一种特殊保护功能。

在人体疼痛感觉的测量中，通常是以主观体验为量度。在疼痛的实验研究中，通常是以引起疼痛的阈值和耐受水平来衡量。疼痛阈值是指受试者感觉到疼痛刺激时的最低刺激强度；耐受疼痛阈值是指受试者不能再承受更强刺激时的刺激强度。疼痛阈值通常用以评价生理反应，耐受疼痛阈值则常用以评价情感反应。

（一）痛觉信息产生和传递

1. **痛觉感受器**　能感受各种伤害性刺激的装置，称为痛觉感受器(又称伤害性感受器)。痛觉感受器是一种游离神经末梢，是传递伤害性或疼痛信号的初级感觉神经元的外周部分。这种游离神经末梢主要接受机械、物理和化学刺激，只要刺激达到伤害的强度就可产生换能效应，获得痛觉信息。有的游离神经末梢对冷、温、触觉同样敏感，受到这些刺激也同样可产生痛觉信息。例如：牙髓、角膜和鼓膜的游离神经末梢对触、温、冷觉的刺激均能产生换能效应，获得痛觉感受。

2. 口腔各部对痛觉的敏感度 口腔各部对疼痛的敏感程度与痛觉感受器（游离神经末梢）分布的密度呈正相关，游离神经末梢分布较密集者，对疼痛敏感的程度较高，如牙髓；游离神经末梢分布较少者，对疼痛敏感的程度较低。牙髓及牙周膜的痛觉感受器密度从高到低依次的部位为：前牙、前磨牙、磨牙。

口腔黏膜的痛觉分布不均匀，与第二磨牙相对的颊黏膜区有触觉感受点而无痛觉感受点，自颊侧黏膜中央至口角的一段带状区痛觉较迟钝，称为无痛区（painfree zone）（亦称为 Kiesows zone），而牙龈、硬腭、舌尖、口唇等处有明显的痛点分布，其中牙龈缘处痛觉最为敏锐。口腔黏膜自前牙区向磨牙区的痛点依次减少（图 8-7-3）。

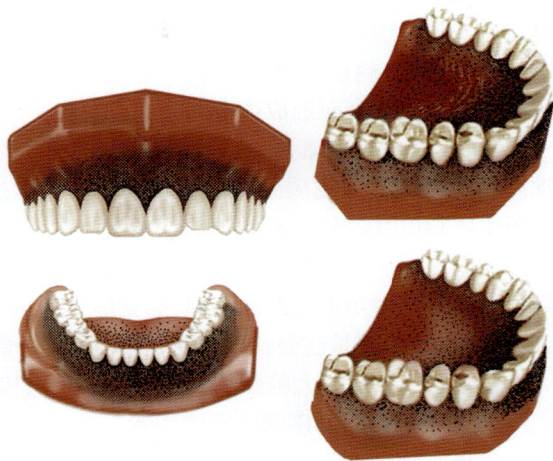

图 8-7-3 口腔黏膜痛点的分布密度

3. 口腔颌面部痛觉信息神经传递 由痛觉感受器获得的绝大多数的疼痛信息都是经三叉神经有髓鞘 Aδ 纤维和无髓鞘的 C 纤维传入中枢，前者是快传导的纤维，后者属于慢传导的纤维。

Aδ 纤维感受器传入的痛觉生理特点为刺痛（或称锐痛、快痛或第一痛），呈针刺样、电闪样、切割样的尖锐痛等，疼痛阈值低，疼痛空间范围局限，感受野小，部位明确。

C 纤维感受器传入的痛生理特点为灼痛（或称钝痛、慢痛或第二痛），呈搏动性、打击样沉重的颤痛、跳痛、钝痛、绞痛等，疼痛阈值高，疼痛空间范围弥散，感受野大。

（二）口腔颌面部痛觉的调控

1. 口腔颌面部痛觉外周神经调控 负责口腔颌面部伤害性信号传导主要是三叉感觉传导通路，其初级传入神经元胞体位于三叉神经节，其神经元周围突末梢形成各种感受器。初级伤害感受器将疼痛信号经神经元周围突和中枢突传至中枢，获得痛觉感受。外周的各种病理生理的改变（诸如炎症、肿瘤、创伤等）会引起这些神经元形态学、生理学和生物化学等方面相应变化，使得三叉神经节内初级感觉神经元敏感性增加——即外周致敏，表现为原发性痛觉过敏、自发性疼痛。

这种初级感觉神经元变化的调控包括：①外周神经末梢对机械、热和化学超敏；②三叉神经节内的感觉神经元的兴奋性增强；③感觉神经元内动作电位的整合，电活动的改变启动包括基因转录在内的一系列细胞活动过程；④轴突运输维持痛觉感受器的表型和功能，维持传入神经对组织损伤的应答编码；⑤细胞膜稳定性及其离子通道、膜受体改变也影响痛觉信息的传递。

2. 口腔颌面部痛觉中枢调控

（1）三叉神经脊束核痛觉信息的传递：三叉神经脊束核上连脑桥三叉神经脑桥核，下接颈髓背角。在人的三叉神经脊束核，根据细胞构筑从上到下分成吻侧亚核、极间亚核和尾侧亚核（subnuclcus caudalis）。其中尾侧亚核是颌面部伤害信号投射的主要部位。人类的脊髓背角神经元呈板层的方式排列，细的有髓纤维 Aδ 主要终止在板层Ⅰ、Ⅱ，部分终止在板层Ⅴ外侧部，无髓 C 纤维终止在板层Ⅱ（胶状质），这一部位的解剖和功能与三叉神经脊束核尾侧亚核相当类似。它们在调节初级传入中的痛、温觉信息向中枢传入方面发挥着重要的作用，是痛觉调控的关键部位。其中闸门控制学说最为有名，其核心就是脊髓节段性调制，胶状质神经元起着关键的闸门作用。尽管三叉神经脊束核结构及其与脑内核团联系更为复杂，三叉神经脊束核是颈髓的延续，其对疼痛信息传递机制与脊髓背角对信息的传递是一致的。

（2）丘脑痛觉整合作用：丘脑是最主要的痛觉整合中枢，传递口腔颌面部痛觉三叉丘系的纤维终止于丘脑腹后内侧核群。神经元的反应具有躯体定位投射关系，这些神经元将外周刺激的部位、

图片：ER8-7-5 闸门控制学说

图片：ER8-7-6 背侧丘脑腹后内侧核

范围、强度和时间等属性编码向皮层传递,司痛觉分辨的功能。

丘脑并不是单纯的感觉中继站作用,而是将感觉冲动转继大脑皮质的同时进行繁简不等的综合,产生粗略的痛觉和情感,被认为是一个极复杂的感觉性整合中枢。特别是在较低级动物,如在鸟类被认为是痛觉的最高级中枢。丘脑的损伤可引起感觉过敏或感觉异常,并伴随情绪反应,感觉定位缺失。大脑皮质感觉区的损伤对触压觉丢失的影响明显大于痛觉,说明痛觉信息在丘脑已得到了一定的综合和认知。

此外,背内侧核、枕核、前核与记忆和语言机制有关。丘脑对各种感觉进行整合后,并与之前的感觉经验相结合而形成语言和记忆。

(3)大脑皮质对痛觉意识及情感调控:丘脑对痛觉以及所引起的情感反应有粗略感知,再将痛觉冲动传导到大脑皮质感觉区和联络区对痛觉进行进一步辨别。同时,也将信息传到联络区(大脑新皮质)和边缘系统,对痛觉的情感反应进行更明确辨认。

大脑皮质中央后回和旁中央小叶的后部为接受躯体感觉的主要区域,口腔颌面部痛觉纤维最终投射到大脑皮质中央后回下部,痛觉信息到达大脑皮质进行信息加工,最终上升到意识。人们关于大脑皮质(即使是已公认的感觉区)对不同感觉(包括痛觉)的整合和感知机制的认识,尚有待进一步探索。一般认为大脑新皮质与痛觉的意识和认知相关,边缘系统参与痛觉的记忆和情绪反应。

(三)口腔颌面部疼痛的影响因素

疼痛与疼痛刺激的强度、疼痛的部位、口腔组织痛觉的敏感性(痛觉阈)及机体对疼痛反应的耐受力等都有一定的关系。

1. 疼痛刺激的强度 疼痛刺激在一定的范围内,随着疼痛刺激的增加,疼痛增加。例如,急性牙髓炎时,疼痛明显。但当牙髓坏死严重时,反而不痛。

2. 疼痛的部位 口腔组织痛觉的敏感性(痛觉阈)和疼痛部位疼痛感受器分布的密度呈正相关。例如,牙龈对疼痛的敏感性大于颊黏膜。

3. 机体对疼痛反应的耐受力 机体对疼痛反应的敏感性和耐受力存在明显的个体差异,与性别、性格、年龄、文化背景和种族都有一定的关系。男性和女性的疼痛阈值无差异,但男性的疼痛耐受性要高,两种性别的耐受性均随年龄的增长而增加。不同的种族和不同的个体,痛觉阈值各不相同。

4. 其他因素 疼痛和患者关注重视的程度、过去疼痛的严重性呈正相关。痛觉阈值又因受刺激时的精神状态、情绪变化和心理因素所影响。注意力高度集中或情绪紧张时,痛觉阈限亦可上升。同时,口腔局部健康因素亦可影响痛觉。例如口腔黏膜角化程度大,则痛觉阈限上升。

三、口腔黏膜温度觉

(一)口腔黏膜温度觉感受器

口腔温度觉感受器主要分布于口腔黏膜。口腔黏膜的温度觉有热觉与冷觉。通常认为热觉感受器为鲁菲尼(Ruffini)小体,冷觉感受器为克劳斯(Krause)终球。

(二)口腔黏膜各部对冷、热觉的敏感度

口腔黏膜温度觉的规律是:①口腔前部的冷点和温点多于口腔后部,故口腔前部温度觉的敏感性大于口腔后部;②口腔黏膜冷点又多于温点,牙龈、舌尖、舌边缘、硬腭、唇颊等的黏膜处冷点较多;而温点布于上下颌前牙周围;但硬腭前部却仅有冷点而无温点。

口唇黏膜对冷、热的耐受力与部位密切相关,上唇黏膜皮肤移行部为55~60℃,口腔内黏膜为60~65℃,而人体皮肤为43℃。口腔内黏膜对温度的耐受力较皮肤为大,其原因是:①口腔黏膜痛觉阈较高,从而提高了对过冷、过热刺激的耐受力;②口腔内的唾液对过高或者过低的温度有缓冲作用;③口腔黏膜经常接触较高温度的食物,对高温产生了适应性,提高了耐受力;④口腔黏膜同一部位冷点多于温点,故对温觉的敏感性低于冷觉,这是易导致口腔黏膜烫伤的原因之一。

四、口腔黏膜触觉和压觉

口腔黏膜触觉是指物体接触到口腔黏膜而未引起口腔黏膜变形的一种感觉。其特点是适应

快,与感觉刺激的有无关系密切。口腔黏膜压觉是指物体接触口腔黏膜后引起黏膜或黏膜下深部组织变形的一种感觉。其特点是适应慢,与感觉刺激的速度与强度关系密切。

(一) 口腔黏膜触压觉感受器

口腔黏膜触压觉的感受器主要有四种:①游离神经末梢:既感受疼痛刺激,也参与接受触觉和本体感觉等;②牙周膜本体感受器:分布于牙周膜内,感受牙体受力的方向、大小等感觉;③Meckel环形小体:主要分布在口腔黏膜及唇部;④Meissner触觉小体:主要分布在舌尖及唇部等。

(二) 口腔黏膜各部对触压觉的敏感度

口腔黏膜表面对触压觉的敏感度与该处触压点分布的密度成正比。自切牙区黏膜开始,至尖牙区黏膜、前磨牙区黏膜和磨牙区黏膜的触点依次减少。牙齿触压觉敏感性还与下列因素有关:首先,前牙多为单根牙,牙周膜面积小,而后牙以多根牙为主,牙周膜面积大,在同样的作用下,前牙牙周膜单位面积受力必然大于后牙,刺激越强越易引起感受器的兴奋;其次,后牙主要承担咀嚼压力,长期作用其耐受性必然增强,感觉阈值也随之增高,敏感性也自然低于前牙。

龈乳头、龈缘、龈、颊黏膜移行区触压点分布亦依次减少(图8-7-4)。年龄愈大,黏膜角化愈高,口腔黏膜对触压觉的敏感度越低。

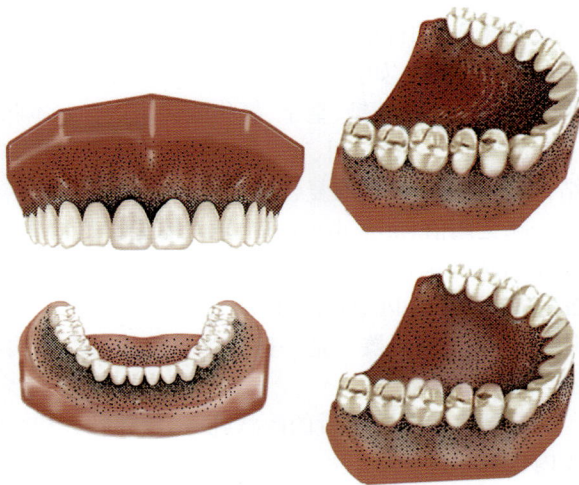

图 8-7-4　口腔黏膜触觉点的分布密度

口腔黏膜各部对触压觉的敏感度不同:最敏感者为舌尖、唇及硬腭前部,较迟钝者为颊、舌背和牙龈。

口腔黏膜中龈乳头、腭皱襞处触点的分布多于痛点的分布。

牙周膜的触压感觉和精细触觉(能辨别物体形状和性质,以及两点之间距离的感觉等)极为敏感,能迅速地感觉牙冠上微小的力量变化(如力的强度、方向)、食块的大小、粗细程度、食物中的异物颗粒,并能做出迅速的反应。即使在死髓牙周围,仍有此反应。牙周膜的触、压觉有利于调节咀嚼压力、协调咀嚼肌及颞下颌关节的运动,顺利地进行咀嚼活动。

五、牙周本体觉

(一) 牙周本体觉感受器

牙周组织系牙体支持组织,包括牙龈、牙周膜、牙槽骨。牙周本体感觉为反射性深部感觉,能够感受牙的动度,反射性调节力,诱发开口反射。一级神经元的胞体在三叉神经节内,其周围突至牙、牙周、肌、腱和颞下颌关节等深部感受器,中枢突经三叉神经传入纤维至三叉神经中脑核和丘脑腹后内侧核,由三叉神经中脑核和丘脑腹后内侧核换元后,经上行传导束上行至小脑和/或大脑皮质,其具体途径尚不完全清楚。

牙周本体觉感受器有:①梭形末梢,分布于牙周膜内,感受牙体受力的方向、大小等感觉,参与本体感觉及定位,是牙周本体感觉的主要感受器;②游离神经末梢,既感受疼痛刺激,也参与本体感觉等;③Ruffini末梢,分布在根尖周围,属于机械感受器,参与本体感觉;④此外,还有环状末梢,分布在牙周膜中央区,功能尚不清楚。

(二) 口腔及牙周组织对本体觉的敏感度

口腔及牙周组织对本体觉的敏感度与该处本体感受器分布的密度成正比。前牙牙周膜本体感受器分布的密度较后牙密集。牙齿位置觉的识别能力前牙最强,前磨牙次之,磨牙最弱。牙周膜本体感受器的感受阈,可因炎症、疲劳等因素而有所变化。

黏膜的本体觉以舌尖最敏感,颊黏膜最不敏感。其生理意义是在咀嚼过程中,通过口腔黏膜对

ER8-7-7

图片:ER8-7-7
触压觉的感受器

物体大小的识别来进行筛选,从而完成对食物的充分咀嚼,其中最敏感的舌尖起到了相当大的作用。

六、味觉

味觉是口腔的一种特殊感觉。味觉能刺激唾液分泌、促进食欲、有助于消化。自然界很多碳水化合物和营养物质多呈甜(或鲜)味,毒性物质则多为苦的,接纳甜食、拒绝苦食是人体的一种本能。

(一)基本味觉和味觉感受器

1. 基本味觉 能引起独特味觉的单元化学物质称味质。基本味质分为酸、甜、苦、咸四类:①酸类味质,如柠檬酸、盐酸、醋酸等;②甜类味质,如糖类、某些氨基酸、某些肽、某些阴离子、糖精等;③苦类味质,如奎宁、黄连、氨茶碱等;④咸类味质,如食盐、琥珀酸钠、氯化铵等。在实验研究中,通常以醋酸、蔗糖、奎宁、氯化钠代表四种基本味质。

味觉也分为酸、甜、苦、咸四种基本味觉,基本味觉和嗅觉、视觉、口腔温度觉、触觉、压觉等相结合,形成难以计数的复合感觉。

味觉阈值(taste threshold)是人体能够感觉和分辨味道的最小味质浓度单位。对不同的味质,人体的味觉阈值差别很大。柠檬酸酸味、蔗糖甜味、奎宁苦味、氯化钠咸味的阈值浓度依次为:2mmol/L、20mmol/L、8μmol/L 和 10mmol/L。

2. 味觉感受器 是一群称为味蕾的特殊结构(图 8-7-5)。现已经知道的有糖感受器、盐感受器、水感受器等。

味蕾主要分布于舌的菌状乳头、轮廓乳头和叶状乳头内。此外,软腭、咽和会厌等处的黏膜上皮内也有味蕾分布。

人类口腔有味蕾约 4 000 个,每个菌状乳头味蕾群、叶状乳头味蕾群、轮廓乳头味蕾群分别含有 3 个、30 个、250 个左右的味蕾。儿童的味蕾较成人分布广,随着年龄的增长(如 50 岁左右),味蕾因萎缩而变性,数量减少,导致味觉功能下降。

每一味蕾含数十个狭长的梭形上皮细胞(图 8-7-5),顶端靠上皮表面有直径为数微米的小孔,称味孔。味细胞顶端的纤毛会聚于味孔处,接受味质刺激;味细胞更新周期为 10 多天。

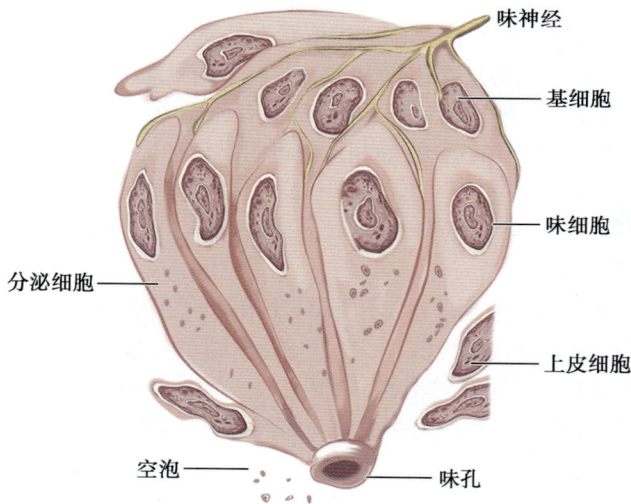

图 8-7-5 味觉感受器

3. 味觉敏感部位和味觉特点 舌不同部位对四种基本味觉的敏感性不同(图 8-7-6),舌侧面对酸味敏感,舌尖对甜味最敏感,舌根对苦味敏感,但舌的各部分对咸味均很敏感。这种区域分工只是相对的,在不同程度上舌的不同部位对甜酸咸苦都能感受。

腭、咽、会厌等也参与味觉感受,腭部主要感受酸、苦味;软、硬腭交界处对酸、苦味的感受甚至比舌更为敏感。

舌前 2/3 味觉感受器所接受的刺激,由面神经的鼓索传递;舌后 1/3 的味觉经舌咽神经传递(图

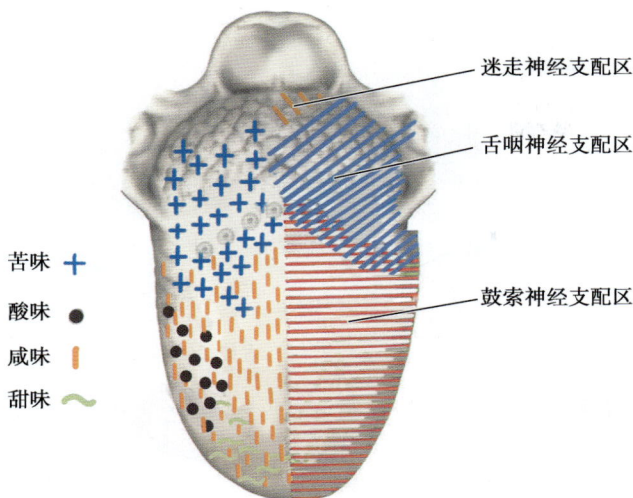

图 8-7-6 舌不同部位对不同味质的敏感度

8-7-6);但舌后 1/3 的中部及软腭、咽和会厌味觉感受器所接受的刺激还同时由迷走神经传递。

通常一根神经纤维末梢支配相邻味蕾的几个味觉细胞,每根味神经纤维可被多种味质兴奋,但对其中一种味质有最佳反应。对不同的味质,不同的味觉细胞可有不同的反应。遍及于舌及口腔的味蕾包含很多较小的细胞群,这样的构成让每个味蕾都能感知各种味道。然而查尔斯·朱克(Charles Zuker,2006)指出,单个味觉细胞不可能区分 5 种味道,味蕾可能是"甜味细胞""咸味细胞""苦味细胞"等味觉细胞的混居地。

味觉适应(taste adaption)是指长期给味蕾以某种有味物质刺激后,人体对此味道的感觉强度迅速降低的现象。味觉适应使舌对其他的味道可能变得更为敏感,此系交叉反应。例如适应了酸味后,既可对甜味格外敏感,又可对苦味敏感。

4. 鲜味觉 传统的观点认为人类的味觉是 4 种基本味觉的组合,即甜、酸、苦、咸。1908 年日本化学家池田菊苗博士发现,人类的基本味觉还应包括鲜味觉,直到 20 世纪 80 年代之后才被作为一种基本味觉,鲜味觉主要是指谷氨酸钠(味精)的味道。组成蛋白质的 20 种天然氨基酸也有这种味道,一些嘌呤核苷酸对谷氨酸的鲜味有加强作用。有 3 种鲜味觉特异性味觉受体,分别是 1 型味觉受体 1、2 和 3。鲜味觉受体都是 GPCR 受体(protein-coupled receptor),它们如何转导鲜味觉的机制目前还没有完全阐明。一般认为与甜和苦两种味觉物质的信号转导相似。

(二) 味觉传导通路

人类味觉传导通路(图 8-7-7):第一级神经元胞体位于面神经、舌咽神经和迷走神经的脑神经节内,为假单极神经元,其周围突伴随上述神经分布于舌、软腭、会厌部和咽等处味蕾内的味觉细胞,其中枢突进入脑干加入孤束,终止于脑干孤束核上段,孤束核上段的第二级神经元发出纤维,大部分交叉到对侧,与内侧丘系伴行上升,止于背侧丘脑的腹后内侧核,腹后内侧核的第三级神经元发出纤维经内囊后肢,投射到中央后回下部和岛叶皮质。此外,也有纤维经下丘投射至杏仁体等边缘系统,完成对食欲及美味判断等功能。

(三) 味觉的影响因素

味觉与个人习惯、嗜好、文化社会背景及个体心理因素等有关。内、外环境的变化均可影响味觉。

1. 全身健康因素 ①全身性疾患;②胃肠道疾病;③内分泌和内环境的变化,如更年期或妊娠期;④遗传性因素,如遗传性味盲,可致味觉障碍,有的仅致某一种基本味觉障碍。

2. 口腔局部因素 ①口腔黏膜疾病,例如舌黏膜、咽、喉部黏膜疾病;②修复体遮盖,例如上颌总义齿基托遮盖大部分上腭黏膜,并在其后缘处影响硬软腭交界处对酸、苦的敏感度;某些修复体材料本身所产生的异味,可影响味觉。有时甚至在摘除义齿后,味觉仍难以恢复。

3. 食物环境因素 ①食物温度,味觉的敏感性在食物 20~30℃时最强;②嗅觉的影响,嗅觉和

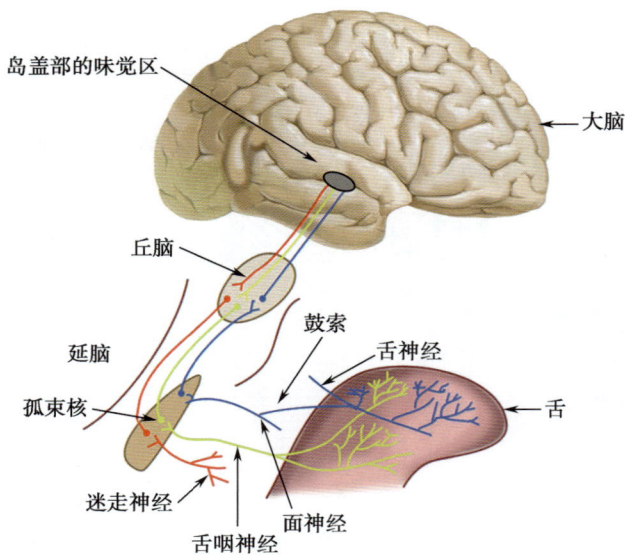

图 8-7-7　味觉的传导通路

味觉可相互影响。

4. **其他因素**　①精神心理因素,如精神异常、情绪变化、心理紧张,均可影响味觉;②年龄增长(如 50 岁左右),味蕾萎缩而变性,数量减少,导致味觉灵敏度下降,常表现为老年人嗜偏咸食物。

表 8-7-1　产生不同味觉的部位、物质、受体、信号转导及内外因素影响

味质	敏感部位	物质	受体	信号转导	内外因素影响
苦	舌根	硫化奎宁	T2R	GPCR	明显
酸	舌两侧	柠檬酸	未确定	未确定	不明显
甜	舌尖	蔗糖	T1R2,T1R3	GPCR	明显
咸	整个舌	氯化钠	ENaC	未确定	不明显
鲜	整个舌	谷氨酸钠	T1R1,T1R2,T1R3	GPCR	明显

注:T2R2 表示 2 型味觉受体;T1R1,T1R2,T1R3 表示分别表示 1 型味觉受体 1、2 和 3。

(何宏文)

第八节　口腔与呼吸

口腔不但具有咀嚼、吞咽、言语、感觉等功能,还参与呼吸活动。人通常是鼻呼吸,但在一定生理条件下,例如:运动、精神紧张、交谈时,部分气流通过口腔。在病理状态下,气流通过鼻腔时阻力大,人体做工随之增加,当鼻气道阻力达到一定水平时,气流通过鼻较通过口做工显著增多时,则出现张口呼吸。例如,鼻气道的弯曲或鼻气道部分阻塞的患者鼻呼吸困难,则采用经口呼吸。

一、呼吸方式与呼吸功能的检查

(一) 呼吸方式

生理状态下鼻呼吸是主要的呼吸方式。鼻通气(鼻呼吸)功能是反映呼吸功能的主要指标。鼻腔通畅与否和鼻腔开放的程度,直接影响到鼻通气功能。鼻气道阻力(nasal airway resistance, NAR)是鼻腔对呼吸气流的阻力,正常情况下,它占呼吸道总阻力的 50%~53%。鼻通气状况与NAR 的大小密切相关。所谓口呼吸(mouth breathing)是指呼吸时口鼻并用,完全口呼吸者很少。常用的界定值为,鼻呼吸比例≤70% 或≤75% 时,则认为为口呼吸。鼻咽腔阻塞(如:腺样瘤,鼻甲肥大)会导致反射性下颌下降,以保证气道开放。这时下颌处于开口位,发生口呼吸。

（二）呼吸功能和气道的检查

1. **鼻测压计** 用鼻测压计测得的双侧鼻腔总阻力正常范围为 0.2~0.55kPa（2.06~5.15cmH$_2$O/（L·S）。正常儿童 NAR 的正常范围在 1.96~5.26cmH$_2$O/（L·S），腺样体肥大儿童的总 NAR 较同龄儿童明显增高。

2. **口鼻呼吸同步测定装置（SNORT）** 利用此装置分别测出吸气和呼气时口鼻气流比例，以及鼻气道阻力。

3. **X 线头影测量** 通常采用在头颅侧位片上，测量软腭后缘与咽后壁之间的最小距离（图 8-8-1）。这是由 McNamara 在 1984 年提出的一项气道测量方法，称为 McNamara 线。McNamara 认为当此距离为 5mm 或更小时，气道存在明显的阻塞。由于 X 线头影测量只能反应二维的形态，McNamara 线仅作为气道可能发生改变的一项指标。

4. **纤维鼻咽镜** 用于研究动态气道，评估气道阻塞的部位和程度，观察气道和周围结构有无肿物和包块，检查时可以进行拍照和录像。

5. **多导睡眠图（polysomnography，PSG）监测** 是在全夜睡眠过程中，连续、同步地描记脑电、呼吸等 10 余项指标，全部记录和参数分析由仪器自动完成。检测项目主要有三部分：①2~4 道脑电、2 道眼电和 1 道肌电，分析睡眠的结构、进程和监测异常脑电；②记录口鼻气流、鼾声、胸式呼吸、腹式呼吸、血氧饱和度等，监测睡眠期的呼吸功能，以发现睡眠呼吸障碍及其类型、严重程度和发生时机等；③监测睡眠期的心血管功能包括心电、血压和心率几项参数。分析结果需要人工确认，并重点了解三者间的相互关系。目前多导睡眠图监测是诊断阻塞性睡眠呼吸暂停的标准手段。

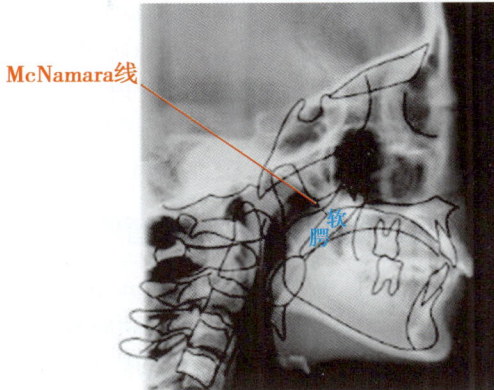

图 8-8-1 X 线头影测量示 McNamara 线

二、呼吸与咀嚼、吞咽的关系

口腔具有咀嚼、吞咽功能，又参与呼吸，三者需协调进行才能完成正常的生理活动。

1. **呼吸与咀嚼、吞咽功能** 咀嚼时呼吸继续不中断。当食物被嚼碎、变软，形成食团时，呼吸中断允许食团被吞咽。这时喉升高前移，被会厌遮盖，前庭襞和声带闭合到一起，使食团吞咽时不会误入气管。吞咽是进食过程中唯一需要中断呼吸的活动。

2. **呼吸系统的保护性反射活动** 呼吸道受到机械性或化学性刺激时，可引起喷嚏反射和咳嗽反射。咳嗽是上呼吸道最强的防御反射，可以清除激惹物，避免异物进入支气管和肺泡。当存在良好的咬合关系时，食物被充分地嚼碎，与唾液混合形成食团。咀嚼完善的食团易被吞咽，极少误入气管。因此，良好的咬合不仅能有效地准备食团，又是吞咽 - 呼吸协调活动的保证。老龄能影响神经肌肉协调活动，也能减弱口咽反射，表现为咳嗽反射强度降低和时间缩短。对于老年患者，在食团的准备过程中唯一能被改善的是咬合接触。因而，保持殆的最好效能，必要时进行修复治疗，在老年牙医学中是很重要的。

三、呼吸方式与颅面、颌、殆的发育

呼吸方式是否影响儿童颅面生长发育、造成错殆畸形，存在一定争议。

1. **呼吸方式对颅面生长发育的影响** 口呼吸影响颅面部生长发育。多数学者认为口呼吸是鼻气道阻塞的必然结果，儿童由于上呼吸道狭窄或阻塞（腺样体肥大，扁桃体肥大、鼻炎等）长期口呼吸会引起头颅、下颌姿势的适应性改变，造成头颈部肌肉功能变化，最终影响颅面部生长发育。腺样体肥大导致鼻气道阻塞的儿童全面高及下面高增大，下颌后缩，下颌长度小，下颌角大。国内研究显示，口呼吸儿童面部呈垂直生长型，下颌角大，腭盖较高，上颌基骨较窄，牙弓形态窄长，牙弓突度较大。口呼吸儿童也会出现反殆、开殆、吐舌吞咽的特征。与对照组比较，73 名扁桃体肥大

图片：ER8-8-1
呼吸道

画廊：ER8-8-2
多导睡眠分析系统

画廊：ER8-8-3
口呼吸儿童开殆体征

的儿童特征为:下颌切牙舌侧倾斜,上颌切牙位置唇向,覆𬌗大、覆盖小,下颌牙弓短,上颌牙弓窄,后牙反𬌗几率增加。这些结果说明呼吸方式的改变,可以引起切牙位置的改变。

一些学者认为口呼吸与错𬌗畸形之间无关,或不能证明有因果关系。有研究使用SNORT检查102名正畸患者,发现他们的颅面结构与呼吸方式无相关性。还有的学者认为现有的研究不能说明鼻阻塞与儿童长面型之间的因果关系。

2. 影响机制 长期口呼吸可能通过神经肌肉因素造成儿童颅面、𬌗发育异常。由于张口呼吸需下颌下降,舌骨上肌群收缩,同时咬肌、翼内肌、颞肌松弛,使得下颌后旋,每日缺乏提颌肌收缩活动,逐渐发展成长面型。张口呼吸时,下颌下降致使舌体下降,上颌内侧缺乏侧向肌张力作用,而外侧颊肌作用相对较强,颌骨内外肌力不平衡可能导致患者上颌基骨较窄。下颌下降同时造成双唇分开,上唇部肌力减弱,下唇与上颌切牙脱离接触。因此,患者的牙弓前后发育过度,牙弓形态窄长,牙弓突度较大,上颌切牙唇倾等异常。

四、阻塞性睡眠呼吸暂停

阻塞性睡眠呼吸暂停(obstructive sleep apnea,OSA)是指患者在睡眠过程中反复出现呼吸暂停和低通气。OSA是一种与口腔颌面解剖结构和咽部肌功能活动密切相关的疾病。患者在睡眠中反复发生上呼吸道阻塞,常见的病因是上呼吸道发生内陷和气道本身的狭窄。睡眠相关的咽腔扩大肌群肌电活动的改变是造成上呼吸道塌陷主要原因。颏舌肌肌电活动在正常人保持上呼吸道口径有重要作用。颏舌肌肌电活动减小和保持低水平、咽肌活动突然消失造成了气道上部狭窄甚至闭塞,导致OSA患者睡眠中窒息。婴幼儿期的创伤或感染造成颞下颌关节强直,影响颌骨发育中心可继发小颌畸形,也可引起OSA。下颌后缩和小颌畸形造成舌和舌骨的后移,使舌根过于接近咽后壁,由于睡眠时体位和肌肉松弛的作用,发生气道的梗阻。

目前,临床OSA的诊断主要依据病史和多导睡眠图监测结果,包括呼吸暂停或低通气指数(apnea hypopnea index,AHI)的大小,以及氧饱和度(SpO_2)的百分数。OSA可通过非外科治疗,如持续气道正压通气治疗、口腔矫治器治疗,也可以通过外科手术解除患者上气道阻塞问题,两者均可获得较好的效果。

(谢秋菲)

第九节 面部表情

发生于人身体各部位对情绪(感)体验作出的反应称为表情(expression),也称身体动作(body action)。表情即为情绪状态时机体变化的外部表现形式,它几乎与情绪体验、生理激活同时发生。根据表情的部位和方式可分为面部表情、身体姿态表情及语言表情三种。

身体姿态表情(body posture expression)是指发生在除面部以外的身体其他各部位的情绪体验反应,主要通过自发的或有意识的身体姿态动作来表达情绪状态。语言表情(language expression)是指言语时情绪性的声调、节奏、速度及音色等表现。本节仅描述与口腔颌面部组织结构相关的面部表情。

一、面部表情

表情是情绪的外显行为(explicit behavior),它是由躯体神经支配的体表、骨、关节及骨骼肌的活动集合表现。面部表情(facial expression)是指发生在颈部以上各部位的情绪体验反应。面部是最有效的表情器官,主要通过眼、眉、嘴、鼻及面部肌肉紧张度的变化来表达情感体验。面部表情产生的机制比身体动作的产生更复杂,因为人的面部表情与人的情感活动更为密切。

不仅人的基本感情,如喜、怒、哀、欲、爱、恶、惧,皆可以在人的面部反映出来,而且它们之间的错综交叉的复合形式也能够通过面部表情反映出来。例如,疼痛引起的不愉快是单纯的,而悔恨与羞耻则包含着不愉快、痛苦、怨恨、受伤等复杂因素,它们是基本情感因素的不同组合。面部表情、身体姿态表情及语言表情一同表达人的情绪(感)活动。识别表情实质上是识别情感活动形诸于外的含义。

二、面部表情的结构基础

头颈部骨、肌、脂肪、筋膜等组织结构在神经支配下发生运动变化是面部表情的结构基础,尤其是表情肌的活动精细而敏捷,其收缩和放松可精细地操纵面肌运动及控制面部紧张度从而使面部呈现不同的表情。

1. **头骨与牙列** 在头面部,直接与表情相关的骨有额骨、颧骨、鼻骨、上颌骨和下颌骨等,这些骨提供相应表情肌的骨端附着,使其收缩时产生相应的面部纹理和面肌运动。

在面部表情中,下颌骨通过颞下颌关节可适度地上下、左右移动和前后伸缩,来表现和加强某些情绪的表达。例如,突出下颌大多表示隐藏在内心的愤怒或暗示该人会有攻击性行为;用力紧缩下颌多表示畏惧和驯服之意;下颌下拉,多处于极度疲乏和困倦状态。

牙列也参与面部表情,如愤恨时紧咬牙列能极度加强该情绪的表达。牙列缺失,严重错𬌗以及面部畸形等在一定程度上均可影响面部表情。

2. **表情肌** 表情肌的基本功能是以开、闭面部的孔裂为前提而产生表情动作。表情肌以其功能可分两群:一群是关闭口裂、睑裂及鼻孔的呈环形状的肌;另一群是开启和扩张孔裂的为辐射状排列的肌。人类由于言语功能使唇颊部肌群在结构上高度分化,功能显著,收缩时使面部呈现不同的表情以表达复杂的情绪。表情肌与表情关系见图 8-9-1;与表情密切相关的表情肌归纳如下:

(1)额肌:上提眉眼及鼻根部皮肤,表现惊讶、恐惧等表情。

(2)眼轮匝肌:可以独立地动作,并在与其他表情肌的配合下可以加强轻蔑和高傲的表情。眼轮匝肌的眶部被称为注意肌和思考肌,可加深眼的眯缝表达顷刻之间的各种表情。

(3)皱眉肌:使眉向内下,鼻根部皮肤皱缩,表达痛和痛苦的表情。

(4)降眉间肌:下拉眉内侧角,并参与皱眉和双眉集中动作,表现恐吓;配合耸鼻动作表示自豪和骄傲。

(5)口轮匝肌:做努嘴、吹口哨等动作,同时使唇周皮肤形成不同的纹理,加强动作的表现力。

(6)颧肌:牵拉口角向外上,展现面部笑容。

(7)笑肌:牵拉口角向后外上,显示微笑面容。

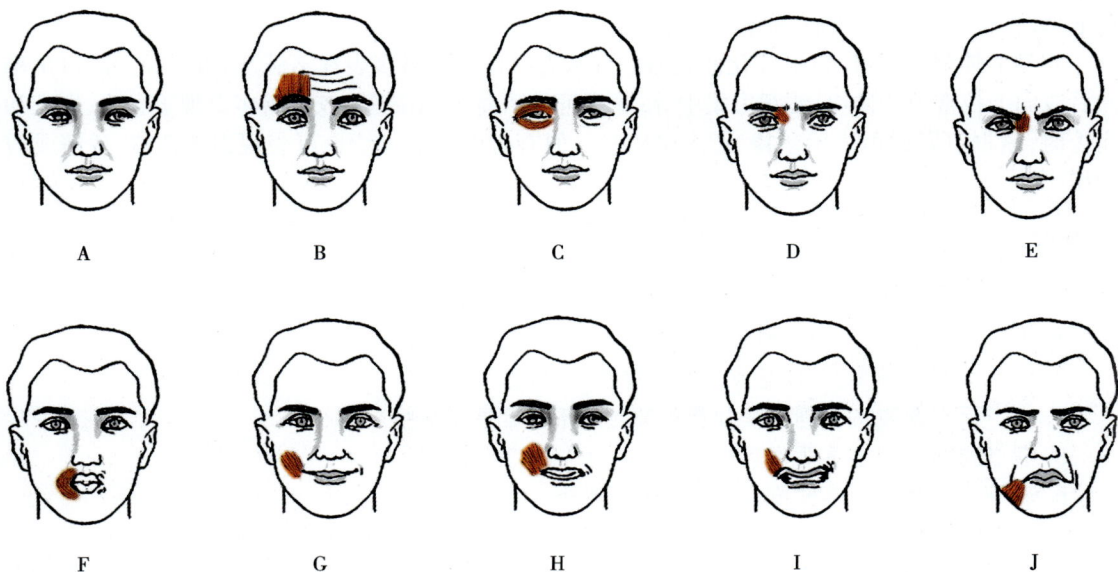

图 8-9-1 表情肌作用与表情

A.安静状态　B.额肌　C.眼轮匝肌　D.皱眉肌　E.降眉间肌　F.口轮匝肌　G.颧肌　H.提上唇肌　I.提口角肌　J.降口角肌

(8) 提上唇肌:上提上唇、鼻翼,加深鼻唇沟,加强各种各样的表情动作。

(9) 提口角肌:牵拉口角向上,表现微笑时显露牙齿,并改变鼻唇沟的形状和深度。

(10) 降口角肌:使口角下垂,表达悲伤、难过、不满及愤怒的表情。

(11) 降下唇肌:使下唇下降,并轻度外翻,表达不满、轻蔑、悲痛及忧郁等表情。

(12) 颏肌:协同降下唇肌使下唇突出,加强轻蔑、怀疑的表情。

3. 胸锁乳突肌等颈部肌　颈部的胸锁乳突肌、斜方肌和肩胛提肌与头、肩的运动有关,对面部表情也有明显作用。颈部肌的收缩引发头部的仰俯转动,也是表情的一部分,如点头表示赞同、欣赏等;摇头表示不满意、否定等;头转向一侧常表示忽视、不屑等。

三、面部表情的类型

人的情感表达可通过多种方式显现,面部在解剖位置上接近大脑,因而更能快速、准确地表达情绪活动。由于五官全部集中在面部,且显露在外,可通过眼、眉、唇、颊、鼻、面部肌肉等变化及组合来及时、准确、灵活、详细地表达相应的情感。面部可表现多种表情,如高兴、悲伤、惊讶、恐惧、愤怒和厌恶等(图8-9-2)。从表情的形态上可分为静态(内向)和动态(外向)表情两种。

1. 静态表情　一般多为思考问题等意识活动时呈现,包括思考、轻蔑、怀疑等,表情肌微动或

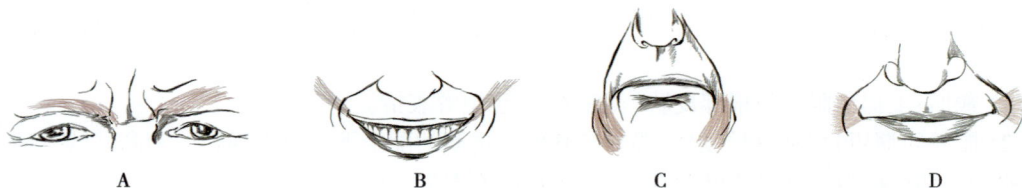

图 8-9-2　表情、情绪与表情肌
A. 皱眉　B. 笑　C. 悲伤　C. 满意

基本不动,情感靠眼神和头部的微动作,有时稍微有皱眉,眼角、唇颊、鼻翼的微动等。

2. 动态表情　又分为喜悦类表情和悲痛类表情,分别在情绪兴奋或悲痛时产生,主要为面部肌肉急速收缩或放松所形成的表情动作。喜悦类表情包括微笑、笑、大笑等,表现为两侧口角向上提,唇及颊部松弛,眼裂变窄,眉部变平。悲痛类表情包括悲哀、愤怒、恐怖、惊吓等,表现为两侧口角下垂,唇和颊部紧张,皱眉,睑裂斜向下方。

唇颊的伸缩、开合使口形变化而表露心理状态。口角下撇多表现不满、固执、伤心等;口角稍向后或向上拉常表示愉快、注意力集中等;撇嘴可表示委屈、不满等;咬下唇多出现于忍耐、失意和痛苦时;紧抿双唇或可表示坚持、意志坚决等。但有时面部的表情也可表现为伪情绪、矫情或假动作。

思考题

1. 简述下颌如何完成切割和磨细食物的任务?

2. 什么是咀嚼肌力、𬌗力和牙周潜力?

3. 什么是咀嚼效率,其测量方法有哪些?

4. 简述牙齿磨耗的生理意义和严重磨耗的不良后果有哪些?

5. 简述咀嚼有哪些重要作用?

6. 简述下颌运动的感觉传入路径与传出路径。

7. 下颌运动的制约因素有哪几项,其相互关系如何?

8. 简述下颌运动的基本运动形式及其范围。

9. 试述何为吮吸?

10. 试述婴儿吮吸过程、婴儿吮吸意义。

11. 试述何为吞咽?

12. 试述吞咽的反射控制及吞咽过程。
13. 试述吞咽对𬌗、颌、面生长发育的影响。
14. 试述何为呕吐？
15. 试述呕吐的作用和呕吐反射。
16. 论述唾液的作用。
17. 简述成人唾液分泌的情况和影响因素。
18. 试述何谓感受器？
19. 试述口腔颌面部痛、温觉传导通路。
20. 试述味觉传导通路。
21. 试述口腔颌面部疼痛的影响因素。
22. 试述基本味觉和敏感部位。
23. 试述味觉阈值及影响因素。
24. 简述主体情绪由哪三个部分共同构成？
25. 简述面部表情通常可分为哪几种类型？
26. 简述颅颌面部哪些解剖结构与面部表情有关？
27. 简述与表情密切有关的表情肌主要有哪些，分别参与何种情绪表达？

（刘 静）

参考文献

1. 易新竹. 𬌗学. 3版. 北京：人民卫生出版社，2012
2. 皮昕. 口腔解剖生理学. 6版. 北京：人民卫生出版社，2007
3. 谢秋菲. 牙体解剖与口腔生理学. 2版. 北京：北京大学医学出版社，2012
4. MCNEILL C. Science and Practice of Occlusion. Chicago：Quintessence Publishing Co.，1997
5. NELSON S J，ASH M M. Dental Anatomy，Physiology and Occlusion. 8th ed. St. Louis，Missouri：Saunders，Elsevier Inc.，2003
6. MOHL N D，ZARB G A，CARLSSON G E，et al. A Textbook of Occlusion. Chicago：Quintessence Publishing Co.，Inc，1988
7. 侯振刚，聂志明，冯海兰，等. 髁突运动中心轨迹测量分析系统. 中国图象图形学报，2002，7（1）：81-85
8. ASH M M，RAMFJORD S P. Occlusion. 4th ed. Philadelphia：WB Saunders，1995
9. HOOGMARTENS M J，CAUBERGH M A A. Chewing side preference during the first chewing circle as a new type of lateral preference in man. Electromyogr Clin Neurophysiol，1987，27（1）：3-6
10. CHRISTENSEN L V，RADUE J T. Lateral preference in mastication：a feasibility study. J Oral Rehabil，1985，12（5）：421-427
11. VAN DER BILT A，FONTIJN-TEKAMP F A. Comparison of single and multiple sieve methods for the determination of masticatory performence. Archs Oral Biol，2004，49（3）：193-198
12. TUMRASVIN W，FUEKI K，OHYAMA T. Factors association with masticatory performance in unilateral distal extension removable partial denture patients. J Prosth，2006，15（1）：25-31
13. SATO H，FUEKI K，SUEDA S，et al. A new and simple method for evaluation masticatory function using newly developed artificial test food. J Oral Rehabil，2013，30（1）：68-73
14. 邱蔚六. 口腔颌面外科学. 6版. 北京：人民卫生出版社，2007
15. 王翰章. 中华口腔科学（上、中、下卷）. 北京：人民卫生出版社，2001
16. 马大权. 涎腺疾病. 北京：人民卫生出版社，2002
17. BRADLEY R M. Essentials of oral physiology. St. Louis：Mosby，1995
18. 皮昕. 口腔解剖生理学. 5版. 北京：人民卫生出版社，2003
19. DAMASIO A R. The neural basis of language. Annual Review of Neuroscience，1984，7（1）：127-147
20. WERKER J F，TEES R C. The organization of reorganization of human speech perception. Annual Review of Neuroscience，1992，15（1）：377-402
21. 王美青. 口腔解剖生理学. 7版. 北京：人民卫生出版社，2012

22. 徐科. 神经生物学纲要. 北京:科学出版社,2000

23. 赵志奇. 疼痛及其脊髓机理. 上海:上海科技教育出版社,2000

24. 吕国蔚. 脊髓感觉机制. 北京:人民卫生出版社,1997

25. 奥托森. 神经系统生理学. 北京:人民卫生出版社,1987

26. 蒋文华. 神经解剖学. 上海:复旦大学出版社,2002

27. STANDRING S. Gray's anatomy.41th ed. London:Elsevier Churchill Livingstone,2015

28. 柏树令,应大君. 系统解剖学. 北京:人民卫生出版社,2013

29. 杨凯,曾祥龙,俞梦孙. 口呼吸与鼻呼吸儿童颅面形态差异的研究. 中华口腔医学杂志,2002,37(5):385-387

30. ADACHI S,LOWE A A,TSUCHIYA M,et al. Genioglossus muscle activity and inspiratory timing in obstructive sleep apnea. Am J Orthod Dentofac Orthop,1993,104(2):138-145

31. 赵颖,曾祥龙,傅民魁,等. 阻塞性睡眠呼吸暂停综合征患者颏舌肌肌电活性特征的研究. 中华口腔正畸学杂志,2001,16(z1):40-42

32. 阻塞性睡眠呼吸暂停低通气综合征诊治指南(基层版)写作组. 阻塞性睡眠呼吸暂停低通气综合征诊治指南(基层版). 中华结核和呼吸杂志,2012,35(1):9-12

33. 伊彪,张熙恩,张震康,等. 正颌外科治疗阻塞性睡眠呼吸暂停综合征. 中华口腔医学杂志,1997,32(2):114-117

34. OLSON E,MOORE W R,MORGENTHALER T I,et al. Obstructive sleep apnea-hypopnea syndrome. Mayo Clin Proc,2003,78(12):1545-1552

35. 哈里·巴尔肯. 微表情心理学. 江菲菲,译. 北京:中国文联出版社,2017

36. 李志翔. 微表情与心理学. 2版. 北京:中国纺织出版社,2015

37. 孟昭兰. 情绪心理学. 北京:北京大学出版社,2005

38. 王志良. 人工情感. 2版. 北京:机械工业出版社,2009

39. 钟建安. 探索心理的奥秘:心理学及应用. 杭州:浙江大学出版社,2009

学 习 笔 记

口腔解剖生理学实验教程

口腔解剖实验教程是口腔医学的一门重要技能课程,包括牙体解剖生理学、口腔颌面颈部解剖、口腔功能等三部分的 25 个实验内容,为配合掌握本教材的基本理论和基本知识并针对性地进行技能训练而编写。其目的是通过实习建立感性认识,加深对理论知识的理解,训练动手能力,为后期临床课程的学习打下坚实的基础。

牙体解剖生理学实验部分包括牙体形态测量、牙体外形重塑以及髓腔观察等三部分内容,重在培养学生对牙的整体认识以及外形与功能关系的认识,在学习过程中要培养观察、动手、理解和应用的能力。对于形态结构,通过仔细观察,建立三维概念,同时要注意形态与功能之间的关系。

口、颌、面、颈、颅等区域局部解剖实习以实际解剖操作为主,结合标本、图片及教科书,建立解剖的感性认识。操作时要遵循外科基本操作技术方法,正确进行层次解剖,并画出每个实验中重要内容的解剖草图,训练其画图表达能力。

口腔生理学实验以人体实验为主,包括口腔检查以及诸项功能检测等内容,重在培养学生综合分析问题和解决问题的能力。

注意事项如下:

1. 遵守实验室各项规章制度。

2. 注意掌握技能训练中的各种专业工具的正确使用方法。

3. 解剖课应以严肃的态度对待尸解对象,严格遵照操作规程,避免破坏需要保留观察的重要结构。不要随意做不必要的切口。

4. 实习前要求学生预习教科书中相关的内容,了解每次实习的内容、目的和要求;实习课开始先由教师讲解本次实习的重点、进度安排和注意事项,并按要求进行示教;实习课结束前进行讨论和总结,提交实习报告。

(郭 莲 谢秋菲)

附录一 牙体解剖生理学实验教程

实验一 牙体外形识别与测量

【目的和要求】

1. 通过观察离体牙,掌握各类离体牙的解剖特点,能正确识别并区分各类离体牙。

2. 通过牙体外形观察与测量,掌握研究牙体解剖形态的基本方法。

3. 掌握游标卡尺的使用方法和牙的测量方法。

【学时】 3 学时。

【实验内容】

1. 认识和观察离体牙。

2. 测量离体牙。

【实验用品】

全口离体牙标本若干、游标卡尺、直尺、记录笔、纸和模型牙。

【方法与步骤】

1. 牙体外形识别　对照离体牙,复习理论课学习过的各类牙的解剖形态特点,掌握各类牙的主要解剖标志,能正确识别并区分每一颗离体牙。

2. 熟悉游标卡尺的使用和测量数据的读数(以 mm 为单位)。

3. 牙体测量的主要项目和方法(前后牙测量方法相同,以前牙为例)

(1) 全长:从牙切缘或最高的牙尖顶至牙根尖的垂直距离。

(2) 冠长:从牙切缘或最高的牙尖顶至颈缘最低点的垂直距离(附图 1-0-1)。

(3) 根长:从颈缘的最低点至根尖的垂直距离。此项一般不需测量,用牙体全长减去冠长即是根长(附图 1-0-2)。

(4) 冠宽:牙冠近、远中面上最突点(接触点)之间的水平距离(附图 1-0-3)。

(5) 冠厚:牙冠唇(颊)面与舌面最突点之间的水平距离(附图 1-0-4)。

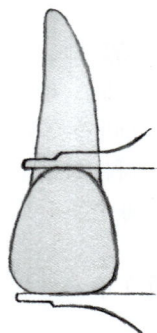

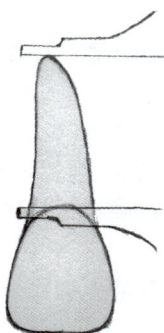

附图 1-0-1　测冠长　　　附图 1-0-2　测根长　　　附图 1-0-3　测冠宽　　　附图 1-0-4　测冠厚

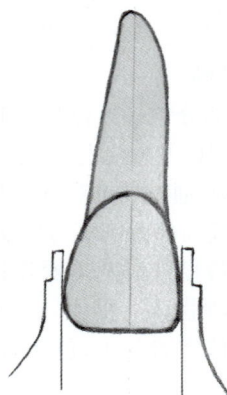

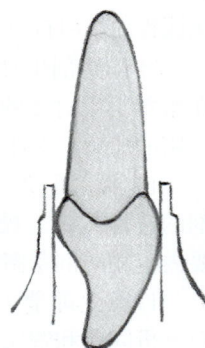

(6) 颈宽:牙冠唇(颊)面颈缘处与远、近中缘相交点之间的水平距离(附图 1-0-5)。

(7) 颈厚:牙冠唇(颊)面与舌面颈缘上最低点的水平距离(附图 1-0-6)。

(8) 近、远中面上的颈曲度:从近中面或远中面颈缘在唇侧和舌侧交点的连线与颈缘最凸点之间的垂直距离(附图 1-0-7)。

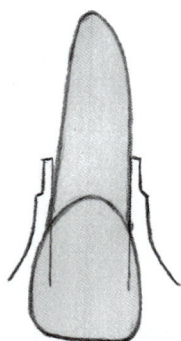

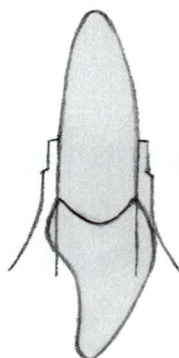

附图 1-0-5　测颈宽　　　附图 1-0-6　测颈厚　　　附图 1-0-7　测颈曲度

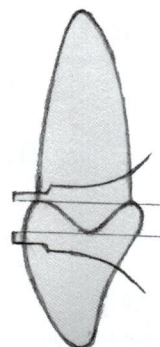

4. 将测量结果记录在下表中:

名称	全长/mm	冠长/mm	根长/mm	冠宽/mm	冠厚/mm	颈宽/mm	颈厚/mm	近中面颈曲度/mm	远中面颈曲度/mm

【注意事项】

1. 测量之前应检查游标卡尺的零点读数,必要时应对测量值进行修正。

2. 测量时,卡住牙体的松紧要适当,注意保护游标卡尺的刀口。

3. 颈宽和颈曲度是测量难点,应选好测量工具和标志点。

【思考题】

1. 上、下颌切牙的鉴别要点是什么? 如何区分左右?

2. 不同组牙测量时,怎样选择测量参考点?

3. 怎样提高牙体测量的准确度?

【撰写实验报告】

ER9-0-1

视频:ER9-0-1
上颌中切牙的
雕刻

实验二　上颌中切牙的雕刻

【目的与要求】

1. 通过观看牙雕刻录像,训练学生正确使用工具,掌握牙雕刻操作技术和雕刻的方法。

2. 通过对上颌中切牙牙体外形的雕刻,使学生牢固掌握切牙的解剖形态及其生理功能。

【学时】 3 学时。

【实验内容】

1. 雕刻刀的正确使用。

2. 雕刻右上颌中切牙。

【实验用品】

蜡块(约 85mm×40mm×35mm 的长方体)、上颌中切牙雕刻标本一套、雕刻刀、直尺、笔、坐标纸、白细布等。

学习笔记

【方法与步骤】

本实验可边示教边实验,其操作方法如下:

1. 了解上颌中切牙各部位尺寸(附表 1-0-1)

附表 1-0-1　上颌中切牙各部位尺寸

上颌中切牙	平均值 /mm	放大 3 倍值 /mm
冠长	10.5	31.5
根长	13.0	39.0
冠宽	8.5	25.5
颈宽	7.0	21.0
冠厚	7.0	21.0
颈厚	6.0	18.0
近中颈曲度	3.5	10.5
远中颈曲度	2.5	7.5

2. 常用的持刀方法(附图 1-0-8)

3. 描绘唇、舌面形态(附图 1-0-9)

(1) 定牙体长轴线 d,垂直于 d 线并根据冠长(31.5mm),根长(39.0mm),用铅笔画出 a、b、c 三条平行线:ab=31.5mm,bc=39.0mm,然后以 d 为中心,根据冠宽(25.5mm)、颈宽(21.0mm)分别作冠宽线和颈宽线。

(2) 作牙冠唇面切颈方向三等分线,并在切 1/3 处分别找出近中与远中接触区(即牙冠最突的部分)标出"×",近中冠宽点定于切 1/3 中点略下方处,距切角近,远中冠宽点定于切 1/3 中点略上方处,距切角稍远。在颈 1/3 中点附近确定颈宽点的位置,标出"×"。

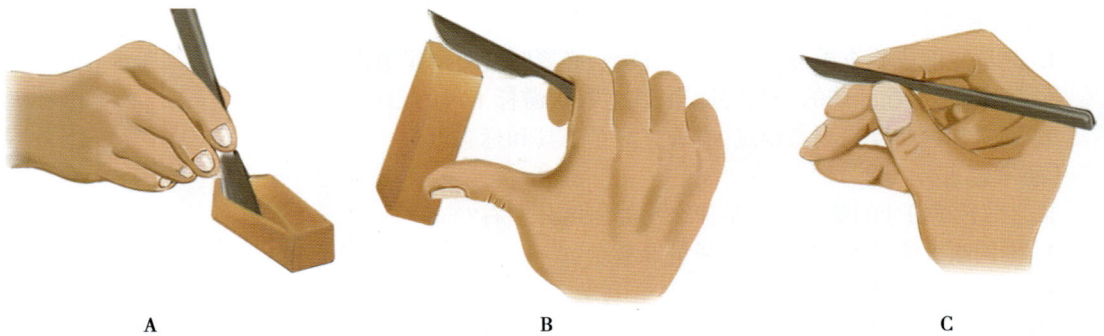

附图 1-0-8　常用的持刀方法
A. 竖切法　B. 横削法　C. 握笔法

（3）根据右上颌中切牙唇面冠根外形特点（近中缘较直，远中缘较突，近中切角近似直角，远中切角较圆钝，牙根较粗直，根尖点略偏远中），并对照标本、模型描绘出唇面的冠根外形轮廓。

（4）参照唇面参数、定点方法及舌面外形特点描绘出上颌中切牙舌面形态。

4. 初步形成唇、舌面（附图 1-0-10） 从垂直方向逐步切削牙冠和牙根近中面和远中面多余之蜡。留下的蜡形，可比唇、舌面稍大 1mm，以便将来修改。

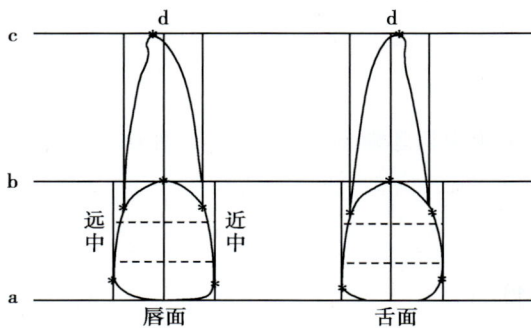

附图 1-0-9　描绘唇、舌面形态

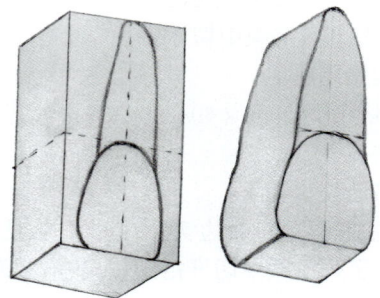

附图 1-0-10　初步形成唇、舌面

5. 描绘近、远中面形态（附图 1-0-11）

（1）用上述方法，首先定牙体中线 d，并画出冠长、根长的平行线 a、b、c：ab=31.5mm，bc=39.0mm，然后以 d 为中心，根据冠厚（21.0mm）、颈厚（18.0mm）、分别作出冠厚线和颈厚线。

（2）作牙冠近中面切颈方向三等分线，并在颈 1/3 中点附近分别找出唇面、舌面外形高点标出"×"，在牙体长轴略偏唇侧找出切点标出"×"。根据近中面颈曲度（10.5mm）在中线上标出"×"。通常把唇面颈缘最低点与颈厚点定在同一水平线上，颈宽点与冠厚点定在同一水平线上。

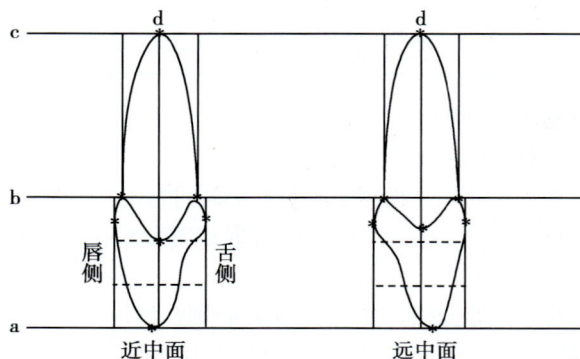

附图 1-0-11　描绘近、远中面形态

（3）根据右上颌中切牙近中面冠根外形特点（唇面较平，有颈嵴，舌面有舌窝、舌隆突，根尖位于牙体长轴上），并对照标本、模型描绘出近中面的冠根外形轮廓（绘图时注意牙长轴与切嵴、根尖的关系）。

（4）参照近中面参数、定点方法及远中面外形特点描绘出远中面形态

6. 初步形成近、远中面（附图 1-0-12）　按邻面所绘图形，从垂直方向切削唇、舌面多余之蜡，可多余留 1mm 的蜡。

7. 形成雏形（附图 1-0-13）　去除舌面近远中多余之蜡，使舌面小于唇面（附图 1-0-13），同时削去各面多留出来的蜡，使各部位尺寸与标准尺寸相符。将各面相交的线角刮圆钝，并完成各轴面的合适外形高点及接触点，形成中切牙的雏形。

注意：形成的雏形应舌面小于唇面，远中面略小于近中面，牙根横截面为圆三角形，切缘平直，切缘远中略倾向舌侧，切嵴不宜做得太薄，其厚度控制在 2mm 左右，近中切角近乎直角，远中切角稍圆钝。

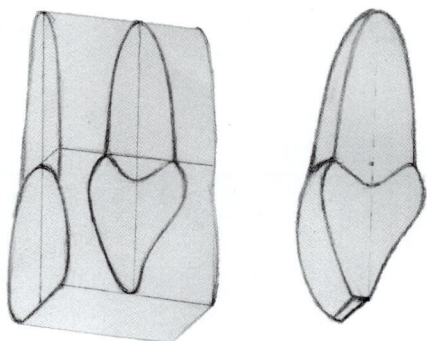

附图 1-0-12　初步形成近、远中面

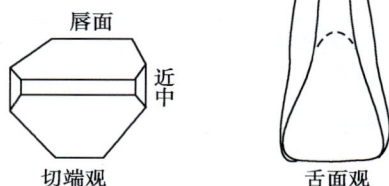

附图 1-0-13　完成雏形

8. 形成颈缘曲线　在牙冠的各面绘出颈曲线，近中颈曲度大于远中颈曲度，完成颈部雕刻，使牙冠在颈缘处较根在此处稍圆而突出。

9. 修整完成（附图 1-0-14）

（1）唇面形态：距近远中边缘约 1/3 冠宽处，分别沿与近远中边缘平行的方向刮出两条发育沟，注意不宜雕刻太深、太长。

（2）舌面形态：画出舌窝的位置和形态，雕刻出舌窝与近远中边缘嵴、切嵴。在完成舌隆突时，注意勿伤及牙冠和牙根的厚度。

（3）牙根外形：宜由颈缘向根尖方向刮去，并需随时注意颈部及根尖部不宜刮得过多，牙根在颈 1/3 处为最大。

10. 检查各部分尺寸　最后比较所雕刻的中切牙外形是否与所学的中切牙解剖外形相似，是否突出了各面的特征。

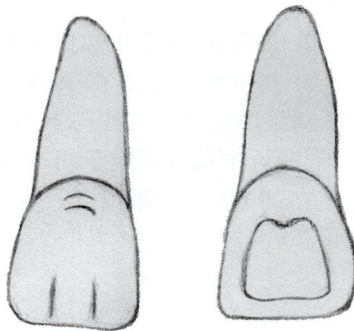

附图 1-0-14　修整完成

11. 注意事项

（1）唇面雕刻时，应注意近远中切角处不可去蜡过多，尤其是远中切角处。

（2）舌窝的雕刻深度及大小要合适。

（3）在整个雕刻过程中要保护牙根的粗度，特别是根尖部不能过细。

（4）颈缘曲线的雕刻不可操之过急，在雕刻过程中要保留牙冠的长度，颈曲线的雕刻应在轴面的雏形完成后。

【思考题】

1. 上颌中切牙的解剖特点是什么？如何区分左右？

2. 雕刻上颌中切牙时的注意事项有哪些？

【撰写实验报告】

实验三　上颌尖牙的雕刻

【目的与要求】

1. 通过对尖牙牙体外形的雕刻,牢固掌握其解剖形态及生理特点。

2. 熟悉尖牙的雕刻方法、步骤、操作技术及工具的正确使用。

【学时】　3学时。

【实验内容】

雕刻上颌尖牙。

【实验用品】

蜡块(约85mm×40mm×35mm的长方体)、上颌尖牙雕刻标本一套、雕刻刀、直尺、笔、坐标纸、白细布等。

【方法与步骤】

1. 了解上颌尖牙各部位尺寸(附表1-0-2)

附表1-0-2　上颌尖牙各部位尺寸

上颌尖牙	平均值/mm	放大3倍值/mm
冠长	10.0	30.0
根长	17.0	51.0
冠宽	7.5	22.5
颈宽	5.5	16.5
冠厚	8.0	24.0
颈厚	7.0	21.0
近中颈曲度	2.5	7.5
远中颈曲度	1.5	4.5

2. 按附表1-0-2中数据在坐标纸上反复练习描绘上颌尖牙唇、舌面和近、远中邻面的外形。

3. 初步形成唇、舌面(附图1-0-15)　按放大3倍的数据,画出右上颌尖牙唇、舌面冠、根外形图,唇舌面绘图的基本方法与上颌中切牙相似。不同的是尖牙切端为牙尖,定点时使牙尖点略偏近中,同时近中冠宽点定于切1/3的2/3略偏上方处,远中冠宽点定于切1/3与中1/3交界处;颈宽点定在颈1/3中点略偏下的位置。参照唇面参数、定点方法及舌面外形特点描绘出上颌尖牙舌面形态。

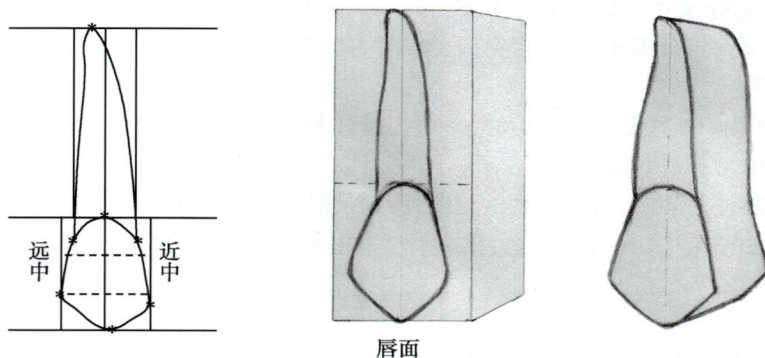

唇面

附图1-0-15　初步形成唇、舌面

从垂直方向逐步消除牙冠和牙根近中面和远中面多余之蜡。留下的蜡形,可比唇面稍大1mm,以便将来修改。

4. 初步形成近、远中面(附图1-0-16) 近、远中面绘图的基本方法与上颌中切牙相似。冠厚点:唇侧定于颈1/3与中1/3交界处,舌侧定于颈1/3中点处;颈厚点定于唇舌侧冠长线上,根尖点和切端均位于牙体长轴略偏唇侧。参照近中面参数、定点方法及远中面外形特点描绘出上颌尖牙远中面形态。

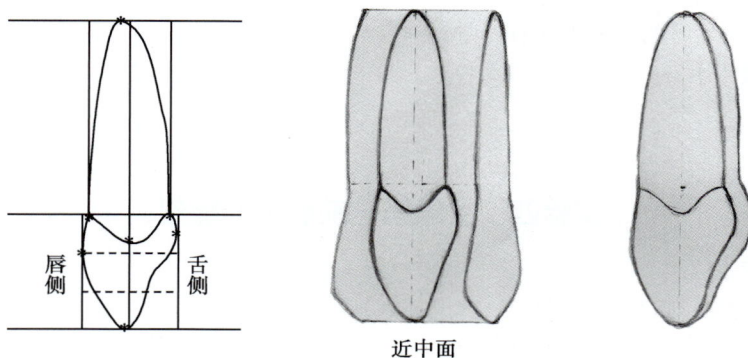

近中面

附图1-0-16 初步形成近、远中面

按邻面所绘图形,从垂直方向去除唇、舌面多余之蜡,可多余留1mm蜡。

5. 形成唇、舌轴嵴及四个斜面(附图1-0-17) 将牙冠唇面依图虚线所示,进行雕刻,使唇面切2/3的部分出现四个斜面及唇、舌轴嵴(唇、舌轴嵴偏近中,近中斜面小于远中斜面)。

6. 形成雏形(附图1-0-18) 去除各面多留出来的蜡,使各部位尺寸与标准尺寸相符。将各面相交的线角刮圆钝,并完成各轴面的合适外形高点及接触点,形成上颌尖牙的雏形。

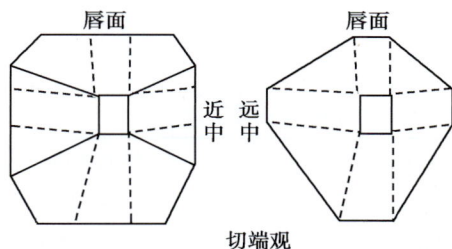

附图1-0-17 唇、舌轴嵴及四个斜面

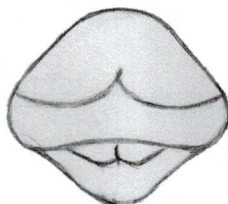

附图1-0-18 形成雏形

注意:形成的雏形应舌面小于唇面,远中面略小于近中面,牙根横截面为卵圆三角形,牙尖成角约为90°,略偏近中。

7. 形成颈缘曲线 在牙各面绘出颈缘曲线,其近中颈曲度大于远中颈曲度,并完成颈部雕刻,使牙冠在颈缘处稍圆而突出。

8. 修整完成(附图1-0-19) 牙冠各面形态初步完成后,对照附表1-0-2检查各部分尺寸,如果准确无误,则再雕刻出舌隆突、舌面窝、舌轴嵴(舌轴嵴将舌窝分为小的近中舌窝及大的远中舌窝)、唇面发育沟,并将牙冠表面各处削刮光滑,完成全部雕刻。

9. 注意事项

(1)上颌尖牙唇面画线时,牙尖稍偏近中,远中牙尖嵴长于近中牙尖嵴,牙尖高度不超过牙冠长1/3(一般约为切1/3的2/3高)。

(2)在形成唇、舌轴嵴及四个斜面时,应先准确画出唇、舌轴嵴的位置(为唇、舌面外形高点至牙尖顶连线),再找出近远中接触

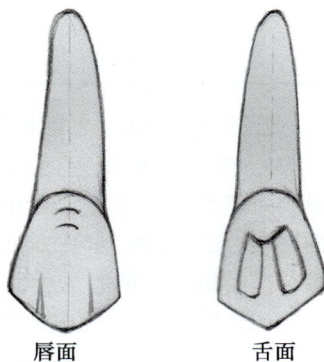

唇面   舌面

附图1-0-19 修整完成

点位置,然后自牙尖顶唇侧向近远中作平行线,最后按照唇、舌轴嵴线及两侧斜面线雕刻出唇、舌轴嵴及四个斜面。

(3) 尖牙的牙尖是由近远中牙尖嵴、唇轴嵴、舌轴嵴及相应的 4 个斜面构成,所以牙尖的唇舌径要稍厚。

【思考题】

1. 上颌尖牙的解剖特点是什么?

2. 上下颌尖牙的鉴别要点是什么? 如何区分左右?

3. 雕刻上颌尖牙时的注意事项有哪些?

【撰写实验报告】

实验四　上颌第一前磨牙的雕刻

【目的与要求】

1. 掌握前磨牙雕刻的方法、步骤。

2. 通过对前磨牙的雕刻,牢固掌握前磨牙的解剖形态及生理特点。

3. 进一步训练雕刻的基本方法,达到能自如地运用握笔式和掌拇指握式方法进行雕刻,并能自如地运用支点。

【学时】　3 学时。

【实验内容】

雕刻上颌第一前磨牙。

【实验用品】

蜡块(约 85mm×40mm×35mm 的长方体)、上颌前磨牙雕刻标本一套、雕刻刀、直尺、笔、坐标纸、白细布等。

【方法与步骤】

1. 了解上颌第一前磨牙各部位尺寸(附表 1-0-3)。

附表 1-0-3　上颌第一前磨牙各部位尺寸

上颌第一前磨牙	平均值 /mm	放大 3 倍值 /mm
冠长	8.5	25.5
根长	14.0	42.0
冠宽	7.0	21.0
颈宽	5.0	15.0
冠厚	9.0	27.0
颈厚	8.0	24.0
近中颈曲度	1.0	3.0
远中颈曲度	0.5	1.5

2. 按附表 1-0-3 中数据在坐标纸上反复练习描绘上颌第一前磨牙各面的外形。

3. 初步形成颊、舌面(附图 1-0-20)　选取蜡光滑的一面为颊面,按放大 3 倍的数据,画出冠、根颊面外形图。冠宽点:近中定于龅 1/3 与中 1/3 的交界略偏龅端,远中定于龅 1/3 与中 1/3 的交界处;颈宽点定于颈 1/3 中点处;颊尖顶和牙根尖点略偏远中。参照舌面参数、定点方法及舌面外形特点描绘出第一前磨牙舌面形态,注意舌尖顶略偏近中,舌根略短于颊根。从垂直方向逐步消除牙冠和牙根近、远中面多余之蜡。留下的蜡形,可比颊面稍大 1mm,以便将来修改。

4. 初步形成近、远中面(附图 1-0-21)　画出近中面外形线,在近中面上,根据附表 1-0-3 尺寸画出放大 3 倍值的冠厚、颈厚及颈曲线高度,描出其近中面的牙体外形线。冠厚点:颊侧定于颈

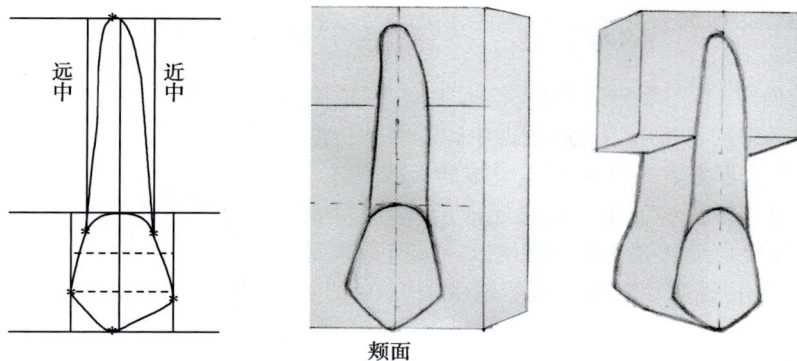

附图 1-0-20 初步形成颊、舌面

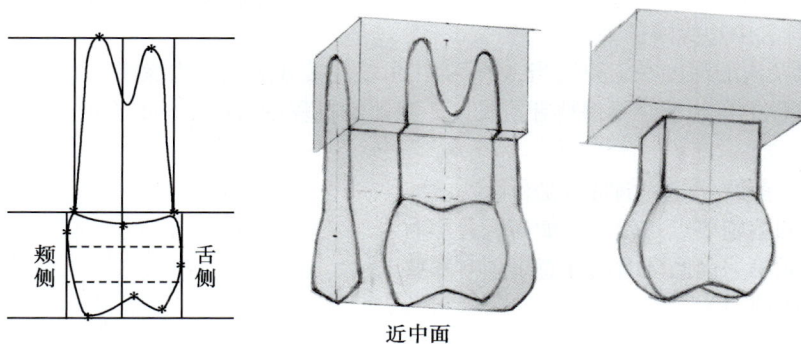

近中面

附图 1-0-21 初步形成近、远中面

1/3 中点处,舌侧定于中 1/3 中点处;颈厚点定于颊舌侧冠长线上;颊、舌尖点均定于冠厚外 1/6 处,舌尖略低于颊尖,颊、舌尖相交的沟底深度不超过 拾 1/3 的 2/3 长。参照远中面参数、定点方法及远中面外形特点描绘出上颌第一前磨牙远中面形态。

用雕刻刀将牙体外形线以外多余 1mm 的蜡垂直切下,形成近、远中面的大致轮廓。

5. 形成 拾面轮廓(附图 1-0-22) 在 拾面颊、舌侧边缘找出颊、舌尖顶点,近、远中边缘偏颊侧找出近、远中接触点,根据颊侧宽于舌侧,远中边缘嵴长于近中边缘嵴,画出 拾面外形线(六边形)进行雕刻,形成 拾面轮廓。

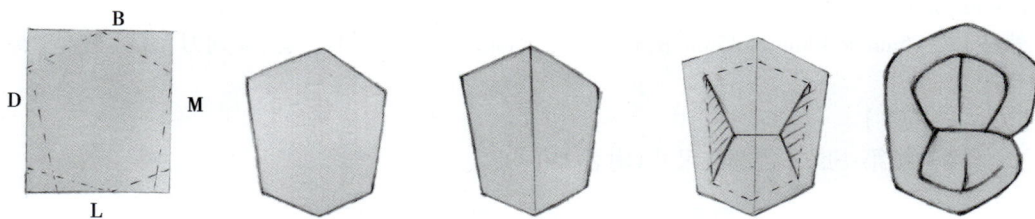

附图 1-0-22 形成 拾面轮廓并雕刻 拾面形态

B:颊;D:远中;L:舌侧;M:近中

6. 形成轴面雏形 去除各部分多留出来的蜡,使各部位尺寸与标准尺寸相符。将各面相交的线角刮圆钝,并完成各轴面的合适外形高点及接触点,形成上颌第一前磨牙的雏形。

7. 形成颈缘曲线 在牙冠各面绘出颈曲线,其中近中颈曲度大于远中颈曲度,并完成颈部雕刻,使牙冠在颈缘处略突于根部。

8. 雕刻 拾面(附图 1-0-22)

(1)形成 拾面雏形:由颊尖顶至舌尖顶画一连线,为颊舌尖三角嵴的标志。然后在三角嵴线两旁画出牙尖嵴、边缘嵴以及近远中窝的位置,用雕刻刀沿三角嵴标志线分别斜向近远中两侧雕刻出近远中两个斜面,形成三角嵴,注意避让牙尖嵴与边缘嵴,完成𬌗面雏形。

（2）完成𬌗面雕刻：用雕刻刀修整近、远中窝,形成中央沟、近中沟及远中沟。近中沟要越过近中边缘嵴到达近中面,并使𬌗面各个形态表面圆突光滑,完成𬌗面雕刻。

9. 修整完成　牙冠各面形态初步完成后,对照附表1-0-3 检查各部分尺寸,如准确无误,则以雕刻刀将牙冠表面各处削刮光滑,并形成颊面发育沟,完成雕刻（附图1-0-23）。

10. 注意事项

（1）颊面的颊轴嵴和斜面的形成同上颌尖牙唇面的唇轴嵴和斜面的形成方法,只是颊轴嵴不如上颌尖牙唇轴嵴明显。

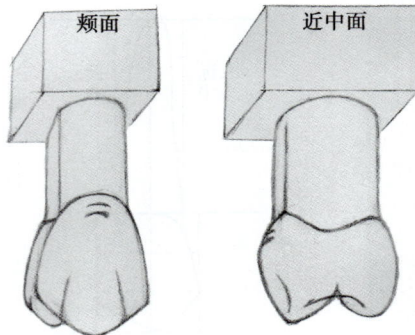

附图 1-0-23　修整完成

（2）𬌗面雕刻时一定要参照标本模型,掌握好颊舌尖、三角嵴、近远中窝及沟的大小、长宽以及同各个轴角、近、远中边缘嵴的关系。

（3）𬌗面窝及沟的深度一定要适当,颊舌尖三角嵴连接处应低于边缘嵴。

（4）雕刻过程中自始至终要保持牙冠长度。当雕刻过程中有削去的必要时,要立刻重建。

【思考题】

1. 上颌第一前磨牙的解剖特点是什么？

2. 前磨牙的鉴别要点是什么？ 如何区分左右？

3. 雕刻上颌第一前磨牙时的注意事项有哪些？

【撰写实验报告】

实验五　上颌第一磨牙的雕刻

【目的与要求】

1. 通过上颌磨牙牙体的雕刻,牢固掌握其解剖形态及生理特点。

2. 熟悉上颌磨牙牙体雕刻基本方法和步骤,操作技术及工具的正确使用。

【学时】 3 学时。

【实验内容】

雕刻上颌第一磨牙。

【实验用品】

蜡块（约 85mm×40mm×35mm 的长方体）、上颌磨牙雕刻标本一套、雕刻刀、直尺、笔、坐标纸、白细布等。

【方法与步骤】

1. 了解上颌第一磨牙各部位尺寸（附表 1-0-4）。

附表 1-0-4　上颌第一磨牙各部位的尺寸

上颌第一磨牙	平均值 /mm	放大 3 倍值 /mm
冠长	7.3	21.9
根长	12.4	37.2
冠宽	10.1	30.3
颈宽	7.6	22.8
冠厚	11.3	33.9
颈厚	10.5	31.5
近中颈曲度	1.0	3.0
远中颈曲度	0.5	1.5

2. 按附表 1-0-4 中数据在坐标纸上反复练习描绘上颌第一磨牙各面的外形。

3. 初步形成颊、舌面(附图 1-0-24,附图 1-0-25) 选取蜡块光滑的一面为颊面,按放大 3 倍的数据,画出冠、根颊面外形图,要求标出冠宽、颈宽的尺寸。冠宽点:近中定于𬌗 1/3 与中 1/3 的交界略偏𬌗端,远中定于𬌗 1/3 与中 1/3 的交界处;颈宽点定于颈 1/3 中点处;近中颊尖略大于、高于远中颊尖,两尖相交的沟底深度不超过𬌗 1/3 的 2/3 长;近中颊根略长于远中颊根。参照舌面参数、定点方法及舌面外形特点描绘出上颌第一磨牙舌面形态,注意近、远中舌尖宽度比约为 2∶1,舌侧为单根。从垂直方向逐步消除牙冠和牙根近中面和远中面多余之蜡。留下的蜡形,可比颊面稍大 1mm,以便将来修改。

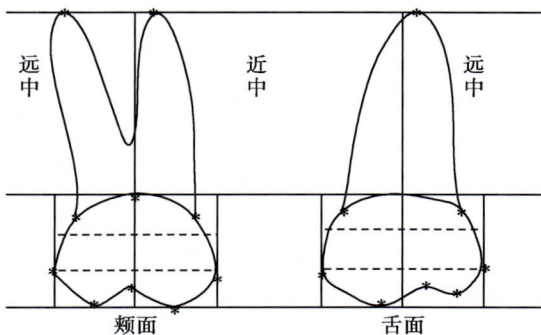

附图 1-0-24 描绘颊、舌面外形

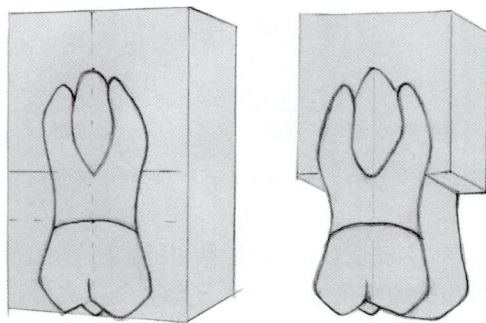

附图 1-0-25 初步形成颊、舌面

4. 初步形成近、远中面(附图 1-0-26,附图 1-0-27) 在近中面上,根据附表 1-0-4 尺寸按放大 3 倍值的冠厚、颈厚及颈曲线高度,描出近中面的牙体外形线。冠厚点:颊侧定于颈 1/3 中点处,舌侧定于中 1/3 中点处;颈厚点定于颊舌侧冠长线上;颊、舌尖顶点均定于冠厚外 1/6 处,舌尖略低于颊尖,舌尖略宽于颊尖,颊、舌尖相交的沟底深度不超过𬌗 1/3 的 2/3 长。参照远中面参数、定点方法及远中面外形特点描绘出上颌第一磨牙远中面形态,注意远中舌尖小于远中颊尖。

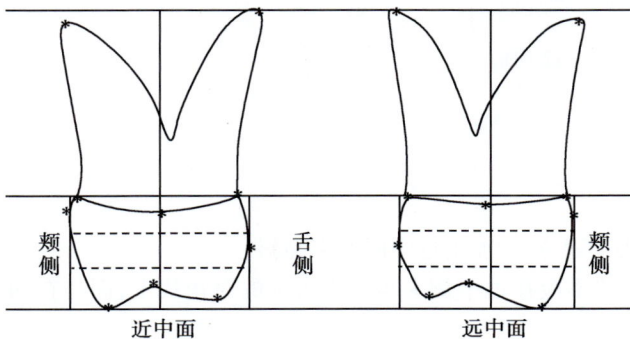

附图 1-0-26 描绘近、远中面外形

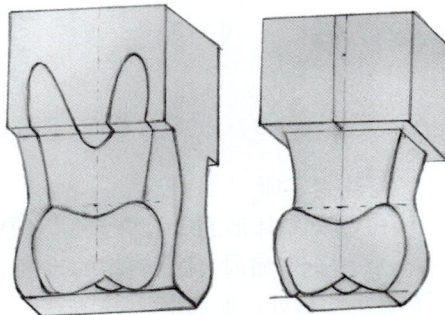

附图 1-0-27 初步形成近、远中面

用雕刻刀将近中面画线以外多余 1mm 的蜡修去,初步形成近、远中面的大致轮廓。

5. 形成轴面雏形(附图 1-0-28) 形成轴面雏形,使舌面稍小于颊面,颊面向远中舌侧倾斜,远中面较近中面略小且突。然后用雕刻刀进行初步修整,使牙冠𬌗面形成斜方形,各轴面相交线角圆钝,外形高点及接触点适宜。

𬌗面观察要求:𬌗面初步外形应是斜方形,颊面向远中舌侧倾斜。近远中边缘直,且彼此平行,近中颊𬌗角与远中舌𬌗角为锐角,近中舌𬌗角及远中颊𬌗角为钝角。颊侧高于舌侧,近中高于远中。

6. 形成颈缘曲线 用雕刻刀在蜡牙各轴面绘出颈缘曲线,完成颈部

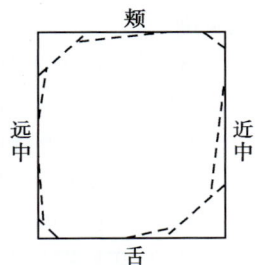

附图 1-0-28 形成轴面雏形

雕刻,使牙冠在颈缘处略突于根部。

7. 雕刻𬌗面

(1) 形成𬌗面雏形:首先确定四个牙尖的大小、位置(颊尖靠近颊侧边缘),标出发育沟走行方向及三角嵴的标志线(附图 1-0-29)。留出近远中边缘嵴与各牙尖嵴宽度,用雕刻刀雕刻出斜面,两斜面相交凸起为嵴,相交凹下为沟。再在颊尖颊侧与舌尖舌侧作出颊、舌轴嵴及颊、舌沟(附图 1-0-30),初步形成𬌗面形状。

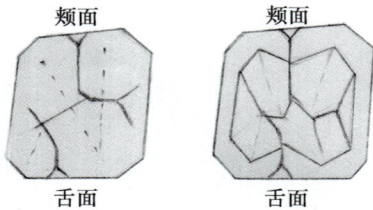

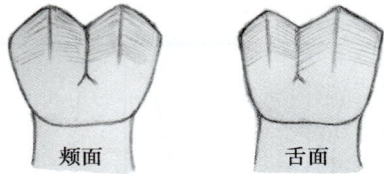

附图 1-0-29 形成𬌗面雏形   附图 1-0-30 雕刻牙尖

(2) 完成𬌗面雕刻:参照标本模型的𬌗面形态,用雕刻刀仔细修改𬌗面的尖、窝、沟、嵴形态,并将相交的棱角修整圆钝,𬌗面各部位光滑,完成𬌗面雕刻。

8. 修整完成 牙冠各面形态初步完成后,对照附表 1-0-4 检查各部分尺寸,如准确无误,则以雕刻刀将牙齿表面各处削刮光滑完成雕刻(附图 1-0-31)。

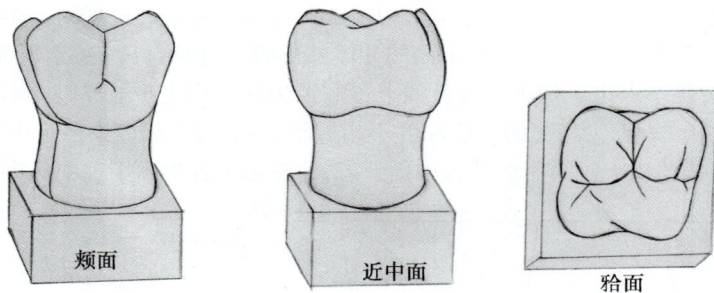

附图 1-0-31 修整完成

9. 注意事项

(1) 冠部整体形态应似斜方形,冠厚略大于冠宽,颊面由近中向远中倾斜。

(2) 雕刻斜嵴时,注意斜嵴的连接,其位置不应在远中颊尖与近中舌尖的对角线上,而是在两三角嵴的连接处略偏远中。

(3) 刻切斜面时不要忘记嵴的方向,否则嵴的方向不正确。两牙尖相邻的斜面相交处形成了沟,应按沟的位置关系来调整斜面的刻切方向。

(4) 三角嵴的方向并非向中心点处集中,应按各嵴的方向一一处理,雕刻时应切记留出边缘嵴的宽度。

(5) 𬌗面四个牙尖顶的位置一定要正确,即从轴面外形高点处向𬌗缘的聚拢程度一定要适当。

【思考题】

1. 上颌第一磨牙的解剖特点是什么?

2. 上颌磨牙的鉴别要点是什么? 如何区分左右?

3. 雕刻上颌第一磨牙时的注意事项有哪些?

【撰写实验报告】

视频:ER9-0-4
下颌第一磨牙
的雕刻

实验六　下颌第一磨牙的雕刻

【目的与要求】

1. 通过下颌磨牙牙体的雕刻,牢固掌握其解剖形态及生理特点。

2. 熟悉下颌磨牙牙体雕刻基本方法和步骤,操作技术及工具的正确使用。

【学时】　3 小时。

【实验内容】

雕刻下颌第一磨牙。

【实验用品】

蜡块(约 85mm×40mm×35mm 的长方体)、雕刻标本一套、雕刻刀、直尺、笔、坐标纸、白细布等。

【方法与步骤】

1. 了解下颌第一磨牙各部位尺寸(附表 1-0-5)。

附表 1-0-5　下颌第一磨牙各部位尺寸

下颌第一磨牙	平均值 /mm	放大 3 倍值 /mm
冠长	7.5	22.5
根长	14.0	42.0
冠宽	11.0	33.0
颈宽	9.0	27.0
冠厚	10.5	31.5
颈厚	9.0	27.0
近中颈曲度	1.0	3.0
远中颈曲度	0.5	1.5

学习笔记

2. 按附表 1-0-5 中数据在坐标纸上反复练习描绘下颌第一磨牙颊面的外形。

3. 初步形成颊、舌面(附图 1-0-32,附图 1-0-33)　选取蜡块光滑的一面为颊面,按放大 3 倍的数据,画出冠、根颊面外形图,要求标出冠宽、颈宽的尺寸。冠宽点:近中定于𬌗 1/3 与中 1/3 的交界略偏𬌗端,远中定于𬌗 1/3 与中 1/3 的交界处;颈宽点定于颈 1/3 中点处;近中颊尖:远中颊尖:远中尖 =2:2:1,两尖相交的沟底深度均不超过𬌗 1/3 的 2/3 长,近中高于远中;近中颊根略长于远中颊根,根分叉较高。参照舌面参数、定点方法及舌面外形特点描绘出下颌第一磨牙舌面形态,注意近中舌尖略大于远中舌尖。从垂直方向逐步消除牙冠和牙根近中面和远中面多余之蜡。留下的蜡形,可比颊面稍大 1mm,以便将来修改。

4. 初步形成近、远中面(附图 1-0-34,附图 1-0-35)　画出近中面外形线,在近中面上,根据附表 1-0-5 尺寸画出放大 3 倍值的冠厚、颈厚及颈曲线高度,描出其近中面的牙体外形线。冠厚点:颊侧

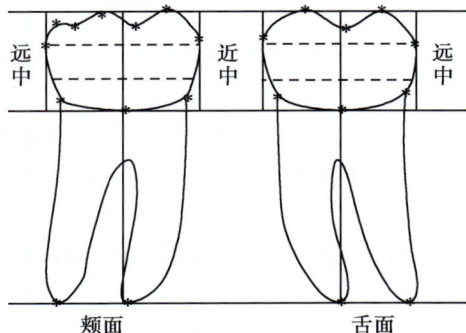

附图 1-0-32　描绘颊、舌面

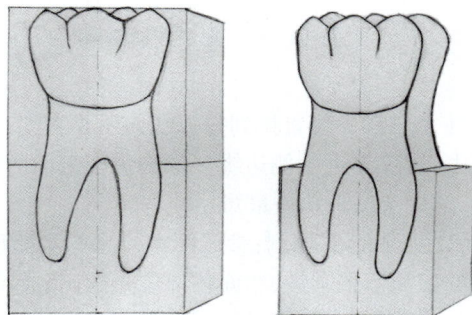

附图 1-0-33　初步形成颊、舌面

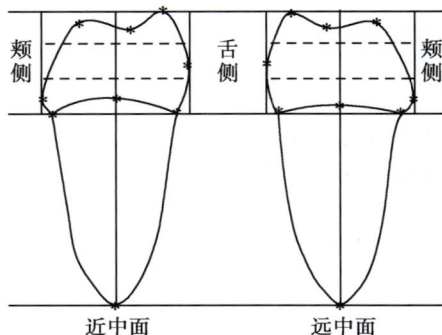

附图 1-0-34 描绘近、远中面外形

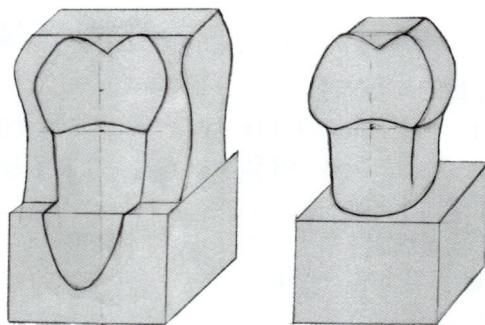

附图 1-0-35 初步形成近、远中面

定于颈 1/3 中点处,舌侧定于中 1/3 中点处;颈厚点定于颊舌侧冠长线上;颊尖顶定点定于冠厚外 1/4 处,舌尖顶点定于冠厚外 1/6 处,颊尖略低于舌尖,颊、舌尖厚度比约为 3∶2,颊、舌尖相交的沟底深度不超过𬌗 1/3 的 2/3 长;从近中看为一粗壮单根。参照远中面参数、定点方法及远中面外形特点描绘出下颌第一磨牙远中面形态。

用雕刻刀将近中面画线以外多余 1mm 的蜡切下,初步形成近中面的大致轮廓。

5. 形成轴面雏形(附图 1-0-36) 完成舌面及远中面的雕刻,使舌面稍小于颊面,颊面向远中舌侧倾斜,远中面较近中面略小且突。然后用雕刻刀进行初步修整,使牙冠外形似长方形,各轴面相交线角圆钝。外形高点及接触区适宜。

𬌗面观察要求:𬌗面外形应是长方形,颊面向远中舌侧倾斜,远中颊角较其他角圆钝。舌侧高于颊侧,近中高于远中。颊缘宽于舌缘,近中边缘长直,远中边缘短突。

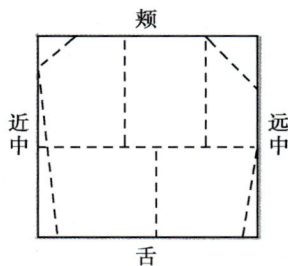

附图 1-0-36 形成轴面雏形

6. 形成颈缘曲线 在蜡牙各轴面绘出颈缘曲线,完成颈部雕刻。

7. 雕刻𬌗面

(1) 形成𬌗面雏形:首先确定五个牙尖的大小、位置(舌尖靠近舌侧边缘),标出发育沟走行方向及三角嵴的标志线(附图 1-0-37)。留出近远中边缘嵴与各牙尖嵴宽度,用雕刻刀雕刻出斜面,两斜面相交凸起为嵴,相交凹下为沟。再在颊尖颊侧与舌尖舌侧作出颊、舌轴嵴及颊、舌沟(附图 1-0-38),初步形成𬌗面形状。

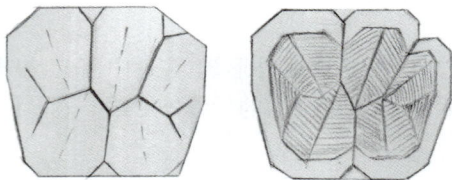

附图 1-0-37 形成𬌗面雏形

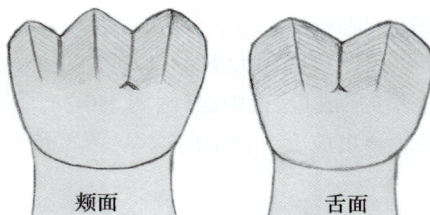

附图 1-0-38 雕刻牙尖

注意三颊尖位置排列是弧线而不是直线,远中颊尖向颊侧凸出,远中尖位于颊面和远中面的交角线上,舌尖靠近舌侧边缘。颊沟位于颊面的稍近中,舌沟接近中线处。三角嵴以远中颊尖三角嵴最长,远中尖的三角嵴最短。

(2) 完成𬌗面雕刻:参照标本模型的𬌗面形态,用雕刻刀仔细修改𬌗面的尖、窝、沟、嵴形状,将相交的棱角修整圆钝,𬌗面各部位光滑,完成𬌗面雕刻。

8. 修整完成 牙冠各面形态初步完成后,对照附表 1-0-5 检查各部分尺寸,如准确无误,再用雕刻刀将牙表面各处削刮光滑完成雕刻(附图 1-0-39)。

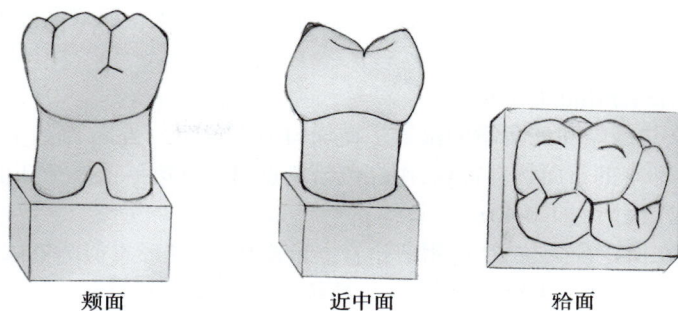

颊面　　　　　近中面　　　　　殆面

附图 1-0-39　修整完成

9. 注意事项

(1) 牙冠向舌侧倾斜,颊尖低而圆钝,舌尖高而锐。

(2) 殆面五个牙尖顶的位置要正确,各个牙尖三角嵴的长、宽比例要适当,窝沟的深度要合适。

(3) 在雕刻殆面窝沟时,一定要留出适当的边缘嵴厚度。

(4) 远中颊角较圆钝,远中尖位于此。其三角嵴方向是由远中颊角指向殆面中央。

【思考题】

1. 下颌第一磨牙的解剖特点是什么?

2. 下颌磨牙的鉴别要点是什么? 如何区分左右?

3. 雕刻下颌第一磨牙时的注意事项有哪些?

【撰写实验报告】

实验七　上颌第一前磨牙殆面的堆塑

【目的与要求】

1. 掌握雕塑的基本方法和要领,为进一步堆塑牙体形态打下基础,以巩固和加强所学的理论知识。

2. 通过对前磨牙殆面的堆塑,使学生掌握前磨牙的特点,同时比较前磨牙组各个牙的解剖形态,更有效地学习牙体解剖形态,明确形态与功能的关系。

【学时】 3 学时。

【实验内容】

1. 殆面堆塑的基本方法。

2. 上颌第一前磨牙殆面的堆塑。

【实验用品】

蓝色蜡条、红蜡片、红蓝铅笔、酒精灯、雕刻器一套、实验用石膏牙模型。

【方法与步骤】

(一) 本实验先示教,然后学生再操作。

为使学生熟练掌握塑牙方法,在做牙模堆塑前,必须反复进行基本方法练习。

1. **进行各种图形练习(如三角形、方形、圆形、曲线等)** 将雕刻器在火上烤热,立即置于蜡上,粘带适量的蜡液,作多种图形的线状堆蜡法练习,以便在牙模上作各种嵴、沟。

2. **直立蜡堆的练习** 直立蜡堆的形成,是堆牙尖的关键,在堆塑牙模前,必须在铅板或硬纸板上作直立堆蜡练习。操作过程中,应注意支点的应用和较熟练地掌握使用雕刻器。

将雕刻器在火上烤 1 分钟左右,立即置于蜡上并粘带适量的蜡液,然后将雕刻器竖直使蜡缓缓往尖端流,当液态蜡在尖端呈水滴状时,立即置铅板上,同时轻轻作小圆圈运动,待蜡凝固前移开雕刻器,蜡堆形成,形似圆锥体。

在形成直立蜡堆的过程中,应适时掌握移开雕刻器的时机,太快蜡堆高度不够,太慢蜡堆尖顶残缺似火山爆发。

(二)上颌第一前磨牙𬌗面的堆塑

1. **确定牙尖顶、边缘嵴和三角嵴的位置**　在均匀削去𬌗面约 2mm 厚的上颌第一前磨牙石膏模型上,参考同名牙标本的𬌗面解剖特点,用红色铅笔点出上颌第一前磨牙牙尖顶的位置,并画出三角嵴及边缘嵴的位置(附图 1-0-40)。

2. **形成牙尖**　在所定牙尖位置处,用蓝蜡直立堆高牙尖,其形态似圆锥体形。一般先堆颊尖后堆舌尖,修去多余部分,使颊尖较舌尖高,完成锥状牙尖(附图 1-0-41)。

3. **堆筑边缘嵴**　在所定边缘嵴位置上,由颊尖近中边缘开始堆加蜡,然后依次堆加颊侧及远中边缘(参考同名牙形态修整边缘嵴)(附图 1-0-42)。

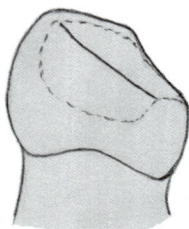

附图 1-0-40　模型准备　　　附图 1-0-41　形成牙尖　　　附图 1-0-42　堆筑边缘嵴

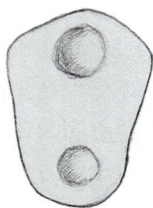

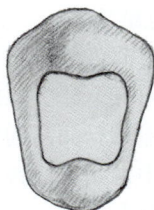

4. **三角嵴、颊舌面轴嵴的堆塑**　仔细观察同名牙颊尖三角嵴和舌尖三角嵴的高度、方向、解剖外形后,沿所定三角嵴位置加蜡形成各三角嵴,并雕刻完成三角嵴(附图 1-0-43)。同样完成颊舌面轴嵴的堆塑。

5. **窝与沟的形成**　用烧热的雕刻器蘸微量红色蜡液,让其缓流到窝、沟正确位置上。在中央部分形成下凹状窝,即中央窝,窝最深处即中央沟,中央沟向近中和远中有近中沟和远中沟,沟的近中和远中有小窝。参考同名牙窝、沟的走行方向,完成中央沟、近中沟、远中沟、近中窝和远中窝的雕刻。

6. **修整完成**　用蓝色蜡堆加颊面、舌面、近中面、远中面,参考同名牙的形态特点,完成各面的外形雕刻。此时已完成牙尖、边缘嵴、三角嵴、窝、沟和各轴面的雕刻,应反复检查修整,使其完全符合该牙的解剖特点(附图 1-0-44)。

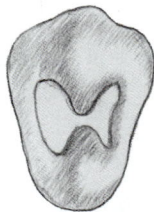

附图 1-0-43　堆筑三角嵴　　　　　　附图 1-0-44　修整完成

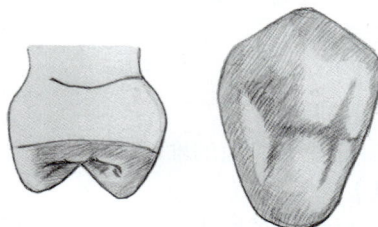

7. **注意事项**

(1)堆塑牙尖时,注意牙尖顶端的位置正确。在堆边缘嵴和三角嵴时,不要破坏牙尖顶的位置。

(2)整个𬌗面的聚合度要合适,过大、过小都是错误的。

(3)近远中边缘嵴应有一定的高度,否则将使牙尖显得突兀,𬌗面窝过浅。

【思考题】

堆塑上颌第一前磨牙𬌗面形态时的注意事项有哪些?

【撰写实验报告】

实验八　上颌第一磨牙𬌗面的堆塑

【目的与要求】

通过雕塑上颌第一磨牙𬌗面,掌握第一磨牙𬌗面的解剖特点,更有效地学习牙体解剖形态,明确形态与功能的关系,以便用于实践。

【学时】 3 学时。

【实验内容】

上颌第一磨牙𬌗面的堆塑。

【实验用品】

蓝色蜡条、红蜡片、红蓝铅笔、酒精灯、雕刻器一套、实验用石膏模型。

【方法与步骤】

1. **确定牙尖顶、边缘嵴和三角嵴的位置** 在均匀削去𬌗面约 2mm 厚的上颌磨牙石膏模型上,参考同名牙𬌗面牙尖位置的分布,用红色铅笔标记该牙𬌗面牙尖顶所在位置,并画出边缘嵴和三角嵴的位置(附图 1-0-45,附图 1-0-46)。

2. **形成牙尖** 在已确定的牙尖位置上,用蓝蜡堆高牙尖,形似圆锥体。堆尖的顺序是:近中颊尖→远中颊尖→近中舌尖→远中舌尖。蜡堆完成后,检查高度是否合适,添加或修整多余部分,完成牙尖的形态(附图 1-0-47)(具体操作步骤参见实验七中"堆牙尖方法")。

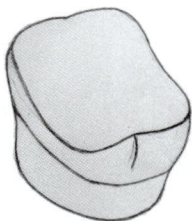

附图 1-0-45　模型准备

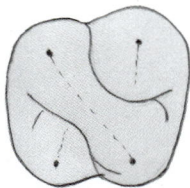

附图 1-0-46　确定牙尖顶、边缘嵴和三角嵴的位置

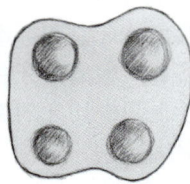

附图 1-0-47　形成牙尖

牙尖要求:颊尖距颊侧边缘近。近中颊尖最高,远中颊尖、近中舌尖其次,远中舌尖最低。

3. **堆筑边缘嵴** 磨牙边缘嵴的堆筑方法,类似前磨牙的堆筑法,沿所定边缘嵴的位置,从近中颊尖的近中边缘嵴开始,按照近中边缘→舌侧边缘→远中边缘→颊侧边缘的顺序,最终与起点汇合(即围绕牙冠𬌗面的周围堆筑边缘嵴),参考同名牙边缘嵴形态特点修整完成其外形(附图 1-0-48)。

4. **三角嵴的堆塑** 仔细观察同名牙颊尖三角嵴的高度、方向(尤其是斜嵴的走行方向)和解剖外形,结合已形成的牙尖、边缘嵴,从尖顶开始沿所画三角嵴方向、位置向窝的方向堆加蜡,形成三角嵴,添加或修整多余部分,使远中颊尖三角嵴与近中舌尖三角嵴相连形成斜嵴,完成三角嵴和斜嵴的堆塑(附图 1-0-49)。

5. **窝和沟的形成** 用烧热的雕刻器蘸微量红色蜡液,使其缓缓流到窝、沟的正确部位,在中央部分下凹形成中央窝,近中和远中下凹部分形成中央窝、近中窝和远中窝,如蜡流入过多应修去,过少应添加。参考同名牙窝及沟的走行方向,修整完成颊沟、远中舌沟、近中沟等沟的外形,在完成沟的雕刻时,勿伤及斜嵴(附图 1-0-50)。

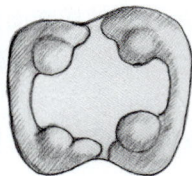

附图 1-0-48　堆筑边缘嵴

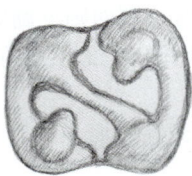

附图 1-0-49　三角嵴的堆塑

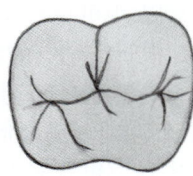

附图 1-0-50　窝和沟的形成

6. 修整完成　用蓝色蜡堆塑颊面、舌面、近中面、远中面,参考同名牙外形,用雕刻器完成各面外形的雕刻。结合该牙的正常解剖特点,再比较已完成的石膏牙模型,若有差异应反复修整,使其具有真实感(附图 1-0-51)。

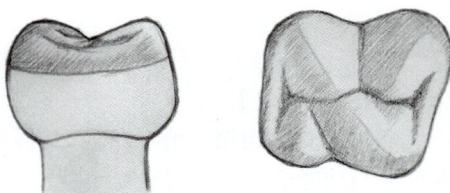

附图 1-0-51　修整完成

【思考题】

1. 确定上颌第一磨牙𬌗面三角嵴时应注意哪些问题?

2. 堆塑上颌第一磨牙𬌗面形态时的注意事项有哪些?

【撰写实验报告】

(刘来奎　褚凤清)

实验九　髓腔形态观察与绘制

【目的与要求】

通过对各种离体牙髓腔标本的观察和描绘,掌握髓腔的形态特征,掌握牙体外形与髓室和根管的关系,并了解髓腔的几种观察方法。

【学时】　3 学时。

【实验内容】

1. 观察离体牙髓腔标本。

2. 制备和观察离体牙髓腔磨片。

3. 描绘上颌中切牙的髓腔形态。

【实验用品】

全套恒牙髓腔剖面标本,恒牙髓腔透明标本,髓腔铸型标本,离体牙标本,铅笔,电机,磨石。

【方法与步骤】

1. 离体牙髓腔标本的观察

(1) 讲解观察髓腔的方法

1) 髓腔剖面观察法:是一种比较原始的观察方法,仅能观察平面形态。方法:根据需要,用金刚砂片将离体牙从近远中面剖开,观察髓腔正面形态,或从颊舌面剖开,观察侧面形态,或平牙根颈部、牙根中部横切,观察髓腔的大小、位置与牙外形的关系。

2) 髓腔铸型观察法:是一种可观察髓腔全貌的方法,缺点是破坏了牙体外形,不能与牙体外形结合观察。方法:去除牙髓后用甲基丙烯酸树脂等合成树脂注入髓腔,树脂固化后将牙浸入 40% 氢氧化钠溶液中,使牙体硬组织溶解,余留下来的即是髓腔的铸型。如果在活体通过血管灌注,可观察髓腔的毛细血管网铸型。

3) 透明标本观察法:透明标本观察法是一种可观察到髓腔立体形态的方法。方法:向髓腔内注入墨汁或合成树脂,5% 硝酸脱钙,冲洗后乙醇脱水,浸入二甲苯溶液中透明,最后放入松节油中保存、观察。

4) X 线片观察法:拍摄 X 线片,观察髓腔平面形态,或通过电脑图像处理软件,进行定量分析。

(2) 观察恒牙髓腔的剖面标本、透明标本,讲解各组牙的髓腔解剖形态特点

1) 上颌前牙髓腔形态特点:根管较粗大,一般为单根管,髓室与根管之间没有明显的界限。其近远中剖面观可见整个髓腔约呈三角形,唇舌剖面则见髓腔呈梭形。根管在牙颈部的横断面为圆三角形。根管向牙端的延伸线位于切缘的唇侧。上颌尖牙在近远中髓角之间有一更为突出的髓角。尖牙的牙根较长较粗,其根管也较长较粗。

2) 下颌前牙髓腔形态特点:与上颌前牙髓腔形态相似,但牙体较小,髓腔细小得多。唇舌径大于近远中径。根管多为窄而扁的单根管。

3) 上颌前磨牙髓腔形态特点:髓室似立方形,颊舌径大于近远中径,髓室位于牙冠颈部及根柱

内。颊舌剖面观有颊舌髓角分别突入颊尖和舌尖中,颊侧髓角较高,舌侧髓角较低。根尖分歧的部位比较接近根尖 1/3 部,一般从窝洞口很难见到或探及髓室底。颈部横切面观,髓腔呈细长的椭圆形或长圆形。上颌第一前磨牙多为 2 个根管,上颌第二前磨牙可能为 1 个根管,也可能为 2 个根管。

4) 下颌前磨牙髓腔形态特点:髓室顶上有颊舌两个髓角。颊舌剖面观,髓腔和根管的颊舌径较大,颊舌髓角突入颊舌牙尖内,颊侧髓角较舌侧髓角高。大多为 1 个粗大较直的根管,有时可为 2 个根管。牙颈部横切面观,根管多为圆形或卵圆形。

5) 上颌磨牙髓腔形态特点:颊舌面观,髓室形态与牙体外形相似,颊舌径很宽,有髓角突入相应牙尖内,其中近中颊髓角最高。髓室顶凹向下,髓室底呈圆形。颊侧根有近中和远中 2 个根管,根管口距离较近。腭侧根有 1 个粗大的根管。牙颈部横切面可见 3 个根管口的排列较规则,为近远中径短、颊舌径长的三角形。三角形的顶端为腭侧根管口,底边为 2 个颊根管口连线。上颌第一磨牙可能出现 2 个近颊根管的情况;上颌第二磨牙可能出现 2 个颊根融合为 1 个较粗大的颊根,根管也合为 1 个根管。上颌第三磨牙的变异更多,大部分融合为 1 个根管。

6) 下颌磨牙髓腔形态特点:下颌磨牙髓腔的近远中径明显大于颊舌径。近中髓角高于远中髓角,舌侧髓角高于颊侧髓角。髓室顶距髓室底较近。一般有 3 个根管,近中根有颊、舌 2 个根管,远中根多为 1 个粗大根管。下颌第一磨牙有时有 4 个根管,即近中根和远中根各有 2 个根管。下颌第二磨牙近远中根管有时在颊侧融合,根管亦在颊侧连通,根管横断面呈 C 字形,称为 C 形根管。下颌第三磨牙的髓腔多有变异,有的为 1 个融合根管。

(3) 观察乳牙髓腔的剖面标本、透明标本,讲解乳牙的髓腔解剖形态特点:乳牙髓腔形态与恒牙相似,其大小和特点与乳牙的外形一致。乳牙髓腔的特点是髓腔大,髓室薄,髓角高,根管粗,根管方向斜度较大,根尖孔大。

乳前牙的髓室与牙冠外形一致,多为单根管。

乳磨牙髓室一般为三根管,近中髓角较高。上颌乳磨牙有 2 个颊侧根管,1 个舌侧根管,下颌乳磨牙有 1 个近中根管和 2 个远中根管。乳磨牙根分叉较大而且微弯曲,根管也相应弯曲。

2. 离体牙髓腔磨片的制备和观察

(1) 根据离体牙的不同,确定磨片的剖开方向。磨牙在近中根处作颊舌切面观,前磨牙作颊舌切面观,前牙作近远中切面观。

(2) 根据离体牙的外形,确定中线,平分整个牙体,铅笔标记。

(3) 用磨石(电机)或钻针(涡轮机)沿中线剖开牙体。

(4) 将剖面磨光,观察。

3. 描绘上颌中切牙的髓腔形态

(1) 绘制近远中剖面髓腔形态:根据冠长(10.5mm)、根长(13.0mm)用铅笔画 a,b,c 三条平行线,ab=10.5mm,bc=13.0mm,过三条线作垂线 d,以 d 为中线,根据牙冠近远中径(8.5mm)、牙颈近远中径(7.0mm)分别作冠宽线和颈宽线(附图 1-0-52A)。注意唇面颈缘曲度不超过冠长 1/3(附图 1-0-52A 虚线所示)。

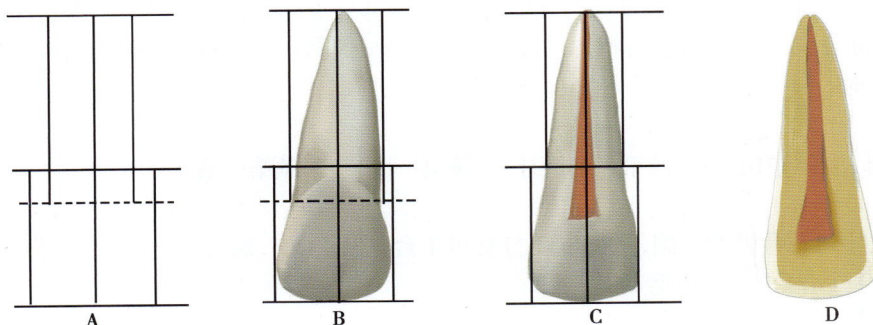

附图 1-0-52　上颌中切牙近远中剖面髓腔形态
A. 画线　B. 画外形轮廓　C. 画髓腔形态　D. 修改完成

在附图 1-0-52A 的基础上,根据上颌中切牙唇面冠根外形特点,画出唇面冠根外形轮廓(附图 1-0-52B)。

根据观察的上颌中切牙近远中剖面髓腔形态特点及髓腔与牙体外形的关系,画出近远中剖面髓腔形态。要求髓室顶最宽部位于牙冠中部,并且向根尖逐渐变细(附图 1-0-52C)。

对照标本检查并修改,完成上颌中切牙近远中剖面髓腔形态(附图 1-0-52D)。

(2) 绘制唇舌剖面髓腔形态:用上述方法首先画出 a,b,c 三条横线,然后根据唇舌径(7.0mm),牙颈唇舌径(6.0mm)分别画出牙冠和颈根的唇舌向宽度,再根据上颌中切牙邻面外形特点,画出邻面冠根外形轮廓(附图 1-0-53A)。

根据上颌中切牙唇舌剖面髓腔形态特点及髓腔与牙体外形关系画出唇舌剖面髓腔形态。要求髓腔最宽处位于颈部,髓腔分别向切端和根尖方向逐渐变细(附图 1-0-53B)。

对照标本检查并修改,完成唇舌剖面髓腔形态(附图 1-0-53C)。

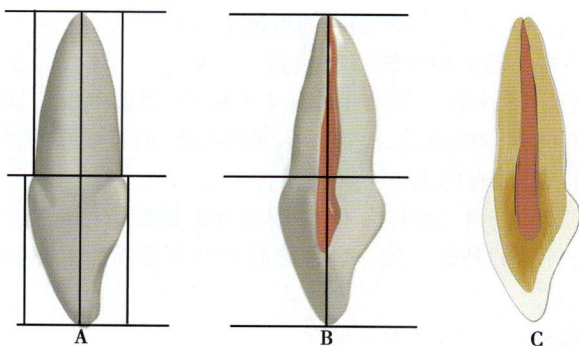

附图 1-0-53 上颌中切牙唇舌剖面髓腔形态
A. 画外形轮廓 B. 画髓腔形态 C. 修改完成

4. 在下颌第一磨牙剖面图上,填写各结构名称。

【思考题】

1. 前牙髓腔形态与牙体外形有何关系?

2. 磨牙髓腔形态与牙体外形有何关系?

3. 多根牙与单根牙的髓腔形态有何不同?

【撰写实验报告】

评定学生绘制的上颌中切牙及下颌磨牙髓腔剖面图。

(张 壁)

实验十 标准蜡牙的雕刻

【目的和要求】

通过蜡牙雕刻,加深对牙冠外形、牙尖与牙窝、外展隙与邻接点、支持尖与引导尖、纵𬌗曲线与横𬌗曲线、覆𬌗与覆盖、咬合接触部位等概念的理解,建立每颗牙与其邻牙、对颌牙相协调的概念。

【学时】 9 学时。

【实验内容】

雕刻标准蜡牙:上颌中切牙、上颌第一前磨牙、上颌第一磨牙、下颌第一磨牙。

【实验用品】

标准上、下颌牙列石膏模型 1 副,微型电动打磨机 1 台,裂钻 1 支,蜡刀 1 把,红蜡片若干,酒精灯、酒精喷灯各 1 个,红色特种铅笔 1 支。

【方法和步骤】

(一) 模型预备

1. 缺牙牙位制备 利用打磨机裂钻将标准牙列石膏模型上的左侧上颌中切牙、上颌第一磨

学习笔记

牙以及右侧上颌第一前磨牙和下颌第一磨牙的牙冠部分磨除,牙冠中心保留一固位桩(附图1-0-54),作为后面所雕蜡牙的固位装置,注意操作时勿损伤邻牙结构。

2. **咬合关系标记**　将上、下颌石膏模型置于牙尖交错位状态,用红色铅笔在上、下颌模型的前牙区和双侧后牙区画好标记(附图1-0-55),以便在堆蜡后能准确地咬合到牙尖交错位置。

(二)上颌中切牙雕刻

1. **堆蜡**　切取烘烤后的软蜡,用手塑成与上颌中切牙大小相似的蜡块,迅速插入缺牙间隙(紧密包绕固位桩),稍高出邻牙。趁蜡块尚软时,与下颌石膏模型按照已确定好的标记在牙尖交错位置闭合(模拟临床咬紧牙),用拇指和示指迅速轻压蜡块的唇侧和舌侧,使蜡块的唇、舌侧突度及大小与邻牙相协调,注意勿用力过大形成凹陷。

2. **轮廓修整**　去除覆盖在邻牙上多余的蜡,形成与对侧上颌中切牙大小相接近的蜡块。参照邻牙形态初步形成外展隙和邻间隙,注意雕刻时不要损伤石膏模型。

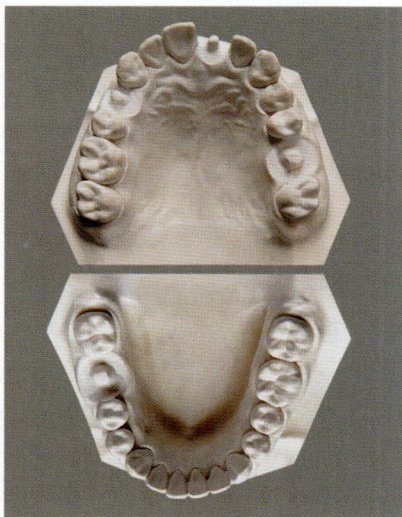

附图1-0-54　用于蜡牙雕刻练习的上、下颌石膏模型

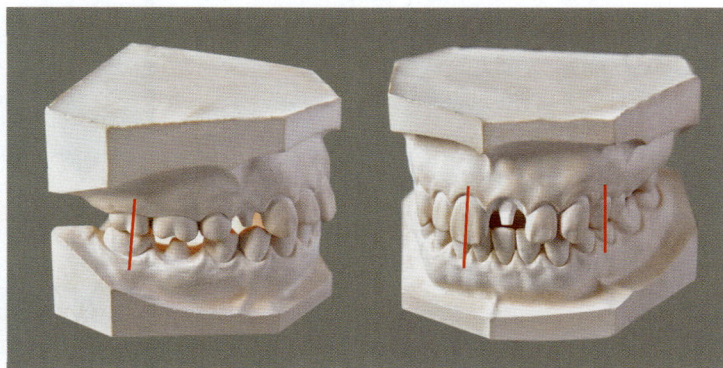

附图1-0-55　标记好的上、下颌石膏模型

3. **唇面雕刻**　参照邻牙唇侧形态雕刻出唇侧牙颈线和近、远中缘,同时形成唇侧外展隙和邻间隙。参照邻牙唇面形态雕刻,使上颌中切牙唇面大小、突度与邻牙协调,注意唇面颈嵴附近略突,冠中及切1/3较平坦。参照邻牙切端切端过长的部分形成切缘,注意使切缘自近中向远中略向龈侧倾斜,同时形成近中切角和远中切角,近中切角接近直角,远中切角较圆钝。雕刻近、远中轴面角,注意近中轴面角较锐,远中轴面角较钝。

4. **舌面雕刻**　参照邻牙舌面形态雕刻舌面,注意舌面较唇面窄,在近、远中部分应适当多去除些蜡。雕刻出舌侧牙颈线和近、远中边缘嵴,舌侧轴面角的雕刻同唇面。先在距近、远中缘和切缘约1.5mm,距颈缘约2.5mm处用蜡刀划出舌窝的位置,参照对侧上颌中切牙的舌窝形态用蜡刀尾部刮去一层蜡形成浅凹,同时形成舌面隆突。在舌面切端以与舌面呈约45°角的方向削去一层蜡形成切嵴。

5. **喷光**　雕刻完成后,用酒精喷灯喷光,喷时火焰要不停地移动,使表层蜡迅速溶化并能很快重新凝结,形成光滑的表面。最后稍加修整使各部分的结构清晰自然(附图1-0-56)。

(三)上颌第一前磨牙雕刻

1. **堆蜡**　将蜡块迅速置于缺牙区,在牙尖交错位置紧咬,轻压蜡块使之与邻牙相协调。

2. **轮廓雕刻**　参照邻牙与对侧同名牙去除多余的蜡,形成颈缘、外展隙和邻间隙,注意由于邻接点偏颊侧,颊外展隙应小于舌外展隙,初步形成一长方体,颊舌径较大,近远中径较小。蜡块的高度应与邻牙形成协调的曲线。

3. **颊、舌面雕刻**　参照邻牙与对侧同名牙雕刻颊面形态，颊面外形高点在颈 1/3，颊颈嵴较圆突，因此颊面中 1/3 和𬌗 1/3 适当多去除些蜡。颊面颊轴嵴明显，雕刻时蜡刀所经过的部位形成斜面，近中、远中各雕刻出一个斜面，即近颊斜面和远颊斜面，两斜面相交形成颊轴嵴。颊尖近中斜缘长，而远中斜缘短，颊尖偏远中。

参照邻牙与对侧同名牙雕刻舌面形态，由于颊面大于舌面，因此在舌面的近、远中部分应适当多去除些蜡。舌面较圆钝，舌轴嵴不明显。舌面外形高点位于舌面的中 1/3，舌面𬌗 1/3 和颈 1/3 应适当多去除些蜡。注意雕刻舌面的远中边缘嵴时应适当多去除些蜡，以确保舌面的远中边缘嵴较近中边缘嵴长，舌尖偏向近中。轴面形态完成后，牙的𬌗面轮廓及牙尖的位置就确定了。

4. **𬌗面雕刻**　蜡刀面与水平面约成 45° 角自颊尖沿颊尖三角嵴方向向𬌗面中央雕刻，形成颊尖的近舌斜面；同样，自舌尖沿舌尖三角嵴方向向𬌗面中央雕刻，形成舌尖的近颊斜面；再从近中边缘嵴所在位置斜向内下雕刻，三刀交汇形成近中点隙。同理雕刻颊尖的远舌斜面、舌尖的远颊斜面和远中边缘嵴，三刀交汇形成远中点隙。连接近、远中点隙形成中央沟。注意舌尖较颊尖圆钝，且舌尖三角嵴不明显，应适当多去除些蜡。

5. **喷光**（附图 1-0-57）。

6. **检查咬合关系**　上颌第一前磨牙雕刻时舌尖应严格按照咬合印记所确定的高度雕刻，以保证上下颌之间有良好的咬合接触关系。另外，颊尖、舌尖的位置和高度应与邻牙相协调，颊尖顶、舌尖顶和中央沟应分别与其邻牙的颊尖顶、舌尖顶和中央沟形成流畅的上颌纵曲线的前部。

（四）上颌第一磨牙雕刻

1. **堆蜡**　基本同上颌第一前磨牙堆蜡方法。

2. **轮廓雕刻**　参照邻牙与对侧同名牙去除多余的蜡，形成颈缘、外展隙和邻间隙（注意颊外展隙应小于舌外展隙），注意：①颊面较平坦，外形高点位于颈 1/3，颊面自近中至远中向舌侧倾斜，注意颊面远中轴面角应适当多去除些蜡，形成较钝的远颊轴面角；②舌面小于颊面，较圆突，舌面外形高点位于中 1/3，舌面𬌗 1/3 和颈 1/3 应适当多去除些蜡；③舌面近中轴面角处应适当多去除些蜡，形成较钝的近舌轴面角。最终使𬌗面形态呈斜方形，颊舌径大于近远中径，蜡块与邻牙形成协调的曲线。

3. **颊、舌面雕刻**　参照邻牙与对侧同名牙雕刻颊面形态，首先确定近中颊尖和远中颊尖的位置，近中颊尖和远中颊尖大小相似，颊沟基本平分颊面的近远中径，分别雕刻近中颊尖和远中颊尖的近颊斜面和远颊斜面，近中颊尖的远颊斜面与远中颊尖的近颊斜面相交处形成颊沟，颊沟的长度不超过颊面的中 1/3。

舌面近中舌尖约占近远中径 3/5，远中舌尖约占 2/5，确定舌面沟的位置，分别雕刻近中舌尖和远中舌尖的近舌斜面、远舌斜面，近中舌尖的远舌斜面和远中舌尖的近舌斜面相交处形成舌沟，舌沟较颊沟浅，长度不超过舌面的𬌗 1/3。注意雕刻过程中随时调整蜡牙与邻牙颊舌面突度和𬌗面高度的协调关系。

4. **𬌗面雕刻**　参照上颌第一前磨牙的雕刻方法，注意上颌舌尖为支持尖，圆突，约占𬌗面颊舌径的 3/5，颊尖为引导尖，高陡，约占𬌗面颊舌牙径的 2/5。首先雕刻近中颊尖的近舌斜面和近中舌尖的近颊斜面，然后雕刻近中边缘嵴，雕刻时刀尖斜向下，三刀交汇处形成近中点隙。雕刻近中颊

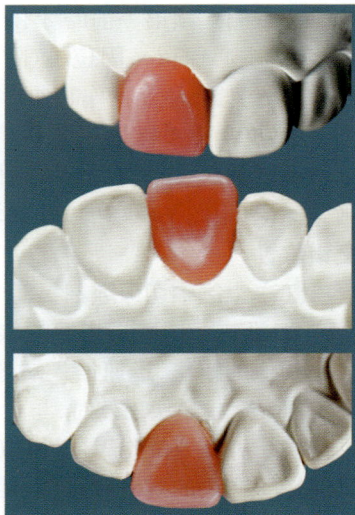

附图 1-0-56　雕刻完成的上颌中切牙蜡牙

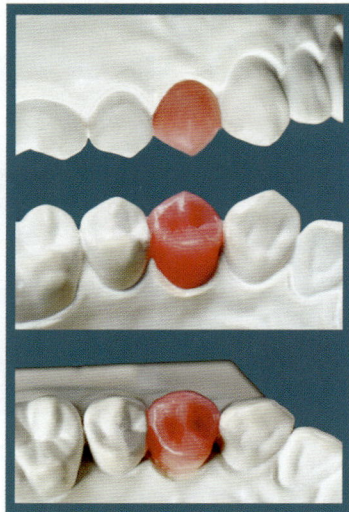

附图 1-0-57　雕刻完成的上颌第一前磨牙蜡牙

尖的远舌斜面和远中颊尖的近舌斜面,两斜面相交处形成颊沟,同时在殆面中央偏颊侧约1mm处形成中央点隙。将远中颊尖的近舌斜面和近中舌尖的近颊斜面相连续形成斜嵴的近中斜面。分别雕刻近中舌尖的远颊斜面和远中颊尖的远舌斜面,二者相连续形成斜嵴的远中斜面。雕刻远中舌尖的远颊斜面和远中边缘嵴,二者的雕刻轨迹与先前完成的远中颊尖的远舌斜面交汇形成远中点隙。最后雕刻远中舌尖的近颊斜面,同时形成远中舌沟。

　　5. 喷光(附图1-0-58)。

　　6. 检查咬合关系　参照上颌第一前磨牙的方法检查蜡牙的咬合关系,注意上颌第一磨牙的舌尖为支持尖,应与下颌牙有良好的接触关系,颊尖为非支持尖,应与邻牙形成协调的曲线。

　　(五)下颌第一磨牙雕刻

　　1. 堆蜡　同上颌第一磨牙堆蜡方法。

　　2. 轮廓雕刻　参照邻牙与对侧同名牙去除多余的蜡,形成颈缘、外展隙和邻间隙,注意:①颊面较突,外形高点位于颈1/3,因此颊面的中1/3和殆1/3应多去除些蜡;②舌面小于颊面,较平坦,舌面外形高点位于中1/3,舌面殆1/3和颈1/3应适当多去除些蜡。最终使殆面形态呈长方形,近远中径大于颊舌径,蜡块与邻牙形成协调的曲线。

　　3. 颊、舌面雕刻　参照邻牙与对侧同名牙雕刻颊面形态,首先确定近中颊尖、远中颊尖和远中尖的位置,三尖在颊面近远中径上所占的比例约为2:2:1。参照上颌第一磨牙颊面的雕刻方法,分别雕刻三个牙尖的近颊斜面和远颊斜面,其中近中颊尖的远颊斜面和远中颊尖的近颊斜面相交处形成颊沟,远中颊尖的远颊斜面和远中尖的近颊斜面相交处形成远颊沟。颊沟较深,长度不超过牙冠的中1/3,末端形成点隙。远颊沟略向远中倾斜,较浅,长度不超过牙冠的殆1/3。

　　确定近中舌尖和远中舌尖的位置,两舌尖基本平分舌面近远中径,雕刻近中舌尖和远中舌尖的近舌斜面、远舌斜面,其中近中舌尖的远舌斜面和远中舌尖的近舌斜面相交处形成舌沟,舌沟较颊沟浅,长度不超过舌面的殆1/3。注意雕刻过程中随时调整蜡牙与邻牙颊舌面突度和殆面高度的协调关系。

　　4. 殆面雕刻　参照上颌第一磨牙的雕刻方法,注意下颌颊尖为支持尖,圆突,约占殆面颊舌径的3/5,舌尖为引导尖,高陡,约占殆面颊舌径的2/5。首先雕刻近中颊尖的近舌斜面和近中舌尖的近颊斜面,然后雕刻近中边缘嵴,三刀交汇处形成近中点隙。雕刻近中颊尖的远舌斜面和远中颊尖的近舌斜面,两斜面相交处形成颊沟,雕刻近中舌尖的远颊斜面和远中舌尖的近颊斜面,两斜面相交处形成舌沟,同时四刀交汇处形成中央点隙(中央点隙位于殆面中央偏舌侧约1mm处)。雕刻远中尖的远舌斜面和远中舌尖的远颊斜面,再雕刻远中边缘嵴,三刀交汇处形成远中点隙。雕刻远中颊尖的远舌斜面和远中尖的近舌斜面,两斜面相交处形成远颊沟,远颊沟末端止于远中点隙。最后完成连接中央点隙与近中点隙的近中沟和连接中央点隙与远中点隙的远中沟。

　　5. 喷光(附图1-0-59)。

　　6. 检查咬合关系　参照上颌第一磨牙的方法检查蜡牙的咬合关系,注意下颌第一磨牙的颊尖为支持尖,应与上颌牙有良好的接触关系,舌尖为非支持尖,应与邻牙形成协调的曲线。

　　【思考题】

　　标准的蜡牙雕刻有哪几方面的形态学要求?

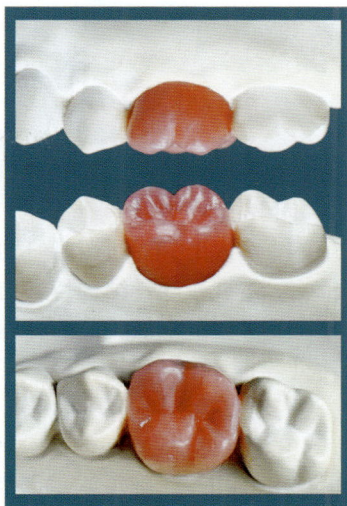

附图1-0-58　雕刻完成的上颌第一磨牙蜡冠

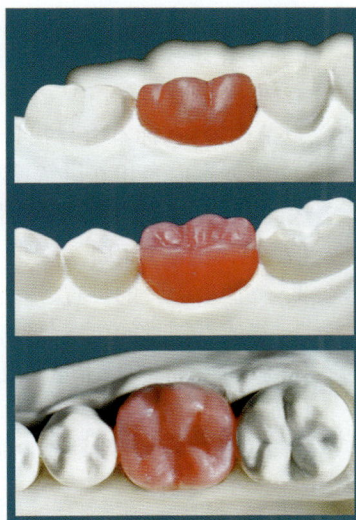

附图1-0-59　雕刻完成的下颌第一磨牙蜡牙

学习笔记

(于世宾)

附录二　口腔颌面颈部解剖实验教程

实验一　上、下颌骨及相关的颅骨

【目的和要求】

1. 掌握上、下颌骨和颧骨的结构特点,表面重要骨性标志的位置、内容及临床意义。

2. 掌握颅底骨结构特点,有关骨孔、骨裂的位置、内容及临床意义。

3. 掌握颞下颌关节的骨性组成及结构特点。

【学时】　4学时。

【实验内容】

1. 观察上颌骨一体四突的形态结构　认识上颌体的四个面及上颌窦的特点。明确眶下缘、眶下孔、眶下管、眶下沟、牙槽突、尖牙窝、颧牙槽嵴、上颌结节、后上牙槽孔、鼻道、上颌窦裂孔、翼腭管、腭大孔、鼻腭孔、鼻腭管等的位置、内容及临床意义。了解上颌后牙根尖与上颌窦的密切关系。

2. 观察下颌骨体与下颌支的结构特点　认识以下结构的位置和临床意义:颏孔、外斜线、上颏棘和下颏棘、内斜线、舌下腺窝、下颌下腺窝、牙槽缘、下颌下缘、喙突、髁突、乙状切迹、下颌孔、下颌小舌、下颌支外侧隆凸、翼肌粗隆、咬肌粗隆、下颌管、下颌角。

3. 颧骨体及三突的观察。

4. 观察组成颞下颌关节的关节面及关节头的结构特点,认识颞下颌关节负重面的所在位置。

5. 观察颅底有关解剖结构的位置、内容及临床意义　翼突、翼内板、翼外板、翼切迹、锥突、翼突窝、翼钩、翼突上颌裂、颞下嵴、翼腭窝、圆孔、卵圆孔、棘孔、眶下裂、破裂孔、内耳门、颈静脉孔、舌下神经管、茎突、茎乳孔、颞下颌关节窝、乳突、乳突切迹。

【实验用品】

1. 头颅骨　包括上、下颌骨,颧骨及颅底外面。

2. 颞下颌关节标本。

3.《口腔解剖生理学》教材　有关上、下颌骨、颞下颌关节、颧骨、蝶骨及颅底等部分内容及图谱。

【方法和步骤】

1. 根据各校实际情况2~4人一套颅骨,按本实习内容要求,分工对照颅骨及图谱,阅读教科书有关章节内容,在标本上寻找与解剖相关的内容,使所学内容感性化、条理化。

2. 将观察内容相互讲解,要求边讲边指出其在颅骨的具体位置,加强巩固所学的理论知识。

3. 画出观察到的上、下颌骨,颞下颌关节示意图,并标出解剖名称(要求看得清楚的草图)。

【小结讨论与复习】

1. 叙述上颌骨的位置、形态及其与周围骨的关系。

2. 叙述下颌骨的位置、形态及其与周围骨的关系。

3. 叙述上、下颌骨上重要孔裂的位置、内容及临床意义。

【实验报告与评定】

每人完成一份上颌骨或下颌骨的解剖图,并标出解剖名称。

实验二　颌面部浅层结构、腮腺及面神经解剖关系

【目的和要求】

1. 掌握面部主要表情肌的位置、分布特点,了解其附着部位及临床意义。

2. 掌握面部浅层动脉及静脉的走行,了解其分布范围。

3. 掌握眶下孔及颏孔的位置、内容及临床意义。

4. 掌握腮腺的境界、解剖层次、内容及导管等的特点及临床意义。

5. 掌握面神经的走行、分布及其与腮腺的关系。结合临床熟悉暴露面神经主干或分支的方法。了解面神经与下颌后静脉的关系。

【学时】 4 学时。

【实验内容】

（一）解剖操作部分

1. 解剖面部浅层结构,观察部分表情肌的附着部位及方向。

2. 解剖面动脉、面静脉,观察其走行、分支及分布范围。

3. 解剖面神经总干及分支,观察其与腮腺的解剖关系。

4. 解剖腮腺,观察腮腺筋膜的解剖结构特点。

（二）标本观察部分

1. 观察面部主要表情肌的位置及附着特点。

2. 观察面部面动脉、面静脉的走行及分支。

3. 观察眶下孔及颏孔位置、形态及内容。

4. 观察腮腺位置、外形及腮腺筋膜。

5. 观察面神经主干、分支及出腮腺时的位置。

6. 观察下颌后静脉与面神经、腮腺的关系。

【实验用品】

1. 头颈部尸体及解剖器械一套。

2. 标本及图谱

（1）面部表情肌。

（2）面动脉及面静脉。

（3）眶下及颏下血管。

（4）腮腺及腮腺管。

（5）面神经。

（6）下颌后静脉。

【方法和步骤】

（一）解剖操作步骤

1. **做皮肤切口** 自鼻根向下沿鼻面沟绕鼻孔和口唇边缘向下至颏部中点,再沿下颌下缘向后至下颌后方上至耳根部。又自鼻根向后绕下睑下缘做切口,经颧弓上方至颞部。切口的深度在面部时到皮下,在下颌下区时切开颈阔肌。在上述的组织层次进行面部皮瓣的翻瓣。面部皮瓣的剥离应尽量薄,在下颌下区应在颈阔肌与颈深筋膜之间分离。教师介绍翻瓣技巧。

2. **翻面瓣时观察** 在下颌下缘切开颈阔肌并进行翻瓣时注意观察面神经下颌缘支,勿予切断。结合标本,观察其走行、位置、联系手术上的重要性。在口角周围注意口轮匝肌纤维的走行方向。观察降口角肌、提上唇肌、降下唇肌等表情肌的位置(结合标本和图片)。

3. **显露面动脉及面静脉** 在咬肌前下角,自后向前分离出面静脉和面动脉,注意面神经下颌缘支在其浅面越过,结合标本观察血管走行。分离到口角水平时,注意面动脉在口角上方和平口角处分别发出上、下唇动脉。结合标本观察血管吻合和走行于唇黏膜下组织时的位置,认知口唇血管丰富在伤口愈合、手术和侧支循环上的意义。结合标本注意观察面静脉有一支穿颊脂体与翼静脉丛相通,认知面部感染的蔓延途径。教师介绍显露及追踪血管的技巧。

4. **显露眶下孔及颏孔** 在眶下缘中点下 0.5~0.8cm,或在鼻端和眼外角连线的中点处切开肌肉,分离出自眶下孔走出的眶下神经和血管,结合标本和图片观察眶下神经血管的走行、认知眶下神经阻滞麻醉标志点和针刺穴位。讨论眶下间隙的位置。

在距中线 2.5~3.0cm 相当于下颌第一、第二前磨牙下方,切开肌肉,分离出自颏孔的血管神经。结合标本和图片观察血管神经的走行,认知颏神经阻滞麻醉标志点。

5. **显露腮腺与面神经** 将耳前的脂肪去除,露出腮腺鞘和咬肌筋膜,注意筋膜和腮腺紧贴并深入腮腺内,将腮腺分成多个小叶。显露腮腺和咬肌,并注意有无腮腺淋巴结。注意咬肌的起止点。

在腮腺前缘相当于耳垂(或耳屏)至口角与鼻翼中点的连线的中1/3段上寻找出腮腺管,注意导管穿入颊肌的角度,结合其临床意义。沿腮腺前缘相当于腮腺管的平面向上、下分离筋膜寻找面神经分支。在导管上、下方咬肌表面寻找上、下颊支。在腮腺前上缘、沿颧弓下缘寻找面神经颧支。在腮腺上缘和耳屏前1.5cm处寻找面神经颞支。在下颌骨下缘的咬肌前下角处找到面神经下颌缘支。自腮腺下端分出颈支。结扎切断腮腺管,并沿各面神经分支的平面翻开腮腺浅叶。由前向后分离出颞面干、颈面干和面神经主干。观察面神经主干出茎乳孔时的毗邻解剖关系。注意主干与下颌后静脉、颈外动脉在腮腺内的排列关系。结合标本注意观察面神经平面的浅、深面的腮腺大小和腮腺深面的重要血管和神经。观察腮腺与外耳道、颞下颌关节、乳突和咽旁间隙的毗邻关系。注意面神经颞支、颞面干和颞下颌关节的毗邻关系,结合其临床意义。观察在耳根后方皮下组织中行走的耳大神经。教师介绍分离面神经及腮腺浅叶翻开的技巧。

（二）标本观察

1. 观察面部表情肌的分布与肌纤维方向,联系其各自的功能。
2. 观察颈外动脉在面部的主要分支,结合其走向了解其分布范围。
3. 观察腮腺与面神经的关系,观察腮腺表面的神经、血管关系。

【小结讨论与复习】

1. 颌面部可分几个区?面部软组织有哪些特点?
2. 面部表情肌如何分布?其特点是什么?
3. 口轮匝肌的特点是什么?
4. 面动脉及面静脉在面部如何走行?与面神经下颌缘支是什么关系?面静脉与翼丛有哪些通路?
5. 唇冠状动脉的特点是什么?
6. 眶下孔、颏孔、颊脂体有何解剖特点?
7. 试比较唇、颊部的境界、层次及内容。
8. 试述腮腺咬肌区的境界、层次和内容。
9. 叙述腮腺的外形及周界、导管的走行及开口位置。
10. 腮腺筋膜有何特点?其临床意义是什么?
11. 试述面神经的分支走行和支配、与腮腺的关系。
12. 显露面神经主干与分支有哪些方法?

【实验报告与评定】

1. 图示面动脉及面静脉在面部的走行,与面神经下颌缘支的关系。拉线用文字标出血管及重要的毗邻解剖结构的名称。
2. 图示出茎乳孔时的面神经主干及出腮腺时分支等的解剖位置、毗邻关系。拉线用文字标出有关结构的解剖名称。

实验三　颌面部深层结构、面侧深区及颌面诸间隙解剖结构

【目的和要求】

1. 掌握颌面诸间隙的解剖范围、层次内容,了解其交通及临床意义。
2. 掌握面侧深区的境界和内容。
3. 掌握翼静脉丛、上颌动脉、上颌静脉的走行及临床意义。
4. 掌握三叉神经上颌支及下颌支的走行、分布及其临床意义。

【学时】 4学时。

【实验内容】

（一）解剖操作部分

1. 解剖颞间隙、咬肌间隙、颞下间隙、翼下颌间隙,观察其内容及相互间的连通。
2. 解剖面侧深区,观察翼静脉丛、上颌动脉、上颌静脉、翼外肌及三叉神经第三支的位置及分布走行。

（二）标本及图片观察

1. 观察咀嚼肌的位置及肌纤维方向。

2. 观察上颌动脉、上颌静脉、翼静脉丛、脑膜中动脉的位置及分布。

3. 观察下牙槽动脉及三叉神经下颌支：颊神经、耳颞神经、舌神经、下牙槽神经。三叉神经上颌支：眶下神经，上牙槽前、中、后神经，翼腭神经节，腭神经等。

4. 观察咽旁间隙，了解其内容及交通。

【实验用品】

1. 头颈部尸体及解剖器械。

2. 有关内容的标本及图片。

【方法和步骤】

（一）解剖操作步骤

1. **解剖颞间隙**　自颧弓上缘寻找颞浅筋膜和颞深筋膜。注意两筋膜间、筋膜与颞肌间有较多的脂肪组织，即颞浅间隙。用长弯止血钳自颞浅间隙经颧弓深面向下前方深入，可达颊脂体附近的颊部间隙，认知临床感染蔓延的途径。

2. **解剖咬肌间隙**　在颧弓下缘切断咬肌，讨论咬肌的附着及咬肌间隙。在下颌乙状切迹处分离并切断咬肌的血管、神经。在颧弓上将骨膜行 H 形切开，用骨膜剥离器剥离骨膜，用线锯或骨剪剪断一段颧弓（即咬肌附着部分）。观察颞肌在下颌骨喙突、下颌支及磨牙后区的止点。

3. **解剖面侧深区**　自下颌支 1/2 的下颌孔上方穿过一根线锯，锯断下颌支，锯时要用骨膜剥离器深入下颌支的内面以保护其深面的组织。然后掀起下颌支上部断端，切除骨膜，暴露面侧深区。讨论颞下间隙及翼下颌间隙的境界，主要内容结构，联系感染的来源、蔓延的途径。结合标本观察翼内肌、翼外肌的起止点。

去除骨膜，结合标本，观察翼静脉丛的交通，认知颅内、外静脉的通连和上牙槽后神经阻滞麻醉时常出现血肿的原因。

去除翼静脉丛，在下颌髁突颈部的深面，翼外肌的浅面解剖上颌动脉、静脉。联系颞下颌关节手术或行上颌骨手术时的临床意义。在上颌动脉根部的上、下缘分别剥离出脑膜中动脉和下牙槽动脉。在翼内肌的表面分离出下牙槽神经和舌神经直至下颌孔水平，注意它们的走行，认知下牙槽神经、舌神经的阻滞麻醉标志点。舌神经相对于下颌第三磨牙的位置关系，联系临床上下颌第三磨牙手术时尽量保护舌神经勿受损伤。

（二）标本观察

1. 观察三叉神经上颌支及下颌支的走行及分布。

2. 观察上颌动脉、上颌静脉的分支及分布，注意上颌动脉与髁突的关系。

3. 观察翼外肌与三叉神经的关系。

4. 观察咽旁间隙的位置、毗邻和内容及交通。

【小结讨论及复习】

1. 讨论颌面部咀嚼肌群的起止点和作用。讨论下颌骨骨折错位的解剖因素。

2. 搞清"间隙"这个概念。各间隙（颞、咬肌、颞下、翼下颌、咽旁等）的解剖境界、层次内容、交通及其临床意义。

3. 叙述上颌动脉走行及主要分支和临床意义。

4. 叙述翼静脉丛的位置、交通及其临床意义。

5. 叙述三叉神经第二、三支的走行及分布。

6. 叙述三叉神经分支与翼外肌的关系。

【实验报告与评定】

1. 图示上颌动脉的走行、分支及其重要毗邻关系，拉线用文字标出名称。

2. 图示三叉神经下颌支各分支走行分布及其重要毗邻关系，拉线用文字标出名称。

3. 图示说明三叉神经感觉纤维在面部的分布范围。

实验四　口腔局部解剖结构、颞下颌关节解剖结构

【目的和要求】

1. 掌握舌下区的境界、内容及交通。

2. 掌握舌的结构特点。

3. 掌握腭部的结构特点。

4. 掌握颞下颌关节的解剖特点、毗邻关系及其临床意义。

【学时】 4学时。

【实验内容】

（一）解剖操作部分

1. 解剖舌下区 观察其内容,注意舌神经、舌下神经与下颌下腺管的关系。

2. 解剖腭部 观察切牙孔、腭大孔的位置及通过的神经、血管,观察翼钩的位置、绕过的肌肉及临床意义。

3. 解剖颞下颌关节 观察关节囊、关节盘及关节韧带的解剖特点。

（二）标本及图片观察

1. 观察软腭肌肉标本。

2. 观察舌的剖面标本。

3. 观察颞下颌关节标本。

4. 观察舌下腺、下颌下腺位置,观察口底肌肉的组成。

【实验用品】

1. 头颈部尸体及解剖器械。

2. 有关内容的标本及图片。

【方法和步骤】

（一）解剖操作步骤

1. 解剖舌下区 自下唇中部行全层切开,直达下颌骨下缘。将下颌骨下缘的软组织切断直至骨缘,用骨膜剥离器分离骨膜,切断颏神经,切开下颌骨舌侧黏膜,拔除左下颌中切牙或右下颌中切牙。自下颌骨中间用线锯锯断。将其掀起,用骨膜剥离器游离翼内肌附丽于下颌角的部分,去除骨膜,观察舌下区的位置及解剖结构。注意舌下腺的位置、形态和大小,舌下腺管的特点。注意观察舌下腺与舌体之间的重要结构,如下颌下腺管、舌神经(导管与舌神经的交叉)、舌下动脉、舌深静脉、舌下静脉、舌下神经等的位置、走行及其与舌下腺的关系。切开舌骨舌肌可见舌动脉,观察其走行。以便于今后在临床手术中对这些结构加以保护。

2. 腭部解剖 从腭部一侧黏膜上,距龈缘 1~2mm 处,从侧切牙向后直到上颌结节后方切开,达骨面。剥离黏骨膜瓣。在侧切口的后端,上颌结节的内后方,可扪及翼钩的位置。认知腭裂手术中凿断翼钩的原因。掀起腭部黏骨膜瓣,找到腭大孔及由孔走出的神经血管束,但不能损伤它。认识此孔的位置及神经血管束的名称和功能及临床意义。于此侧切口的前端,左、右上颌中切牙之间切牙乳头的深面可见切牙孔及由孔走出的鼻腭神经血管束。认识其位置、功能及临床意义。结合标本观察软腭肌肉。

3. 解剖颞下颌关节 显露颞下颌韧带和关节囊后,在其上做 T 形切开,翻开关节囊,活动髁突断端,识别关节盘外侧面,切断关节盘与关节囊的外侧联结处。结合标本观察关节囊,关节盘,上、下关节腔的结构特点及其附丽、关节韧带等。观察颞下颌关节与腮腺、面神经颞面支、颈支、外耳道、中耳、翼外肌的毗邻关系。

（二）标本观察

1. 观察软腭肌肉标本,了解肌纤维方向及作用。

2. 观察舌的剖面标本,了解舌内肌、舌外肌的走行,明确其在舌体运动中的作用。

3. 观察颞下颌关节标本,了解关节囊、关节盘、上下关节腔、关节韧带的结构特点及其附丽,了解其韧带的起止点及作用。

4. 观察舌下腺、下颌下腺位置,了解其与下颌舌骨肌的关系。

【小结讨论与复习】

1. 叙述舌下区的境界、层次内容、交通、舌下腺及导管结构特点。

2. 颞下颌关节结构有何特点? 触摸自己的双侧髁突,感受开闭口时髁突的位置和动度。

3. 腭部结构有何特点、有哪些重要表面标志? 软腭肌肉有哪些功能?

4. 舌的结构有何特点?

5. 简述肌性口底的组成及特点。

【实验报告及评定】

1. 图示舌下腺与下颌下腺管、舌神经、舌下神经及舌下动脉的毗邻关系,拉线用文字标出名称。

2. 图示颞下颌关节的解剖结构并拉线标出名称。

3. 画简图说明舌的神经支配。

实验五　颈部诸结构、下颌下三角解剖结构

【目的和要求】

1. 掌握下颌下三角的解剖特点。

2. 重点掌握颈动脉三角区与颈外动脉结扎有关的解剖内容。

3. 熟悉颈清扫有关的解剖内容。

【学时】　4学时。

【实验内容】

(一) 解剖操作部分

1. **解剖下颌下区**　观察下颌下三角的内容,注意各神经、血管与导管间的关系。

2. **解剖颈前区**　观察部分舌骨下肌群的起止点及部分神经。

3. **解剖胸锁乳突肌区**　观察颈鞘结构。

4. **解剖颈动脉三角区**　观察其内容。

(二) 观察标本及图片

1. 观察颈筋膜分层模型及标本。

2. 观察颈部肌肉的分层。

3. 观察颈部有关的脑神经、颈淋巴结、胸导管、颈交感干、颈鞘、膈神经及臂丛。

【实验用品】

1. 头颈部尸体及解剖器械。

2. 有关内容的标本及图片。

【方法及步骤】

(一) 解剖操作步骤

1. 解剖下颌下三角区　沿已切开的下颌骨下缘下方之皮肤及颈阔肌切口,切开颈深筋膜浅层。于下颌骨下缘与下颌下腺之间寻找下颌下淋巴结,观察其位置,联系其接受淋巴的范围。剥离下颌下腺腺鞘,显露下颌下腺。对比剥离腮腺鞘膜与下颌下腺鞘有何不同。在咬肌前下角的下颌骨下缘处,找出面动脉及面静脉,观察两者的位置关系,与下颌下淋巴结、面神经下颌缘支及下颌下腺的关系。继而分离下颌下腺下方,将下颌下腺从二腹肌、中间腱、舌骨舌肌、下颌舌骨肌等表面分离出来。应注意下颌下腺深方的舌下神经及其伴行静脉。然后将下颌下腺牵向前上,在下颌下腺的后上方,二腹肌后腹及茎突舌骨肌的上缘处找到面动脉的近心端。再进一步往前上方分离下颌下腺上份的深面,将下颌舌骨肌拉向前,显露由上而下排列有舌神经、下颌下腺管及下颌下腺深部与舌下腺相接触。注意舌神经与下颌下腺的关系,其间有下颌下神经节相连。在下颌舌骨肌与舌骨舌肌之间,由上往下观察舌神经、下颌下腺管、舌下神经及其伴行静脉的毗邻关系,舌神经与下颌下腺管的鉴别及交叉的形态与位置。

2. 在颈正中切开皮肤直达胸骨颈静脉切迹,再沿锁骨向后切开皮肤、颈阔肌直达胸锁乳突肌

后缘,翻起皮肤颈阔肌瓣,观察颈外静脉走行并观察胸锁乳突肌、肩胛舌骨肌、胸骨舌骨肌、胸骨甲状肌、斜方肌等的位置、起止点及外形;了解颈部分区;寻找颈神经丛浅支、枕小神经、锁骨上神经及耳大神经。

3. 切开锁骨上区的颈深筋膜浅层,于锁骨上缘上1~1.5cm处,分别切断胸锁乳突肌的胸、锁骨头,将胸锁乳突肌翻起,再于锁骨上1.5cm处切开颈血管鞘。显露颈内静脉、颈总动脉及迷走神经,观察它们的排列关系。在分离颈内静脉下端时,注意邻近的左胸导管或右淋巴导管以及胸膜顶。结合临床讨论其意义。

4. 继续沿锁骨平面向后剥离 于椎前筋膜浅面,在肩胛舌骨肌与斜方肌前缘相交处,将肩胛舌骨肌下腹切断。在锁骨上三角可观察肩胛上、颈横动静脉,以及汇入锁骨下静脉的颈外静脉下端。并可观察椎前筋膜深面、前斜角肌前缘下行的膈神经和位于前中斜角肌之间的臂丛神经。在颈后三角区,于斜方肌前缘距锁骨上约5cm处,可观察副神经的走行。继续沿之向上剥离于副神经穿出胸锁乳突肌后缘。在分离颈后三角底面时,应识别颈丛神经、膈神经及臂丛神经。结合标本观察颈丛皮支的分布;认知颈丛皮支阻滞麻醉的标志点;观察颈交感干的位置。

5. 解剖颈动脉三角区 观察颈动脉窦和颈动脉体的位置。观察舌下神经呈弓形跨过颈内、外动脉的表面,有舌下神经发出降支,在颈鞘前面下行,与第三颈神经分支构成颈襻。分离出颈外动脉在颈部的分支:甲状腺上动脉、舌动脉、面动脉、枕动脉和咽升动脉。仔细鉴别颈内、外动脉。认知颈外动脉结扎的注意点。

(二)标本观察

1. 观察颈筋膜分层模型及标本,了解各层颈筋膜所覆盖的内容。
2. 观察颈部肌肉的分层,了解颈部分区的依据。
3. 观察胸锁乳突肌区标本,了解颈淋巴结的排列分布。
4. 观察颈部深层标本,了解有关的脑神经、胸导管、颈交感干、颈鞘、膈神经、臂丛等结构的位置。

【小结讨论与复习】

1. 颈部有几个分区?
2. 叙述下颌下三角的境界、下颌下腺及导管的结构特点及其毗邻的重要神经、血管和淋巴结。
3. 颈动脉三角区的境界、层次、内容及临床意义。
4. 颈动脉、静脉的走行和分布。
5. 在颈淋巴清扫术中,清扫锁骨上三角应注意哪些问题?
6. 颈淋巴群的位置、淋巴及胸导管的走行。简述其接受淋巴的范围,在口腔颌面部的肿瘤转移和感染中的重要意义。

【实验报告与评定】

1. 图示下颌下腺与面动脉、上颌静脉、面神经下颌缘支、舌神经、舌下神经的毗邻关系,拉线标出名称。
2. 图示颈动脉三角的内容,指出颈外动脉结扎的部位及其毗邻关系,拉线标出名称。

(郭 莲)

实验六 颈部浅层结构、下颌下三角与肌三角解剖

【目的和要求】

1. 掌握颈阔肌、颈部浅筋膜和颈丛皮神经的解剖特点。
2. 掌握下颌下三角的解剖特点。
3. 掌握气管颈段的解剖特点。

【学时】 4学时。

【实验内容】

(一)解剖操作部分

1. **解剖颈部浅层结构** 观察颈阔肌的起止、位置和肌纤维方向;颈外静脉、颈前静脉的位置、

行程和穿入封套筋膜的位置;颈丛皮神经各支浅出的位置、走行方向。

2. **解剖下颌下区** 观察下颌下三角的内容,注意各神经、血管与导管间的关系。

3. **解剖肌三角** 观察部分舌骨下肌群的起止点及部分神经;观察气管颈段的位置和毗邻关系。

(二) 观察标本及图片

1. 观察颈筋膜分层模型及标本。

2. 观察颈部肌肉的分层。

【实验用品】

1. 头颈部尸体及解剖器械。

2. 有关内容的标本及图片。

【方法与步骤】

(一) 实验操作步骤

1. **皮肤切口与翻剥皮片** 做如下皮肤切口:

(1) 自颏点起沿颈前正中线至胸骨颈静脉切迹中点。

(2) 自颏点起沿下颌骨下缘至下颌角,继续沿下颌支后缘,经耳廓下方延伸至乳突根部。

(3) 自乳突根部起沿上项线至枕外隆突。

(4) 自胸骨颈静脉切迹的中点起,越过胸锁关节沿锁骨至肩峰。

自前正中线切口将皮片剥离翻向外侧,直至斜方肌前缘处,显露颈阔肌。颈部皮肤较薄,故切口不宜太深,以免伤及深部结构。

2. **解剖颈部浅层结构**

(1) 沿锁骨将颈阔肌切断,并将该肌向上翻起至下颌骨下缘,注意保留深面的浅静脉和皮神经;在下颌角处找出从腮腺下端由深筋膜浅出并分布于颈阔肌的面神经颈支。

(2) 自下颌角后方向下,沿胸锁乳突肌表面解剖出颈外静脉,追踪至其下端在锁骨上方穿入深筋膜处;观察该静脉周围的颈外侧浅淋巴结,并清除之。在前正中线两侧自上而下解剖出颈前静脉并追踪至穿入深筋膜处;观察该静脉周围的颈前浅淋巴结,并清除之。

(3) 在胸锁乳突肌后缘中点附近的浅筋膜内找出颈丛的皮支:①颈横神经在颈外静脉深面越该肌表面至颈前;②耳大神经伴颈外静脉沿该肌表面上行至耳廓附近;③枕小神经沿该肌后缘上行至枕部;④锁骨上神经向外下方分为内、中、外 3 支,分布于颈外侧及胸、肩部。

3. **解剖颏下三角** 移除两侧二腹肌前腹之间的颈筋膜浅层,观察颏下淋巴结,后将其清除;显露两侧二腹肌前腹,确认颏下三角的境界;解剖并观察颏下三角深面的下颌舌骨肌。

4. **解剖下颌下三角**

(1) 移除下颌下三角内的封套筋膜浅层,暴露下颌下腺;注意观察腺体浅面与下颌骨下缘之间的下颌下淋巴结,必要时将其清除。

(2) 在咬肌止点前方、下颌骨下缘寻找面动脉及面静脉,注意观察两者的相互关系,逆行追踪面动脉至下颌下腺与下颌骨之间。将下颌下腺翻向前上,解剖出二腹肌后腹和茎突舌骨肌;在此两肌的上缘寻找面动脉的近心端,并追踪其绕过下颌下腺。

(3) 切断二腹肌前腹在下颌骨上的起点,将该肌腹翻向下外,修洁三角深面的下颌舌骨肌;沿下颌骨下缘和中线切断下颌舌骨肌,显露其深面的舌骨舌肌,并在该肌表面寻找舌下神经。

(4) 在舌骨大角上方与舌下神经之间寻找舌动脉及其伴行静脉,该动脉由舌骨舌肌后缘潜入其深面。

(5) 在下颌下腺深部前缘、舌骨舌肌表面寻找下颌下腺管,并寻认舌神经及其下方的下颌下神经节。舌神经先位于该管的后上方,而后向前经该管的外侧,勾绕该管至其内侧,分布于舌。

5. **解剖肌三角** 在颈后垫一木枕,让标本头后仰,使气管浅移。

(1) 清除浅层胸骨舌骨肌和肩胛舌骨肌上腹、深层胸骨甲状肌和甲状舌骨肌表面的筋膜,确认各肌的境界和起止,勿损伤从外侧进入各肌的支配神经。沿正中颈白线在两侧胸骨甲状肌之间钝性分开颈深筋膜,用拉钩以相等的力量将肌肉拉向两侧,并以手指触摸环状软骨及气管,确保组织分离沿气管前中线进行,以免分离至气管侧方而找不到气管。

(2) 辨认覆盖于第 2~3 气管环前壁的甲状腺峡部;在甲状腺峡下方的气管前间隙内寻找甲状腺最下动脉,及由甲状腺下静脉互相吻合成的静脉丛。沿正中线将峡部切断,向两侧翻开,显露气管颈段。观察气管颈段的起始,计数软骨环。

(3) 分离气管与食管之间的结缔组织,观察食管颈部,它位于气管后方,稍偏左侧;在咽与食管颈部筋膜与椎前筋膜之间探查食管颈部后方的咽后间隙,内有咽后淋巴结及疏松结缔组织。

(二) 标本观察

1. 观察颈筋膜分层模型及标本,了解各层颈筋膜所覆盖的内容。

2. 观察颈部肌肉的分层,了解颈部分区的依据。

3. 观察颈部标本,了解颈部诸结构的毗邻关系。

【小结讨论与复习】

1. 颈部浅筋膜内有哪些结构?

2. 下颌下三角的境界、下颌下腺及导管的结构特点及其毗邻的重要神经和血管,淋巴结。

3. 气管颈段的境界、层次、内容及毗邻关系。

4. 气管切开术的注意事项。

【实验报告与评定】

1. 图示下颌下腺与面动脉、上颌静脉、面神经下颌缘支、舌神经、舌下神经的毗邻关系,拉线标出名称。

2. 图示气管切开的部位及其毗邻关系,并拉线用文字标出名称。

实验七　胸锁乳突肌区与颈动脉三角解剖

【目的和要求】

1. 掌握颈鞘及其内容物。

2. 重点掌握颈动脉三角区与颈外动脉结扎有关的解剖内容。

3. 熟悉颈清扫有关的解剖内容。

【学时】　4 学时。

【实验内容】

(一) 解剖操作部分

1. **解剖下颌下区**　观察下颌下三角的内容,注意各神经、血管与导管间的关系。

2. **解剖颈前区**　观察部分舌骨下肌群的起止点及部分神经。

3. **解剖胸锁乳突肌区**　观察颈鞘结构。

4. **解剖颈动脉三角区**　观察其内容。

(二) 观察标本及图片

1. 观察颈筋膜分层模型及标本。

2. 观察颈部肌肉的分层。

3. 观察颈部有关的脑神经、颈淋巴结、胸导管、颈交感干、颈鞘、膈神经、臂丛。

【实验用品】

1. 头颈部尸体及解剖器械。

2. 有关内容的标本及图片。

【方法及步骤】

(一) 解剖操作步骤

1. 沿胸锁乳突肌前缘稍后纵行切开筋膜,暴露出该肌和颈动脉三角;观察颈动脉三角的境界,胸锁乳突肌的起止和走行。

2. 在胸锁乳突肌中段切断该肌,分别向下、向上边分离边翻起,至其上 1/3 的深面时,找出进入该肌的副神经分支和动脉,同时注意勿损伤其深面的肩胛舌骨肌中间腱和副神经。

3. 解剖沿颈动脉鞘排列的颈外侧深淋巴结,其中肩胛舌骨肌中间腱以上者为颈外侧上深淋巴结，以下者为颈外侧下深淋巴结。观察后清除之，以显露颈动脉鞘。

4. 解剖颈内静脉的属支　面静脉从前上向后下越过过二腹肌后腹浅面，与下颌后静脉前支汇合后平下颌角汇入颈内静脉；舌静脉平舌骨大角、甲状腺上静脉平甲状软骨上缘、甲状腺中静脉在环状软骨弓平面汇入颈内静脉。

5. 在肩胛舌骨肌中间腱之上，沿颈动脉鞘前壁寻找并追踪与舌下神经相连的颈袢上根，以及来自第 2、第 3 颈神经前支的颈袢下根；两者在平环状软骨弓平面合成颈袢，从颈袢上发支至舌骨下肌群。

6. 解剖颈动脉鞘

(1) 纵形切开颈动脉鞘，显露颈内静脉、颈总动脉和颈内动脉；注意观察在鞘内，颈内静脉位于颈总动脉和颈内动脉的外侧。

(2) 向上解剖颈总动脉，约平甲状软骨上缘处，可见颈总动脉分为颈内、外动脉；颈外动脉初居颈内动脉的前内侧，后转至其外侧；在分叉处，观察颈总动脉末端和 / 或颈内动脉起始部管壁膨大形成的颈动脉窦；在分叉处的后方寻找颈动脉小球。

(3) 钝性分离颈总动脉与颈内静脉，在两者之间的后方找出迷走神经干。

7. 解剖颈外动脉的分支　在颈外动脉起点处稍上方寻找甲状腺上动脉，追踪至甲状腺叶上端；平舌骨大角尖处寻找舌动脉，追踪至其潜入二腹肌后腹深面；平下颌角高度寻找面动脉，追踪至二腹肌后腹深面入下颌下三角；寻找自面动脉起始部颈外动脉后面发出的枕动脉，行向后上至枕部；试找出在颈外动脉起始端内侧发出的咽升动脉。

8. 在颈内、外动脉浅面解剖出沿二腹肌后腹下缘走行的舌下神经，追踪其经后腹深面进入下颌下三角。

9. 向外牵拉颈部大血管及迷走神经干，于颈椎体的两侧，椎前筋膜的深面寻找颈交感干。

(二) 标本观察

1. 观察颈筋膜分层模型及标本，了解各层颈筋膜所覆盖的内容。

2. 观察胸锁乳突肌区标本，了解颈淋巴结的排列分布。

3. 观察颈部深层标本，了解有关的脑神经、胸导管、颈交感干、颈鞘、膈神经、臂丛等结构的位置。

【小结讨论与复习】

1. 颈动脉三角区的境界、层次、内容及临床意义。

2. 颈动脉、静脉的走行和分布。

3. 在颈淋巴清扫术中，清扫锁骨上三角应注意哪些问题？

4. 颈淋巴群的位置，淋巴及胸导管的走行。简述其接受淋巴的范围，在口腔颌面部的肿瘤转移和感染中的重要意义。

【实验报告与评定】

1. 图示下颌下腺与面动脉、上颌静脉、面神经下颌缘支、舌神经、舌下神经的毗邻关系，拉线标出名称。

2. 图示颈动脉三角的内容，指出颈外动脉结扎的部位及其毗邻关系，拉线标出名称。

实验八　头皮、面部浅层结构和腮腺解剖

【目的和要求】

1. 了解头皮的解剖特点及临床意义。

2. 掌握面部主要表情肌的位置、分布特点，了解其附着部位及临床意义。

3. 掌握面部浅层动脉及静脉的走行，了解其分布范围。

4. 掌握眶上切迹(孔)、眶下孔及颏孔的位置、内容及临床意义。

5. 掌握腮腺的境界、解剖层次、内容及导管等的特点及临床意义。

6. 掌握面神经的走行、分布及其与腮腺的关系；结合临床熟悉暴露面神经主干或分支的方法；了解面神经与下颌后静脉的关系。

【学时】　4学时。

【实验内容】

（一）解剖操作部分

1. **解剖头皮**　观察头皮的结构和层次。

2. **解剖面部浅层结构**　观察部分表情肌的附着部位及方向。

3. **解剖面动脉、面静脉**　观察其走行、分支及分布范围。

4. **解剖面神经总干及分支**　观察其与腮腺的解剖关系。

5. **解剖腮腺**　观察腮腺筋膜的解剖结构特点。

（二）标本观察部分

1. 观察头皮的血管和神经。

2. 观察面部主要表情肌的位置及附着特点。

3. 观察面部面动脉、面静脉的走行及分支。

4. 观察眶下孔及颏孔位置、形态及内容。

5. 观察腮腺位置、外形及腮腺筋膜。

6. 观察面神经主干、分支及其出腮腺时的位置。

7. 下颌后静脉与面神经、腮腺的关系。

【实验用品】

1. 头颈部尸体及解剖器械一套。

2. 标本及图谱

（1）头皮。

（2）面部表情肌。

（3）面动脉及面静脉。

（4）眶上、眶下及颏血管神经。

（5）腮腺及腮腺管。

（6）面神经。

（7）下颌后静脉。

【方法和步骤】

（一）解剖操作步骤

1. 解剖头皮

（1）皮肤切口：自额前正中发际处起始，沿中线向后经颅顶至枕外隆突做一纵形切口；从颅顶向两侧至耳廓根部做横形切口。

（2）从颅顶向下翻起皮肤，注意浅筋膜较厚而致密，内有丰富的血管神经。

（3）在颅顶暴露帽状腱膜，做一十字形切口，用刀柄或镊子钝性探查腱膜下组织，注意该层较疏松，其范围扩展至整个帽状腱膜下。

（4）在一侧暴露顶骨骨膜，并做一十字形切口，用刀柄或镊子钝性探查骨膜下间隙的范围局限于单个颅骨表面。

2. 解剖面部浅层结构

（1）皮肤切口：①自额前正中发际处起始，沿中线向下经鼻背，再绕鼻翼做环形切口，继沿人中向下至唇缘，绕唇裂至下唇缘正中，再沿颏部正中向下切至下颌骨下缘；②由口角向两侧至耳屏；③沿下颌骨下缘切至耳垂根部（已行颈部解剖不再做此切口）；④从鼻根向两侧至眼内眦，绕睑裂环形切至眼外眦，继向后外切至耳廓根部的上缘。将皮瓣向外侧翻起。由于口周的皮肤有表情肌纤维附着，剥离皮片时要注意不要剥得过厚。

（2）清除浅筋膜，解剖修洁各部面肌。辨认眼轮匝肌和口轮匝肌，在上、下唇都有与口轮匝肌相交织的辐射状小肌。颈阔肌由颈部向上跨过下颌骨下缘，其后部纤维向前作90°角弯曲止于口角，此即笑肌。在该肌上方是自颧骨至口角的颧肌。将颧肌和笑肌轻轻分开（勿损伤该处神经血管）可暴露颊肌。从下缘将眼轮匝肌向上翻起，在颧肌内前方，于眶下缘和上唇间清理出提上唇肌。

在口角下方与下颌骨下缘间清理降口角肌(在外侧)和降下唇肌(在内侧)。

(3) 在下颌骨下缘与咬肌前缘相交处找出面动脉,清理出在面动脉后方与之伴行的面静脉。向上内追踪面动脉至口角附近,找到其发出的下唇动脉和上唇动脉,并追踪至上、下唇。注意观察面动脉和上、下唇动脉行程迂曲。继续向上追踪面动脉主干至鼻侧。

(4) 在眶上缘内、中 1/3 交界处做纵形切口,剥开眼轮匝肌,寻找自眶上切迹(孔)浅出的眶上神经和血管,以及位于其内侧的滑车上神经和血管。在眶下缘剥离提上唇肌起点并向下翻该肌,暴露其深面从眶下孔穿出的眶下神经和血管。在神经血管深面的肌为提口角肌。在口角后方、下颌骨体外侧面分开降口角肌,找出颏神经和血管。

3. 腮腺咬肌区解剖

(1) 在耳屏前方纵行切开腮腺咬肌筋膜浅层,并向前翻起,暴露腮腺。注意腮腺表面有耳大神经和腮腺淋巴结。在颧弓下方约一横指处的腮腺前缘找出腮腺管,并向前追踪至咬肌前缘,见其呈直角向内穿入颊部。

(2) 由上而下找出在腮腺周边穿出的神经和血管。在腮腺上缘找出颞浅动、静脉,并在血管的后方找出三叉神经的耳颞神经。在腮腺前缘上方,找出跨越颧弓向前上方走行的面神经颞支和颧支。在腮腺管上、下方找出横行向前走行的面神经颊支。在下颌角附近找出面神经下颌缘支。在腮腺下缘找出进入颈阔肌深面的面神经颈支,以及下颌后静脉的前支和后支。

(3) 逆行追踪面神经分支,沿其浅面将腮腺浅叶成片翻起并清除,腮腺深叶因在血管神经深面,可用尖镊仔细剔除,暴露面神经在腮腺内交织成网的情况,并追踪其主干出茎乳孔处。找出下颌后静脉、颈外动脉及其两终支。

(二) 标本观察

1. 观察头皮的层次和血管神经的配布。

2. 观察面部表情肌的分布与肌纤维方向,简述其各自的功能。

3. 观察颈外动脉在面部的主要分支,结合其走向了解其分布范围。

4. 观察腮腺与面神经的关系,观察腮腺内外的神经、血管关系。

【小结讨论与复习】

1. 头皮各层结构有何特点? 血管神经如何配布? 联系临床注意点。

2. 头顶皮质骨有何特点? 取顶骨条时应注意什么问题?

3. 颌面部可分几个区? 面部软组织有哪些特点?

4. 面部表情肌如何分布? 其特点是什么?

5. 口轮匝肌的特点是什么?

6. 面动脉及面静脉在面部如何走行? 与面神经下颌缘支是什么关系? 面静脉与翼丛有哪些通路?

7. 上、下唇动脉的特点是什么?

8. 眶下孔、颏孔、颊脂体有何解剖特点?

9. 试比较唇、颊部的境界、层次及内容。

10. 试述腮腺咬肌区的境界、层次和内容。

11. 叙述腮腺的外形及周界、导管的走行及开口位置。

12. 腮腺筋膜有何特点? 其临床意义是什么?

13. 试述面神经的分支走行和支配及其与腮腺的关系。

14. 显露面神经主干与分支有哪些方法?

【实验报告与评定】

1. 图示面动脉及面静脉在面部的走行,与面神经下颌缘支的关系。拉线用文字标出血管及重要的毗邻解剖结构的名称。

2. 图示说明三叉神经感觉纤维在面部的分布范围。

3. 图示出茎乳孔时的面神经主干及出腮腺时分支等的解剖位置、毗邻关系。拉线用文字标出有关结构的解剖名称。

实验九　颞区、颞下颌关节和颞下区解剖

【目的和要求】

1. 掌握颌面诸间隙的解剖范围、层次内容,了解其交通及临床意义。
2. 掌握颞下颌关节的解剖特点、毗邻关系及其临床意义。
3. 掌握面侧深区的境界和内容。
4. 掌握翼静脉丛,上颌动脉、静脉的走行及临床意义。
5. 掌握三叉神经上颌支及下颌支的走行、分布及其临床意义。

【学时】 4学时。

【实验内容】

(一) 解剖操作部分

1. 解剖颞区 观察其内容及相互间的连通。

2. 解剖颞下颌关节 观察关节囊、关节盘及关节韧带的解剖特点。

3. 解剖颞下区 观察翼静脉丛,上颌动、静脉,翼内、外肌,以及三叉神经下颌支的位置及分布走行。

(二) 标本及图片观察

1. 观察咀嚼肌的位置及肌纤维方向。
2. 观察颞下颌关节标本。
3. 观察上颌动脉、静脉,翼静脉丛,下牙槽动脉及脑膜中动脉的位置及分布。
4. 观察三叉神经下颌支:颊神经、耳颞神经、舌神经、下牙槽神经;三叉神经上颌支:眶下神经、上牙槽前、中、后神经,翼腭神经节,腭神经等。
5. 观察咽旁间隙,了解其内容及交通。

【实验用品】

1. 头颈部尸体及解剖器械。
2. 有关内容的标本及图片。

【方法和步骤】

(一) 解剖操作步骤

1. 解剖咬肌间隙

(1) 在颊部的咬肌前缘和口角间,观察颊肌,在末端切断面神经各支,并向后翻起,将游离的腮腺导管向前翻起,暴露出咬肌,观察其起止和分层以及各层的纤维方向。

(2) 在咬肌起点的前后锯断颧弓,连同咬肌翻向下方,打开咬肌间隙,注意观察由下颌切迹上方穿出至咬肌的神经和血管,看清后切断,以便将咬肌全部翻下。

2. 解剖颞间隙

(1) 在颞窝处观察覆盖颞肌表面的颞筋膜。沿颧弓上缘切开颞筋膜,切开时注意观察它分两层,分别止于颧弓的外面及内面;浅深两层筋膜间有较多的脂肪组织,即颞浅间隙。尽量向上翻起颞筋膜,暴露出颞肌。观察颞肌在下颌骨喙突、下颌支及磨牙后区的止点。

(2) 斜行锯断下颌骨喙突,将喙突连同颞肌止端向上翻,打开颞深间隙,显露颞窝底的骨,并可见进入颞肌的血管和神经。仔细辨认和观察翼点。

3. 颞下区解剖

(1) 在下颌颈和下颌角处锯断下颌骨外侧板,用骨凿从下颌支后缘小块小块地移除下颌支外侧板,暴露贴于内侧板的下颌管;仔细用骨凿剥开下颌管壁,观察其内走行的下牙槽血管、神经。

(2) 钝性分离下颌支内侧的骨膜,锯断下颌颈,用咬骨钳逐步移除下颌支内侧板,保留下牙槽血管、神经。观察翼内肌的位置、起止和纤维走行。

(3) 观察位于翼外肌表面的翼静脉丛,由丛向后形成一短干,是上颌静脉,与颞浅静脉汇合成下颌后静脉。寻找自丛行向前下方的面深静脉,连至面静脉。观察完翼丛后可将其清除。清理位于翼外肌表面的上颌动脉主干,并尽量向上追踪至翼腭窝,但不要损伤其分支(有时上颌动脉位于

翼外肌深面,可待以后解剖)。

(4) 观察翼外肌的位置、起止和纤维走行,从起点处断离该肌,注意从上、下两头间穿出的颊神经并保留之。

(5) 显露颞下颌韧带和关节囊后,在其上做 T 形切开,翻开关节囊,活动髁突断端,识别关节盘外侧面,切断关节盘与关节囊的外侧连结处。结合标本观察关节囊,关节盘,上、下关节腔的结构特点及其附丽、关节韧带等。观察颞下颌关节与腮腺、面神经颞面支、颞支、外耳道、中耳、翼外肌的毗邻关系。沿上关节腔周切断关节囊,将翼外肌与下颌髁突一起移除。

(6) 辨认上颌动脉的分支,脑膜中动脉穿过耳颞神经两根之中向上入棘孔,下牙槽动脉、颞深动脉和颊动脉均与同名神经伴行,其主干经眶下裂入眶更名为眶下动脉。

(7) 在卵圆孔下方寻认下颌神经干,于后方找出行向后的耳颞神经,它以两根包绕脑膜中动脉。沿神经干向下追查下牙槽神经,直至下颌孔,在它入孔前发出一细小的下颌舌骨肌支。在下牙槽神经前方找出舌神经,将舌神经稍向前推,检查自后上斜向前下而加入的鼓索。在下颌神经干前方,找出行向前下的颊神经,还有分布于咀嚼肌的咬肌神经、颞深神经和翼外肌神经。最后,可在卵圆孔下方扭转下颌神经干,寻找位于其深面的耳节和连于耳节的小支。

(8) 追寻面神经发出至二腹肌后腹和茎突舌骨肌的分支。

(9) 在近翼腭窝处,于上颌结节表面,寻认上牙槽后神经和动脉,沿神经向上追踪上颌神经至圆孔,辨认上颌神经分出的颧神经和眶下神经,并于上颌神经干下方找出翼腭神经节和与其连接的小支。

(二) 标本观察

1. 观察颞下颌关节标本,了解关节囊、关节盘、上下关节腔、关节韧带的结构特点及其附丽。了解其韧带的起止点及作用。

2. 观察三叉神经上颌支及下颌支的行走及分布。

3. 观察上颌动脉、上颌静脉的分支及分布,注意上颌动脉与髁突的关系。

4. 观察翼外肌与三叉神经的关系。

5. 观察咽旁间隙的位置、毗邻和内容及交通。

【小结讨论及复习】

1. 讨论颌面部咀嚼肌群的起止点和作用。联系下颌骨骨折错位的解剖因素。

2. 搞清"间隙"这个概念。各间隙(颞、咬肌、颞下、翼下颌、咽旁等间隙)的解剖境界、层次内容、交通及其临床意义。

3. 颞下颌关节结构有何特点? 联系临床检查方法。

4. 叙述上颌动脉走行、主要分支及其临床意义。

5. 叙述翼静脉丛的位置、交通及其临床意义。

6. 叙述三叉神经第二、三支的走行及分布。

7. 叙述三叉神经分支与翼外肌的关系。

【实验报告与评定】

1. 图示颞下颌关节的解剖结构并拉线标出名称。

2. 图示上颌动脉的走行、分支及其重要毗邻关系,拉线用文字标出名称。

3. 图示三叉神经下颌支各分支走行、分布及其重要毗邻关系,拉线用文字标出名称。

(项　涛)

附录三　口腔功能实验教程

实验一　口颌系统检查

【目的和要求】

通过同学间的相互检查,初步学会使用常用的口腔检查器械,了解口颌系统的检查方法,了解牙列的形态,掌握覆𬌗、覆盖、牙尖交错位、正中关系𬌗、下颌姿势位等概念与意义,并加深对颞下颌关节及口颌肌的形态和功能特征的理解。

【学时】　3 学时。

【实验内容】

口颌系统检查。

【实验用品】

一次性口腔检查盘(包括镊子、口镜和探针)1 套,无菌手套 1 双,直尺 1 把,咬合纸、消毒棉条若干。

【方法与步骤】

老师按照实验报告中的口颌系统检查表逐项复习相关概念,并示教检查方法;然后学生两人一组,互相检查,填写检查表。

【思考题】

1. 口颌系统检查的手法有哪些注意事项?

2. 分别叙述牙尖交错𬌗、牙尖交错位、后退接触位、下颌姿势位与正中关系的概念。

3. 检查结果有何特点和规律?

【实验报告与评定】

填写口颌系统检查表。

(张　壁　于世宾)

实验二　下颌运动轨迹描记

【目的和要求】

了解下颌运动轨迹描记仪(mandibular kinesiograph,MKG 或 ARGUS Digma Ⅱ)的基本工作原理,了解下颌运动轨迹的生理和病理学意义。

【学时】　1 学时(示教)。

【实验用品】

下颌运动轨迹描记仪、干棉球、酒精棉球、复合树脂或粘固粉、硅橡胶咬合记录材料、光固化基托树脂、玻璃离子粘接剂。

【实验原理简介】

1. MKG　是 20 世纪 70 年代发明的一种无接触式下颌运动轨迹描记装置,是根据磁电转换原理设计而成的。MKG 主要由固定在下颌切牙区与下颌联动的磁钢、附着在面架上的磁敏传感器和示波器等组成。磁钢作为信号源,磁敏传感器将所接收的磁场变化,通过电磁转换为电信号,被显示、打印和储存。检测时将磁钢固定于下颌中切牙接触点区,将附有磁敏传感器的面架固定于头颅上。由于磁钢周围磁场的强度与磁钢和磁敏传感器的距离的立方成正比,下颌运动时磁钢也随之移动,各磁敏传感器与磁钢间位移的改变造成了磁场强度的变化,磁场强度通过磁敏传感器被转换为电信号,电信号经过放大和线性化,在示波器上可以显示出下颌切点在水平、矢状、冠状 3 个平面上的移动情况,即下颌运动的轨迹。MKG 可以与肌电仪联机同时记录咀嚼肌电变化,但不能记录髁突的运动轨迹,髁突运动轨迹较为复杂,需要采用专门的描记系统进行记录。

MKG 下颌运动轨迹描记仪由以下部分组成:

(1) 磁钢:固定于下颌中切牙唇面。

(2) 面架:有 6 个磁敏传感器。

(3) 眼镜架:将面架固定于颅面部。

(4) 示波器。

2. ARGUS Digma Ⅱ　由超声波电转换器、超声波发射器、超声波接收器和计算机组成。用超声波发射器作为信号源,通过夹板固定于下颌牙列,与固定于颅面部的超声波接收器布置成阵,接受超声波信号。用多普勒效应原理计算信号源的空间位移和移动速度。通过计算机运算,可以从信号源与下颌的空间位置关系,得出预先标定下颌上任意一点的运动轨迹数据文件。该仪器通常显示下颌切点和左、右侧髁点在额状面、矢状面和水平面上的运动轨迹（附图 3-0-1，附图 3-0-2）。

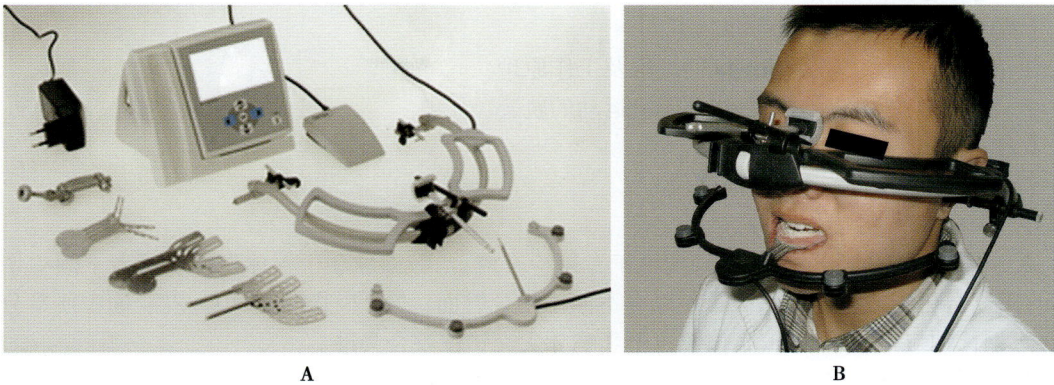

附图 3-0-1　ARCUS Digma Ⅱ下颌运动轨迹描记仪

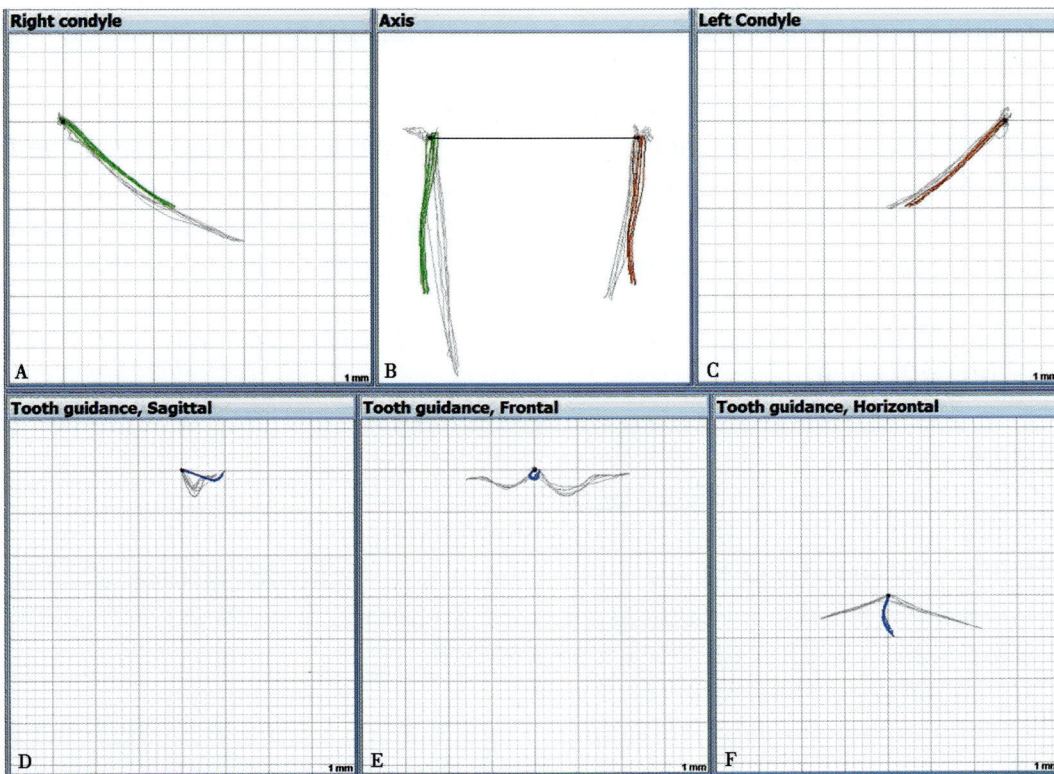

附图 3-0-2　ARCUS Digma Ⅱ下颌运动轨迹

A. 矢状面显示右侧髁突前伸（绿色）和非工作侧（灰色）运动轨迹　B. 水平面显示双侧髁突前伸（绿色和红色）和非工作侧（灰色）运动轨迹　C. 矢状面显示左侧髁突前伸（红色）和非工作侧（灰色）运动轨迹　D. 矢状面显示切点前伸（蓝色）和侧方（灰色）运动轨迹　E. 额面显示切点前伸（蓝色）和侧方（灰色）运动轨迹　F. 水平面显示切点前伸（蓝色）和侧方（灰色）运动轨迹

ARGUS Digma Ⅱ下颌运动轨迹描记仪由以下部分组成：

A. 主机示波器。

B. 面弓。

C. 信号发射及转换器。

D. 信号接收器。

E. 𬌗叉、𬌗板。

F. 脚闸。

G. 电源适配器。

【实验内容】

1. 讲解下颌运动轨迹描记仪的结构及工作原理。

2. 测量下颌边缘运动和自然开闭口运动的轨迹。

【方法和步骤】

(一) MKG 下颌运动轨迹描记仪

1. 讲解 MKG 的工作原理。

2. 选择一名同学作为受试者,端坐于专用检查椅,乙醇棉球和干棉球擦拭受试者下颌中切牙唇面,用复合树脂或粘固粉将磁钢粘贴在下颌中切牙唇面,"N"极指向受试者左侧,面中线平分磁钢。磁钢长轴与𬌗平面平行,其位置以不影响牙尖交错位咬合为准。

3. 为受试者依次带上眼镜架、磁敏传感器面架和位置指示器。

4. 嘱受试者在牙尖交错位咬合,调整传感器陈列位置直至磁钢位于其中央,此时位置指示器上的指示灯熄灭,表示磁钢周围的磁场强度相同。

5. 调增益开关至 5,方式开关至 X-Y,选择开关至矢状面(冠状面)(sagittal/frontal),按下显示按钮,可见示波器屏幕出现 2 个亮点。

6. 嘱受试者做下颌边缘运动和开闭口运动　顺序如下:

(1) 下颌边缘运动矢状面投影:ICP 咬合→下颌前伸至上下颌切牙对刃→最大前伸位→最大开口→闭口至 ICP →后退至 RCP →最大张口位→闭合至 ICP。

(2) 下颌边缘运动水平面投影:将选择开关换至速度(水平面)(velocity/horizontal),按下显示按钮,记录 ICP 咬合→向左至最大左侧→回到 ICP →向右至最大右侧→回到 ICP →前伸至对刃→最大前伸位→回到 ICP →后退至 RCP →回到 ICP。

(3) 自然开闭口运动(将选择开关换回至矢状面/冠状面):嘱受试者在 ICP 咬合后作自然开闭口运动,闭口终点为 ICP。

7. 通过张口度与张口型、侧方边缘运动范围、轨迹图的对称性和可重复性、轨迹的平滑程度评价下颌边缘运动。

(二) ARGUS Digma Ⅱ 下颌运动轨迹描记仪

1. 讲解 ARGUS Digma Ⅱ 下颌运动轨迹描记仪的工作原理。

2. 选择一名同学作为受试者,端坐于专用检查椅,干棉球擦拭受试者下颌牙唇或颊面,用玻璃离子粘接剂将下颌𬌗叉粘接于下颌前牙唇面和部分后牙颊面(轻度深覆𬌗者,除牙面外,还可以粘在少量附着龈表面),其位置以不影响牙尖交错位咬合为准。

3. 为受试者戴上面弓和信号接收器,妥善固定。

4. 利用上颌𬌗板的咬合记录材料将其固定于上颌,连接信号发射转换器,轻踏脚闸以确定上颌位置。

5. 取下信号发射转换器并将其连接于下颌𬌗叉上。轻踏脚闸进入记录界面。

6. 嘱受试者按顺序作下颌边缘运动和开闭口运动,动作顺序同前。

7. 下颌运动轨迹的观察和评价同前。

【思考题】

1. MKG 的主要优点是什么? 切牙区描记与髁突运动描记会有哪些不同?

2. ARGUS Digma Ⅱ 下颌运动轨迹描记仪的主要优点是什么?

（康　宏　谢秋菲）

实验三　咀嚼效率测定

【目的与要求】

通过本次实验,了解咀嚼效率的测定方法和原理,掌握咀嚼效率的定义和意义以及影响咀嚼效率的因素。

【学时】　1 学时。

【实验内容】

学习两种测定咀嚼效率的方法。

【实验用品】

称重法:烤熟的花生米(每份 4g)、称量天平、恒温烤箱、小铜筛(孔径 2.0mm)、量筒(1 000mL、10mL 各一个)、漱口杯、玻璃棒。

吸光度法:烤熟的杏仁(每份 2g)、紫外分光光度计 1 台、1 000mL 烧杯、试管、吸管、漱口杯、玻璃棒。

【工作原理】

咀嚼效率是指机体在一定时间内,将一定量食物嚼碎的能力。咀嚼效率的测定方法常用的有两种,即筛分称重法和吸光度测定法。

1. 称重法　在一定时间内咀嚼一定量的试物,将试物吐出,清洗、烘干、过筛,测定重量,代入公式计算。咀嚼的试物要求吸水量小、有一定的硬度,常用的试物有烤熟的花生米或杏仁。

咀嚼效率的计算公式为:

$$咀嚼效率 = \frac{试物总量 - 试物余量}{试物总量} \times 100\%$$

测定时如考虑到烘干的咀嚼残渣与试物的干燥程度的差异,则乘以干燥系数 a,计算结果更为准确。a 为咀嚼试物烘干后重量与其鲜重的比值。注意要将咀嚼残渣与计算干燥系数的咀嚼试物一同烤干。

$$a = 试物烘干重 / 试物鲜重$$

$$咀嚼效率 = \frac{a \times 咀嚼前试物总量 - 试物余量}{a \times 咀嚼前试物总量} \times 100\%$$

2. 吸光度测定法　722 型光栅分光光度计测定原理为,由光源射出一定波长的单色光,通过被测样品后,照射到光电管上,其光的能量变化情况通过数字显示反映出来,可直接读出吸光度 A。受试者咀嚼能力不同,杏仁嚼碎程度不同,所形成的悬浮液浓度也就不一样。根据朗伯 - 比尔定律,在一定波长条件下,吸光度与被测物质浓度成正比,即 $A = k\rho$。因此试物咀嚼越细,吸光度值越大。由于烤熟的花生米嚼碎后黏度大、成团,在水中不易完全打散,影响测试结果,用烤熟的杏仁较好。

【方法与步骤】

1. 称重法

(1) 嘱受试者口腔充分漱干净。

(2) 取 4g 花生米,咀嚼 20 秒。

(3) 将咀嚼后的花生米吐入孔径为 2mm 的筛子。充分漱口,将口中的食物残渣全部吐于筛中。

(4) 用清水将食团充分打散、过筛,最后将不能过筛的剩余残渣置于瓷碟中。

(5) 放入恒温烤箱中烘干。

(6) 将干燥后的残渣在天平上称重并记录,此为试物余量。

(7) 根据公式计算咀嚼效率,并结合受试者口腔情况,进行分析。

2. 吸光度法

(1) 嘱受试者口腔充分漱干净。

(2) 取 2g 杏仁,咀嚼 30 秒。

(3) 将咀嚼后的杏仁吐在烧杯内,漱净口内食物残渣一并吐入烧杯内。

(4) 用蒸馏水将吐出的咀嚼物稀释至 1 000ml,用玻璃棒充分搅拌 1 分钟,静置 2 分钟。

(5) 用吸管吸取烧杯内中上 1/3 处悬液 5ml 至比色皿中,待测定。

(6) 调节 722 型分光光度计,在光谱波长 590nm 处测定样品吸光度值。

【思考题】

1. 咀嚼效率的概念与影响因素。

2. 结合实验,比较两种测试方法的结果差异和优缺点。

3. 比较同学之间咀嚼效率的差异(如缺牙与未缺牙,戴义齿与未戴义齿),分析引起差异的可能原因。

【实验报告与评定】

将咀嚼效率测定实验结果交给教师评定。

实验四 咀嚼肌电图测定示教

【目的与要求】

通过本实验了解肌电图仪的基本结构,工作原理和使用步骤;掌握咬肌、颞肌前后束、翼外肌和二腹肌前腹的主要功能。

【学时】 1学时。

【实验内容】

1. 讲解肌电图仪的工作原理。

2. 测定咬肌、颞肌前后束、翼外肌及二腹肌前腹姿势位肌电图,牙尖交错位咬合肌电图,开闭口运动肌电图。

【实验用品】

肌电图仪、无水酒精棉球、碘伏棉签。

肌电图仪的基本结构:

1. **记录电极** 用以捕获采集肌电信号,有表面电极和针电极两种。

2. **前置放大器** 对采集的电信号进行放大。

3. **带通滤波装置** 去除干扰杂波。

4. **声波屏或描记式记录仪** 显示或记录肌电图。

新型肌电图仪还组合有专用计算机,能对肌电图进一步作积分、频谱等精确的定量分析。

【实验原理】

机体肌肉兴奋时产生一定的生物电活动。肌电图仪能捕捉极其微弱的肌电电流并加以放大,然后在示波器上显示或在记录纸上描记出来。肌电图仪显示或记录的图像即为肌电图。通过肌电图,可以分析肌肉收缩的发生、时程、程度和形式等。

临床应用肌电图作数量分析和模拟分析。数量分析是测量肌电图波形和波幅等,以获得代表肌电活动特征性质的参数(如平均电压、放电次数、放电期时间等),将患者与正常人或患者在治疗前后或不同病程时的肌电图参数相比较。模拟分析是直接观察比较正常人与患者的肌电图,或观察比较患者左右两侧咀嚼肌肌电图性质上的改变。

【方法与步骤】

1. 讲解肌电图仪的工作原理。

2. 选择1名同学作为志愿受试者。

3. 表面电极测试。

(1)确定电极位置:分别确定测定双侧咬肌、颞肌前束、颞肌后束、二腹肌前腹的电极位置。

(2)贴附电极:无水酒精棉球对相应部位皮肤脱脂(附图3-0-3),电极上涂导电胶后贴附。

(3)连好相应导线,开始采集信号。

(4)首先测定姿势位电位,然后是牙尖交错位最大紧咬电位、开口电位和咀嚼电位。

(5)肌电图仪可以同时测定双侧咬肌、颞肌前束、颞肌后束、二腹肌前腹的电位。

(6)记录相应的肌电图。

4. 针电极测试

(1)确定电极位置:翼外肌的电极位置,位于耳屏前15~20mm,下颌支乙状切迹上方,上下两点,用记号笔标出上下进针位置(附图3-0-4)。

(2)插入电极:碘伏棉签消毒。上头从下点处进针,方向为向前内上,遇骨组织后后退少许,进针深度约35mm;下头从上点进针,方向为向前内,进针深度为40mm左右。

(3)先测翼外肌的姿势位电位,后测牙尖交错位最大紧咬电位及开口电位。

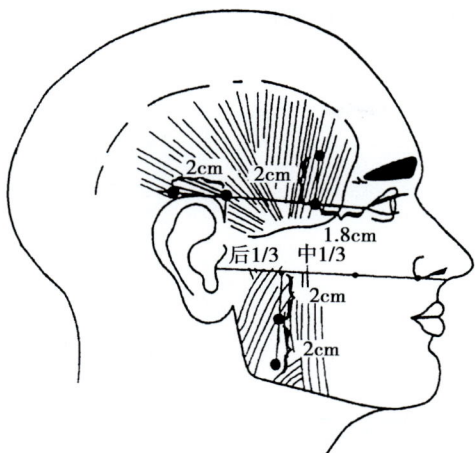

附图 3-0-3　咬肌、颞肌前束和后束的表面电极记录的位置

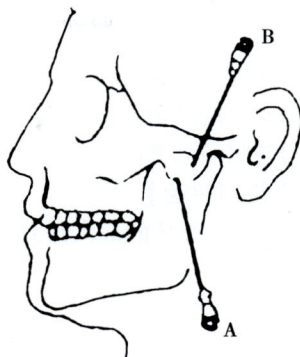

附图 3-0-4　翼外肌进针点
A. 翼外肌上头进针点和进针方向
B. 翼外肌下头进针点和进针方向

（4）记录相应的肌电图。

【思考题】

1. 从实验结果中分析正常咀嚼肌肌电活动有哪些特点？

2. 肌电图的临床诊断意义？

3. 比较正常咀嚼、大开口与牙尖交错位咬合时咀嚼肌肌电图的特点。

【实验报告与评定】

将咀嚼肌电图测定结果交给教师评定。

实验五　𬌗力测定

【目的和要求】

通过测定𬌗力，了解𬌗力测定的原理，掌握𬌗力的概念、意义及其与牙周组织和咀嚼功能的关系。

【学时】　1 学时。

【实验内容】

测定志愿受试者最大𬌗力。

【实验用品】

𬌗力计、酒精棉球、消毒纱布、镊子。

【实验原理】

𬌗力测定通过𬌗力计进行。现代𬌗力计多为应变电阻式，根据机械变形导致应变电阻阻值变化的原理设计。

应变电阻式𬌗力计由咬头、放大器和微型计算机组成。咬头有金属片与附着其上的应变电阻片和另外 3 个电阻构成应变电桥，可将压力变化转变为电信号，经放大器放大后，经过 A/D 转换，输出到微型计算机并在显示器上显示。

【方法和步骤】

选择 1 名同学作为志愿受试者，由老师操作进行测定。

1. 接通电源，调整仪器。

2. 首将先𬌗力计咬头用酒精棉球擦拭干净，包裹多层消毒纱布，将咬头放入受试者上下颌第二磨牙之间，测定第二磨牙𬌗力。

3. 嘱受试者缓慢紧咬，当受试者感觉到牙周支持组织出现不适时，记录示波器读数。

4. 重复测定 3 次，每次测定间隔 1 分钟，以 3 次测定中读数最大值作为最大𬌗力。

5. 依次测定同侧第一磨牙、第二前磨牙、第一前磨牙、尖牙、侧切牙、中切牙。

6. 测定对侧牙的𬌗力,测定顺序相同。

7. 对测定数据进行分析。

【思考题】

1. 𬌗力测定的意义是什么?

2. 影响𬌗力的因素包括哪些?

3. 𬌗力与咀嚼效率的关系如何?

【实验报告与评定】

记录自己的各组牙的最大𬌗力,交给老师评定。

（谢秋菲）

实验六 口腔感觉测定

【目的和要求】

通过测定口腔各个部位(唇、颊、舌、腭、牙、口腔黏膜)的痛觉、温度觉、触压觉,测定口腔器官的味觉(四种基本味觉),了解口腔各个部位对上述反应的敏感性,了解口腔感觉测定的原理,掌握感觉、痛觉、触觉、压觉、温度觉和味觉概念、意义及其与咀嚼的关系。

【学时】 1学时。

【实验内容】

测定志愿受试者口腔各个部位(唇、颊、舌、腭、牙龈、口腔黏膜)的痛觉、温度觉、触压觉和味觉,观察不同部位敏感度的差异。

【实验用品】

纸杯、消毒纱布、乙醇棉球、口腔探针、注射器、针头、口镜、温度计、冰块、冷水、热水、蔗糖、柠檬酸、奎宁、氯化钠、不同厚度的咬合纸条(8μm、20μm、100μm)。

【实验原理】

口腔感觉除具有一般的痛觉、温度觉、触觉、压觉及本体感觉外,还具有特殊的味觉功能,不同部位感觉的敏感度有一定的差异。通过测定志愿受试者口腔各个部位(唇、颊、舌、腭、牙、口腔黏膜)的痛觉、温度觉、触觉、压觉、味觉,观察不同部位对各种感觉的反应及其敏感度的差异性。

【实验方法和步骤】

选择1名同学作为志愿受试者,由老师操作进行测定。或者以两人一组,互相测定。

1. 选择受试者对象,漱口清洁口腔。

2. 首先用口镜依次测定口腔各个部位对触觉、压觉的反应、并记录各个部位(唇、颊、舌、腭、牙、口腔黏膜)的敏感性。只要以口镜轻轻地接触口腔各个部位即可。

3. 用口腔探针依次测定口腔各个部位(唇、颊、舌、腭、牙龈、口腔黏膜)的痛觉、并记录各个部位的敏感性。注意只要以口腔探针轻轻地接触口腔各个部位即可,防止损伤黏膜,产生疼痛。

4. 依次测定口腔各个部位(唇、颊、舌、腭、牙龈、口腔黏膜)的温度觉(冷水及冰棒、热水(50~55℃))(可用棉签或注射器针头接触黏膜),观察反应、并记录各个部位的敏感性。将冰棒或者热水棉签(50~55℃)短暂放置于受试的部位,产生感觉后立即移走,防止损伤黏膜。

5. 用棉签涂少量的味质,(柠檬酸酸味、蔗糖甜味、奎宁苦味、氯化钠咸味的阈值浓度分别依次为:2mmol/L、20mmol/L、8μmol/L 和 10mmol/L,)依次放置于口腔、舌各个部位,观察并记录对蔗糖、柠檬酸、奎宁、氯化钠的感受、并测定和记录各个部位(唇、颊、舌、腭、牙、口腔黏膜)对各种味质的敏感性。或者用注射器针头滴少量的味质依次放置于口腔、舌各个部位,测定并记录各个部位(唇、颊、舌、腭、牙龈、口腔黏膜)对各种味质的敏感性。在测定过程中,应避免实施者和受试者提前知道被测试味质。注意,每种味质测试完成后,应漱口,然后进行下一种味质的测试。

6. 可以用不同厚度的咬合纸条(8μm、20μm、100μm)依此法放置于同侧第二磨牙、第一磨牙、第二前磨牙、第一前磨牙、尖牙、侧切牙、中切牙的牙冠上面,进行咬合,感受咬合纸的差异,观察并记录不同牙位的敏感度的差异。注意咬合纸条只覆盖测试牙的咬合面。

7. 每个部位重复测定 3 次,每个位置的测试间隔 1 分钟以上。

8. 对测定数据和各个部位进行比较分析。

【思考题】

1. 试述口腔感觉测定的意义。

2. 试述影响口腔感觉测定的因素。

3. 试述口腔感觉与咀嚼效率的关系。

4. 试述口腔各种感觉的传导途径。

【实验报告与评定】

记录志愿受试者口腔各个部位对痛觉、触觉、压觉、温度觉和味觉反应的敏感性,并进行比较。

(李春芳)

中英文名词对照索引

C

D

E

F

G

K

Y

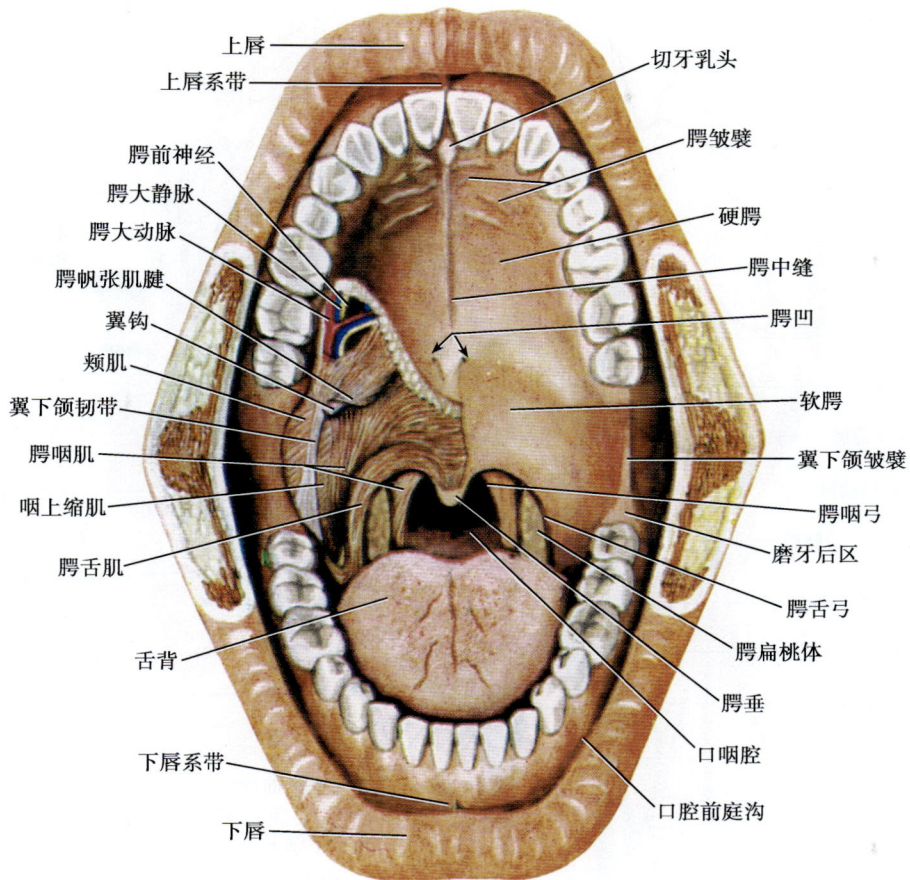

彩图 1　口腔

上唇
上唇系带
腭前神经
腭大静脉
腭大动脉
腭帆张肌腱
翼钩
颊肌
翼下颌韧带
腭咽肌
咽上缩肌
腭舌肌
舌背
下唇系带
下唇

切牙乳头
腭皱襞
硬腭
腭中缝
腭凹
软腭
翼下颌皱襞
腭咽弓
磨牙后区
腭舌弓
腭扁桃体
腭垂
口咽腔
口腔前庭沟

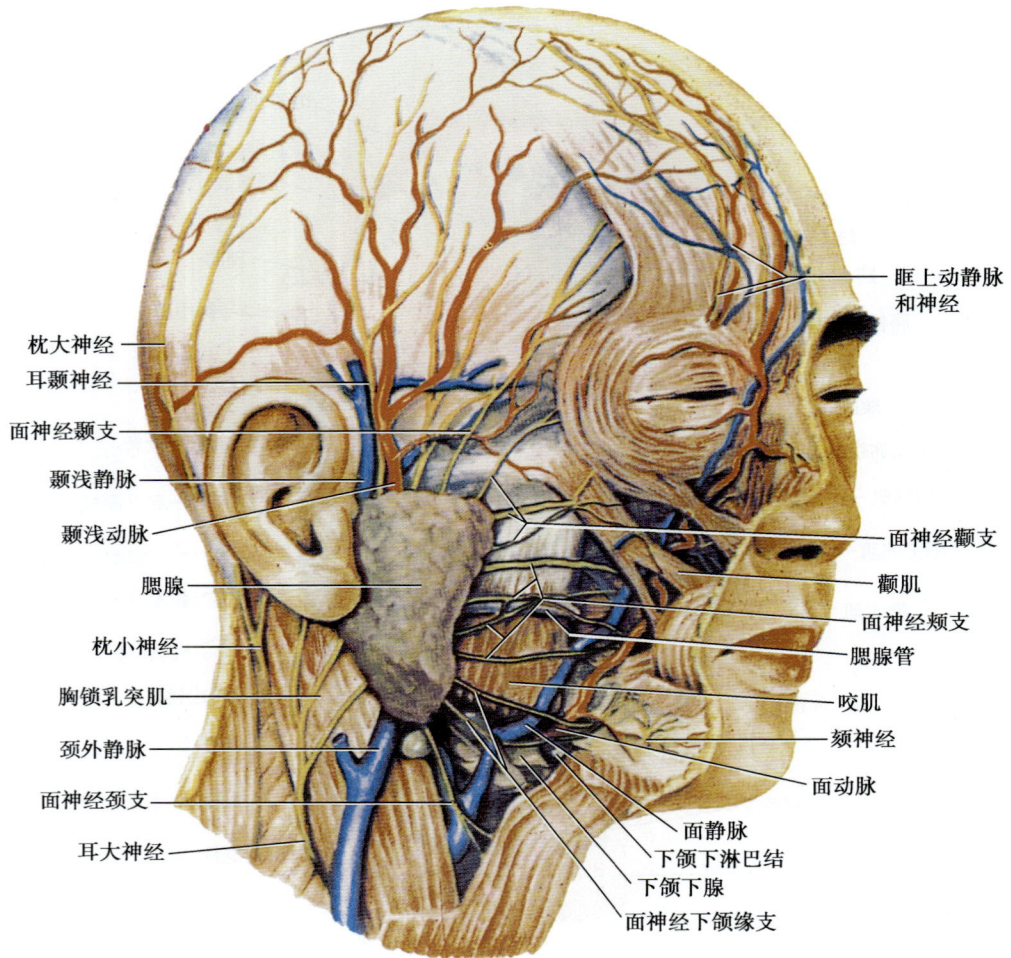

彩图 2　头面部浅层解剖

枕大神经
耳颞神经
面神经颞支
颞浅静脉
颞浅动脉
腮腺
枕小神经
胸锁乳突肌
颈外静脉
面神经颈支
耳大神经

眶上动静脉
和神经

面神经颧支
颧肌
面神经颊支
腮腺管
咬肌
颊神经
面动脉
面静脉
下颌下淋巴结
下颌下腺
面神经下颌缘支

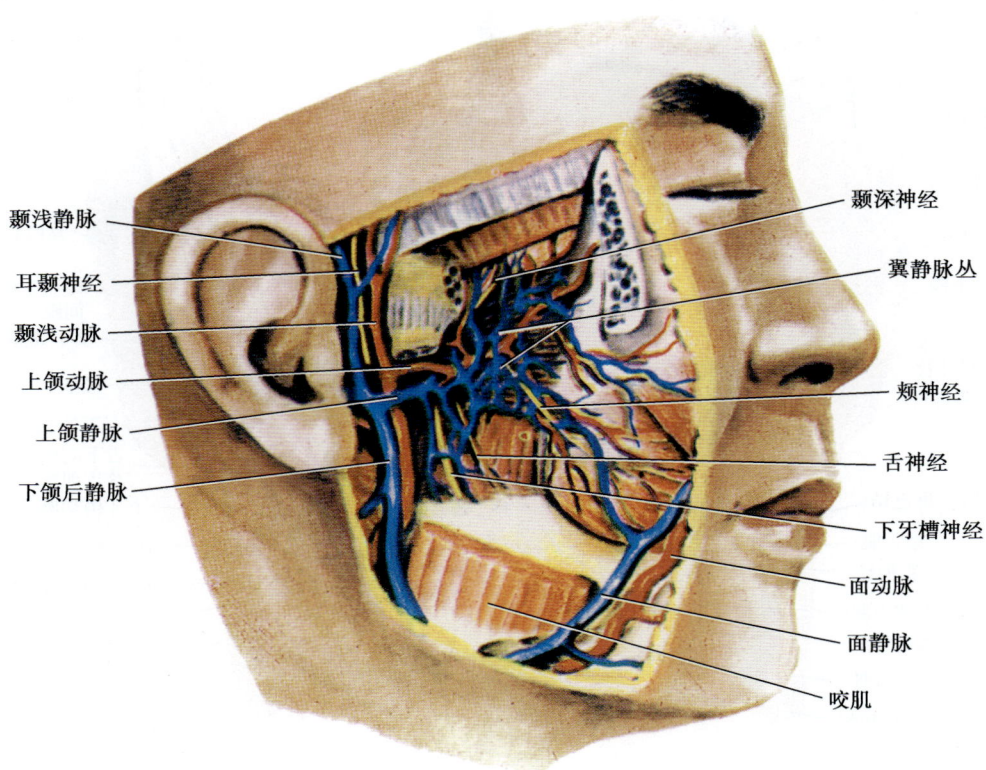

颞浅静脉

耳颞神经

颞浅动脉

上颌动脉

上颌静脉

下颌后静脉

颞深神经

翼静脉丛

颊神经

舌神经

下牙槽神经

面动脉

面静脉

咬肌

彩图 3　面侧深区

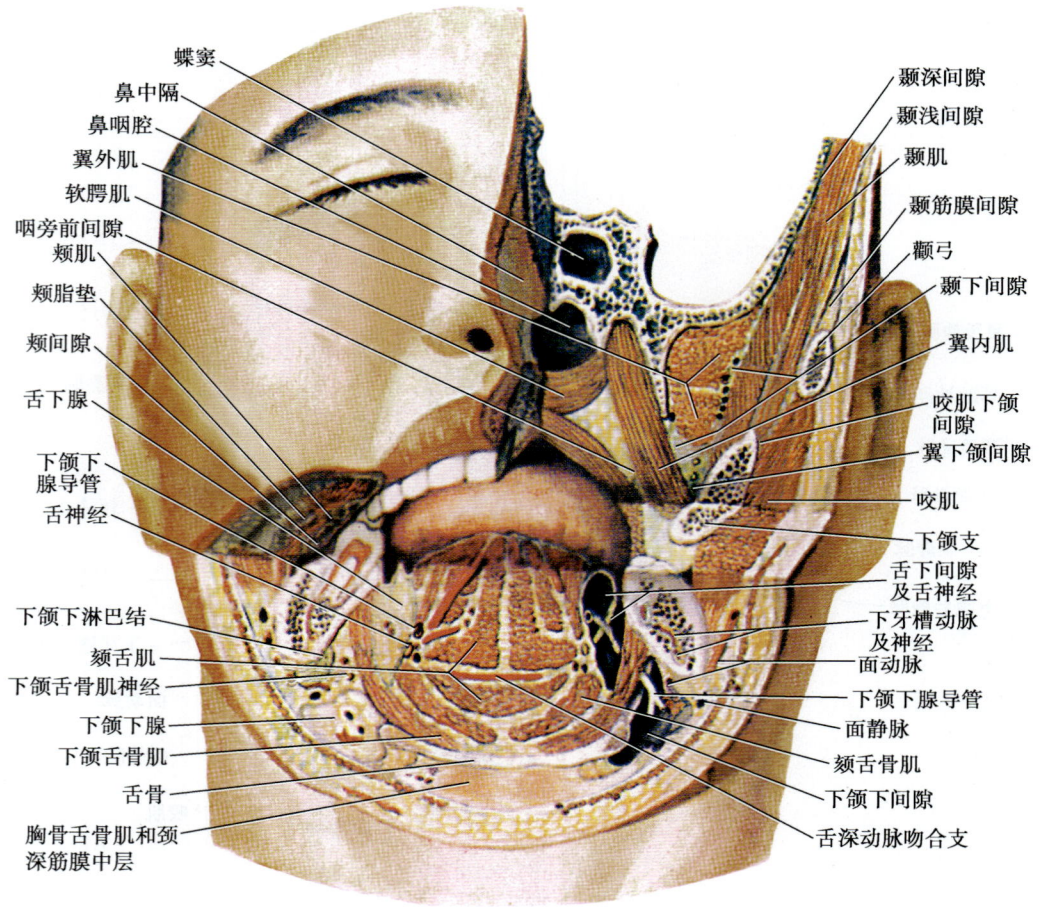

蝶窦

鼻中隔

鼻咽腔

翼外肌

软腭肌

咽旁前间隙

颊肌

颊脂垫

颊间隙

舌下腺

下颌下腺导管

舌神经

下颌下淋巴结

颏舌肌

下颌舌骨肌神经

下颌下腺

下颌舌骨肌

舌骨

胸骨舌骨肌和颈深筋膜中层

颞深间隙

颞浅间隙

颞肌

颞筋膜间隙

颧弓

颞下间隙

翼内肌

咬肌下颌间隙

翼下颌间隙

咬肌

下颌支

舌下间隙及舌神经

下牙槽动脉及神经

面动脉

下颌下腺导管

面静脉

颏舌骨肌

下颌下间隙

舌深动脉吻合支

彩图4　头面部蜂窝组织间隙

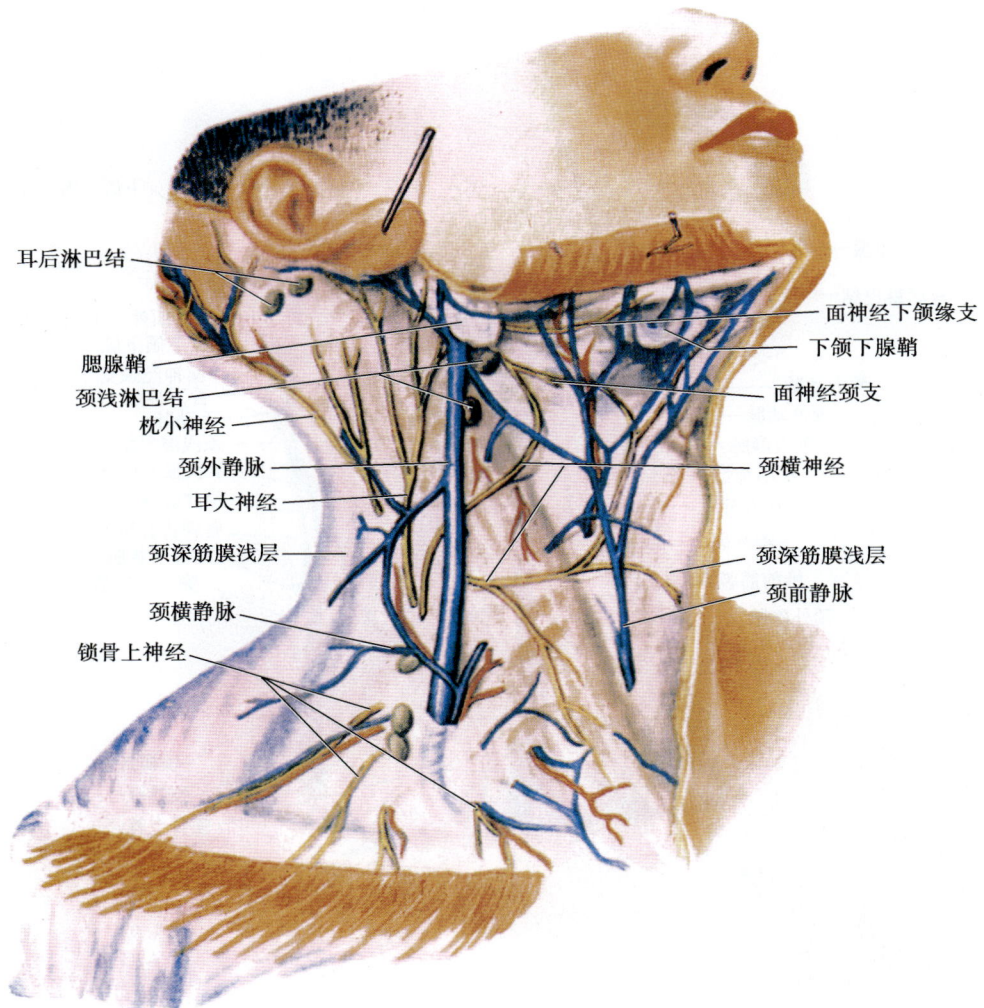

耳后淋巴结

腮腺鞘
颈浅淋巴结
枕小神经
颈外静脉
耳大神经
颈深筋膜浅层
颈横静脉
锁骨上神经

面神经下颌缘支
下颌下腺鞘
面神经颈支

颈横神经

颈深筋膜浅层
颈前静脉

彩图 5 颈部浅层解剖

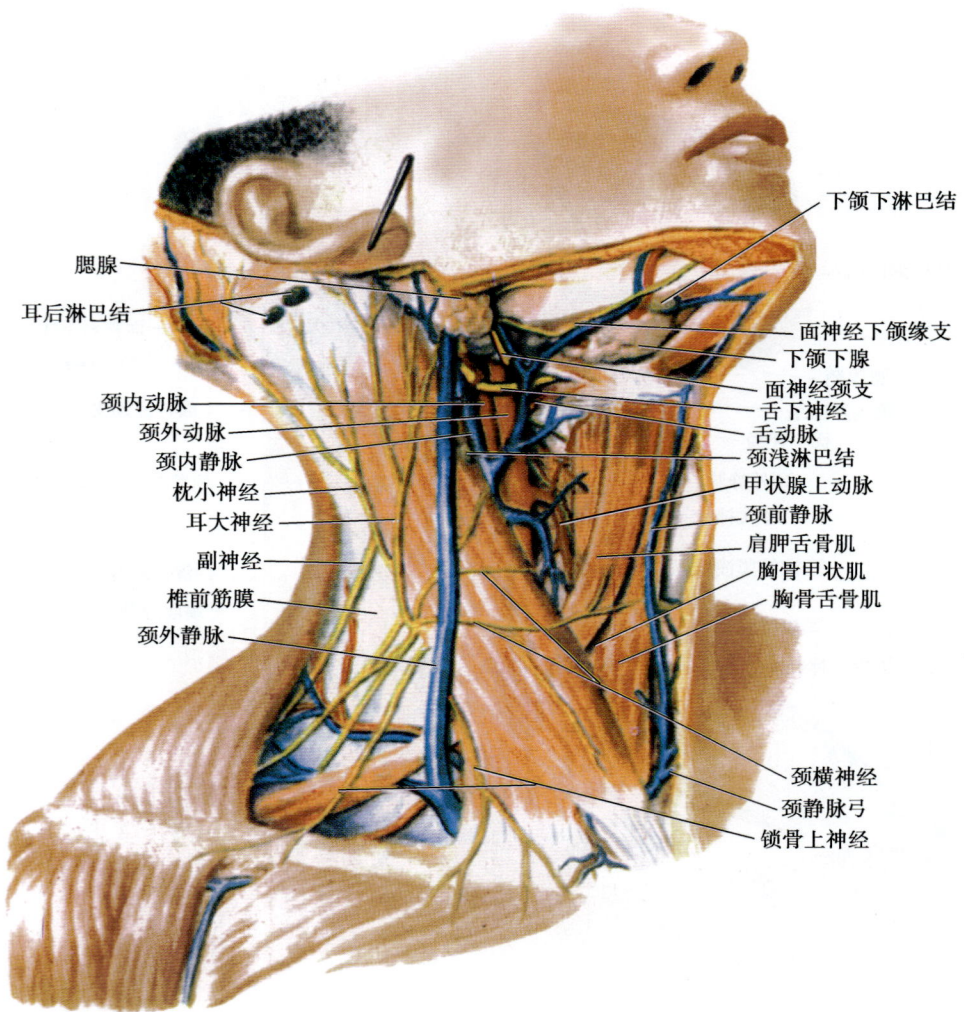

彩图6　颈部深层解剖(1)

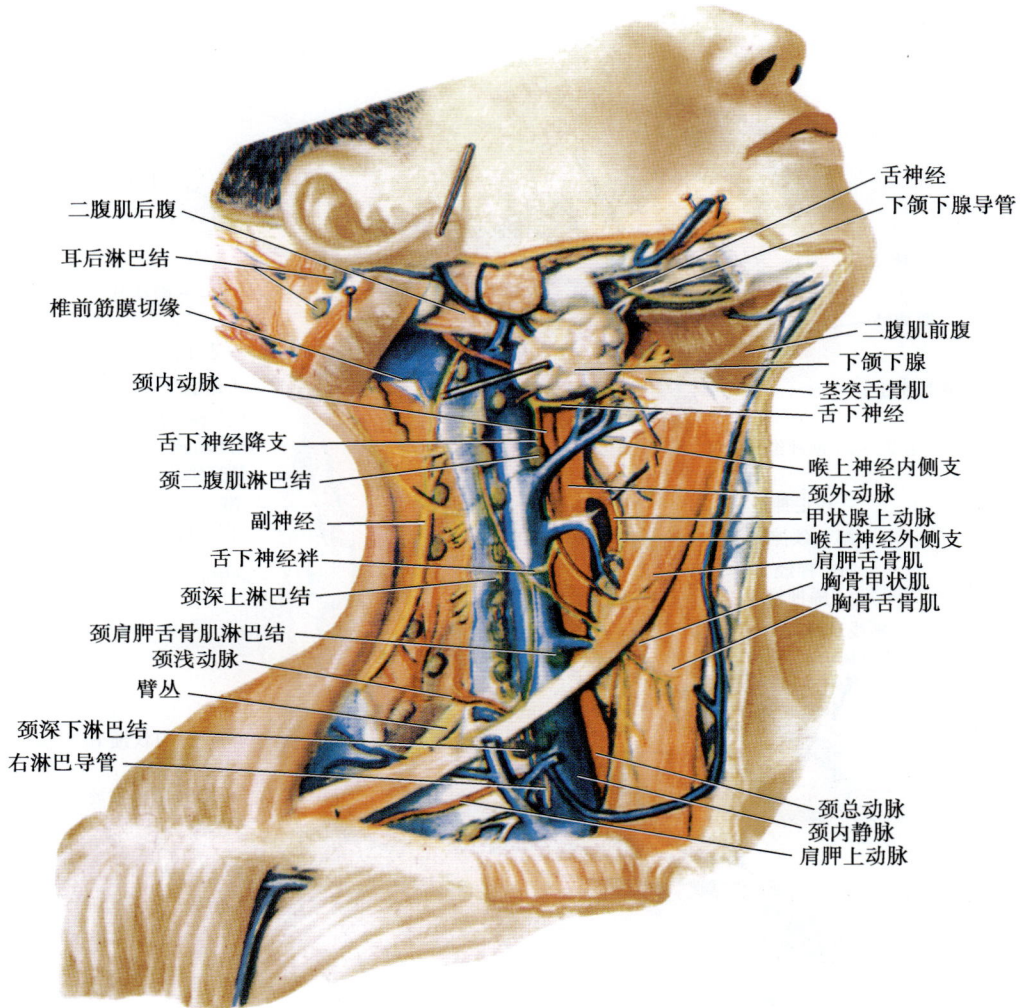

彩图7　颈部深层解剖(2)

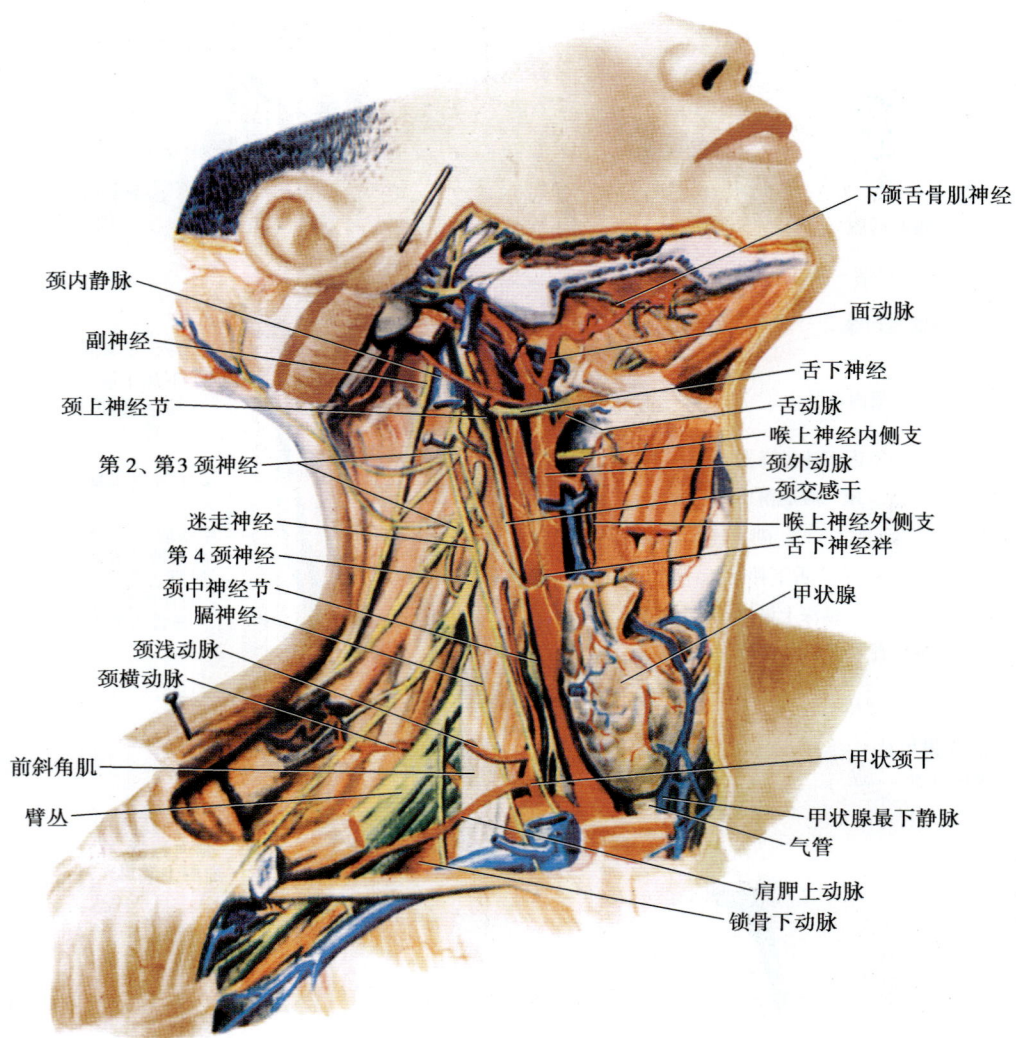

彩图 8　颈部深层解剖(3)